FORMULAIRE RAISONNÉ

DES

MÉDICAMENTS NOUVEAUX

TRAVAUX DU MÊME AUTEUR

Annuaire pharmaceutique, ou Exposé analytique des travaux de Pharmacie, Physique, Histoire naturelle pharmaceutique, Hygiène, Toxicologie et Pharmacie légale; précédé des programmes de l'enseignement en France et du service des hôpitaux civils de l'armée et de la marine, suivi des rapports sur l'exposition de Londres. *Première année*, 1863. In-18, xx, 596 pages avec figures.   1 fr. 50
   Deuxième année, 1864. In-18, xxiv, 560 pages, avec figures.   1 fr. 50
   Troisième année, 1865. In 18°, avec figures (en préparation).

Recherches sur l'opium. Des opiophages et des fumeurs d'opium. Thèse inaugurale. Paris, 1856, in-4°, 100 p. avec 1 pl.

Du Lait, Thèse de concours pour l'agrégation. Paris, 1856, in-8° de 140 pages.

Sur l'empoisonnement par le Phosphore (*Annales d'Hygiène publique et de Médecine légale*, 1859, 2° série, t. XII, p. 570 à 584).

Traité de l'Art de formuler, comprenant des notions de pharmacie, la classification par familles naturelles des médicaments simples les plus usités, leur dose, leur mode d'administration, etc.; suivi d'un formulaire magistral avec indication des doses pour adultes et pour enfants, terminé par un abrégé de Toxicologie. Deuxième édition, revue, corrigée et augmentée d'un Précis sur les eaux minérales. Paris, 1859, in-18 jésus, LXXXII, 468 pages. (En collaboration avec M. le professeur Trousseau.)

Des Cosmétiques, au point de vue de l'hygiène et de la police médicale. Paris, 1862; in-8, 44 pages (*Annales d'Hygiène publique et de Médecine légale*, 1862, 2° série, t. XVIII, p. 306 à 345).

Des Désinfectants et de leurs applications à la thérapeutique. Paris, 1863, in-8°.

Flore médicale et usuelle du dix-neuvième siècle, en collaboration avec M. A. Dupuis; 6 volumes dont 5 atlas iconographiques in-4°, figures coloriées, avec un texte descriptif en regard.
   M. Reveil a traité seul, dans cet ouvrage, de tout ce qui tient à la médecine, à la thérapeutique, à la chimie, à l'emploi usuel et industriel des plantes. M. Dupuis a traité de la description et de la culture des végétaux.

Traité de Botanique générale, en collaboration avec MM. Hérincq et Fr. Gérard, 4 volumes, dont 2 atlas iconographiques in-4°, de figures coloriées avec texte descriptif en regard.
   M. Reveil a traité, dans cet ouvrage, de tout ce qui concerne la chimie végétale.

Des Odeurs, des Parfums et des Cosmétiques par S. Piesse, chimiste parfumeur, traduit de l'anglais avec le consentement et le concours de l'auteur, augmenté de notes, par O. Reveil. Paris, 1865, in-18 jésus, 500 pages, avec figures.

PARIS. — IMP. SIMON RAÇON ET COMP., RUE D'ERFURTH, 1.

FORMULAIRE RAISONNÉ

DES

MÉDICAMENTS NOUVEAUX

ET DES

MÉDICATIONS NOUVELLES

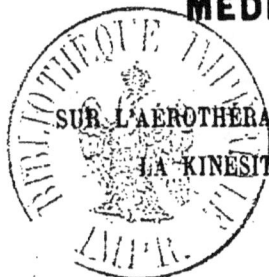

SUIVI DE NOTIONS

SUR L'AÉROTHÉRAPIE, L'HYDROTHÉRAPIE, L'ÉLECTROTHÉRAPIE
LA KINÉSITHÉRAPIE ET L'HYDROLOGIE MÉDICALE

PAR

O. REVEIL

Pharmacien en chef de l'Hôpital des Enfants malades
Professeur agrégé à l'École de pharmacie et à la Faculté de médecine.

DEUXIÈME ÉDITION, REVUE ET CORRIGÉE
AVEC FIGURES DANS LE TEXTE

PARIS

J. B. BAILLIÈRE et FILS

LIBRAIRES DE L'ACADÉMIE IMPÉRIALE DE MÉDECINE
Rue Hautefeuille, 19

Londres	Madrid	New-York
HIPP. BAILLIÈRE	C. BAILLY-BAILLIÈRE	BAILLIÈRE BROTHERS

LEIPZIG, E. JUNG-TREUTTEL, 10, QUERSTRASSE

1865

AVERTISSEMENT

DE LA DEUXIÈME ÉDITION

L'accueil favorable fait par les médecins et les pharmaciens à la première édition de notre *Formulaire des médicaments nouveaux et des médications nouvelles*, malgré ses imperfections, nous donne l'espoir que cette seconde édition, plus correcte, plus concise tout en étant plus complète, trouvera les mêmes encouragements.

Nous avons profité de quelques travaux publiés, dans le court espace de temps qui a séparé notre deuxième édition de la première, pour mettre au courant l'histoire de quelques médicaments importants tels que l'*Aconitine*, la *Physolygmine*, la *Fève de Calabar*, etc.; nous avons cru devoir faire connaître quelques formules de la nouvelle pharmacopée anglaise (*British Pharmacopeia*, London, 1864).

Nous acquittons une dette en adressant ici nos sincères remercîments à ceux de nos confrères qui ont bien voulu nous signaler quelques lacunes ou quelques erreurs, et nous accueillerons toujours avec empressement tous les renseignements qui pourront nous mettre à même de rendre ce livre meilleur et par conséquent plus utile.

Paris, hôpital des Enfants malades, septembre 1864.

O. REVEIL.

PRÉFACE

DE LA PREMIÈRE ÉDITION

En 1851 nous avons publié, en collaboration avec notre savant maître et ami, M. le professeur Trousseau [1], un livre destiné à venir en aide aux élèves et aux jeunes praticiens, lorsque pour la première fois ils veulent construire une formule : indiquer les règles à suivre dans cette circonstance, exposer les formes sous lesquelles tel ou tel médicament doit être prescrit, limiter les doses de chacun d'eux, tel était le but de ce livre. Le succès a suffisamment démontré son utilité.

Le livre que nous publions aujourd'hui, utile aux élèves et aux jeunes praticiens, est surtout destiné aux médecins et aux pharmaciens; il a pour but principal de faire connaître les progrès récents de la thérapeutique.

Par *médicaments nouveaux* nous entendons tous les médicaments qui ont été introduits dans la thérapeutique depuis 1836, époque de la dernière édition du Codex; par *médications nouvelles*, les applications récentes de la physique et de la chimie, de l'électricité, de l'hydrologie, etc., à l'art de guérir; et, de plus, les applications nouvelles qu'ont reçues quelques médicaments anciennement connus, telles que celles du sulfate de quinine et du nitrate de potasse dans le traitement du rhumatisme articulaire aigu, celle du nitrate d'argent dans les névroses et l'ataxie locomotrice, celle de la belladone et des autres solanées vireuses dans les névroses, la scarlatine, etc.

La marche que nous avons suivie est celle adoptée dans la plupart des ouvrages de thérapeutique, notamment dans celui de Trousseau et

---

[1] *Traité de l'Art de formuler*, etc., *Formulaire magistral*, 2e édition, revue, corrigée et augmentée d'un Précis sur les eaux minérales. Paris, 1859, in-12, LXXXII, 498 pages.

Pidoux; nous avons toutefois interverti l'ordre des chapitres; c'est ainsi que nous avons cru devoir rapprocher les *stimulants spéciaux* de tel ou tel organe, ou de telle ou telle fonction des *stimulants généraux*, et ceux-ci des toniques et des névrosthéniques. Nous avons réuni, dans des chapitres spéciaux, des médicaments autrefois disséminés dans d'autres classes et qui seront groupés sous des dénominations indiquant suffisamment leurs usages; c'est ainsi que nous avons fait des chapitres particuliers sur les *hémostatiques*, les *parasiticides*, les *désinfectants*, les *adhésifs*, les *agglutinatifs*, les *contentifs* et les *cosmétiques*, etc., etc.

Nous avons à cœur de rappeler ici les noms des savants qui depuis trente ans marchent à la tête de la thérapeutique et l'ont fait avancer dans une voie de progrès, et nous ne serons démenti par personne si nous citons MM. Aran, Barallier (de Toulon), Bazin, Bernard (Claude), Blache, Bouchut, Boudet, Bussy, Cap, Caventou, Chatin, Delioux de Savignac, Devergie, Fonssagrives, Foy, Gobley, Guérard, Guibourt, Hardy, Hirtz, Lecanu, Liebreich, Longet, Mialhe, Moquin-Tandon, Nélaton, Poggiale, J. Regnauld, E. Soubeiran, Trousseau et Pidoux, Wurtz, etc., en France; Hannon, Van den Corput, en Belgique; Bentley, Garrod en Angleterre; si nous disons que leurs travaux et leurs œuvres ont donné à la thérapeutique une vive et salutaire impulsion.

Notre livre est terminé par six chapitres entièrement nouveaux, dans lesquels nous faisons connaître les principes des nouvelles applications de l'air, de l'eau froide, de l'électricité, des métaux et du magnétisme, du mouvement et des eaux minérales à l'art de guérir.

Nous devons à MM. Jourdanet, Bouland et E. Dally des notes et des documents sur l'Aérothérapie, l'Hydrothérapie et la Kinésithérapie.

Le progrès ne consiste pas seulement à ajouter des médicaments nouveaux à ceux déjà connus; il consiste encore dans la démonstration de l'inefficacité des remèdes proposés; aussi avons-nous cherché à cet égard à apporter dans nos œuvres un esprit de critique judicieux et éclairé.

Parmi les sources où nous avons puisé, nous citerons les travaux de M. Guibert, de Louvain (L)[1], de M. Bache[2], de M. Horace Green[3]

---

[1] *Histoire naturelle et médicale des médicaments nouveaux.* Bruxelles.
[2] *The Dispensary of the United States.* Philadelphia, 1858.
[3] *Formules favorites des praticiens américains*, recueillies et publiées par le docteur H. Green, traduites par M. le docteur Noirot. Paris, 1860.

de M. H. M. Aschenbrenner[1], de M. Ruspini[2], les *Annuaires de Thérapeutique* de M. le professeur Bouchardat[3] et plusieurs publications périodiques, principalement le *Pharmaceutical Journal and Transactions*, le *Journal de Pharmacie et de Chimie*, le *Bulletin de Thérapeutique* de M. le docteur Debout, et surtout le *Bulletin de l'Académie impériale de médecine*[4], qui permet de suivre les mouvements de la science, et de connaître, presque au moment où elles naissent, les nouvelles conquêtes de la Thérapeutique médico-chirurgicale. L'Académie est un juge officiel dans la question des remèdes secrets, et son *Bulletin* enregistre toutes les présentations et toutes les décisions. L'Académie est la tribune où viennent toutes les grandes questions qui ont été soulevées depuis trente ans, et son *Bulletin* reproduit dans tous leurs détails ces mémorables discussions; il nous suffit de rappeler celles qui ont un intérêt spécial pour la médecine : *la réorganisation de la médecine et de la pharmacie; l'empoisonnement par l'arsenic; les questions de l'éther et du chloroforme; les remèdes secrets et nouveaux, le perchlorure de fer, l'iode; la pulvérisation des eaux; les eaux potables*, etc., etc.

Le *Bulletin* de cette savante société devait nous être et nous a été une source précieuse de renseignements que nous avons mise souvent à contribution, et dont nous avons souvent invoqué la haute autorité.

Notre *Formulaire* aura un supplément et un complément annuel dans notre *Annuaire pharmaceutique*, dont les deux premières années ont déjà reçu un bienveillant accueil. Nous suivons pas à pas dans cette publication les progrès de la thérapeutique, de la matière médicale, de la pharmacie, de l'hygiène, de la toxicologie, et nous faisons nos efforts pour tenir nos lecteurs au courant de tout ce qui se fait de vraiment utile et scientifique de nature à intéresser le médecin et le pharmacien.

1er décembre 1863.

[1] *Die neueren Arzneimittel-und Arzneibereitungsformen.*
[2] *Manuale eclettico di rimedi nuovie.* Napoli, 1860.
[3] Paris, 1841-1864, 24 années.
[4] *Bulletin de l'Académie de médecine*, 1836-1864, 28 années formant 29 volumes.

TABLE DES CHAPITRES

FIN DE LA TABLE DES CHAPITRES.

FORMULAIRE RAISONNÉ

DES

MÉDICAMENTS NOUVEAUX

PROLÉGOMÈNES

Art. 1er. — DES POIDS

§ 1er. — Tableau des poids

Le gramme ou unité de poids équivaut à un centimètre cube d'eau distillée à son maximum de densité, c'est-à-dire à + 4°.

Les unités de grammes sont distinguées par la virgule placée à droite des chiffres.

$$1,00 \text{ gramme.}$$
$$2,00 \quad —$$
$$20,00 \quad —$$

Le décigramme est la dixième partie du gramme ; il s'exprime par des chiffres placés à droite de la virgule.

$$0,1 = 1 \text{ décig.}$$
$$0,4 = 4 \quad —$$
$$0,6 = 6 \quad —$$

Le centigramme ou centième partie du gramme, et la dixième du décigramme, s'exprime par des chiffres placés à droite des décigrammes.

$$0,01 = 1 \text{ centig.}$$
$$0,04 = 4 \quad —$$
$$0,08 = 8 \quad —$$

Le milligramme ou millième partie du gramme, centième du décigramme et dixième du centigramme; les chiffres qui les représentent sont placés à la droite des centigrammes.

$$0,005 = 5 \text{ millig.}$$
$$0.009 = 9 \text{ —}$$

Les différents chiffres étant placés dans l'ordre que nous venons d'indiquer, chacun d'eux conserve sa valeur. Ainsi :

1,252 = 1 gramme, 2 décigrammes, 5 centigrammes et 2 milligrammes, ou bien 1 gramme 252 milligrammes.

Les multiples du gramme sont :

Le décagramme, qui vaut 10 grammes :
L'hectogramme, qui vaut 100 grammes ;
Le kilogramme, qui vaut 1,000 grammes ;
Le myriagramme, qui vaut 10,000 grammes.

Un changement dans la position de la virgule entraîne des différences très-graves; le parti le plus sage consiste, pour les formules, à faire disparaître la virgule et à écrire en toutes lettres les mots gramme, décigramme, centigramme, milligramme.

§ II — Des signes et des abréviations

Les signes employés autrefois dans les formules sont aujourd'hui complétement abandonnés; on ne saurait trop recommander aux médecins d'écrire leurs formules en toutes lettres et lisiblement : les signes mal faits et les abréviations peuvent être mal interprétés et devenir l'origine de funestes erreurs pour les malades et d'inconvénients sérieux pour les médecins; les abréviations habituellement employées sont connues de tous les médecins, et leur signification est indiquée dans tous les formulaires; ce serait donc sortir de notre cadre que de les reproduire ici.

§ III. — Évaluation du poids des substances par cuillerées, poignées et pincées

Souvent les médecins évaluent les quantités par des mesures de capacité arbitraires, sur lesquelles il serait bien important que l'on s'entendit; voici quelles sont les évaluations adoptées par le Codex :

Une cuillerée à café d'eau vaut. . . . . . . 5 gram.
Une cuillerée à soupe ordinaire vaut 4 cuillerées à café, soit. 20

Un verre vaut 8 cuillerées ordinaires, soit. . 160
Une pincée de feuilles ou de fleurs égale. . . 5
Une poignée   —   —   —   40
Une tasse équivaut à peu près à. 200
Un bol à 2 tasses, ou. 400

Nous ajouterons qu'une cuillerée à dessert est estimée égaler deux cuillerées à café, soit 10 grammes.

Nous aurons l'occasion de donner quelques formules qui jouissent, en Angleterre, d'une grande vogue : nous donnerons, à ce sujet, quelques explications sur le dosage et l'exécution de ces formules ; nous dirons toutefois que les Anglais dosent au volume et jamais au poids les médicaments liquides, et que, par conséquent, ils cherchent à conserver, sous cet état, les substances dont le dosage, à l'état solide ou mou, serait difficile. C'est ainsi que, sous les noms d'*essences concentrées*, de *teintures*, d'*infusion*, de *décoctions*, etc., concentrées, ils emploient des médicaments additionnés d'alcool dans des proportions trop variables pour que nous puissions les généraliser.

§ IV. — Évaluation du poids des substances par gouttes. — Compte-gouttes Salleron

Les médecins, malgré la défectuosité de cette méthode, ont l'habitude de prescrire certains médicaments par gouttes. Il est reconnu aujourd'hui qu'une foule de causes peuvent faire varier le volume d'un liquide qui s'échappe goutte à goutte d'un orifice, et conséquemment donner des gouttes d'un poids également variable. On a cru jusqu'à présent que le poids des gouttes était en rapport direct avec la densité des liquides qui les fournissaient. Dans un mémoire présenté à l'Académie de médecine, le 22 octobre 1861 [1], nous avons démontré l'inexactitude de cette manière de voir ; aussi croyons-nous utile d'insister sur ce point si important de posologie des liquides médicamenteux.

D'après nos recherches, il n'existe aucun rapport entre le poids d'une goutte d'un liquide et la densité de celui-ci.

Les causes qui peuvent faire varier le poids d'une goutte qui tombe d'un goulot sont les suivantes :

1° La section de la colonne liquide qui donne naissance à la goutte,
2° Les différences de cohésion de ce liquide.

Ces variations se produisent toujours, quelle que soit l'habileté de la main qui fait couler ces gouttes.

[1] *Bulletin de l'Académie*, tom. XXVII, p. 77.

Aussi avons-nous dit que, pour obtenir avec un même liquide des gouttes d'un volume constant et d'un poids toujours égal, il faut de toute nécessité *que la veine liquide du goulot qui donne naissance à la goutte soit de même section, c'est-à-dire que la partie mouillée par le liquide ait toujours une même surface.*

Nous empruntons au Codex le tableau suivant qui démontre que l'idée de rapport entre le poids d'une goutte d'un liquide et sa densité est généralement répandue; plus loin nous démontrerons son inexactitude.

20 gouttes des liquides suivants pèsent :

Ether sulfurique	0,35	Huile essentielle de moutarde	0,65
Liqueur d'Hoffmann	0,45	Huile de naphte	0,70
Alcool à 34 cartier (86 C.)	0,45	Eau de Rabel	0,70
Alcoolat de mélisse	0,45	Eau distillée	0,70
Huile animale de Dippel	0,50	Laudanum de Sydenham	0,75
Teinture de benjoin	0,50	Essence de girofle	0,80
Teinture de castoreum	0,50	Soude caustique à 50° Baumé	0,90
Huile d'olive	0,55	Laudanum de Rousseau	1,10
Huile d'amandes	0,55	Acide sulfurique à 66°	1,20
Acide acétique à 10°	0,60	Dissolut. concentrée de gomme	1,20
Vinaigre distillé	0,65	Sirop de sucre	1,50

Or nous verrons plus loin qu'une goutte d'eau distillée s'écoulant d'un même orifice et dans les mêmes conditions que l'acide sulfurique pèse plus qu'une goutte de cet acide. Le Codex indique le contraire. Nous pouvons dire, dès à présent, que le poids d'une goutte d'un liquide est d'autant plus grand que les molécules ont entre elles plus de cohésion; c'est donc de la *cohésion*, de la *ténacité*, de la *viscosité* d'un liquide que dépend le poids plus considérable de ses gouttes.

Pour s'en rendre compte il suffit d'étudier la manière dont s'opère la formation des gouttes: considérons, par exemple, une goutte tombant librement du bec d'une pipette; le liquide qui coule du tube mouille les bords du bec, s'y élargit en nappe, et, obéissant aux lois de la pesanteur, s'allonge en colonne cylindrique terminée par un hémisphère; la colonne ainsi suspendue s'allonge jusqu'à ce que son poids soit suffisan pour vaincre la cohésion du liquide : nous voyons, en effet, qu'à ce moment la colonne se rompt et tombe en goutte arrondie. Si nous substituons à ce liquide une autre liqueur plus fluide, un liquide dont les molécules soient moins fortement agrégées, alors la résistance de la colonne étant moindre, elle se rompt sous une plus faible charge et les gouttes deviennent plus légères.

Mais si, opérant toujours avec le même liquide, nous augmentons le diamètre extérieur du bec d'écoulement, alors la colonne liquide s'écoulant avec une section plus grande, exige un poids plus considérable pour être rompue ; aussi les gouttes sont-elles plus pesantes.

Le compte-gouttes de Salleron se compose d'un petit ballon portant une tubulure latérale : c'est par cette tubulure que s'opère l'écoulement du liquide quand on veut compter les gouttes ; il suffit en effet d'incliner le flacon pour que le liquide s'écoule goutte à goutte et très-régulièrement. Le diamètre du bec qui laisse écouler le liquide goutte à goutte est calculé pour que le poids d'une goutte d'eau distillée soit de 5 centigrammes. Vingt gouttes d'eau, ainsi recueillies, pèsent donc

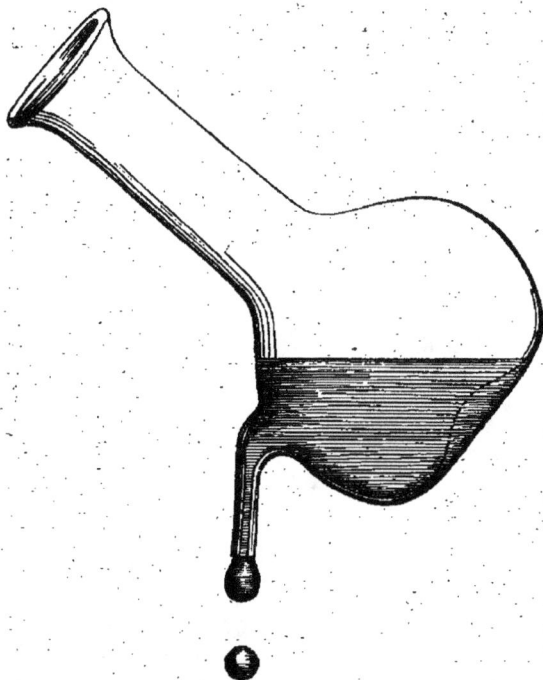

Fig. 1. — Compte-gouttes Salleron.

exactement *un gramme*, et cette exactitude est si grande que ces 20 gouttes étant comptées à plusieurs reprises, et pesées à la balance d'analyse, donnent toujours le même poids, si l'on a le soin, à chaque opération, d'essuyer les bords externes du tube par lequel se fait l'écoulement.

La forme et la capacité du flacon compte-gouttes sont variables ; mais ce qui ne peut l'être, et qui constitue un véritable instrument de précision, c'est le diamètre extérieur du tube par lequel se fait l'écoulement du liquide. Quant au diamètre intérieur de ce tube, il peut varier sans inconvénient, car il n'influe que sur la rapidité de l'écoulement; plus le trou est large, plus l'écoulement est rapide et réciproquement.

Mais, nous l'avons dit plus haut, tous les liquides ne présentent pas le même poids sous un volume égal, et ne possèdent pas la même cohésion; il en résulte que les gouttes des divers liquides pèsent des poids différents.

Dans le tableau suivant nous inscrivons les liquides aqueux et alcooliques par l'eau.

Ce tableau comprend trois colonnes :

La colonne A indique le poids d'une goutte des liquides les plus habituellement employés en médecine.

La colonne B fait connaître le nombre de gouttes du même liquide nécessaire pour faire un gramme.

La colonne C contient les chiffres représentant le poids de 20 gouttes du même liquide, c'est-à-dire que nous comparons le poids de ces 20 gouttes à l'unité de poids, soit 1 gramme.

Noms des liquides Température + 15°.	A Poids d'une goutte.	B Nombre de gouttes pour 1 gram.	C Poids de 20 gouttes.
Acide azotique	0,0370	27[1]	0,740
— chlorhydrique	0,0500	20	1,000
— cyanhydrique au 10°	0,0402	25	0,804
— sulfurique	0,0350	28	0,710
Alcool à 86° C.	0,0160	62	0,322
— nitrique	0,0189	53	0,377
Alcoolature d'aconit	0,0192	52	0,384
Ammoniaque à 23°	0,0454	22	0,909
Chloroforme	0,0166	60	0,533
Eau distillée pure	0,0500	20	1,000
— de Rabel	0,0181	55	0,364
— sucrée à 10 %	0,0500	20	1,000
— — à 20 %	0,0500	20	1,000
— — à 40 %	0,0500	20	1,000
Éther sulfurique	0,0111	90	0,222
Laudanum de Rousseau	0,0294	34	0,588
— Sydenham	0,0294	34	0,588
Liqueur d'Hoffmann	0,0116	86	0,252
Sirop à 35° Baumé	0,0555	18	1,111

[1] Nous avons négligé les fractions de gouttes et quelques fractions dans les dernières décimales.

Solutions de sulfate de strychnine 1/100	0,0500	20	1,000
— — — 1/1000	0,0500	20	1,000
— d'atropine 1/100	0,0500	20	1,000
— — 1/1000	0,0500	20	1,000
— de nitrate d'argent, parties égales	0,0500	20	1,000
— — au quart	0,0500	20	1,000
— — au huitième	0,0500	20	1,000
— de sulfate de zinc 0,50 pour 50 gr.	0,0500	20	1,000
Teinture d'arnica	0,0192	52	0,384
— de belladone	0,0192	52	0,384
— de colchique	0,0192	52	0,384
— de digitale	0,0192	58	0,344
— de rhubarde	0,0185	54	0,370
— de scille	0,0185	54	0,370
— de valériane	0,0192	52	0,384
— éthérée de digitale	0,0122	82	0,244
Vinaigre blanc à 8 % d'acide réel	0,0378	26	0,760
— radical	0,0276	36	0,555

Il suffit de jeter un coup d'œil sur le tableau qui précède pour s'assurer que nous avions raison de dire qu'il n'existe aucun rapport entre le poids des gouttes d'un liquide et sa densité. En effet, si cette relation existait, une goutte d'eau pesant 0,05, une goutte d'acide sulfurique devrait peser 0,09215, la densité de cette acide monohydraté étant égale à 1,845, une goutte de chloroforme devrait peser 0,0740, la densité de ce corps étant égale à 1,480, tandis que l'expérience nous démontre qu'une goutte de chloroforme pèse réellement 0,0166, et une goutte d'acide sulfurique 0,035 : ce qui confirme ce qui était déjà connu, que les molécules de ces deux liquides ont entre elles moins de cohésion que celles de l'eau distillée.

Les nombres inscrits dans le tableau précédent présentent d'autres particularités remarquables : ainsi le poids des gouttes des teintures éthérées est exactement celui de l'éther pur ; les dissolutions salines, l'eau sucrée, etc., donnent des poids fort comparables à celui de l'eau pure. Il semblerait démontré que les corps en dissolution dans les liquides, tant qu'il n'y a que simple solution et non combinaison chimique, ne modifient pas sensiblement la cohésion du dissolvant. Le nouveau compte-gouttes fait soupçonner que tout n'est pas dit touchant la constitution moléculaire des liquides.

On voit d'ailleurs que les résultats que nous avons obtenus avec l'instrument de Salleron sont en opposition complète avec tout ce qui avait été admis jusqu'à ce jour, et avec les indications fournies par le Codex.

La posologie des médicaments liquides serait singulièrement simplifiée si les médecins prenaient l'habitude de tout formuler au poids, sauf à laisser au pharmacien le soin d'opérer, à l'aide des tableaux ci-contre ou de tous autres analogues, la transformation des poids en gouttes.

En effet, l'emploi des nombres inscrits au tableau facilitera notablement les pesées, puisqu'il permettra de résoudre, par une seule multiplication, les problèmes suivants :

1° *Déterminer le nombre de gouttes correspondant à un poids donné.*

Multipliez le poids donné par le nombre inscrit dans la colonne B : le produit donne le nombre de gouttes cherché.

Exemple : On désire peser $0^{gr},5$ de laudanum de Rousseau, combien de gouttes faut-il compter ?
Multipliez 0,5 par 34, et vous obtenez 17 gouttes.

2° *Déterminer le poids correspondant à un nombre de gouttes donné.*

Multipliez le nombre de gouttes par le chiffre inscrit dans la colonne A, le produit donne le poids cherché.

Exemple : On ordonne 10 gouttes de teinture de digitale ; quel est le poids du liquide qui sera employé ?
Multipliez 10 par 0,0122, et vous aurez $0^{gr},122$.

Plusieurs instruments ont été successivement proposés pour compter les gouttes : la seringue de Pravaz heureusement modifiée par Charrière et par Lüer, le compte-gouttes allemand, le tube de Adrian simplifié par Guyot-Dannecy remplissent le but que l'on se propose d'une manière très-imparfaite ; le compte-gouttes de Salléron est le seul qui ne laisse rien à désirer, aussi le recommandons-nous aux praticiens comme un véritable instrument de précision dont l'usage sera indispensable pour des substances qui agissent avec une grande énergie sur l'économie animale.

Art. II. — DES MODES D'APPLICATION DES MÉDICAMENTS

AFFUSIONS

L'*affusion* consiste à verser sur différentes parties du corps des liquides froids, tièdes ou chauds ; elle ne diffère de la douche qu'en ce qu'elle se fait d'un lieu peu élevé et sans force de projection ; à l'article *Pulvérisation des liquides*, nous nous occuperons de ce mode d'applica-

tion, qui tend aujourd'hui à prendre un rang important en thérapeutique.

Le mot *embrocation* est le plus souvent synonyme de lotion et de
fomentation ; cependant elle diffère de la fomentation par le peu de
temps qu'elle reste appliquée sur la peau, en ce qu'en général le liquide
qui sert à la pratiquer est plus chargé de principes médicamenteux, et
aussi par leur nature, car ce sont le plus souvent les huiles et les
substances grasses qui servent à faire des embrocations ; presque toujours ce sont les linges, de la flanelle que l'on imbibe de liquides
chauds et que l'on applique sur les parties.

Les mots *lotion* et *lavage* ont en pharmacie et en chimie des signi-
fications sur lesquelles il est inutile de nous étendre ; en thérapeutique,
faire une lotion consiste à humecter ou à laver les parties extérieures du
corps affectées de maladies.

La *fomentation* se rapproche de l'embrocation, et pour mieux dire
elle n'en diffère réellement pas, si ce n'est peut-être par la nature des
liquides employés, qui, dans ce cas, sont le plus souvent des liqueurs
vineuses, alcooliques, éthérées ou aqueuses. On peut dire que la fomentation reste appliquée plus ou moins de temps sur la partie malade,
tandis que la lotion ne sert qu'à laver les parties sans y être appliquée.

FUMIGATIONS

La *fumigation* est un mode d'application des gaz ou des vapeurs ; on
les dirige tantôt à l'intérieur, tantôt à l'extérieur du corps ; c'est le
plus souvent de la vapeur d'eau, d'autres fois de la vapeur chargée de
principes aromatiques, quelquefois des corps sublimés ou des gaz comme
le chlore, les vapeurs nitreuses, l'acide sulfureux, et enfin des résines,
des baumes ou des matières animales brûlées. C'est dans le groupe des
fumigations que doivent rentrer les *cônes* et les *clous* fumants, les cigarettes médicamenteuses, etc.

INHALATIONS

La fumigation prend le nom d'*inhalation* lorsque les gaz et les vapeurs
sont respirés dans le but de les faire pénétrer dans les voies aériennes ;
elle se fait toujours par la bouche, rarement par les autres orifices.
Depuis la découverte des anesthésiques, ce mode d'application a pris
une grande extension. C'est aussi un des modes d'administration des gaz
ou des vapeurs qui se dégagent spontanément des eaux minérales
naturelles.

INJECTIONS

Faire une injection consiste à pousser un liquide par un orifice naturel ou artificiel; on a pour but, dans ce cas, soit de laver et de déter-

ger les parties, soit de faire absorber des substances médicamenteuses ; c'est ainsi que l'on fait des injections dans les *oreilles*, le *nez*, la *bouche*, le *rectum*, le *vagin*, l'*utérus*, etc.

L'instrument le plus souvent employé pour faire des injections est la seringue, qui doit être toujours choisie de manière que le métal ne soit pas altéré par les liquides que l'on veut employer ; ces instruments sont

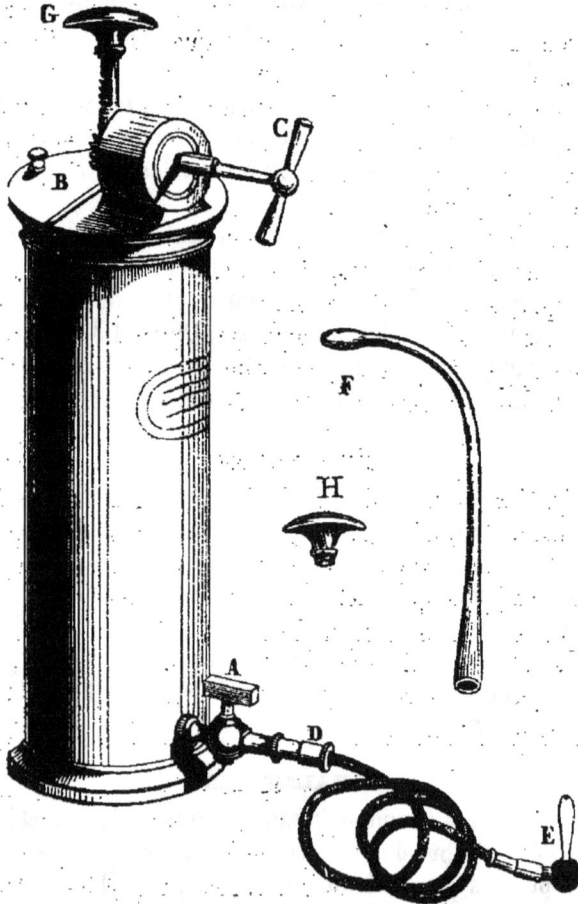

Fig. 2. — Irrigateur Éguisier.

A Robinet que l'on ouvre pour donner passage au liquide. B Couvercle qui s'ouvre pour remplir l'irrigateur. C Clef qu'il faut tourner pour soulever la crémaillière et monter l'irrigateur. D Tube en caoutchouc, sur lequel on visse la canule. E Canule pour injection intestinale. F Canule de femme pour injection vaginale que l'on adapte en E. G Piston à crémaillière qui se soulève en tournant la clef C, et qui s'abaisse pendant l'injection. H Pomme que l'on visse en G sur la crémaillière pour qu'on puisse appuyer dessus et augmenter la pression.

également employés comme *aspirateurs*, lorsqu'il s'agit de vider l'estomac, certains abcès, etc.; dans ce dernier cas il est perfectionné et à double effet, de manière à pouvoir, sans changer l'instrument de place, aspirer les liquides et les évacuer par des mécanismes fort ingénieux; on s'oppose ainsi à la rentrée de l'air dans les cavités. Cette disposition est surtout utile lorsqu'on veut injecter des liquides dans les cavitéscloses.

Toutes les fois qu'il s'agira de faire des injections on remplacera avec avantage la seringue par les irrigateurs; le plus employé et le plus commode de ces instruments est celui du docteur Éguisier (fig. 2).

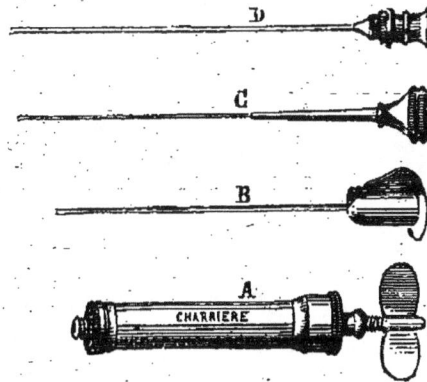

Fig. 4. — Seringue Pravaz.

A Petite seringue métallique de Pravaz, avec vis. B Canule de trocart. C Trocart de Pravaz. D Canule à double vis servant à déboucher la canule B lorsque le sang s'y coagule et permettant en même temps de pouvoir continuer l'injection.

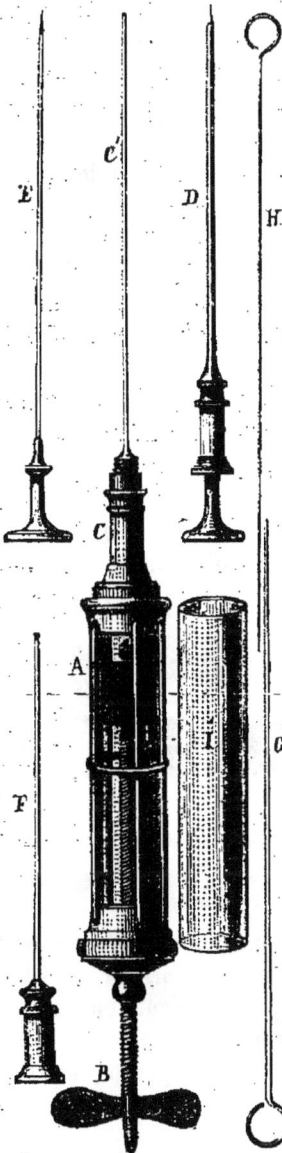

Fig. 5. — Seringue de Pravaz, modifiée par Charrière.

A Tubes en cristal avec bourrettes protectrices. B Vis servant à graduer l'injection par gouttes. C Canule à double vis servant au besoin à déboucher les autres canules E et F, et permettant de pouvoir, quand le sang se coagule dans cette canule, continuer l'injection. D Trocart de Pravaz dans sa canule. E, F Canule et trocarts vus séparément. G, H Stylets de deux grosseurs servant à déboucher les canules. I Tube de seringue en cristal de rechange.

Les *injections sous-cutanées* sont très en vogue aujourd'hui et rendent de véritables services toutes les fois qu'il faut agir promptement et doser exactement la substance médicamenteuse employée. On emploie pour faire les injections sous-cutanées la petite seringue de Pravaz heureusement améliorée par Charrière. (Voir figure 5.)

C'est un corps de pompe en verre parfaitement calibré dans lequel se meut un piston à vis; un tour de vis laisse échapper une goutte de liquide ; un demi-tour donnera une demi-goutte et un quart de tour laissera perdre un quart de goutte; il suffit dès lors de placer dans la seringue un médicament parfaitement titré, à un milligramme par goutte, par exemple, pour que l'on soit certain d'administrer la quantité voulue de substance active.

Les médecins ont adopté avec empressement ce mode d'administration des médicaments; c'est surtout Béhier qui l'a vulgarisé en France.

La seringue de Pravaz (fig. 4), est terminée par un trocart qui sert à ponctionner la peau; on y visse ensuite la seringue; il en résulte que la capacité de la canule du trocart n'est pas comprise dans la graduation du piston. Lüer remplace le trocart par une aiguille effilée et creuse que l'on introduit sous la peau (fig. 5); on y ajuste la seringue par

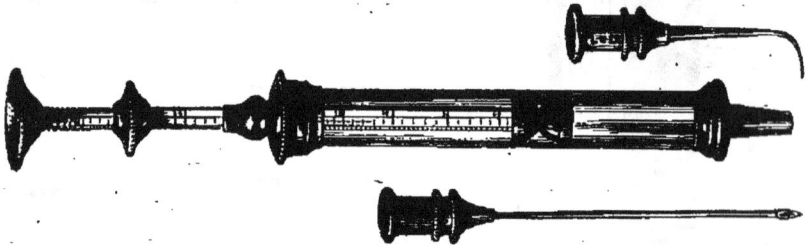

Fig. 5. — Seringue Pravaz, modifiée par Lüer.

juxtaposition ; le piston porte des degrés; chacun d'eux représente une goutte de liquide ; une virole que l'on peut faire mouvoir sur le piston permet de s'arrêter au chiffre des gouttes que l'on veut injecter; le liquide est ainsi projeté tout d'un coup, tandis que dans la seringue de Pravaz il ne l'est que successivement et pour ainsi dire goutte à goutte. Pour les expériences physiologiques nous préférons la seringue de Lüer.

Art. III. — DES FORMES A DONNER AUX MÉDICAMENTS

POUDRES

On désigne sous le nom de poudres des substances solides réduites en particules très-ténues ; elles sont simples lorsqu'elles ne renferment qu'une seule substance, et composées lorsqu'elles en contiennent plusieurs. On les prépare par *contusion, trituration, mouture, frottement, porphyrisation, dilution intermède* et *action chimique ou précipitation.*

Les poudres doivent être très-homogènes ; les composées tendent à se séparer : aussi est-il prudent d'en effectuer de nouveau le mélange en les tamisant de temps en temps ; elles doivent être conservées à l'abri de l'humidité; quelques-unes comme celles de riz, de seigle et de froment ne doivent être préparées qu'au moment du besoin.

Les poudres sont administrées dans des potions ou dans du pain à chanter, dans de la soupe, etc. On les incorpore à des sirops, des pilules, des électuaires, etc. En Angleterre les sels neutres sont broyés entre deux meules ; on les obtient ainsi plus blancs.

PULPES

Les pulpes, de consistance molle, sont formées par les parties charnues des végétaux mélangées aux sucs qu'ils contiennent, ou bien par des poudres délayées dans un liquide ; il est important que le médecin spécifie si les pulpes doivent être préparées à chaud ou à froid : car par l'action de la chaleur quelques-unes d'entre elles perdent leurs propriétés ou en peuvent acquérir de nouvelles.

On peut classer les pulpes de la manière suivante, d'après leur mode de préparation :

1° Pulpes préparées avec les plantes fraîches, cresson, cochléaria ;
2°   —   —   par coction dans l'eau, pruneaux, aunée, oignons, etc. ;
3°   —   —   sans eau, pommes, pommes de terre ;
4°   —   —   avec la râpe, oignons, pommes de terre crues, carottes, etc.
5°   —   —   avec les poudres et l'eau chaude, guimauve, ciguë ;
6°   —   —   par macération dans le vin, cynorrhodons.

SUCS

Les sucs sont des médicaments magistraux ou officinaux, liquides, mous ou liquéfiables par la chaleur, obtenus, par expression à chaud ou à froid, des tissus organiques. Les sucs peuvent être divisés ainsi :

1° Sucs aqueux ;
2°   — huileux ;

3° — résineux ;

4° — laiteux.

5° — huiles essentielles.

Les **sucs aqueux** sont caractérisés par la nature du liquide. On les divise en *extractifs, sucrés* et *acides*.

Les *sucs extractifs* renferment de l'eau, des sels, de l'albumine et une ou plusieurs matières extractives, lorsqu'ils sont filtrés ou dépurés ; non filtrés ou non dépurés, ils renferment, en plus, de la chlorophylle. Enfin, ceux qui ont été dépurés à chaud ne contiennent ni chlorophylle ni albumine. La matière extractive est mal définie ; elle se ressemble dans tous les végétaux et elle diffère cependant dans chacun : c'est elle qui, par oxydation à l'air, forme l'extractif oxygéné ou *apothème* de Berzélius. Les sucs concentrés et alcoolisés sont très-employés en pharmacie en Angleterre ; nous en donnerons quelques formules : les *sucs sucrés* contiennent du sucre de canne, et des sels sans acides libres ou sels acides. Les *sucs acides*, au contraire, renferment du sucre analogue au sucre de fruits avec des acides libres ou des sels acides ; les acides libres sont l'acide citrique (orange, citron), l'acide tartrique (jus de *raisin, tamarin*, etc.), l'acide malique (*pommes, poires, sorbier*, etc.) et souvent à la fois les acides malique et citrique comme dans la *groseille*, la *fraise*, etc. Aucun de ces sucs n'est employé en médecine à l'état de pureté ; ils sont la base des sirops de fruits.

Les **sucs huileux** ou corps gras sont désignés, selon leur consistance et leurs compositions, sous les noms vulgaires d'*huiles, graisses, beurres* et *suifs*. Ils sont la base d'un grand nombre de médicaments ; on tend aujourd'hui à les remplacer par la glycérine, qui présente les mêmes avantages sans leurs nombreux inconvénients.

Les **sucs résineux** se rapprochent des corps gras par leur composition. Comme eux, ils sont insolubles dans l'eau, solubles dans l'éther, l'alcool, les huiles, etc., inflammables, fusibles ; mais ils en diffèrent en ce qu'ils sont rudes au toucher et insaponifiables.

Les *térébenthines* sont des produits qui découlent spontanément, ou à la suite d'incisions, de certains arbres des conifères et des térébinthacées. Elles peuvent être représentées dans leur composition par des résines dissoutes dans une huile essentielle, telles sont les térébenthines de Bordeaux, de Venise, de Strasbourg, etc., le copahu, etc.

Les substances résineuses, solides, molles ou liquides prennent le nom de *baumes*, lorsqu'elles renferment de l'acide *benzoïque* ou de l'acide *cinnamique*, ou les deux à la fois ; tels sont le benjoin, la résine de Gayac, le tolu, etc.

Les **sucs laiteux** tirent leur nom de leur aspect lactescent qu'ils doivent à des matières cireuses, résineuses ou analogues au caoutchouc, qu'ils tiennent en suspension. Quelques-uns sont colorés, le suc de la chélidoine est jaune, et celui de la sanguinaire du Canada est rouge, etc. Aucun d'eux n'est employé en médecine à l'état liquide, si ce n'est peut-être le suc de chélidoine qu'en emploie vulgairement pour détruire les verrues ; mais le suc du pavot, celui de la scammonée et celui de la laitue constituent, lorsqu'ils sont évaporés, les matières connues sous les noms d'*opium*, de *scammonée* et de *lactucarium*.

Les **huiles essentielles,** ou volatiles, ou essences, sont des principes immédiats de la nature variable qui tantôt existent toutes faites dans les végétaux et qui, d'autres fois, sont le résultat de la réaction de deux principes les uns sur les autres, tantôt enfin on les obtient artificiellement.

Presque toutes les essences sont employées à l'état de pureté, mais le plus souvent associées à d'autres médicaments, tels sont le *camphre*, les essences de *citron*, de *menthe*, de *cannelle*, de *girofle*, d'*amandes amères*, de *moutarde*, etc.

MÉDICAMENTS OBTENUS PAR DISSOLUTION

Les principes actifs des végétaux sont toujours associés à des substances inactives ; l'art du pharmacien a de tout temps consisté à séparer ces principes les uns des autres, et à donner aux parties actives des formes qui permissent leur conservation ou leur administration plus facile. C'est par les dissolvants qu'on arrive à pratiquer ces séparations ; leur nature varie selon la composition et les propriétés des principes que l'on veut séparer. Les opérations employées pour arriver au but proposé peuvent être considérées comme les principes de l'analyse immédiate ; on les désigne sous des noms dont il importe de connaître exactement la signification.

La **macération** consiste à mettre les substances avec un liquide à la température ambiante, pendant un temps plus ou moins long, après lequel on passe à travers un linge, un tamis ou un filtre ; le liquide obtenu porte le nom de *maceratum* ou de *macéré*.

L'**infusion** diffère de la macération en ce que le liquide est versé bouillant sur les matières que l'on veut traiter ; on la prolonge plus ou moins longtemps, et le liquide obtenu s'appelle *infusum* ou *infusé*.

La **digestion** se fait en vase clos, lorsqu'on emploie des liquides volatils ; elle consiste à maintenir ces liquides pendant un temps plus ou moins long à une température inférieure à leur point d'ébullition ou de décomposition ; le produit porte le nom de *digestum* ou *digesté*.

La **décoction** se fait à l'ébullition; on la prolonge plus ou moins longtemps ; le liquide obtenu après filtration est appelé *décoctum* ou *décocté*.

Enfin la **lixiviation**, qui se fait à chaud ou à froid, consiste à faire passer un liquide à travers les substances plus ou moins pulvérisées et placées dans un appareil cylindrique ; la saturation se fait rapidement ; on peut faire des macérations ou des infusions préalables : et lorsqu'on déplace les liquides les uns par les autres, l'opération porte le nom de méthode de déplacement, que l'on doit à Boullay père et fils [1].

Pénétré de la valeur exacte de ces expresssions, on évitera de formuler des macérations faites *à froid* et des infusions préparées *à chaud*, qui, d'après ce que nous venons de dire, ne pourraient être obtenues autrement.

On appelle **hydrolés** tous les médicaments qui ont l'eau pour véhicule et ne sont pas obtenus par distillation ; ce sont :

1° Les **tisanes** ou liquides destinés à servir de boisson habituelle aux malades ; elles doivent être peu chargées de principes médicamenteux ; elles prennent le nom de *limonades*, lorsqu'elles renferment des sels acides ou des acides libres, du vin, etc., et, dans ce cas, elles peuvent être plus ou moins riches en principes actifs ;

2° Les **apozèmes** ou tisanes très-concentrées, qui sont le plus souvent administrées en deux ou quatre prises ; exemple : le *bouillon d'herbes*, la *décoction blanche* de *Sydenham*, etc. ;

3° Les **bouillons** alimentaires ou médicamenteux ; ils ont toujours pour base la chair des animaux ; leur bonne préparation exige des connaissances spéciales ;

4° Les **mucilages** qui désignent les gommes et les principes mucilagineux de certains végétaux, tels que les graines de lin, de coing, de psillium, la racine de guimauve, etc., traités par de petites quantités d'eau, produisent des liquides visqueux, épais, filants.

5° Les **émulsions** ou liquides aqueux formés par des matières huileuses ou résineuses tenues en suspension dans un liquide au moyen d'une substance gommeuse ou mucilagineuse.

Tous les hydrolés sont des médicaments magistraux.

L'alcool, le vin, le vinaigre, la bière, l'éther, la glycérine, les huiles essentielles, employés comme dissolvants, tantôt par macération, lixiviation ou infusion, tantôt par simple solution, digestion, décoction, constituent les médicaments suivants :

1° **Alcool.**	Teintures alcooliques ou *alcoolés.*
2° **Vin.**	Vins médicinaux ou *œnéolés.*
3° **Vinaigre.**	Vinaigres médicinaux ou *acétolés.*
4° **Bière.**	Bières médicinales ou *brutolés.*
5° **Éther.**	Teintures éthérées ou *éthérolés.*

[1] *Des Méthodes de déplacement.* Paris, 1835

6° **Glycérine**.   *glycérolés* ou *glycérinés*.
7° **Huiles essentielles**.   *myrolés*.

Quand, au contraire, on fait agir l'alcool ou l'éther sur des plantes fraîches ou sur leurs sucs, on désigne les produits obtenus sous les noms d'*alcoolatures* et d'*éthérolatures*.

Le Codex indique dans quelle proportion ces dissolvants et ces substances doivent être mis en contact : pour les teintures, le rapport est le plus souvent de cinq parties d'alcool pour une de substance ; les teintures homœopathiques préparées dans d'autres proportions ne sont pas reconnues par la pharmacopée légale.

MÉDICAMENTS OBTENUS PAR DISTILLATION

Les médicaments obtenus par solution renferment les principes fixes et volatils des matières sur lesquelles on a opéré ; lorsqu'au contraire on agit par distillation, le liquide volatilisé et condensé ne renferme que les principes volatils et on obtient alors des médicaments ainsi dénommés :

1° **Eau**.   Eaux distillées   ou *hydrolats*.
2° **Alcool**.   Esprits   ou *alcoolats*.
3° **Éther**.   Esprits éthérés   ou *éthérolats*.
4° **Acide acétique**.   Esprits acétiques ou *acétolats*.

On n'emploie pas les médicaments que l'on pourrait appeler *myrolats* ; quant aux *glycérolats*, ils ne peuvent être obtenus par distillation : car la glycérine ne se volatilise que dans des circonstances particulières ; mais ils pourraient très-bien être obtenus par simple mélange des huiles essentielles avec la glycérine. Voy. l'article *Emollients*.

MÉDICAMENTS OBTENUS PAR ÉVAPORATION

Les dissolvants agissant sur une ou plusieurs substances médicamenteuses se saturent plus ou moins de principes solubles ; mais tantôt les liquides obtenus ne se conservent pas (hydrolés), ou bien les dissolvants, trop actifs par eux-mêmes, ne permettent pas l'administration des solutions à dose élevée : tels sont les *alcoolés*, les *éthérolés* ; il en résulte que, pour arriver à une parfaite conservation, et à une administration plus facile, on a été conduit à réduire les solutions au plus petit volume possible, ou à les associer à des matières conservatrices, comme le sucre, le miel qui, tout en permettant la conservation de certaines solutions, ont rendu leur administration facile ; de là deux groupes de médicaments : les *extraits* et les *saccharolés*.

EXTRAITS

Par l'évaporation à feu nu les matières extractives s'oxydent au contact de l'air, se résinifient et forment ces matières insolubles dans l'eau, désignées tantôt sous le nom d'apothème, tantôt sous celui d'extractif oxygéné. Or, rien ne démontre que, dans les parties solubles des plantes qui ne renferment pas de principes immédiats cristallisables, ce ne soit cet extractif qui agisse ; d'ailleurs, pour les extraits très-actifs, comme ceux d'ipécacuanha, de belladone, de jusquiame, etc., il n'est pas prouvé qu'une partie des alcaloïdes n'est pas entraînée par l'apothème insoluble ; d'ailleurs, la proportion de celui-ci peut varier selon la température à laquelle a eu lieu la concentration, selon aussi que l'exposition au contact de l'air a été plus ou moins longue, et ceci est tellement vrai que la quantité de ces matières insolubles peut varier de 10 à 50 pour 100.

D'un autre côté, les pharmaciens admettent trois consistances pour les extraits :

1° Les extraits secs : thridace, ratanhia, quinquina sec ;

2° La consistance pilulaire : extraits d'opium, de quinquina mou, de digitale, etc., etc.;

3° Les extraits mous : belladone, ciguë, genièvre, etc.

D'un autre côté, quelle que soit la consistance d'un extrait, ces préparations sont toujours très-hygrométriques ; aussi seront-ils plus ou moins liquides selon l'ancienneté de leur préparation et l'état de sécheresse ou d'humidité du lieu où on les aura conservés ; de sorte qu'on peut affirmer qu'il y a telle pharmacie où les extraits seront toujours secs, et telle autre où ils seront toujours très-mous.

Consistance variable dans ces médicaments ; proportions plus ou moins grandes de principes insolubles ; en résumé, variation de composition : telle est la cause d'impossibilité de dosage exact des extraits pharmaceutiques.

La fabrication des *extraits secs préparés dans le vide* est le seul remède à apporter à cet état de choses. On obtient, à l'aide d'appareils indiqués par Grandval et par Berjot, des préparations parfaitement sèches, d'une solubilité à peu près absolue. Mais les pharmaciens en général ont toujours refusé d'admettre dans leurs officines des extraits ainsi préparés ; il est vrai qu'ils ne pourraient le faire qu'autant qu'ils tiendraient compte, pour les doses, de leur plus grand état de sécheresse, de sorte que la posologie serait à refaire pour chaque extrait. C'est là un inconvénient très-grave, mais qu'une étude approfondie pourrait faire disparaître.

Une objection contre les extraits secs, c'est la difficulté de leur conservation ; mais avec des soins et à l'aide des capsules hygrométriques que Berjot a fait connaître, il n'y a pas plus de difficulté à conserver les extraits secs que les chlorures de zinc, d'antimoine, d'or et des odium, la potasse, la soude, le cyanure de potassium, préparations que le pharmacien ne consentirait pas à bannir de son officine, et qu'il parvient à maintenir secs à l'aide de procédés connus de tout le monde.

On a proposé de faire des solutions alcooliques titrées d'extraits et de conserver les alcoolés pour l'usage ; cette pratique est même adoptée dans quelques pays étrangers : mais ce sont là, à notre avis, des préparations différentes des extraits ; aussi ne doivent-elles pas être confondues avec eux ; d'ailleurs leur posologie est très-difficile ou, pour mieux dire, elle est impossible d'une manière exacte, à moins qu'on n'adopte la méthode anglaise qui consiste à mesurer les liquides au lieu de les peser.

SACCHAROLÉS

Tous les médicaments très-chargés de sucre portent le nom de saccharolés ; on les divise selon leur consistance en :

1° **Saccharolés liquides**, les sirops, mellites et oxymellites ;

2° **Saccharolés mous**, les conserves, gelées, marmelades, pâtes ;

5° **Saccharolés solides**, les oleo-saccharum, les saccharures, les tablettes et les pastilles.

Les modes de préparation de ces médicaments varient beaucoup.

MÉDICAMENTS COMPOSÉS ANORMAUX

Certains médicaments officinaux et magistraux de consistance molle sont souvent employés sous les noms d'*électuaires*, de *confections*, d'*opiats*, imaginés dans le but de rendre l'administration des poudres moins pénible aux malades ; on est peu d'accord sur la distinction à faire entre ces trois sortes de médicaments, et le nom d'*opiats*, autrefois réservé aux préparations de ce genre contenant de l'opium, est une distinction qui a cessé depuis longtemps d'être faite.

En général, ce sont des mélanges de poudres, d'extraits, ramenés en consistance molle au moyen des sirops, du miel, des mellites, des térébenthines, etc. Ils sont *simples* quand une seule poudre en forme la base, *composés* quand il y a plusieurs poudres, des extraits, etc.

PILULES ET BOLS

Tout corps de forme sphérique, dont le poids ne dépasse par 40 centigrammes, porte le nom de pilules ; passé ce poids on les nomme *bols*; on donne cette forme aux substances d'une administration difficile, dont l'action est énergique sous un petit volume et qui ont un goût ou une odeur désagréables.

Sans dire quelle est la composition la plus habituelle des pilules et des bols, et les excipients qui servent à les préparer, il nous suffira de faire connaître les perfectionnements apportés dans cette forme de médicaments, et qui constituent, à notre avis, un véritable progrès.

Les minces pellicules d'or ou d'argent qui recouvraient les pilules étant aujourd'hui reconnues insuffisantes dans certains cas, on a cherché à les préserver de l'action de l'air humide et à faciliter leur déglutition, en les recouvrant d'enduits imperméables à l'air et à l'eau et solubles dans les liquides de l'estomac.

C'est dans ce but que l'on a employé tour à tour la solution de gomme concentrée, sucrée ou non, les solutions de gélatine, le gluten, la gomme, le sucre, les solutions éthérées résineuses, de baume de tolu ou de toute autre résine.

Il faut préparer les pilules de manière à ce qu'elles soient rapidement dissoutes ou désagrégées dans les liquides de l'estomac; les enduits résineux ne remplissent pas, selon nous, cette condition indispensable; aussi ce mode de préparation, considéré généralement comme un progrès, n'en est pas réellement un, à moins qu'il ne s'agisse de préparations qui ne doivent agir que dans l'intestin; mais pour les pilules d'iodure de fer et autres analogues, nous préférons de beaucoup les enrobages au sucre, à la gomme, à la gélatine, etc.

Capsules. — On prépare sous le nom de *capsules* des espèces de pilules ou de bols renfermant des médicaments liquides; c'est ainsi qu'on en a fait au baume de copahu, avec l'huile de foie de morue, l'éther, le chloroforme, l'essence de térébenthine, etc. Ce sont de petites vésicules minces et solubles en gélatine, en gomme sucrée, etc., que l'on remplit de médicaments liquides et que l'on ferme une fois pleines.

Perles. — Ce sont des vésicules plus petites, faites le plus souvent avec de la gomme sucrée et que l'on remplit, comme les capsules, de liquides médicamenteux. Celles qui sont pleines d'éther, de chloroforme présentent de très-grandes facilités pour leur administration. Le commerce fournit des capsules vides de toutes grandeurs, imaginées par Lehuby; elles se composent de deux demi-capsules qui s'introduisent l'une dans l'autre; on met dans une demi-capsule le liquide que l'on veut administrer et on recouvre avec l'autre moitié; on fait tremper une seconde dans l'eau et la déglutition se fait parfaitement.

Dragées. — Les pilules un peu grosses ou les bols portent le nom de dragées, lorsqu'elles sont recouvertes d'une enveloppe sucrée; cette forme est généralement adoptée pour la santonine et pour les graines de courges.

Granules. — On dose les granules de manière que chacun contienne tantôt un milligramme, tantôt un ou plusieurs centigrammes de substances actives. La forme de granules, d'abord adoptée pour la digitaline, n'a pas tardé à s'étendre à une infinité d'autres médicaments; il est fâcheux de voir ce perfectionnement échapper à l'industrie pharmaceutique pour tomber dans l'industrie extra-scientifique. La préparation des granules exige des manipulations très-minutieuses dont le résultat n'est réellement satisfaisant que lorsqu'on opère en grand; mais il serait possible de confectionner des instruments qui permettraient la fabrication, même en petit. Nous faisons des vœux pour que les granules, qui constituent une forme médicamenteuse élégante et commode, rentrent dans le domaine de la pharmacie pure.

Granulations. — A côté des granules nous plaçons les médicaments granulés, à peine connus en France et extrêmement employés en Angleterre. Ce sont des préparations effervescentes, ayant l'aspect de la semoule. On en met une certaine quantité dans de l'eau; il se manifeste un dégagement très-abondant d'acide carbonique, et on administre pendant l'effervescence ou lorsqu'elle vient de finir.

En Angleterre on granule ainsi la citrate de magnésie, le citro-tartrate de magnésie et de soude, le citrate de fer, le citrate de quinine et de fer, le citrate de cinchonine, le citrate de lithine, le tartrate de potasse et de fer, le carbonate ferreux, etc., etc. Je crois que cette forme médicamenteuse est appelée à un grand avenir.

Mentel, pharmacien à Paris, a imaginé de granuler certaines poudres d'une administration difficile, telles que celles de rhubarbe, de kousso, etc. La granulation permet de faire prendre ces poudres avec moins de répugnance.

POTIONS ET JULEPS

La potion est un liquide très-médicamenteux destiné à être pris par cuillerées, elle diffère du julep en ce que celui-ci ne renferme jamais ni poudres, ni extraits, ni teintures, ni sels : toutefois cette distinction est conventionnelle, et il est souvent difficile de l'établir d'une manière rigoureuse.

LOOCHS

On désigne le plus souvent sous ce nom des émulsions épaisses par de la gomme; on y ajoute quelquefois des substances actives. On a également donné ce nom à des potions très-mucilagineuses additionnées ou non de corps gras.

MIXTURES

Ce nom a été donné à divers mélanges, en général plus médicamenteux que les potions, mais qui, le plus souvent, s'administrent à doses fractionnées et plus petites ; ce sont tantôt des poudres ou des extraits délayés dans des sirops ; tantôt des teintures, tenant des extraits en dissolution. La définition rigoureuse de ce mot est loin d'être établie.

MÉDICAMENTS GRAS OU RÉSINEUX

Ces médicaments, destinés en général à l'usage externe, nous paraissent, pour la plupart, devoir être remplacés par les glycérolés pour les raisons que nous exposerons en parlant de la glycérine au chapitre des *Émollients*.

Les **cérats** sont des mélanges d'huile et de cire avec addition de divers principes médicamenteux.

Les **pommades** ou graisses médicamenteuses sont des mélanges ou des combinaisons de principes gras avec divers médicaments, mais dont la cire ne fait pas nécessairement partie. C'est ce qui les distingue des cérats.

On connaît trois groupes de pommades :

1° *Par simple mélange*, pommades au précipité blanc, à l'oxyde rouge de mercure, soufrée, etc.;

2° *Par solution*, pommades camphrées, phosphorées, etc.;

3° *Par combinaison chimique*, pommade citrine.

Les **onguents** diffèrent des pommades en ce qu'ils renferment des matières résineuses, et que jamais il n'y a combinaison chimique.

Les **onguents emplâtres** sont des onguents solides, riches en substances résineuses, pouvant se ramollir par la chaleur et se laissant alors étendre sous le doigt.

Les **emplâtres** proprement dits sont de véritables sels à base d'oxyde de plomb, c'est-à-dire des savons à base de plomb, associés à diverses substances résineuses.

On a fait des emplâtres à base d'oxyde de zinc qui ne noircissent pas au contact des émanations sulfureuses, comme le font les mêmes préparations à base de plomb. Les médecins attachés aux sources sulfurées apprécient cette qualité de l'oxyde de zinc de former un sulfure blanc au contact de l'hydrogène sulfuré et des sulfures alcalins. Le perchlorure et le peroxyde de fer ont été également introduits dans les masses emplastiques.

Les **sparadraps** sont des toiles sur une des faces desquelles on a étendu des matières emplastiques adhésives. L'emploi de ces préparations, d'ailleurs fort commodes dans leurs applications, tend à se généraliser. On n'en préparait guère, il y a quelques années, qu'avec l'emplâtre diachylum gommé. Aujourd'hui on en fait avec les emplâtres de Vigo, de poix de Bourgogne, de poix de Bourgogne stibiée, avec l'onguent de la Mère, etc.

Les **taffetas** sont des tissus de soie recouverts, sur une ou sur deux faces, de matières adhésives, adoucissantes ou irritantes. On en prépare qui sont employés pour augmenter la suppuration des vésicatoires. Nous aurons à revenir sur leur préparation.

Les **papiers**. On remplace les divers tissus par du papier recouvert de matières grasses et résineuses.

La **toile de mai** se rapproche des sparadraps, avec cette différence qu'elle est enduite sur ses deux faces.

Les **collodions** sont signalés ici pour mémoire ; nous aurons à y revenir au chapitre des *Agglutinatifs*.

Écussons. On désigne sous ce nom des matières emplastiques étendues sur de la peau blanche, du taffetas d'Angleterre, ou du sparadrap de diachylum. Certains de ces écussons, ceux, par exemple, qui sont faits avec de l'extrait d'opium, portent le nom de *mouches*.

Vésicatoires. Nous sommes loin de l'époque où l'application d'un vésicatoire et son entretien exigeaient le concours de plusieurs personnes et d'une infinité de pommades, papiers buvards, feuilles de lierre ou de poirée, compresses, bandes, etc. Grâce aux perfectionnements apportés dans la confection de ces préparations par un grand nombre de pharmaciens, parmi lesquels nous citerons Le Perdriel, Albespeyres, Fumouze, Ancelin, etc., etc., l'application d'un vésicatoire et son pansement, si répugnants autrefois, sont réduits à un petit nombre d'opérations que le malade peut exécuter seul sans le concours d'une main étrangère.

CATAPLASMES, SINAPISMES

Nous aurons à faire connaître de nouvelles formules de cataplasmes et de sinapismes.

BOUGIES, SONDES, PESSAIRES, SUPPOSITOIRES

Nous signalerons des *pessaires, porte-remèdes*, destinés à être introduits dans le col de l'utérus, sur le col ou dans le vagin, et qui renferment divers médicaments qui s'écoulent sur ces parties, lorsque la capsule gélatineuse formant le pessaire vient à être dissoute ; ces médicaments que l'on peut aussi introduire dans le rectum sont peut-être appelés à rendre quelques services.

GARGARISMES, COLLUTOIRES

Nous n'insisterons pas davantage sur les *gargarismes, collutoires, lavements, liniments, bains, douches, trochisques*.

Nous traiterons, dans un chapitre spécial, des *caustiques* ; il est donc inutile d'y insister ici.

COLLYRES

Les *collyres* sont des médicaments destinés aux maladies des yeux ; on les divise en général en collyres *liquides*, *mous* et *solides*.

On a reproché avec raison aux collyres les difficultés qu'ils présentaient dans leur application. En effet, un liquide versé sur le globe oculaire ne fait que glisser, se répand au dehors et n'exerce qu'une action passagère, insuffisante dans un grand nombre de cas, et surtout lorsqu'il s'agit de déterminer une absorption de médicaments actifs, comme l'opium, la belladone, l'*atropine*, la *daturine* et leurs sels, etc.

En janvier 1862, le docteur Steadfield avait imaginé d'imprégner du papier sans colle avec des substances actives que l'on appliquait ensuite, soit sur le globe oculaire, soit sur la muqueuse palpébrale; mais les divisions du papier proposées par l'oculiste anglais ne donnaient, selon nous, que des indications insuffisantes de dosage.

C. Le Perdriel a imaginé un nouveau mode de titrage fort ingénieux des médicaments destinés à être employés à très-petites doses et sous forme de collyres ou par la méthode endermique. C'est ce qu'il désigne sous le nom de *papiers médicamenteux* et de *collyres secs gradués* (fig. 6). Voici en quoi consiste la nouvelle invention.

Fig. 6. — Papiers médicamenteux ou collyres secs gradués.

Qu'on se figure un carré de papier Berzélius de 10 centimètres de côté, divisé par des filigranes en 100 centimètres carrés. Chacun de ceux-ci est divisé à son tour en deux parties égales par une ligne perpendiculaire, et en cinq autres parties égales encore par quatre lignes transversales. Supposons que l'on veuille préparer des papiers au sulfate d'atropine ou à la daturine, on prendra 10 centigrammes de ces substances, on les dissoudra dans un liquide approprié, et on imbibera exactement toute la surface du papier avec la solution, soit par simple capillarité, soit à l'aide d'un pinceau ; il en résultera que les 10 centigrammes de substance seront également répandus sur les 100 centimètres carrés, et chacun de ceux-ci contiendra 1 milligr. de substance active.

Si l'on veut appliquer sur l'œil ou sur une plaie, pour faire absorber par la méthode endermique, une certaine quantité de la substance active, on coupera :

1 centimètre carré pour un milligramme,
1/2   —   pour 1/2 milligramme,
1/5   —   pour 1/5 de milligramme.
1/10   —   pour 1/10 de milligramme.

En résumé, chaque carré de 10 centimètres de côté représente, lorsqu'il est préparé comme nous venons de le dire, 100 milligrammes ou 200 demi-milligrammes, ou 500 cinquièmes de milligrammes ; et comme le papier sans colle est filigrané, la division se fera facilement à l'aide de ciseaux fins, puis le fragment détaché sera imprégné d'eau et appliqué sur la conjonctive, sur la muqueuse palpébrale, sur la peau dénudée, etc., et on aura ainsi des dosages des plus exacts.

Nous voyons dans cette forme médicamenteuse plus d'un avantage : il faut citer le dosage exact et un résultat posologique qu'on obtiendrait difficilement à l'aide de la balance des pharmaciens pour le milligramme et ses divisions. L'état solide et la forme du papier ajoutent à la propriété adhésive qu'il acquiert lorsqu'on l'humecte, et permettront d'appliquer les substances actives sur tel ou tel point de l'œil, et de les maintenir en place, soit qu'il s'agisse de traiter les ulcérations par les caustiques, soit que l'on veuille faire disparaître des taies de la cornée à l'aide du calomel, de l'iodure de potassium, etc.

Lorsqu'on verse quelques gouttes d'un liquide actif sur l'œil, on ne peut jamais dire quelle sera la quantité de principe qui sera absorbé, puisque une portion du liquide est répandue au dehors. Cela peut présenter plus d'un inconvénient que les oculistes sauront apprécier. A l'aide des papiers gradués, au contraire, on saura toujours quelle est la quantité de médicament à employer pour produire tel ou tel effet.

Les papiers gradués permettent au pharmacien de faire de très petites provisions et d'engager un capital moins considérable. Supposons qu'on demande à un pharmacien 0,001 de daturine : il ne pourra pas en demander au droguiste moins d'un gramme, qui lui sera compté quatre ou cinq francs, tandis qu'il lui suffira de se procurer un carré de papier de 10 centimètres de côté préparé à la daturine pour qu'il ait à sa disposition 100 milligrammes de substance qu'il pourra employer sur prescriptions spéciales du médecin.

2

Les titrages des papiers médicamenteux pourront varier selon les prescriptions du médecin, et le pharmacien pourra à l'aide d'un timbre dont nous avons donné la figure sur 5 centimètres de côté, préparer lui-même les papiers, à l'aide du papier à filtre blanc et pur.

Sous le nom de portefeuille-trousse de l'oculiste, Le Perdriel a réuni les papiers qui sont le plus souvent employés en oculistique; il renferme tous les collyres secs gradués avec quelques instruments (fig. 7).

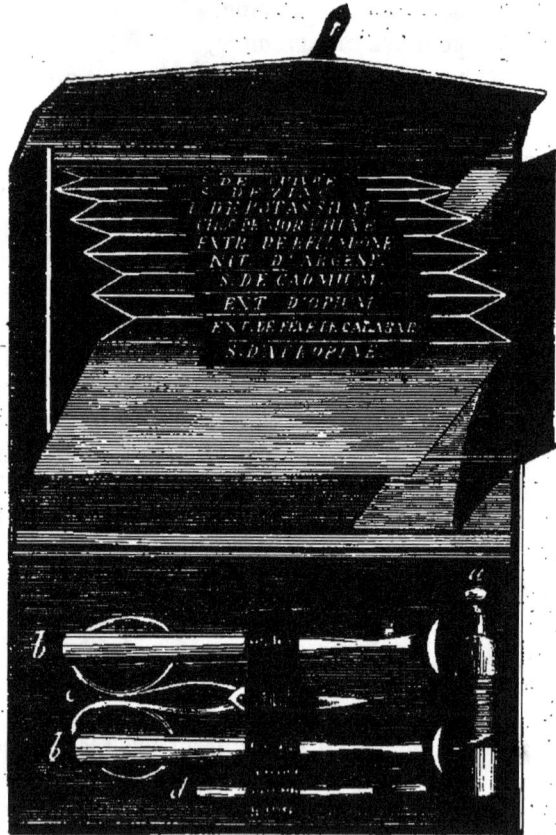

Fig. 7. — Portefeuille-trousse de l'oculiste.

Nous croyons donc que les indications de Steatfield, perfectionnés par C. Le Perdriel, pourront recevoir d'utiles applications.

Hart a proposé de remplacer le papier par de petits disques en gélatine; rien ne démontre l'avantage de cette méthode, et la gélatine pourrait souvent modifier la substance active (Tannin, etc.).

CHAPITRE PREMIER

MÉDICATION RECONSTITUANTE OU ANALEPTIQUE

Les toniques proprements dits sont généralement divisés en toniques *reconstituants* ou *analeptiques*, toniques *astringents* et toniques *né-urosthéniques*.

On désigne sous le nom de reconstituants ou analeptiques des médicaments dont le mode d'action caractéristique consiste à rendre immédiatement au sang, soit par intervention directe, soit par action dynamique, les principes organisateurs et réparables qui lui manquent.

Nous diviserons les toniques reconstituants en trois groupes :

1° Toniques reconstituants proprement dits.
2° — alimentaires.
3° — nutrimentaires.

Ces deux derniers groupes pourront à leur tour être subdivisés.

Art. 1er. — RECONSTITUANTS PROPREMENT DITS. — MÉDICATION FERRUGINEUSE

Les ferrugineux sont, de toutes les préparations pharmaceutiques employées en médecine, celles dont les effets sont les plus surs, les plus faciles à apprécier.

Les préparations ferrugineuses comprennent :

1° Les différents fers métalliques,
2° Les oxydes de fer,
3° Les protosels de fer,
4° Les persels de fer,
5° Les sels doubles de fer et de potasse de soude ou d'ammoniaque.

Au point de vue thérapeutique, toutes les préparations ferrugineuses peuvent être utilisées, mais elles sont loin d'agir de la même manière. Quelle est celle qu'il faut préférer? Desormeaux et Blache donnent la préférence au safran de mars apéritif et à l'éthiops martial. Trousseau et Pidoux conseillent d'abord l'emploi du fer métallique, et lorsqu'il est bien supporté, ils donnent les préparations solubles. Selon Bouchardat, il faut employer de préférence un sel de protoxyde, à acide organique ou le fer métallique, parce que tous les sels de peroxyde de fer, et tous ceux qui renferment un acide inorganique fort, ne sont utiles que comme astringents et non comme reconstituans; nous verrons bientôt combien cette proposition est trop absolue. Nous croyons avec Mialhe « que toutes les préparations martiales, solubles ou pouvant le devenir sous l'influence des acides du suc gastrique, et précipitables ensuite, soit immédiatement, soit seulement médiatement par les alcalis libres ou combinés à l'acide carbonique peuvent être avantageusement employées dans le traitement des affections qui réclament l'usage du fer, tandis que celles qui ne sont pas précipitables par les alcalis libres ou combinés avec l'acide carbonique, ne peuvent avoir aucune action avantageuse dans le traitement des affections qui réclament l'usage du fer [1]. »

Voici deux tableaux empruntés aux recherches laborieuses de Quévenne [2], qui montrent la valeur respective des différentes préparations martiales, et leur concordance au point de vue du fer métallique.

Table des équivalents chimiques ou quantité de fer contenue dans diverses préparations martiales.

Pour un gramme de produit :

Fer réduit par l'hydrogène et limaille de fer. . . .	1,00
Oxyde de fer noir (*éthiops martial*).	0,72
Peroxyde de fer calciné (*colcothar*).	0,69
Safran de mars apéritif séché à l'air.	0,51
Carbonate ferreux supposé sec et non peroxydé. .	0,47
Chlorure ferreux.	0,27
Tartrate ferrico-potassique en écailles. . . .	0,22
Sulfate ferreux cristallisé (couperose verte).	0,21
Lactate ferreux.	0,19
Iodure ferreux.	0,18

Table des équivalents physiologiques ou quantités comparatives de fer introduites dans le suc gastrique par diverses préparations martiales.

Pour 0 gram. 50 de chaque produit employé et pour 100 gram. de suc gastrique.

Fer réduit.	0,0512
Limaille de fer.	0,0359
Oxyde noir de fer (*éthiops martial*).	0,0326
Protosulfate de fer.	0,0284
Persulfate de fer.	0,0234
Protocarbonate de fer.	0,0250

[1] Mialhe, *Chimie appliquée à la physiologie et à la thérapeutique*, p. 294.
[2] Quévenne, *Archives de physiolog.*, tableau 14 et tableau 15.

Fer imparfaitement réduit. 0,0229
Lactate de fer. 0,0208
Protochlorure de fer. 0,0186
Tartrate de potasse et de fer. 0,0110
Safran de mars. 0,0082

Le fer métallique introduit plus de métal à l'état de dissolution dans le suc gastrique que les autres ferrugineux, ce qui ne s'accorde guère avec l'idée admise. C. G. Mitscherlich, Leras et Mialhe ont démontré qu'une solution d'un sel de fer, le tartrate ferrico-potassique, par exemple, mise au contact des aliments, laisse précipiter la presque totalité du métal. Ce précipité est soluble dans les acides.

Tableau représentant la quantité de métal dissoute correspondant à chaque dose de fer réduit administrée.

Dose administrée.	Degré d'acidité du suc gastrique.	Fer contenu dans 100 gram. suc gastrique.
Fer réduit. 0,05	5,50	0,0138
0,10	5,60	0,0168
0,15	5,50	0,0208
0,20	2,90	0,0504
0,50	2,50	0,0546
0,40	5,00	0,0466
0,50	2,30	0,0512
1,00	2,80	0,0722
2,00	2,50	0,1192

On voit que la quantité de fer dissoute n'est pas proportionnelle à la dose administrée. Avec ces indications le médecin pourra choisir la préparation ferrugineuse qui conviendra le mieux aux malades.

En général, nous conseillons d'employer les ferrugineux à petite dose et au moment du repas.

FER MÉTALLIQUE

Le fer métallique s'emploie en médecine sous les formes suivantes :

1° Limaille de fer,
2° — de fer porphyrisé,
3° Fer réduit par l'hydrogène,
4° Fer limé d'Allemagne.

Limaille de fer et *limaille de fer porphyrisé.* — Elles sont à peu près abandonnées aujourd'hui.

D'après Deschamps, la limaille de fer bien conservée est blanche, brillante, avec éclat métallique ; la limaille porphyrisée est grise, avec des points brillants ; les fers réduits sont gris d'ardoise ; tous laissent dégager de l'hydrogène sulfuré, lorsqu'on les traite par l'acide sulfurique

2.

étendu ; tous contiennent par conséquent du soufre. C'est à la présence de ce corps que l'on doit attribuer les éructations nidoreuses que déterminent les fers réduits : car nous ne pouvons admettre avec Mialhe que la production du gaz sulfhydrique puisse avoir pour origine la combinaison de l'hydrogène naissant avec le souffre des substances protéiques.

Deschamps essaye des fers du commerce avec une liqueur titrée d'iode et d'iodure de potassium, préparée de manière que 40ᶜᶜ représentent un gramme d'iode. On agite 40ᶜᶜ de cette liqueur avec 50 centigrammes de fer, quantité plus forte que la théorie, et on observe le temps qu'il faut pour dissoudre le fer et la proportion de fer dissous.

La limaille de fer, préparée avec le fer de Vierzon, fait au bois, est la plus pure; il a fallu 50 minutes pour dissoudre le fer.

La limaille de fer ne décolore pas complétement le réactif; il a fallu ajouter 20 centigrammes en plus, avec 30 centigrammes de fer porphyrisé ; la décoloration est incomplète, même en ajoutant 20 centigrammes de fer en plus; il faut encore en mettre 10 centigrammes.

Tous les fers réduits s'enflamment au contact des corps en ignition; lorsqu'ils sont secs, tous contiennent de l'eau et de la chaux.

Le meilleur mode d'administration du fer réduit consiste à le faire prendre, à la dose de 5 à 10 centigrammes, deux ou trois fois par jour, au moment du repas, dans la première cuillerée de soupe, de chocolat ou de café au lait. On trouve dans le commerce de petits flacons contenant 50 ou 100 grammes de fer réduit, accompagnés d'une petite cuiller en os dont la cavité contient 5 centigrammes de fer ; de sorte que le malade peut lui-même faire son dosage. L'expérience nous a appris que toutes les préparations de fer employées à petite dose souvent répétées, agissaient mieux et fatiguaient moins l'estomac.

Nous devons à Hébrard, pharmacien à Paris, la communication d'un certain nombre de formules anglaises souvent employées en Angleterre. Voici une de ces formules très-usitée en Irlande sous le nom de *encre de Hellenden*, à cause de sa couleur :

Mixture de fer aromatique

Pr.: Limaille de fer. . . . .   15 gram.
    Quinquina gris concassé.   30
    Racine de colombo concassé.   12
    Clous de girofle.   8

Faites digérer pendant trois jours en agitant souvent dans :

    Eau de menthe poivrée. . . . .   500 gram.

Afin d'obtenir à la colature 560 grammes, et ajoutez :

    Teinture de cardamome composée.   80
    . . . . . d'écorce d'oranges.   12

Dose : 2 à 4 cuillerées à soupe deux ou trois fois par jour.

Fer limé d'Allemagne. — Récemment introduit dans le commerce, on ne sait rien sur son mode de fabrication ; il se présente sous forme d'une poudre impalpable d'un gris noirâtre. S'il faut en juger par un échantillon que nous avons eu l'occasion d'examiner, il faudrait en conclure, d'après les quantités notables d'impureté qu'il contient, et notamment de matières grasses et de charbon, que ce produit est de la fonte et non du fer limé ; nous ne ferons également que signaler le fer réduit par le charbon qu'on a essayé d'introduire récemment dans la thérapeutique : c'est un produit impur qu'on fera bien d'abandonner.

C'est Magnus qui l'a découvert ; mais le produit qu'il obtenait était pyrophorique ; aussi les chimistes l'appelaient-ils *fer pyrophorique de Magnus.* C'est Quévenne qui, le premier, a introduit le fer réduit par l'hydrogène dans la thérapeutique. La formule de sa préparation a été adoptée par l'Académie de médecine le 7 novembre 1854[1] ; elle consiste à faire passer un courant d'hydrogène pur sur du peroxyde de fer pur. Quand le courant est établi, on porte la cornue ou le tube contenant l'oxyde au rouge cerise ; et on continue de faire passer du gaz jusqu'à ce que le tube qui donne issue à la vapeur d'eau formée cesse de s'échauffer, et on laisse refroidir avant d'ouvrir l'appareil.

Le procédé de Quévenne a été successivement modifié par Thibierge fils, Soubeiran et Dublanc, Morgan[2] et Wœhler[3]. Il a été étudié par Quévenne, Bouchardat et Sandras, et plus récemment par Dussart, Deschamps d'Avallon et de Luca.

Dragées au fer réduit

Pr. : Fer réduit. . . . . 2 part.
Sucre blanc. 18

Faire des dragées du poids de 50 centigrammes ; chacune contiendra 5 centigrammes de fer. On les aromatise à volonté et on a le soin d'interposer le fer entre deux couches de sucre ; on les prépare à la manière de tous les granules.

Chocolat au fer réduit

Pr. : Fer réduit. . . . . 25 gram.
Chocolat fin. 5 kil.

Faire fondre le chocolat sur une pierre chaude et y incorporer le mé-

---

[1] *Bulletin de l'Académie de Médecine,* t. XX, p. 154.
[2] *Journal de pharmacie et de chimie,* 1855, t. XXVII, p. 52.
[3] *Journal de pharmacie et de chimie,* 1855, t. XXVIII, p. 594.

tal ; on moule en tablettes de 40 grammes contenant chacune 20 centigrammes de fer réduit.

Dragées de chocolat au fer réduit

Pr. : Fer réduit par l'hydrogène. . . . .   1 kil.
Chocolat fin à la vanille. . . . .   19 kil.
Sucre et sirop. . . . .   Q. S.

On divise le chocolat fondu en 20,000 noyaux; on humecte avec du
sirop et on roule dans la poudre de fer, de manière à répartir également
la poudre entre tous les noyaux, et on recouvre d'une couche de sucre
à la manière des dragées.

Pour les dernières dragées, la répartition exacte du fer nous paraît
bien difficile à faire. Ces formules sont de Quévenne et Miquelard.

Pilules de fer réduit à la pepsine (REVEIL)

Pr. : Pepsine amylacée. . . . .   2 gram.
Fer réduit.   1
Extrait d'absinthe   1
Excipient . . . .   Q. S

Mêlez et divisez en 20 pilules, à prendre, une au moment des repas,
et de une à trois, une heure après avoir mangé. Nous reconnaissons
que la présence du fer peut modifier l'action physiologique de la
pepsine.

D'ailleurs le fer réduit s'emploie de la même manière et aux mêmes
doses que la limaille de fer porphyrisée, à laquelle il doit être préféré.

FER RÉDUIT PAR L'ÉLECTRICITÉ.

Collas a présenté à l'Académie de médecine un travail intéressant
sur le fer réduit par l'électricité; ce produit se distingue par sa très-
grande solubilité dans les acides dilués, quoique non pyrophorique, il
s'oxyde rapidement au contact de l'air, et surtout de l'air humide ; aussi
propose-t-on de l'administrer mêlé avec un peu de sucre dans des
capsules gélatinées.

Pour obtenir ce fer, on prend une solution de protochlorure de fer
marquant 35° à l'aréomètre de Baumé ; on suspend des plaques de fer
servant d'anodes au pôle positif d'une pile de Volta à forte tension;
entre les plaques de fer on suspend des plaques d'acier servant de ca-
todes que l'on met en communication avec le pôle négatif de la pile ; ces
plaques reçoivent le dépôt de fer, qui se précipite sous la forme cristalline et que l'on est obligé de porphyriser.

L'expérience clinique permettra seule de déterminer si les avantages
attribués au fer réduit par l'électricité sont réels.

OXYDES DE FER

Parmi les oxydes de fer employés en médecine, le safran de mars apéritif est très-usité ; c'est un mélange en proportions très-variables de carbonate de protoxyde de fer, de carbonate basique de peroxyde et de peroxyde de fer hydraté ; la proportion respective de chacun de ces éléments varie, selon que la dessiccation aura été plus ou moins rapide et son exposition à l'air plus ou moins grande ; nous verrions donc avec plaisir disparaître ce produit de la thérapeutique ; toutefois, bien préparé, il constitue un remède précieux ; mais les pharmaciens doivent s'astreindre à le faire eux-mêmes.

L'éthiops martial, FeO, Fe²O³, est rarement employé ; on a proposé, pour le préparer, de verser une solution d'équivalents égaux et de sulfate de protoxyde de fer et de sulfate de sesquioxyde dans l'ammoniaque en excès et de bien laver le précipité.

Le peroxyde de fer hydraté, employé comme contre-poison de l'acide arsénieux, s'obtient soit en décomposant le sulfate de sesquioxyde de fer par l'ammoniaque, soit en précipitant le perchlorure de fer par un bicarbonate alcalin ; dans les deux cas on obtient du peroxyde de fer hydraté que l'on est dans l'habitude dans les pharmacies de conserver à l'état gélatineux. Récemment préparé, il est léger, floconneux et également soluble dans les acides ; c'est dans cet état que Bunsen l'a proposé comme contre-poison de l'acide arsénieux ; mais au bout de quelque temps il devient lourd et ne se combine que très-mal à l'acide arsénieux. J. Lefort a démontré qu'il avait alors perdu de son eau d'hydratation ; de Fe²O³,2HO il devient 2Fe²O²,3HO, c'est-à-dire qu'il a perdu un demi-équivalent d'eau, c'est là un point extrêmement important au point de vue pratique. Leroy, pharmacien à Bruxelles, a démontré que le temps et la lumière étaient sans influence sur cette déshydratation. On doit l'attribuer uniquement aux variations de température ; il doit être conservé à la cave.

Le peroxyde de fer hydraté est souvent employé pour obtenir certains sels ferriques ; dans tous les cas il est extrêmement important de l'obtenir exempt d'arsenic. Legrip conseille, avec juste raison, de purifier la solution de protosulfate de fer qui sert à l'obtention du persulfate, par un courant d'hydrogène sulfuré qui ramène le persulfate de fer à l'état de protosulfate, et qui précipite l'arsenic à l'état de sulfure : mais comme celui-ci est soluble dans un excès d'hydrogène sulfuré, il faut avoir le soin de chasser l'excès d'acide sulfhydrique à l'aide d'une douce chaleur.

Voici une formule d'un antidote de l'acide arsénieux, qui a été publiée par ordre du collége de santé du duché de Brunswick et Lunébourg[1].

On fait dissoudre 310 grammes de sulfate de protoxyde de fer dans 510 grammes d'eau préalablement mélangée avec 60 grammes d'acide sulfurique ; on ajoute peu à peu.60 grammes d'acide azotique; on chauffe pour chasser l'excès d'acide azotique ; à la liqueur refroidie on ajoute q. s d'eau pour obtenir 620 grammes de liquide qu'on filtre pour conserver. La liqueur doit être limpide, brune, un peu épaisse et acide ; son poids spécifique doit être 1,40 à 1,44.

On en donne 50 grammes délayés dans 250 grammes d'eau et on ajoute 12 grammes de magnésie calcinée ; on administre le mélange trouble ; 50 grammes contiennent 37 centigrammes de peroxyde de fer hydraté, 0,675 de magnésie et 1,75 de sulfate de magnésie. On administre 6 à 12 cuillerées par quart d'heure.

On voit que dans cette formule on a voulu associer le contre-poison proposé par Bunsen avec celui qui a été indiqué par Bussy ; l'expérience seule pourra faire connaître l'efficacité de ce mélange.

SULFURE DE FER

Le *sulfure de fer anhydre* obtenu par la fusion de 6 parties de limaille de fer avec 4 parties de soufre en poudre sert à peu près exclusivement dans les laboratoires pour préparer l'hydrogène sulfuré. A. Cazenave l'a cependant employé à la dose de 25 à 30 centigrammes, matin et soir, dans un peu de sirop contre la diathèse scrofuleuse.

Sulfure de fer hydraté. Mialhe l'a proposé comme contre-poison du bichlorure de mercure et, pour notre compte, nous le regardons comme l'agent le plus précieux du traitement des empoisonnements presque comme un *contre-poison général des métaux;* car ce n'est pas seulement les composés mercuriaux qu'il décompose et transforme en sulfure insoluble, mais encore les composés d'arsenic, d'antimoine, de cuivre, de plomb, d'étain, etc. ; aussi, dans un cas douteux, lorsqu'on ne sait pas positivement quelle substance toxique on doit combattre, mais que l'on suppose qu'il s'agit d'un poison métallique, nous préférons à tous le sulfure de fer hydraté.

Pour obtenir le sulfure de fer hydraté, on fait dissoudre dans de l'eau bouillie une quantité indéterminée de sulfate de protoxyde de fer, et on la traite par une dissolution dans de l'eau non aérée de sulfhydrate de soude; on laisse déposer, on décante et on lave avec de l'eau pure bouillie ; on conserve dans un flacon bouché à l'émeri plein d'eau distillée; on remplit chaque fois le flacon d'eau, car il est indispensable

---

[1] Hager's. *Pharmaceutische Centralhalle,* mars 1862.

que ce sulfure soit tenu absolument à l'abri du contact de l'air, à cause de la facilité avec laquelle il se transforme en sulfate.

Bouchardat et Sandras préfèrent l'usage d'un persulfure de fer, obtenu en précipitant un sel de peroxyde par les sulfhydrates de soude ou d'ammoniaque; mais les recherches de Mialhe ont démontré que le produit ainsi obtenu était un mélange de protosufure de fer et de soufre; ils ont d'ailleurs constaté l'efficacité de ce contre-poison, comme l'avait fait avant eux Orfila, Duflos, etc., etc.

CHLORURES DE FER

Il existe deux chlorures de fer, le protochlorure, $FeCl$, et le perchlorure ou sesquichlorure, Fe^2Cl^3. Ces deux sels entraient autrefois dans la composition des teintures de Bestucheff, jaune et incolore, qui eurent une très-grande vogue en 1728, époque à laquelle elles étaient connues sous les noms d'*élixir d'or* et de *gouttes d'or du général Lamotte*; mais on était loin de prévoir, alors, l'importance que prendrait un jour la lotion de perchlorure de fer.

Les deux éditions du Codex de 1748 et de 1818 ne parlent pas du perchlorure de fer; celui de 1837 le premier publia le procédé que Trommsdorff avait fait connaître en 1803; depuis lors toutes les pharmacopées ont traité de cette intéressante préparation.

Dès 1851 Pravaz commença ses expériences sur la coagulation du sang par le perchlorure de fer; en 1852 il fit fabriquer par Charrière la seringue à injections dont nous avons parlé, et plus tard, en présence de Lallemand, de Pétrequin et Lecoq, il constata que quelques gouttes de solution concentrée de perchlorure de fer injectées dans la carotide d'un animal déterminaient en quatre minutes la formation d'un caillot pouvant résister à l'impulsion de la colonne sanguine poussée par le cœur. Il proposa ces injections à la cure des anévrismes chez l'homme. Raoul-Deslongchamps fit peu de temps après la première application thérapeutique de la solution du perchlorure de fer dans un cas d'anévrisme susorbitaire; plus tard, Niepce et Serre d'Alais publièrent des observations de guérison d'anévrisme par la méthode Pravaz; mais il faut ajouter que quelquefois ces injections ont été suivies d'accidents graves et même mortels. Malgré cela, les injections au perchlorure de fer dans le traitement des anévrismes ont définitivement pris rang dans la science.

La solution de perchlorure de fer a été étendue plus tard au traitement de varices et des différentes tumeurs vasculaires; on la prescrit en potions et en lavements contre la diarrhée chronique, la dyssenterie, les écoulements chroniques, des muqueuses, le purpura simplex et le purpura hæmorrhagica, etc.

Giraldès et Goubaux, qui ont expérimenté le perchlorure de fer à l'École vétérinaire d'Alfort, sont arrivés aux conclusions suivantes :

1° Le perchlorure de fer à 45° et 49° (Baumé) ne doit pas être employé soit dans le traitement des anévrismes, soit dans le traitement des tumeurs érectiles, son usage pouvant être suivi d'accidents.

2° Le perchlorure de fer, à 50° ou mieux à 20°, peut être employé dans le traitement des anévrismes et des tumeurs érectiles veineuses et artérielles.

3° Le perchlorure de fer, 30°, peut être employé dans les kystes hématodes.

4° Le perchlorure de fer, à 50° et à 45°, peut être employé comme modificateur des plaies en suppuration.

5 Enfin le perchlorure de fer, à 45° et à 49, peut être employé avec avantage pour arrêter les hémorrhagies en nappe après opérations ou les hémorrhagies secondaires après les amputations.

Provaz conseille, lorsqu'on veut traiter les anévrismes par le perchlorure de fer, d'arrêter la circulation par la compression de l'artère entre la tumeur et les capillaires, puis de pratiquer l'injection goutte à goutte à l'aide de la seringue qu'il a fait connaître.

Injections au perchlorure de fer (KIWISCH)

Pr. : Perchlorure de fer anhydre. . . . .   8 gram.
    Eau distillée.   180

En injections, dans les cas d'ulcères cancéreux fétides de l'utérus ; l'injection doit être faite avec une seringue en verre, à laquelle on adapte une longue canule en caoutchouc, de manière à porter le liquide sur les ulcérations.

Marjolin a employé une injection plus faible (2 gram. de perchlorure pour un litre d'eau) dans des cas d'hémorrhagies graves et de métrorrhagie : Guersant a obtenu les mêmes résultats.

Pommade au perchlorure de fer (YVONNEAU)

Pr. : Axonge.   50
    Perchlorure de fer à à 30°.   10

Contre les tumeurs fongueuses, végétantes.

Leclercq, médecin à Rouil, et Alph. Tierry ont proposé les applications de la solution de perchlorure de fer à 25° ou à 30° contre les tumeurs érectiles ; ils préfèrent ce moyen à l'injection. Thierry déterminait préalablement la vésication [1].

---

[1] *Sur l'action du perchlorure de fer à l'extérieur et à l'intérieur*, Paris, 1854.

La solution de perchlorure de fer, à 20°, a été employée avec succès par Gosselin, Follin, Nélaton, à la dose de une à deux gouttes instillées entre les paupières dans le traitement du pannus et des kératites vasculaires.

A l'intérieur, le perchlorure de fer a été préconisé à faible dose par C. Bell dans le traitement de l'érysipèle, surtout chez les nouveau-nés : les résultats, qu'il a annoncés comme très-satisfaisants, ont été confirmés par Balfour. Deléau le préconise dans le traitement des bronchites chroniques, et Pize de Montélimart contre le purpura hæmorrhagica [1].

Le perchlorure de fer a été étudié d'une manière très-complète par Burin du Buisson, pharmacien à Lyon [2], qui a présenté le résumé d'observations faites à l'armée d'Orient et à l'armée d'Italie, par Boura et Salleron, sur l'emploi du perchlorure de fer contre la pourriture d'hôpital; on l'a également employé pour combattre l'infection purulente.

Rodet de Lyon a expérimenté le perchlorure de fer, comme prophylactique des virus et des venins; il l'a surtout préconisé comme prophylactique de la syphilis. Nos expériences confirment ses opinions. Rodet a également proposé la solution chloroferrique pour détruire le virus rabique; il applique la solution concentrée sur les morsures après les avoir fait saigner et lavées.

Plusieurs procédés ont été proposés pour obtenir la solution de perchlorure de fer; nous bannissons tous ceux dans lesquels les acides sont employés, et nous conseillons de se servir exclusivement de perchlorure de fer anhydre obtenu par l'action du chlore sur le fer pur; ou bien la solution préparée par la méthode indiquée par Béchamp et suivie par Adrian; la voici :

Pr.: Pointes de Paris. . . . . Q. V.
Acide chlorhydrique pur. . . . . Q. S.

Pour dissoudre : faites concentrer pour obtenir une solution marquant, froide, 25° à l'aréomètre de Baumé; la mettre dans plusieurs flacons de Woulf et faire passer un courant de chlore lavé pendant cinq à six heures jusqu'à ce que le liquide ne précipite plus par le ferri-cyanure de potassium; la solution est alors chauffée au plus à 50°. On y fait passer un courant d'air pour chasser l'excès de chlore; on ramène la liqueur à 30° Baumé. Elle contient :

Eau.   74
Perchlorure de fer anhydre.   26

[1] *Bulletin de l'Académie impériale de Médecine*, t. XXV.
[2] *Traité de l'action thérapeutique du Perchlorure de fer*, grand in-8° 392 pages.

Lebaigue préfère obtenir la solution directe du perchlorure de fer anhydre dans l'eau; dans les proportions suivantes :

Eau distillée. . . . . : ̄ 160
Perchlorure de fer sublimé.   60

Cela revient au même; mais, par le premier procédé, on évite la préparation toujours assez difficile du perchlorure de fer anhydre ; ces deux solutions devraient être les seules employées en médecine; les autres procédés dont des sels renferment des acides en excès, ce qui est très-mauvais : quelques médecins prescrivent les solutions à 26° ou à 40° ou à 45°; la solution à 30° est plus généralement adoptée.

Voici les formules proposées par Burin du Buisson :

Potion de perchlorure de fer

Pr.: Sirop de sucre. . .   . . ,   30 gram.
Eau distillée. . . . .   100 .
Perchlorure de fer liquide à 30°. . . . .   20 à 30 gout.

A prendre par cuillerées d'heure en heure, contre toutes les hémorrhagies internes et dans le croup.

Limonade ferrique

Pr. : Eau pure.   1 litre
Acide citrique.. . . . .   4 gram.
Sucre blanc.   70
Perchlorure de fer à 30° . . . .   50 à 80 gout.

Contre l'érysipèle, les inflammations des capillaires externes, dans l'angine couenneuse et le rhumatisme articulaire, à prendre par tasses à café, d'heure en heure.

Dans l'angine et le croup, on porte sur les fausses membranes la solution à 30°, à l'aide d'un pinceau; en même temps Aubrun donne à l'intérieur 20 à 30 gouttes de solution à 30° dans un verre d'eau sucrée.

Solution pour lotions (RODET)

Eau pure. . . . .   24 gratil.
Perchlorure de fer à 30°. . . . .   12 gram.
Acide citrique.   4

Dans le traitement abortif du chancre, on badigeonne la plaie plusieurs fois par jour avec cette solution, à l'aide d'un pinceau.

Topique contre le chancre (RODET)

Pr : Acide chlorhydrique. . . . . \
    Acide citrique. . . . .   } āā 4 gram. \
    Perchlorure de fer à 30°. . . . . / \
    Eau distillée.   30

Barbouiller les chancres avec ce mélange, et pour le pansement des bubons virulents.

Deleau prétend que le perchlorure de fer guérit la syphilis, sans justifier cette prétention.

Potion antihémorrhagique (PIORRY)

Pr.: Perchlorure de fer à 30°. . . . .   1 gram. \
    Eau. . . . . 150 \
    Sirop de grande consoude. 50

Par cuillerées à bouche, toutes les dix minutes. En même temps que l'on place des ligatures aux membres au-dessus des coudes et au-dessus des mollets, et que l'on fait exécuter au malade des respirations profondes et accélérées.

Pommade au perchlorure de fer (DEVERGIE)

Pr.: Axonge. . . . . 30 gram. \
    Perchlorure de fer à 30°, de. . . . . 0,50 à 1 gram.

Comme résolutif dans les maladies de la peau sécrétantes dans leur période chronique, contre les affections squameuses, le psoriasis surtout, contre les affections lichénoïdes. Pour toucher les parties malades, Devergie se sert d'une solution de perchlorure de fer à 30, 1 à 2 parties pour 5 d'eau.

Glycérolé astringent (REVEIL)

Pr.: Glycérine. . . . . 40 gram. \
    Perchlorure de fer à 30°. 4

Mêlez pour hâter la cicatrisation des plaies, et contre les engelures ulcérées.

Sirop de perchlorure de fer (DELEAU)

Pr.: Solution de perchlorure de fer à 30°. . . . . . 10 gram. \
    Sirop de sucre. 490

Mêlez. — Dose : une à quatre cuillerées.

Tous les sirops de perchlorure de fer, quoi qu'en dise Deleau, s'altèrent, se décolorent et se transforment en sirop ferreux; en même temps le sucre de canne est interverti; c'est ce qui résulte des observations de Buignet, Duroy et Comar.

Teinture de sesquichlorure de fer (formule anglaise)

Pr.: Sesquioxyde de fer. . . . . 180 gram.
Acide chlorhydrique. 700

Faites digérer dans un flacon pendant trois jours, en ayant soin d'agiter de temps en temps; ajoutez-y :

Alcool rectifié. . . . . 4,520 gram.

Filtrez et conservez pour l'usage. Cette préparation est celle qui est le plus souvent employée en Angleterre ; on la prescrit à la dose de 10, 30 et même 60 gouttes, une ou deux fois par jour, dans de l'eau ou tout autre véhicule convenable.

(F ʒj). Une once fluide doit donner, en traitant par la *liqueur de potasse*, à peu près deux grammes de sesquioxyde de fer. Nous ajouterons que nous donnons toutes ces formules anglaises avec tous les termes employés et leur originalité; seulement nous avons transformé les poids anglais en grammes.

Collodion ferrugineux

Pr.: Collodion ordinaire. . . . . } āā parties égales.
Teinture de Bestucheff. . . . . }

Ce collodion ne s'écaille pas, il est très-résistant; il est employé comme astringent et siccatif.

D'après Aran, il vaudrait mieux employer le collodion élastique.

Teinture d'ammonio-chlorure de fer (formule anglaise)

Pr.: Ammonio-chlorure de fer. . . . . 120 gram.
Alcool. 137
Eau distillée. 414

Dissolvez et filtrez dose f. ʒj à f. ʒ ij dans de l'eau. Chaque f. ʒj contient environ grains 5, 80 d'oxyde. Cette préparation est à peu près un cinquième la force de la teinture de sesquichlorure de fer.

IODURE DE FER (Fe I)

Quoique l'iodure de fer soit plutôt une préparation iodée qu'un ferrugineux, nous le plaçons ici, parce que nous sommes convaincu qu'il agit surtout comme reconstituant.

L'on doit la vogue méritée de ce médicament à Dupasquier. Il faut le préparer avec le plus grand soin, car il est très-instable.

Liqueur normale d'iodure de fer (Dupasquier, Boudet)

Pr. : Iode.	8 gram.
Limaille de fer.	4
Eau distillée.	40
Sucre.	55
Poudre de gomme arabique..	8

On met l'iode, la limaille de fer et 30 grammes d'eau distillée dans une fiole : on chauffe et on filtre ; lorsque la liqueur est décolorée, on lave avec les 10 grammes d'eau restants ; on y ajoute le sucre et la gomme. Cette solution contient 1 dixième de son poids d'iodure de fer. La totalité de la solution doit peser 100 grammes.

Pilules d'iodure de fer (Cailloud)

Pr. : Iodure de potassium.	54 centigram.
Sulfate de fer cristallisé.	45
Mie de pain.	60
Poudre de guimauve.	Q. S.

Pour 10 pilules que l'on roule dans du fer réduit et que l'on recouvre d'un enduit.

Pilules d'iodure de fer (Blancard)

Pr. : Iode.	4 gram. 10 centigram.	
Limaille de fer.	2	
Eau.	8	
Miel.	5	
Poudre absorbante environ.	7	5

On fait l'iodure de fer à la manière ordinaire : on lave le filtre avec 8 autres grammes d'eau, on réunit les liqueurs et on ajoute le miel ; on chauffe doucement pour réduire à 10 grammes ; on ajoute alors les poudres de guimauve et de réglisse à parties égales ; on roule la masse dans du fer réduit et on divise en 100 pilules contenant chacune 1 centigramme de fer réduit et 5 centigrammes d'iodure ; on fait sécher les pilules et on les met dans une capsule contenant une solution de 1 partie de baume de tolu dans 3 parties d'éther ; on imprime un mouvement de rotation, et lorsque les pilules commencent à se coller, on les sépare et on les fait sécher sur des moules de fer-blanc enduits de mercure.

On peut employer toute autre matière résineuse que le tolu, mais ces enduits sont difficilement attaquables dans le canal digestif ; nous préférons les enrobages solubles au sucre ou à la gélatine. Joseau a pro-posé la caséine, qu'il dissout dans l'ammoniaque, et à laquelle il ajoute du sucre.

Sirop d'iodure de fer

Pr. : Solution normale.   1
      Sirop de gomme.   11
      — de fleur d'oranger   5

Mêlez. 50 grammes de ce sirop contiennent 20 centigrammes d'iodure de fer.

Injection d'iodure de fer (Ricord)

Pr. : Iodure de fer. . . . .   2 gram.
     Eau distillée.   200

Faites dissoudre. En injections contre la blennorrhagie nous préfé-rons la formule suivante, que nous avons employée avec succès depuis dix ans.

Pr. : Iode.   2 gram.
     Limaille de fer.   1
     Eau.   200

Faites l'iodure de fer à la manière ordinaire ; lavez le filtre avec de l'eau mise en réserve, et ajoutez :

     Sirop de sucre. . . . .   50 gram.

Lorsque l'inflammation est très-vive, on peut ajouter sans inconvénient à cette injection quelques gouttes de laudanum de Sydenham.

Sirop d'iodure de fer (formule anglaise)

Pr. : Iode.   52 gram.
     Fil de fer coupé.   12
     Eau distillée.   240
     Sucre.   300

F. S. A Pour obenir (f. ℥ XV) 15 onces fluides de sirop chaque. (f. ʒ j) 1 gros fluide contient environ $0^{gr},30$ d'iodure de fer; dose : 30 à 60 gouttes dans l'eau[1].

----

[1] En Angleterre, on mesure avec des vases gradués *ad hoc* tous les mé-dicaments liquides ; la lettre *f* signifie *fluide*, c'est-à-dire qui doit être me-suré ; ainsi (f. ℥ j) signifie une once fluide et (f. ʒ j) veut dire un gros fluide.

Mixture ferrugineuse

Pr.: Sirop d'iodure de fer. . . . . 30 gram.
   Teinture d'*actea racemosa*. 15
   Teinture de racine d'aconit 9

Mêlez. — 20 gouttes trois fois par jour, contre les engorgements utérins.

PROTOCARBONATE DE FER (Feo.CO²)

Le protocarbonate de fer ne s'emploie qu'à l'état d'hydrate ; il est la base des pilules de Blaud et de Vallet, dont on trouve la formule dans tous les traités de pharmacie [1].

Les pilules de Blaud ne sont qu'une imitation des pilules de Griffith, qui ont la myrrhe pour excipient, de celles de Simonin (de Nancy) et d'Adorne de Tscharner. Malgré un rapport favorable fait par H. Gaultier de Claubry, le 15 juin 1852, devant l'Académie de médecine [2], cette Compagnie sur les observations de Soubeiran, Guibourt, Chevallier, Bussy, Caventou, refusa d'appliquer à cette formule les dispositions du décret du 3 mai 1850. La formule primitive a été fort heureusement modifiée par Boudet.

Quant aux pilules de Vallet, l'Académie, sur le rapport de Soubeiran, reconnut dans sa séance du 8 mai 1838 [3], que l'observation chimico-pharmaceutique était favorable à cette nouvelle préparation, et elle vota des remercîments à Vallet.

CARBONATE DE FER SUCRÉ

Le carbonate de fer sucré que l'on emploie en Angleterre s'obtient en précipitant du sulfate de protoxyde de fer par du carbonate de soude, lavant le précipité et ajoutant du sucre ; voici les proportions :

Pr. : Sulfate de protoxyde de fer pur. . . . . 120 gram.
   Eau. 1,200

Faire dissoudre d'autre part :

   Carbonate de soude. 135
   Eau. 1,200

Mêlez.

---

[1] Jourdan, *Pharmacopée universelle*, Paris, 1840, tome II, page 632.
[2] *Bulletin de l'Académie de Médecine*, 1852, tome XVII, page 686.
  Bulletin de l'Académie de Médecine, 1838, tome II, page 706.

Lavez le précipité et ajoutez :   .

Sucre. . . . . 60 gram.
Eau. 60

Évaporez à siccité au bain-marie; dose : de 50 centigrammes à 2 grammes.

Carbonate de fer effervescent (SKINNER)

Pr.: Acide tartrique. . . . . 96 gram.
Bicarbonate de soude. 160
Sulfate de protoxyde de fer. 40
Sucre. 44
Acide citrique. 8

Mêlez le sulfate de fer pulvérisé avec le sucre et une partie de l'acide tartrique en poudre; mêlez le reste de l'acide tartrique avec l'acide citrique et le bicarbonate de soude, tous pulvérisés; incorporez le tout au mortier et au tamis ; desséchez au bain-marie, en agitant vivement, jusqu'à ce que les granules soient formés ; aromatisez à l'essence de citron à volonté, 4 à 6 grammes dans un verre d'eau; on prend pendant l'effervescence ou lorsqu'elle vient de cesser. Ce produit se vend dans des flacons portant pour fermeture un bouchon-mesure; cette mesure contient 3 grammes de sel, renfermant 10 centigrammes de fer métallique, soit 20 centigrammes de protocarbonate de fer.

Le carbonate de fer effervescent anglais de Skinner se perxoyde facilement; les granules jaunissent à l'air. Ceux que nous avons vus, préparés par Le Perdriel, conservent leur blancheur. Ce pharmacien substitue au sulfate de fer le sulfate de fer sucré cristallisé de Latour, et il roule les granules dans un peu de bicarbonate de soude pulvérisé.

Quoique le protocarbonate de fer soit insoluble, les granules effervescents sont entièrement solubles dans l'eau, ce qui doit être attribué, sans doute, à l'excès du carbonate de soude qu'ils contiennent, ou à l'acide carbonique dégagé pendant l'effervescence, qui transforme le protocarbonate en bicarbonate. En effet, Soubeiran a vu que lorsqu'on mélangeait deux solutions, l'une de sulfate ferreux et l'autre d'un bicarbonate alcalin, on obtient un précipité semblable à celui que formerait un carbonate simple, mais il est moins abondant, et la liqueur surnageante est tout à fait changée : elle contient en abondance du fer protoxydé, sans doute à l'état de carbonate de protoxyde double.

SULFATE DE PROTOXYDE DE FER (FeO,SO^{3}7Aq)

Le seul protosulfate que l'on doive employer en médecine doit être préparé par le procédé de Bonsdorff; mais comme il s'altère facilement on fera bien de lui substituer le sulfate de fer et de sucre préparé par Latour ; voici comment on l'obtient :

On fait dissoudre 200 grammes de protosulfate de fer pur dans 100 grammes d'eau distillée bouillante ; d'autre part, 50 grammes de sucre candi dans 30 grammes d'eau distillée aussi bouillante ; on mélange les deux liqueurs, on filtre rapidement et on fait cristalliser à 35 ou 40°. Les cristaux recueillis sont séchés dans du papier et renfermés dans un flacon bien sec. On obtient des prismes rhomboïdaux, contenant :

Sulfate de protoxyde de fer.	54,57
Eau.	32,50
Sucre.	12,93
	100,00

D'après notre calcul, cette composition correspond à la formule : $10FeO, SO^5, 5HO, C^{12}H^{12}H^{12}$.

4 grammes 964 de ce sel correspondent à un gramme de fer métallique (Reveil).

Pommade contre l'érysipèle (VELPEAU)

Pr. : Protosulfate de fer en poudre fine. . . . . 20 gram.
Axonge très-récente et mieux *benzinée*. 90

Mêlez. Employez en onctions. Velpeau emploie également une solution de 60 grammes de protosulfate de fer dans un litre d'eau bouillie, dans les mêmes cas, et A. Devergie a préconisé contre la mentagre, quand l'inflammation a cessé, une solution de protosulfate de fer à 1/4 ou à 1/8.

Pommade au protosulfate de fer (DEVERGIE)

Pr. : Axonge. . . . . 30 gram.
Protosulfate de fer cristallisé et pulvérisé. . . . . 1 à 8

Dissolvez ce sel dans un peu d'eau et ajoutez l'axonge. Conserver à l'abri du contact de l'air.

En Angleterre, on fait un fréquent usage de la solution suivante :

Pr. : Myrrhe pulvérisée. . . . . 8 gram.
Alcoolat de muscades. 25
Sous-carbonate de potasse. 4

Triturez et ajoutez :

Eau de roses. 540
Sulfate de fer pulvérisé. 3,25

Mêlez. Doses, 2 à 4 cuillerées à bouche, deux ou trois fois par jour.

3.

Glycérolé de sulfate de fer (Reveil)

Pr.: Sulfate de protoxyde de fer pulvérisé.   60
Glycérine. 100

Faites dissoudre, employez comme astringent et siccatif contre l'é-rysipèle.

Mixture ferrugineuse pour usage externe (Trousseau)

Pr.: Sulfate ferreux. . . . .   10 gram.
Tannin.   2
Eau.   60

Contre les ulcères phagédéniques.

SULFATE DE FER ET DE QUININE

Ce sel, préconisé comme tonique et fébrifuge, s'obtient en faisant dissoudre 30 parties de protosulfate de fer dans 180 parties d'eau; on y ajoute la solution de 30 parties de sulfate de quinine additionné de quelques gouttes d'acide sulfurique ; on filtre, et on fait évaporer à pellicules, par refroidissement. On obtient un sel double cristallisé en prismes; ils sont blancs, très-solubles dans l'eau et dans l'alcool; ils rougissent le tournesol ; leur saveur est styptique et amère.

SULFATE DE PEROXYDE DE FER (Fe^2O^3, SO^3)

Le persulfate de fer est à peu près inusité; nous nous contenterons de donner la formule du sirop suivante :

Sirop ferrugineux (Lassaigne)

Pr.: Blanc d'œufs. . . . . } ãã . . . 110
Eau. . . . . }

Battez fortement, filtrez et ajoutez :

Solution de persulfate de fer à 35°.   55

Mêlez-y la solution alcaline suivante :

Potasse à l'alcool.   5
Eau distillée.   55

Dans la liqueur qui en résulte, on fait fondre à froid :

Sucre blanc. 667

Filtrez. — L'albumine forme avec le sulfate de peroxyde de fer un précipité que la liqueur alcaline redissout en donnant un liquide d'un jaune brun orange. Lassaigne croit qu'il y a dans ce sirop une combinaison triple d'albumine, de fer et de potasse. 10 grammes de ce sirop contiennent un centigramme de fer à l'état de peroxyde. Le fer nous paraît être là sous un état propre à faciliter son absorption, nous dirons presque son assimilation.

A. J. Cooley a proposé de préparer un albuminate de fer, en dissolvant un précipité récent d'oxyde de fer dans une solution filtrée d'albumine.

Moncel, pharmacien aide-major à l'hôpital militaire de Bordeaux, qui le premier a proposé les persels de fer comme hémostatiques, a indiqué le procédé suivant pour obtenir ce persulfate.

Pr. : Eau distillée. 100 gram.
Acide sulfurique 66°. 10

Portez à l'ébullition dans une capsule en porcelaine de demi-litre, et ajoutez :

Protosulfate de fer pur. . . . . 50 gram.

Après dissolution complète, versez peu à peu dans le liquide bouillant :

Acide azotique à 35°. . . . . 16 gram.

Lorsque les vapeurs rutillantes ont cessé de se former, on ajoute par portion :

Protosulfate de fer pulvérisé. . . . . 50 gram.

Il se dégage de nouveau des vapeurs rutilantes. On ajoute q. s. d'eau distillée pour obtenir 100 grammes de liquide ; on laisse refroidir et on filtre ; la solution marque 45° au pèse-sel. Additionnée d'eau, elle se dédouble en sulfate acide soluble et en sous-sulfate qui se précipite. C'est cette solution que Moncel propose comme hémostatique ; elle doit contenir, à notre avis, de l'acide azotique ; aussi préférerions-nous une solution de persulfate de fer cristallisé ayant la même densité.

Sulfate de fer et de potasse
ALUN DE FER

Pr. : Peroxyde de fer. . . . . 9 parties.
Acide sulfurique. 15
Sulfate de potasse. 10
Eau. . . . . Q. S.

On dissout l'oxyde de fer dans l'acide ; on étend d'eau et on ajoute le sulfate de potasse ; on évapore à pellicule pour faire cristalliser. Ce sel est représenté par KO SO³, Fe²O³, 3SO⁵, 24HO. C'est un styptique puissant trop peu employé.

LACTATE DE FER (FeO,C⁶H⁵O⁵,5Aq)

Ce sel, autrefois très-employé, l'est beaucoup moins aujourd'hui ; cependant son introduction dans la thérapeutique à l'état de pureté ne date que de 1840. Quoiqu'il ne fût pas connu des anciens, il était cependant administré par eux ; en effet, Murray et Gmelin lui donnent le nom de *serum lactis chalybeatum* [1] ; ce sont Gelis et Conté qui ont remis ce sel en vogue. Barreswill et Cl. Bernard ayant constaté que le sucre gastrique contenait le plus souvent de l'acide lactique libre, on avait pensé qu'il valait mieux donner tout fait le lactate de fer, qui devait nécessairement se former dans l'estomac toutes les fois qu'on administrait une préparation de fer insoluble.

Le lactate de fer est un sel d'un blanc légèrement verdâtre ; il se présente le plus souvent en plaques ou en masses amorphes ; on l'obtient soit en traitant l'acide lactique étendu par la limaille de fer, soit en décomposant le lactate de chaux par le sulfate de protoxyde de fer, filtrant pour séparer le sulfate de chaux, et faisant évaporer le liquide à siccité. Béral conseille de décomposer le lactate de chaux en dissolution par l'acide oxalique, de séparer l'oxalate de chaux formé, et de faire bouillir l'acide lactique obtenu avec de la limaille de fer pendant six à huit heures. On sépare l'excès de fer et on laisse refroidir ; on obtient du lactate de fer en poudre blanche cristalline qu'on lave avec de l'alcool et qu'on fait sécher.

Le 4 février 1840, le professeur Bouillaud fit à l'Académie de médecine un rapport favorable sur les pastilles de lactate de fer de Gelis et Conté [2]. La dose indiquée était de 6 à 12 par jour, contenant chacune 5 centigrammes de lactate de fer.

Dans la séance du 13 avril 1841, l'Académie entendit un rapport défavorable de Gueneau de Mussy sur les pains ferrugineux de Derouet-Boissière [3]. Ces pains contenaient du lactate, de l'acétate et du protocarbonate de fer.

Tablettes de lactate de fer (Cap)

Pr. : Lactate de fer. . . . .   50 gram.
    Sucre.   360
    Mucilage de gomme arabique. . . . .   Q. S.

F. S. A. des tablettes de 65 centigrammes.

---

[1] *Apparatus medicaminum.*
[2] *Bulletin de l'Académie de Médecine*, tome IV, page 536.
[3] *Bulletin de l'Académie de Médecine*, tome VI.

Les pharmaciens consciencieux doivent préparer eux-mêmes tous leurs médicaments composés. On prépare, en dehors de la pharmacie, des médicaments dans lesquels tout est sacrifié à l'aspect, au goût agréable et à l'économie ; c'est ainsi que nous avons été chargé judiciairement d'examiner des *pastilles de lactate de fer* qui ne contenaient pas nu atome de fer, et des granules de digitaline *sans digitaline;* les pharmaciens qui vendent de pareils produits sont inexcusables.

Sirop de lactate de fer (Cap)

Pr. : Lactate de fer. . . . . 4 gram.
    Eau distillée bouillante. 200
    Sucre. 400

Pilules de lactate de fer (Cap)

Pr. : Lactate de fer . . . . 1 gram.
    Poudre de guimauve. 1
    Sucre blanc. . . . . Q. S.

F. S. A. 20 pilules argentées ou recouvertes de gélatine.

MALATE DE FER IMPUR

Ce sel est peu-employé; il jouit d'ailleurs des mêmes propriétés que les autres ferrugineux ; on l'obtient en faisant digérer 10 p. de limaille de fer porphyrisée avec 80 p. de suc de pommes aigres à une température de 25°. On fait évaporer à moitié, on passe à travers un linge et on fait dessécher à une douce température ; dose : 20 centigrammes à 2 grammes.

TANNATE DE FER

C'est ce corps qui colore les selles en noir, lorsqu'on administre les ferrugineux ; son emploi répond à quelques indications spéciales; on l'obtient en précipitant la solution de 100 parties d'acétate de fer liquide à 10° par 65 p. de tannin dissous ; on lave le précipité et on le fait sécher sur des assiettes à l'étuve ; il fatigue moins que les autres préparations ferrugineuses insolubles ; dose : 50 centigammes à un gramme.

Sirop atramentaire ou astringent (Trousseau)

Pr. : Sirop simple. . . . . 375 gram.
   — de vinaigre framboisé. 125
    Citrate d'oxyde de fer magnétique. 10
    Extrait aqueux de noix de galle. 4

F. S. A. Mêlez. A prendre par cuillerées à bouche trois fois par jour.

ACÉTATE DE FER $(F^2O^3,5C^4H^3O^3)$

L'acétate de peroxyde de fer cristallise difficilement; on l'obtient en saturant à une douce chaleur l'acide acétique à 10° par l'hydrate ferrique bien lavé; on obtient un liquide qui doit marquer 30° à l'aréomètre de Baumé. Duflos le préfère au sexquioxyde de fer hydraté pour combattre l'empoisonnement par l'acide arsénieux, et J. Ruspini l'a proposé pour remplacer le perchlorure de fer dans le traitement des anévrismes. J. Pavesi a solidifié avec seize gouttes de la solution d'acétate de fer un anévrisme de l'artère temporale.

VALÉRIANATE DE FER $(F.O.C^{10}H^9O^3)$

Le fer se dissout dans l'acide valérianique avec dégagement d'hydrogène et forme un valérianate soluble qu'on a souvent employé en Angleterre contre les névroses; mais le fer convient peu dans ces affections; aussi a-t-on à peu près abandonné le valérianate de fer, lorsqu'on a vu qu'il agissait comme tous les autres ferrugineux et nullement comme antispasmodique.

Lorsqu'on traite un sel ferrique par du valérianate de soude, on obtient un précipité rouge brique auquel l'eau bouillante enlève tout l'acide valérianique.

On a signalé des falsifications du valérianate de peroxyde de fer, auquel on a souvent substitué le citrate et le tartrate, arrosés d'acide valérianique ou d'essence de valériane[1]. Le valérianate de peroxyde de fer est peu soluble dans l'eau et se dissout dans l'alcool, tandis que le valérianate factice est soluble dans l'eau.

Ruspini a donné une formule pour préparer le valérianate de protoxyde de fer[2]. Il conseille les pilules suivantes :

Pilules de Valérianate de fer (Ruspini)

Pr. : Valérianate de fer. . . . . 1 gram.
Miel et poudre de guimauve. . . . . Q. S.

Pour faire 20 pilules de 20 centigrammes, contenant chacune 5 centigrammes de sel de fer. On les administre dans les accidents hystériques compliqués de chlorose.

[1] *Journal de pharmacie,* juin 1849, et *Journal de pharmacie* d'Anvers, 1849, t. V. p. 292.
[2] Bouchardat, *Annuaire de thérapeutique,* 1847, p. 54.

ARSÉNIATES ET ARSÉNITES DE FER

Il est admis, en thérapeutique, que les composés n'ont pas toujours les mêmes propriétés médicatrices que les composants. Les composés arsénico-ferrés en offrent un exemple ; l'efficacité des arsénicaux contre la scrofule des parties molles est parfaitement constatée ; on avait dû penser que, lorsqu'il y avait complication de chlorose, comme cela arrive à peu près toujours, la combinaison du fer avec l'arsenic devait produire de bons résultats ; mais comme les arséniates de protoxyde et de sesquioxyde de fer, et les arsénites des mêmes bases qui peuvent être obtenues par double décomposition, sont tous insolubles ou peu solubles, il en résulte que les effets de ces sels sont très-douteux ; aussi les a-t-on à peu près abandonnés : on les administre en pilules à la dose de 1 à 5 centigrammes.

Disons, en passant, que les dépôts ocreux qui se forment dans les eaux ferrugineuses et que l'on vend sous forme de prises, pilules, pastilles, etc., peuvent présenter quelque danger dans leur emploi. Bouquet a trouvé en effet, dans certains dépôts de Vichy, jusqu'à 10 pour 100 d'arséniate de fer.

PHOSPHATE DE FER ACIDE $(PhO^5, FeO, 2HO)$

On obtient ce sel en faisant dissoudre dans de l'acide phosphorique du phosphate de fer neutre, autant qu'il peut en prendre à l'ébullition ; on obtient ainsi un produit verdâtre, transparent, incristallisable, auquel on peut donner la consistance d'un extrait, et disposer en pilules à l'aide d'une poudre inerte. Le docteur Routh (de Londres), qui l'a proposé en 1851, sous le nom de *superphosphate de fer*, a signalé ce fait curieux. Ce sel est soluble en toute proportion dans l'eau, et il n'a aucune saveur.

Sirop de Phosphate acide de fer (T. Greenish)

Pr. : Sirop de sucre. . . . . 468 gram.
    Phosphate de fer acide sirupeux. 32
    Eau. . . . . Q. S.

Mêlez. — A prendre par cuillerées à bouche trois fois par jour.

PHOSPHATE DE FER NEUTRE $3(FeO), PhO^5$

On obtient ce sel par double décomposition du sulfate de protoxyde de fer et du phosphate de soude ; c'est une poudre blanche insoluble employée comme antirachitique. Le phosphate de peroxyde de fer s'obtient également par double décomposition, et est employé aux mêmes doses que le précédent.

PYROPHOSPHATES DOUBLES DE FER

Les pyrophosphates doubles ont été l'objet de travaux intéressants que l'on doit à Persoz, Greenish, Leras, E. Robiquet etc. Boudet, dans un rapport fait à l'Académie de médecine[1], a parfaitement élucidé la question de priorité controversée et établi les droits de chacun.

Lorsqu'on introduit dans un flacon 4 grammes de fibrine et 10 grammes de suc gastrique frais, retiré de l'estomac d'un chien, et que l'on maintient le mélange à la température de 40° C. pendant 12 heures, la fibrine se dissout et se transforme en albuminose, et le résultat de l'opération est un liquide dans lequel on n'aperçoit plus aucune trace de fibrine. Mais vient-on à introduire dans le flacon une substance capable de paralyser en totalité ou en partie l'action du suc gastrique sur la fibrine, on observe que celle-ci n'est plus digérée ou qu'elle ne l'est pas d'une manière complète : c'est à ces expériences que s'est livré Boudet.

Pour reconnaître si la digestion est complète, ou plus ou moins incomplète, on soumet le produit de chaque expérience à trois épreuves successives : 1° celle de l'acide nitrique et de l'ébullition, 2° celle de la liqueur de Barreswill, 3° celle de la liqueur de Barreswill additionnée de glycose.

La digestion est-elle complète, le produit obtenu ne se coagule ni par l'acide nitrique ni par la température de 100°, se colore en violet foncé lorsqu'on le fait bouillir avec le réactif bleu, et empêche cette même liqueur d'être réduite par la glycose[2].

Si la digestion est nulle, le produit obtenu n'est pas coloré en violet par le réactif Barreswill et ne paralyse en aucune manière l'action de la glycose sur cette liqueur.

Enfin, lorsque la digestion est incomplète, le produit obtenu est plus ou moins coagulé par l'acide nitrique et par la chaleur, plus ou moins coloré en violet par le réactif bleu, paralyse plus ou moins l'action réductrice de la glycose sur cette liqueur (Longet), suivant que l'action a été plus ou moins prononcée.

Cet ordre d'épreuves, appliqué à différents composés ferrugineux, en prenant de chacun une quantité représentant 5 centigrammes de fer métallique, a donné les résultats suivants :

---

[1] *Bulletin de l'Académie de Médecine*, t. XXIII, p. 968 à 980; t. XXIV, 1858, p. 27.

[2] Nous verrons plus loin, en parlant de la pepsine, que la dissolution de la fibrine par la pepsine est d'autant plus précipitée par l'acide azotique, que la digestion est moins complète.

Lactate de fer. Digestion complète; la présence du sel ne modifie en rien l'action du suc gastrique sur la fibrine.

Tartrate ferrico-potassique. Digestion nulle.

Citrate de fer. Idem.

Pyrophosphate de fer citro-ammoniacal. Digestion nulle.

Fer réduit par hydrogène. Avec 1 centigr., digestion complète; avec 2 centigrammes, digestion incomplète; avec 5 centigrammes, digestion nulle.

L'essai du phosphate de fer et de soude présente une difficulté. Ce sel ne pouvant exister qu'à l'état de dissolution étendue, pour en faire intervenir dans l'expérience une proportion qui représente 5 centigr. de fer, il aurait fallu employer une proportion de liquide telle, qu'elle aurait annulé les propriétés du suc gastrique. On a dû se borner à l'emploi d'un gramme de chacune des solutions suivantes :

1° La solution de pyrophosphate ferrico-sodique conforme à la formule de Persoz : 1 gramme représente 0 gram. 0035 de fer ; il y a eu demi-digestion.

2° Solution de pyrophosphate ferrico-sodique, formule anglaise : 1 gramme représentant à peu près 0 gram. 006 de fer ; digestion incomplète.

3° Solution de pyrophosphate ferrico-sodique de Leras, donnant 1,10 de résidu sec pour 100 grammes et devant représenter 0 gr. 001 de fer; digestion incomplète.

On voit que les sels dont l'efficacité est incontestable, tels que le fer réduit, le citrate de fer et le tartrate ferrico-potassique, jouissent de la propriété de paralyser l'action digestive, tandis que le lactate de fer ne l'enraye nullement.

La solution de pyrophosphate ferrico-sodique de Leras semble au premier abord avoir le même privilége ; mais, si l'on considère que la quantité de 1 gramme, qui est mise en expérience, représente 1 milligr. de fer, tandis que la solution de Persoz en contient 3 milligr. 1/2, et la solution anglaise 6 millig., et qu'avec elles la digestion est réduite à moitié, on s'aperçoit que la liqueur Leras ne diffère des autres que par sa plus grande dilution.

De tous ces faits, Boudet conclut :

« Que l'innocuité du lactate de fer à l'égard des propriétés digestives du suc gastrique doit être une circonstance favorable à l'emploi de ce sel, mais qu'il ne faut pas cependant attacher une grande importance à l'action que les autres sels de fer exercent sur le suc gastrique, puisque le tartrate ferrico-potassique lui-même paralyse les propriétés digestives, bien qu'il soit placé avec raison parmi les meilleurs ferrugineux.

« Le pyrophosphate ferrico-sodique ou ferrico-potassique ne présente, au point de vue de la digestion, aucune supériorité sur le pyrophosphate de fer citro-ammoniacal, ni sur les autres sels de fer plus usités en médecine. »

L'efficacité du pyrophosphate de fer citro-ammoniacal a été constatée par les membres de la commission de l'Académie de médecine et par Vigla : mais aucune expérience ne permet d'affirmer qu'il est supérieur aux autres préparations ferrugineuses, et notamment au pyrophosphate ferrrico-sodique. Toutefois, les malades prennent sans répugnance le pyrophosphate de fer citro-ammoniacal ; l'estomac le supporte facilement, et il peut être obtenu à l'état solide. Il est d'une application plus commode et se prête mieux aux diverses formes médicamenteuses que le pyrophosphate de fer et de soude, qui ne peut être employé qu'en solution aqueuse et en sirop.

Quant à la question de priorité, elle nous paraît parfaitement jugée par les passages suivants du remarquable rapport de Boudet :

« 1° Le mérite d'avoir découvert dans le pyrophosphate de soude un dissolvant du pyrophosphate de fer, et d'avoir le premier signalé à l'attention des médecins le pyrophosphate de fer et de soude, appartient à Persoz.

« 2° E. Robiquet, en montrant que le citrate d'ammoniaque peut être substitué au pyrophosphate solide comme dissolvant du pyrophosphate de fer, a signalé le premier, avant Spiller, un exemple de la propriété remarquable que possèdent les citrates alcalins de former, avec les sels métalliques insolubles, des sels doubles solubles dans lesquels les propriétés caractéristiques des bases sont plus ou moins dissimulées, et qu'en même temps il a ajouté à la classe des médicaments ferrugineux un nouveau composé dont il est impossible aujourd'hui de fixer exactement la valeur thérapeutique, mais qui pourra répondre à certaines indications spéciales. »

Leras [1] dit que le pyrophosphate de fer et de soude et le tartrate de potasse et de fer sont les seuls sels de fer qui puissent être immédiatement absorbés sans que leur présence dans l'estomac enlève la moindre quantité de suc gastrique aux fonctions qu'il est destiné à remplir.

En 1851, Greenish, pharmacien anglais, fit dissoudre le pyrophosphate de fer neutre dans l'acide métaphosphorique bouillant ; et en faisant évaporer la dissolution il obtint un extrait qui, à l'aide de la poudre de réglisse, pouvait être transformé en pilules. Ce produit a eu une certaine vogue en Angleterre et nullement en France.

---

[1] *Comptes rendus de l'Académie des sciences,* 17 novembre 1849.

E. Robiquet a proposé de faire dissoudre à chaud, dans une dissolution de citrate d'ammoniaque, une proportion déterminée de pyrophosphate de fer gélatineux. Lorsque la liqueur s'est éclaircie, il l'a maintenue pendant quelques minutes à l'ébullition ; il a ensuite filtré et évaporé à une douce chaleur en consistance sirupeuse : puis on l'étend sur des assiettes avec un pinceau, et on fait sécher à l'étuve. On obtient ainsi des écailles jaunâtres, transparentes ; ou bien, si l'évaporation a lieu dans une capsule, le sel se présente en masses vertes transparentes.

Voici quelle serait, d'après E. Robiquet, sa composition ?

<pre>
Pyrophosphate de fer anhydre.   64,758
Citrate d'ammoniaque.   28,967
Eau de combinaison.   6,315
</pre>

Le reste est formé d'eau interposée. Enfin, d'après E. Robiquet, les deux sels seraient mélangés et non combinés, et les propriétés chimiques du fer y sont dissimulées.

Ces préparations ferriques phosphatées sont aujourd'hui très-peu employées ; le pyrophosphate de fer et de soude est entré trop spécialement dans le domaine de la spécialité pour que nous y insistions. Aucune observation clinique sérieuse n'est venue démontrer l'efficacité de ces préparations, et *à priori* nous devons dire que nous nous défions singulièrement des propriétés thérapeutiques attribuées aux sels dans lesquels les réactions chimiques sont masquées ; il est rare alors que les effets physiologiques et thérapeutiques ne le soient pas également. C'est ainsi que les cyanures doubles de potassium et de fer n'agissent sur l'économie, ni comme composés cyanurés, ni comme ferrugineux.

Sirop de Pyrophostate de fer (SOUBEIRAN)

<pre>
Pr. : Sulfate ferrique. . . . .   3 gram. 60
      Eau. 60   00
</pre>

Faites dissoudre à une douce chaleur ; d'autre part, prenez :

<pre>
Pyrophosphate de soude cristallisé. . . . . . .   50 gram.
Eau pure.   220
Eau de menthe.   100
</pre>

Faire dissoudre, y mélanger la solution de sulfate ferrique, et agiter ; il se fait d'abord un précipité qui bientôt se dissout ; on filtre, et on ajoute

<pre>
Sucre blanc. . . . .   500 gram.
</pre>

On fait dissoudre à 45 ou 50° C. ; à une plus forte chaleur le sirop prendrait une couleur lie de vin. 20 grammes de ce sirop contiennent 2 centigrammes de fer à l'état de sel double.

D'après Thiriaux et J. B. Francqui, on obtient le pyrophosphate de fer citro-ammoniacal de la manière suivante : on calcine le phosphate de soude du commerce ^2NO, HO, PhO^5 + 25 aq. Il perd 62,7 pour 100 d'eau. Il faut en employer 2,681 grammes pour obtenir 1,000 grammes de pyrophosphate de soude $= ^2NaO$, PhO^5.

D'autre part, on prépare le sulfate ferrique en dissolvant du sulfate ferreux dans de l'eau de pluie, ajoutant de l'acide sulfurique et de l'acide azotique. On fait évaporer et on calcine légèrement le résidu.

On mélange alors deux dissolutions contenant parties égales de sulfate ferrique et de pyrophosphate de soude. On agite, on recueille le précipité et on lave jusqu'à ce qu'il n'y ait plus de précipité par l'eau de baryte,

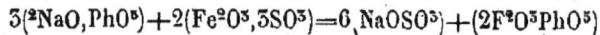

$$3(^2NaO,PhO^5)+2(Fe^2O^3,3SO^3)=6_\text{,}NaOSO^3)+(2F^2O^3PhO^5)$$

D'autre part, on sature 125 grammes d'acide citrique dissous par de l'ammoniaque. On laisse la liqueur légèrement acide, on filtre et on chauffe au bain-marie à 800; on y ajoute peu à peu le pyrophosphate ferrique humide, en agitant jusqu'à refus ; on évapore en consistance de sirop épais, et on fait sécher à l'étuve sur des plaques de verre.

Sirop de Pyrophosphate de fer citro-ammoniacal (E. Robiquet)

Pr. : Pyrophosphate de fer citro–ammoniacal. . . . . .   10 gram.
    Sirop simple.   900
    — de fleurs d'oranger.   100

Un gramme contient un centigramme de sel ferrique, et une cuillerée à bouche 20 centigrammes environ ; une à quatre cuillerées par jour On peut colorer ce sirop avec quantité suffisante de cochenille ou d'orcanette.

Trochisques (E. Robiquet)

Prenez 50 grammes de pyrophosphate de fer citro-ammoniacal ; divisez en 500 trochisques contenant chacun 1 centigramme de sel de fer.

Vin (E. Robiquet)

Pr. : Pyrophosphate de fer citro-ammoniacal. . . . .   100 gram.
    Extrait de quinquina gris.   3
    Vin blanc.   1000

Dissolvez à froid dans le vin et filtrez. Une cuillerée à soupe contient 20 centigrammes de pyrophosphate et 10 centigrammes d'extrait de quinquina. Une à quatre cuillerées par jour.

On a reproché aux préparations ferrugineuses de déterminer une constipation opiniâtre ; c'est peut-être pour obvier à cet inconvénient qu'on a imaginé de préparer un phosphate citro-magnésien.

Formule de Phosphate acide citro-magnésien (DAENEN)

PILULES. SIROP.

Pr.: Phosphate acide citro-magnésien. 10 gram. . . . 5 gram.
Poudre de racine de guimauve. . Q. S.
Eau distillée. . . . . Q. S. Sirop de sucre 295

Pour 100 pilules qu'on enrobe de tolu.

Ce sel paraît être un phosphate ferreux dissous dans l'acide citrique, et du phosphate ferrique combiné à du citrate de magnésie.

Pour le préparer, on dissout, dans de l'eau bouillie froide, 100 parties de sulfate de protoxyde de fer pur et cristallisé; d'un autre côté, on introduit dans une bouteille une solution de 170 parties de phosphate de soude, on y ajoute le sulfate et on remplit d'eau; on lave le précipité et on décante plusieurs fois, jusqu'à ce que les eaux de lavage ne précipitent plus l'eau de baryte; sur ce précipité, on verse 100 parties d'acide citrique dissous, puis on y ajoute 12 parties de carbonate de magnésie; on filtre et on évapore en consistance de sirop qu'on étend, à l'aide d'un pinceau, sur des plaques, et on chauffe.

Rien ne justifie l'utilité d'une pareille préparation qui, d'ailleurs, nous paraît donner un sel mal défini.

NITRATE DE FER $(Fe^2O^3(AzO^{53} \, 5HO)$

D'après S. Haussmann, ce sel ne contiendrait que deux équivalents d'eau. Il a été introduit dans la thérapeutique par Williams Kerr. Voici comment la pharmacopée de Dublin décrit sa préparation :

Pr.: Fil de fer non oxydé. 30
Acide nitrique pur. 90
Eau distillée. . . . . Q. S.

On étend l'acide nitrique d'eau et on y fait dissoudre le fil de fer, puis on étend d'eau de manière que la liqueur ait une densité égale à 1,107. Les pharmacopées de Dublin et des États-Unis désignent ce liquide sous le nom de *liquor ferri nitralis.*

Kerr préfère le nitrate de fer aux autres sels de la même base comme astringent et tonique : il l'emploie pour combattre la diarrhée muqueuse, non accompagnée d'ulcérations intestinales. R. J. Graves (de Dublin) l'a recommandé dans la diarrhée chronique, surtout chez les femmes nerveuses et délicates, lorsqu'il n'y a pas de signes d'inflammation. Adams l'a administré à la dose de 10 gouttes deux ou trois fois par jour contre la ménorrhagie et la leucorrhée, chez les sujets pâles, faibles et exsangues. Procter, D. Livermore et Thomas Lancastre ont proposé différentes formules pour la préparation d'un sirop au pernitrate de fer.

En France, le nitrate de fer est tout à fait inusité; on lui préfère avec juste raison le perchlorure.

CITRATE FERREUX $(FeO)^2, HO, C^{12}H^5O^{11}, HO)$

Ce sel est blanc et amorphe; on l'obtient en attaquant le fer par une solution d'acide nitrique, et on précipite par l'alcool. La lumière l'altère, et il se peroxyde facilement; il s'emploie en pilules à la dose de 5 à 15 centigrammes par jour.

CITRATE FERRIQUE $(Fe^2O^3, C^{12}H^5O^{14})$

Ce sel se présente sous la forme de masses amorphes ou de paillettes brillantes; on l'obtient en saturant une solution d'acide citrique par du peroxyde de fer hydraté. C'est une des meilleures préparations ferrugineuses que l'on connaisse; mais, comme il se dissout mal dans l'eau, Mialhe a proposé d'ajouter à la liqueur citro-ferrique un peu de soude ou d'ammoniaque, qui lui enlève un peu de sa sapidité.

Le citrate de fer s'administre en pastilles, pilules, sirops à la dose de 20 à 25 centigrammes par jour. C. Le Perdriel en prépare des granules effervescents. Chaque dose (trois grammes) contient 10 centigrammes de citrate de fer correspondant à 2 centigrammes et demi de fer pur.

Pilules au citrate de fer (Béral)	**Sirop de citrate de fer** (Béral)
Pr.: Sucre en poudre. . 12 gr.	Pr.: Sirop de sucre. . . 470 gr.
Citrate ferrique. . 4	Citrate ferrique. . . 50
Mucil. gom. arab. . Q. S.	Eau. . . . . . Q. S.
Faites des pilules de 20 centigrammes.	F. S. A. Aromatisez avec 8 gouttes d'alcoolat de citron.

En traitant l'oxyde de fer magnétique par une solution d'acide citrique, on obtient un citrate ferroso-ferrique peu employé en médecine à cause de sa saveur atramentaire.

CITRATE DE FER ET DE QUININE

Le citrate de fer et de quinine et le citrate de fer et de cinchonine sont extrêmement employés en Angleterre et avec le plus grand succès, non-seulement contre les fièvres intermittentes; mais surtout pendant les convalescences de ces fièvres, pour combattre la cachexie palustre; contre les névralgies chroniques, chez les chlorotiques dont l'estomac est débilité, chez les individus à digestion lente et pénible; le citrate de fer et de cinchonine a été même employé à petites doses, avec succès, dans les pays marécageux où les fièvres intermittentes sont endémiques, comme prophylactique de ces fièvres. C'est sous la forme de granules effervescents qu'on en fait le plus fréquent usage en Angleterre; chaque dose de 3 grammes contient 5 centigrammes de citrate de quinine ou de cinchonine, et 10 centigrammes de citrate de fer correspondent à 2 centig. 1/2 de fer métallique. On prend une à trois doses par jour, comme tonique et prophylactique; et jusqu'à vingt doses, comme fébrifuge.

Béral a indiqué le procédé suivant pour préparer ces sels :

Pr.: Acide citrique cristallisé.   6
    Quinine ou cinchonine récemment précipitée.. . . .   1
    Limaille de fer.   8
    Eau. . . . .   Q. S.

On dissout l'acide dans l'eau, on y ajoute le fer à une douce chaleur, puis l'alcaloïde; on fait concentrer doucement en consistance de sirop épais et on fait sécher sur des plaques.

On emploie aussi ces sels en pilules ou dans du vin de Madère; dose : 5 à 30 centigrammes, au moment du repas.

CITRATE DE FER ET D'AMMONIAQUE

C'est ce sel que l'on vend sous le nom de citrate de fer; ce sont Béral et Haidler qui l'ont proposé. On l'obtient en versant un peu d'ammoniaque dans une solution de citrate ferrique; il est très-soluble, inaltérable; il a été surtout préconisé contre la dispepsie des phthisiques.

Sirop de citrate de fer ammoniacal (BÉRAL)

Pr.: Citrate de fer ammoniacal. . . . .   15 gram.
    Sirop simple. 4 85

F. S. A.

Elixir au citro-lactate de fer (Société de pharmacie de Bordeaux)

Pr.: Citrate de fer ammoniacal. . . . .   5 gram.
    Lactate de fer.   1
    Elixir de Garus.   200

Faites dissoudre, mêlez et filtrez.

Pilules (Béral.)

Pr. : Sucre en poudre. . . . . 12 gram.
    Cit. de fer ammoniacal 4
    Miel. . . . . Q. S.

Mêlez et faites des pilules de 5 centigrammes.

Le 25 août 1840, Adelon fit à l'Académie de médecine un rapport au nom d'une commission composée de Soubeiran, Lisancourt, Guibourt, Patissier et Adelon[1], dans lequel on concluait que l'autorisation demandée par Béral, pour obtenir un brevet d'invention pour la préparation de sirops, saccharures, pastilles et pilules de citrate de fer ammoniacal, devait être refusée, parce que la vente de ces préparations faite sous les garanties de la loi, et avec l'extension illimitée que comporte un brevet d'invention, pouvait avoir des inconvénients.

Sirop de citrate de fer ammoniacal (Trousseau)

Pr. : Citrate de fer. . . . . 25 gram.
    Ammoniaque liquide. 20
    Eau. 50

On chauffe jusqu'à ce qu'il ne se dégage plus de vapeurs ammoniacales. Ajoutez :

Sirop de sucre. 950

Mêlez. Une à quatre cuillerées par jour.

CITRATE DE FER ET DE MAGNÉSIE

Ce sel, proposé par Van den Corput, est en écailles brillantes, soluble dans l'eau et insoluble dans l'alcool; il a l'avantage de ne pas déterminer la constipation. On l'obtient en dissolvant deux équivalents d'oxyde ferrique hydraté dans trois équivalents d'acide citrique; on sature par du carbonate de magnésie, on filtre, on évapore en consistance de sirop épais, et on fait sécher sur les plaques.

Sirop de citrate de fer et de magnésie

Pr. : Citrate de fer et de magnésie. . . . . 8 gram.
    Eau de fleurs d'orangers. 16
    Sirop de sucre. . . . . 180 gram.

Dose : une à trois cuillerées par jour.

_____

[1] _Bulletin de l'Académie de médecine_, tome V, page 18 .

Tablettes de citrate de fer et de magnésie

Pr. : Citrate de fer et de magnésie. . . . . . 3 gram. 40 centigr.

Sucre en poudre. 34

Saccharure de vanille. 2

Mucilage de gomme adragante. . . . . . Q. S.

Pour faire des tablettes de 75 centigrammes.

TARTRATE DE POTASSE ET DE FER $(Fe^2O^3, KO, C^8H^4O^{10})$

Ce sel desséché à 100° peut être considéré chimiquement comme un véritable émétique.

Le tartrate de potasse et de fer bien préparé est pour nous la meilleure des préparations ferrugineuses solubles. C'est avec un succès constant que nous l'avons vu employer, pendant quatre ans, à l'hôpital de Lourcine comme reconstituant et comme le meilleur moyen de réparer les forces dans la cachexie syphilitique.

On a certainement beaucoup exagéré les difficultés de préparation du tartrate de potasse de fer; il suffit de se conformer aux prescriptions indiquées par Soubeiran[1], pour obtenir un produit très-beau et toujours identique; il est vrai toutefois que si l'on fait bouillir la solution de ce sel, si même on la chauffe au-dessus de 80°, il se forme un dépôt verdâtre insoluble, formé par du tartrate ferreux, et que certains fabricants, peu consciencieux, redissolvent le précipité dans de la potasse ou n peu d'ammoniaque, de sorte qu'à côté d'un beau tartrate de potasse et de fer en écailles rouges grenat, transparentes et solubles, on trouve souvent, dans le commerce, un sel imparfaitement soluble, contenant lus ou moins de tartrate ferreux, et d'autres qui tantôt renferment de l'ammoniaque, tantôt un excès de potasse.

Roger, pharmacien-major, obtient le tartrate de potasse et de fer en saturant une solution d'acide tartrique par de l'hydrate de peroxyde de fer à la température de 40° à 50°; par le refroidissement, il se forme une gelée sur laquelle on verse une solution concentrée et titrée de carbonate de potasse, car il faut que la quantité employée soit équivalente l'acide tartrique; lorsque la liqueur est devenue légèrement alcaline, on fait évaporer au bain-marie, après 24 heures de repos et en ne dépassant pas 70°. Lorsque la liqueur est sirupeuse, on l'étend sur des plaques avec un pinceau et on fait sécher à l'étuve; on obtient ainsi de belles paillettes rouge grenat.

Voici quelques formules, qui nous paraissent préférables à toutes les autres : elles sont dues à Mialhe.

[1] *Traité de pharmacie*, 6e édition, Paris, 1863, t. II, p. 398.

Pilules

Pr. : Tartrate de potasse et de fer.. . . . . 25 gram.
Sirop de gomme. . . . . Q. S.

Pour 100 pilules argentées, pesant chacune 30 centigrammes environ et renfermant 25 centigrammes de tartrate de potasse et de fer, c'est-à-dire plus de 2 fois autant de principe actif que les pilules de Blaud et de Vallet.

Tablettes

Pr. : Sucre pulvérisé. . . . . 1000 gram.
Tartrate ferrico-potassique. 50
Gomme adragante pulvérisée. 10
Sucre vanillé au huitième. 30
Eau. 100

F. S. A. une pâte qu'on divise en 1,000 tablettes; chacune contiendra 5 centigrammes de sel fer.

Sirop

Pr. : Sirop de sucre blanc. . . . . 500 gram.
Tartrate de potasse de fer. } āā. 16
Eau de canelle. . . . . . }

F. S. A. Ce sirop contient 1 gramme de sel ferrique par 30 grammes.

Sirop iodo-ferré

Pr. : Sirop de sucre. . . . . 500 gram.
Tartrate ferrico-potassique. 8
Iodure de potassium. 8
Eau distillé de canelle. 8

F. S. A. Ce sirop contient 50 centigram. de chaque sel par 30 gram. Il s'emploie avec succès toutes les fois qu'une affection organique réclame à la fois l'usage du fer et de l'iode, comme, par exemple, dans les accidents tertiaires de la syphilis.

PRÉPARATIONS HYDRARGYRO-FERRÉES

Le Dr E. Lepetit (de Poitiers), a le premier appelé l'attention des médecins sur la propriété que possèdent les ferrugineux d'empêcher les accidents hydrargyriques; on a depuis préparé des dragées hydrargyro-ferrées. Chamouin, pharmacien à Sézanne, a proposé les formules suivantes :

Sirop d'iodhydrargyrate d'iodure de fer (CHAMOUIN)

Pr. : Bi-iodure de mercure. . . . . - 1 gram.
  Sirop de proto-iodure de fer. 5000

30 grammes de sirop représentant, outre le proto-iodure de fer,
1 centigramme de bi-iodure de mercure combiné avec un poids équivalent d'iodure de fer.

Pilules d'iodhydrargyrate d'iodure de fer (CHAMOUIN)

Pr.: Soluté officinal de proto-iodure de fer au 1/3. . . 50 gram.
  Bi-iodure de mercure. 1

Faites réduire à moitié, ajoutez : miel 10 grammes et poudre de
guimauve q. s. pour faire 100 pilules, que l'on gélatinise ou dragéifie
à volonté. Chaque pilule contiendra 10 centigr. de proto-iodure de fer
et 1 centigramme de bi-iodure de mercure. Ces pilules sont trop volumineuses.

Ces formules nous paraissent bien entendues; seulement la dénomination d'iodhydrargyrate d'iodure de fer n'est pas exacte, puisque le sel
renferme un excès d'iodure de fer.

MANGANÈSE

La présence du manganèse dans l'économie animale a été signalée par
un grand nombre de chimistes. Fourcroy, Vauquelin, Burdach, Millon,
Marchessaux l'ont trouvé dans les os ; Gmelin en découvrit des traces
dans le suc gastrique, et Berzelius dans le lait. C'est en 1830 que
Wurzer le signala dans le sang. En 1847, E. Millon annonçait à l'Institut que le sang de l'homme contient constamment du manganèse; mais
Melsens, en opérant sur 7 kilogrammes de sang provenant de 21 individus, ne put trouver ni le cuivre, ni le plomb, ni le manganèse que
Millon avait annoncé y exister; en 1849, Wurzer confirma son travail
de 1830; son observation fut appuyée par Marchessaux, Hannon et
Burin-Dubuisson.

En 1854, Glénard (de Lyon) analysa le sang de quarante individus
différents; il trouva du manganèse une seule fois; antérieurement,
en 1849, H. Bonnewyn, pharmacien des hospices de Tirlemont,
n'avait pas trouvé de manganèse sur cinq analyses de sang qu'il avait
faites.

Hannon, professeur de l'Université à Bruxelles, est le premier qui ait
attiré l'attention des médecins sur les états morbibes qui auraient pour
origine le manque de manganèse dans le sang : pour lui, il y aurait
trois formes principales de chlorose : celle dans laquelle le manganèse

manque seul, une autre dans laquelle le fer fait défaut, et dans la troisième les deux métaux manqueraient à la fois.

Les idées de Hannon ont été discutées avec beaucoup d'autorité par Pétrequin, qui soutient, d'après les expériences de Lecanu et Lhéritier, que les oxydes de fer et de manganèse sont en proportion constante dans l'hématosine; et que celle-ci diminue avec le nombre des globules, en même temps que les deux oxydes.

Sans entrer dans les discussions qui ont eu lieu à ce sujet nous renvoyons aux différents travaux publiés[1].

Potion pour le manque de manganèse

Pr.: Sulfate manganeux. . . . .   4 gram.
    Sirop de sucre.   30
    Eau aromatisé au goût du malade.   30

Pilules pour le manque de manganèse (HANNON)

Pr.: Sulfate ou chlorure manganeux. . . . .   4 gram.
    Extrait de chiendent.   30

M. F. S. A. pour 120 pilules à prendre : deux au moment du repas, en augmentant la dose tous les quatre jours.

Formules pour le manque de fer et de manganèse

POTION		PILULES	
Pr.: Sulfate de fer anhyd.	4 gram.	Pr.: Sulfate ferreux anhy.	4 gram.
— manganeux. .	4	— manganeux. .	4
Sirop de sucre. .	60	Extrait de chiendent.	Q. S.
Eau aromatisée. .	60		
Mêlez.		M. S. A. et faites 120 pilules.	

Poudre pour eau gazeuse (PÉTREQUIN)		Pilules de carb. ferro-manganèse (PÉTREQUIN)	
Pr.: Bicarb. de soude en poudre gross. .	20 gram.	Pr.: Sulf. ferr. crist, pur.	75 gram.
Acide tartrique. .	25	—mang. crist. pur.	25
Sucre pulvér. . .	53	Carbonate de soude cristallisé. . . .	120

[1] Millon, *Journal de pharmacie* t. XIII, p. 86, et *Annuaire de chimie*, 1848, p. 459; 1849, p. 161. — *Études sur le manganèse et ses applications thérapeutiques*, par J. D. Hannon. In-8, Bruxelles 1849. — *Gazette médicale de Paris*, 1849, n. 24. — Pétrequin, *Bulletin général de thérapeutique*, t. XLII, p. 198. — Putegnat, *Journ. des scienc. méd. et nat.* Bruxelles, 1855. — Hannon, *Presse médicale belge*, 1850. — *Journal de pharmacie*, 1854.

Sulf. ferreux en pou-
    dre fine. 1,50
Sulfate manganeux. 0,75

Mêlez et conservez au sec ; une cuillerée à café de poudre pour chaque verre d'eau et de vin, à boire pendant le repas.

Miel fin. 60
Eau. . . . . Q. S.

On procède comme pour les pilules de Vallet, et on fait des pilules de 20 centigrammes, qu'on argente. Deux à quatre par jour.

On prépare également un chocolat ferro-manganeux.

D'après C. G. Gmelin, le sulfate de manganèse augmente la sécrétion biliaire ; d'après Thomas Thomson (de Glasgow) il agit comme purgatif, à la dose de 4 à 8 grammes, et comme altérant de 25 centigrammes à 1 gramme. Enfin, d'après Polli et Galamini, le bioxyde de manganèse, à la dose de 1 gramme par jour sous forme d'électuaire avec du miel, dissoudrait les calculs biliaires. Polli explique cette action dissolvante par le dégagement d'oxygène : nous doutons beaucoup de la réalité de cette théorie et de l'efficacité de ce moyen.

IODURE MANGANEUX (Mn I)

L'iodure manganeux s'emploie comme l'iodure ferreux ; on l'obtient de la même manière ; il est très-peu employé.

Pilules d'iodure de manganèse

Pr. : Iodure de potassium. . . . . 20 gram.
    Sulfate manganeux. 20

Dessécher les sels, les mélanger exactement par trituration, y ajouter q. s. de miel et divisez la masse en pilules contenant 20 centigrammes d'iodure.

Une à six par jour : nous préférerions à cette formule une autre qui renfermerait de l'iodure manganeux pur.

LACTATE DE PROTOXYDE DE MANGANÈSE (MnO,$C^6H^5O^5$)

Le lactate de manganèse s'obtient en traitant une solution de sulfate manganeux par du lactate de soude ; il se forme un précipité de lactate de manganèse ; en évaporant jusqu'à pellicule on en obtient une nouvelle quantité.

LACTATE DE PROTOXYDE DE FER ET DE MANGANÈSE

Ce sel peut être obtenu directement ou par simple mélange des deux sels.

Sirop de lactate de fer et de manganèse

Pr.: Lactate ferr. mang.   4 gram.
     Sucre pulvér. . . .   16

Triturez et ajoutez :

     Eau distillée. . . . 200

Dissolvez, versez les liqueurs dans un matras au bain-marie et ajoutez :

     Sucre cassé. 384

Une à deux cueillerées par jour.

Pastilles de lactate de fer et de manganèse

Pr.: Lact. ferro-mangan. 200 gram.
     Sucre fin. 400
     Eau. . . . . Q. S.

Faites des pastilles à la goutte de 5 centigrammes. Six à huit par jour.

On obtient le phosphate de manganèse par double décomposition du phosphate de soude et du sulfate manganeux; le citrate de manganèse et de fer, le tartrate et le malate de manganèse s'obtiennent comme les sels correspondant de fer et qui s'emploient de la même manière.

Z. Roussin, pharmacien-major et agrégé à l'école du Val-de-Grâce, a fait des expériences desquelles il semblerait résulter que l'arséniate de chaux et le carbonate de magnésie qui sont chimiquement isomorphes du phosphate de chaux et du carbonate de chaux, étaient également iso-morphes au point de vue physiologique et qu'ils pouvaient se remplacer dans l'économie animale pour y remplir les mêmes fonctions; de sorte qu'en administrant longtemps et à petite dose de l'arséniate de chaux à des lapins, on pourrait arriver à obtenir des animaux dont le squelette serait formé d'arséniate au lieu de phosphate de chaux, de même qu'en faisant prendre à des pondeuses du carbonate de magnésie on obtiendrait des œufs à coquilles magnésiennes ; il est très-probable que ce sont là de simples additions et non des remplacements, molécule à molécule ; dans tous les cas, ce fait ne saurait être généralisé ; nous avons pu, en effet, faire prendre pendant longtemps du manganèse à des cochons d'Inde, sans que nous ayons constaté la présence de ce métal dans les globules sanguins en proportions notables ; et quoique les chlorures de potassium et de sodium soient isomorphes, ils ne sauraient se remplacer dans l'économie. On peut, en effet, injecter le chlorure de sodium dans les veines, tandis que le sel correspondant de potassium dans les mêmes circonstances, et, à faible dose, détermine une mort presque fou-droyante.

ALLOXANE $(C^8H^4Az^5O^{10})$

Décrite en 1817 par Brugnatelli, sous le nom d'*acide érhytrique*, l'alloxane a été obtenue par Woehler et J. Liebig, dans les produits de l'oxydation de l'acide urique par l'acide azotique, ou par un mélange de chlorate de potasse et d'acide chlorhydrique : on obtient des cristaux octaédriques, à base rhombe, incolores, transparents, qui ont un grand éclat et qui sont très-gros. Ils sont efflorescents et se déshydratent à une douce chaleur, et on les obtient anhydres en les faisant cristalliser à chaud ; elle est alors sous forme de prismes rhomboïdaux.

Elle rougit légèrement le tournesol et colore la peau en rouge ; sa saveur est salée et astringente ; elle se combine avec les bases et forme de véritables sels : elle a été peu étudiée au point de vue thérapeutique. Le docteur Scherer l'a employée contre les troubles digestifs accompagnés d'ictère et d'inflammation du foie; on l'administre à très-faible dose.

Art. II. — TONIQUES ALIMENTAIRES. — RECONSTITUANTS. CORROBORANTS

On ne sait pas d'une manière positive si les ferrugineux agissent sur l'organisme en fournissant au sang le fer qui lui manque, et alors ils pourraient à la rigueur être considérés comme de véritables aliments : ou bien si, comme le pensent un petit nombre de chimistes et de physiologistes, ces préparations n'exerceraient pas une action dynamique générale, en vertu de laquelle l'organisme se trouverait reconstitué et rétabli dans toutes ses fonctions. A l'appui de cette dernière opinion, on a fait valoir deux faits : le premier, qui aurait besoin d'être étayé par un plus grand nombre d'expériences, consisterait à regarder la quantité de fer comme invariable dans le sang, les globules seuls diminueraient dans la chlorose, l'anémie, etc. (Favre, Reveil)) ; le second fait est assez curieux et il mérite d'être signalé ; d'après Hannon, Petrequin, Burin du Buisson, etc., les préparations de manganèse agiraient dans les cas de chlorose et d'anémie, aussi bien que les ferrugineux, sans que pour cela on trouvât dans les globules des traces notables de manganèse.

Nous placerons dans le chapitre des reconstituants un certain nombre de substances très-importantes, non-seulement à cause des services qu'elles ont rendus à la thérapeutique, mais encore parce que leur introduction dans la pratique médicale a été un des premiers et des plus remarquables exemples de l'application de la physiologie moderne à la thérapeutique.

Nous établirons un essai de classification des substances qu'il comprend. Voici les divisions que nous proposons.

§ I. — RECONSTITUANTS DE LA DIGESTION

I. Substances **alimentaires**.

Aliments proprement dits.

Aliments auxquels on attribue à tort ou à raison des qualités plus ou moins assimilables : gélatine, osmazome, protéine, bouillon de Liebig, sirop et extrait de viande.

II. Condiments **alimentaires, aliments salins.**

Les sels solubles ou insolubles, entrant dans la composition du sang ou servant à celle des os, peuvent être classés dans ce groupe. C'est là, par conséquent, que nous parlerons des modes d'administration du chlorure de sodium, du chlorure de potassium, du phosphate de chaux, etc.

III. Substances **nutrimentaires,** *absorbables, élaborées et assimilables* : A, dextrine, glycose, acide lactique ; B, peptones gastriques, peptones pancréatiques (Corvisart, 1854); C. Graisses émulsionnées par les alcalis. (Bouchardat, 1846 ; Jeannel, 1861.)

IV. Agents **digestifs** ou plutôt **nutrimentifs,** *qui réalisent la digestion, amènent la formation de nutriments, c'est-à-dire de substances, 1° absorbables ; 2° élaborées; 5° assimilables.*

A. **Agents buccaux** : diastase salivaire et diastase végétale.

B. **Agents gastriques** : pepsine (gastérase ou chymosine), diastase versée dans l'estomac.

C. **Agents duodénaux** : suc pancréatique, bile, produit de sécrétion des glandes de Brunner.

D. **Agents de l'intestin grêle** : sucs intestinaux.

Tous ces agents ne sont pas également utiles à la nutrition et ils ont des auxiliaires que nous devons indiquer ; aussi les diviserons-nous en :

1° **Agents principaux** : diastase, pepsine, pancréatine.

2° **Agents auxiliaires.** A : acides du suc gastrique, *lactique,* chlorhydrique, etc., qui gonflent et peuvent opérer la dissolution simple de certains aliments, mais qui ne les transforment pas en peptones, ne les digèrent pas, ce qu'ils ne peuvent faire qu'à l'aide de la pepsine.

Nous plaçons dans ce groupe les acides biliaires et leurs sels, *cholates* et *choléates,* qui dissolvent les graisses.

B. Alcalis : ceux de la salive, du suc pancréatique, les alcalis faibles qui émulsionnent les corps gras.

I. — SUBSTANCES ALIMENTAIRES

ALIMENTS PROPREMENT DITS

Moleschott dit [1] : « Je suis moi-même de ceux qui, malgré leur confiance dans quelques-uns de nos médicaments les plus usités sans lesquels je ne voudrais pas être médecin, attendent plus de la diète que de la médecine, et j'ose prétendre hardiment qu'un médecin judicieux peut se passer plus facilement de médecine, surtout dans les maladies chroniques, que d'une sage ordonnance d'alimentation. »

Sans nous occuper ici des aliments, nous signalerons certaines préparations alimentaires préconisées dans certains cas spéciaux.

A. Substances alimentaires azotées.

On doit à Weiss, à Saint-Pétersbourg, un mode de traitement de la diarrhée chez les enfants en sevrage, qui a donné les meilleurs résultats ; il consiste à administrer plusieurs fois par jour de la viande crue ; voici la formule que nous avons suivie et qui nous a parfaitement réussi.

Marmelade de viande ou conserve de Dames (REVEIL)

Pr. : Filet de bœuf cru. . . . . 100 gram.

Enlevez avec soin les aponévroses et toute la matière grasse ; hachez menu ; pilez dans un mortier en bois, et ajoutez :

Sucre pulvérisé. . . . . 20 gram.
Chlorure de sodium. 1,50
  —   de potassium. 0,50
Poivre noir pulvérisé. 0,20

On peut d'ailleurs remplacer le filet de bœuf par les muscles de poisson, par ceux du poulet ou du veau :

A prendre par cuillerées à café dans la journée.

Gelée de viande (REVEIL)

Pr. : Muscles de bœuf dégraissés et hachés. . . . . . 500 gram.
Eau. 1000
Sel marin. 5
Chlorure de potassium. 1
Carottes, navets, porreaux, de chaque. 50

Faites bouillir à petit feu, en ayant le soin d'écumer jusqu'à réduction

[1] *Physiologie des aliments*, Préface.

à moitié ; laissez refroidir et filtrez ; — faites dissoudre alors, à l'aide d'une très-douce chaleur :

> Gélatine pure. . . . . 50 gram.

Quand la solution est faite, coulez dans un moule et faites refroidir.

A prendre par cuillerées à café dans la journée ; excellent pour réparer les forces dans les convalescences.

On emploie beaucoup, en Allemagne, des extraits et des sirops de viande ; là, comme cela arrive malheureusement trop souvent en France, la spécialité s'est emparée de cette médication, et sous le nom de sirop d'extrait de viande, *sirupus extractus carnis*, Meyer-Berck et Ph. Ripps (de Francfort-sur-Mein) annoncent une préparation dont la composition est inconnue et à laquelle on peut parfaitement suppléer par une des formules suivantes :

Sirop de musculine (REVEIL)

> Pr. : Muscles de veau lavés, dégraissés et hachés menu.   100 gram.
> Eau.   500
> Acide chlorhydrique pur. . . . .   0, 50 cent.
> Chlorure de potassium.   0,50
>   —   de sodium.   0,50

Mêlez et agitez de temps en temps ; — après douze heures de macération, passez, filtrez et faites dissoudre à la température de 35° à 40°, après avoir ajouté q. s. d'eau pour obtenir 500 grammes de liquide.

> Sucre blanc. 1,000

Ces préparations diffèrent essentiellement des tablettes de bouillon de Cadet, dont la formule est connue depuis longtemps. Pendant l'ébullition des viandes dans l'eau, l'albumine est coagulée, la créatine et la créatinine sont en grande partie détruites ; il vaut donc mieux faire de simples macérations, surtout si l'on ajoute de l'acide chlorhydrique, qui désagrége, gonfle et dissout la musculine, de sorte qu'il n'y a plus qu'à mettre en contact avec la pepsine pour avoir l'albuminose ou peptone.

Peuvent entrer dans ce groupe de médicaments : les gelées de table à la colle de poisson et à la gélatine, la gelée de corne de cerf, le blancmanger, le lait de poule, le sirop de gélatine, le sirop de mou de veau [1].

Consommé (LIEBIG)

> Pr. : Chair musculaire de bœuf haché. . . . .   16,000 gram.
> Eau froide.   16,000

Portez lentement à l'ébullition ; — assaisonnez avec du sel, du poivre,

---

[1] Voyez Soubeiran, *Traité de pharmacie*, 6e édition, t. II, p. 87.

oignons brûlés, carottes, navets, poireaux, etc.; maintenez à l'ébullition lente; passez et faites concentrer; on obtient ainsi 500 grammes d'un extrait qui renferme 80 pour 100 de parties solubles dans l'alcool.

Bouillon de Liebig

Pr. : Viande de bœuf, de veau ou de poulet hachée menu . 250 gram.
Eau. 250
Acide chlorhydrique. . . . . 1 à 4 goutt.
Sel marin. . . . . 1 gram.

Faites macérer une heure et passez à travers un tamis de crin.

Ajoutez sur le résidu 250 grammes d'eau et passez de nouveau sans expression, après une heure. Il faut opérer à froid, et pour empêcher l'altération de la viande, on prend de l'eau glacée.

Thé de bœuf (BENEKE)

Pr. : Viande de bœuf dégraissée et hachée. . . . . 500 gram.
Eau froide. 500

Chauffez lentement et portez à l'ébullition; après deux minutes, passez à travers une serviette avec expression; quelquefois on y met du caramel ou de l'oignon brûlé pour colorer.

Beneke conseille l'emploi de ce bouillon pour les scrofuleux et les phthisiques dont les fonctions digestives sont dérangées soit par une dyspepsie, soit par une lésion organique, dans tous les cas où une bonne alimentation est nécessaire.

Nous préférons de beaucoup le bouillon de Liebig au thé de viande de Beneke. Gielt et Pieufer (de Munich) l'ont employé avec succès dans des altérations graves du tube digestif.

Les bouillons médicamenteux ont souvent une très-grande importance; leur préparation est plus spécialement du ressort de l'art culinaire; mais rien n'empêche que le médecin et le pharmacien n'y appliquent leurs connaissances physiologiques; ainsi Liebig, ayant trouvé du chlorure de potassium dans les muscles au lieu de chlorure de sodium, conseille, dans les longues convalescences, de faire prendre des bouillons salés avec le chlorure de potassium, afin de rendre aux tissus leur force et leur tonicité.

Pour préparer un bon bouillon alimentaire ou médicinal, il est des règles qu'il faut suivre : on les trouvera décrites dans les ouvrages spéciaux; et nous recommandons particulièrement à nos lecteurs la formule d'un bouillon réconfortant que l'on trouvera dans la *Physiologie du goût* par Brillat-Savarin.

PROTÉINE (C^{40}H^{31}Az^{5}O^{12})

C'est à G. J. Mulder, physiologiste et chimiste hollandais, que l'on doit l'ingénieuse théorie de la protéine, d'après laquelle toutes les substances albuminoïdes dériveraient d'un même principe immédiat nommé *protéine*, d'où le nom de *matières protéiques*, souvent employé comme synonyme de matières albumineuses.

D'après Mulder, l'albumine ou la caséine, traitées successivement par l'eau, l'alcool, l'éther et l'acide chlorhydrique étendu, puis dissoutes dans la potasse, donneraient de la protéine lorsqu'on traite cette solution par l'acide acétique ; mais Liebig a démontré que le corps ainsi obtenu n'était pas homogène, et qu'il contenait toujours un peu de soufre.

C'est Taylor qui a cherché à introduire la protéine dans la thérapeutique : obtenue par le procédé de Mulder, c'est une substance jaunâtre dure, friable, insipide, insoluble dans l'eau, dans l'alcool et dans l'éther.

La protéine, pas plus que les matières alimentaires albuminoïdes d'où on l'extrait, ne peut être assimilée qu'autant qu'elle aura été transformée en albuminose par la pepsine ou la pancréatine. On a proposé son emploi dans les cas de débilité générale, dans la scrofule ; Taylor dit l'avoir employée avec succès d'après Tusson ; elle exciterait le tube digestif. On l'a préconisée contre le rachitisme et l'ostéomalacie : on l'a associée au fer et au phosphate de chaux, dont elle facilitait, disait-on, l'assimilation ; mais ces préparations sont justement abandonnées aujourd'hui, malgré le trop grand bruit qu'on en a fait ; on en a fait une semoule unie au phosphate calcaire qui n'était autre chose qu'une ingénieuse étiquette donnée à une spécialité.

GLUTEN

Lorsqu'on fait une pâte avec de la farine de blé et l'eau et qu'on la soumet à un courant d'eau, l'amidon est entraîné, un peu d'albumine et de sucre sont dissous, et il reste un résidu mou, élastique, nommé *gluten* ; celui-ci, traité par l'alcool, lui cède trois substances albuminoïdes qu'on a nommées *mucine, caséine végétale* et *glutine* ; le résidu est regardé, depuis le beau travail de Dumas et Cahours, comme identique avec la *fibrine animale*.

Le gluten est un aliment essentiellement plastique ; il domine dans les pâtes dites d'Italie telles que *vermicelle, macaroni, étoiles, nouilles*, etc. A Poitiers on fait un gluten granulé, excellent pour préparer les potages des convalescents.

Bouchardat a proposé le pain de gluten pour l'alimentation des diabétiques ; ce pain est lourd, élastique, la digestion en est difficile, malgré les ingénieux perfectionnements apportés dans sa fabrication par Martin (de Vervins) et Durand (de Toulouse) ; tantôt ce pain est coupé par tranches soumises à une légère torréfaction, comme le sont les *biscottes de Bruxelles*, ou bien on réduit le gluten en poudre.

Poudre antidotaire (Taddéi)

POUDRE ÉMULSIVE DE GLUTEN

Pr.: Gluten frais. . . . . 500 gram.
Savon médicinal. 60
Eau. 625

Faites dissoudre, desséchez la liqueur sur des assiettes et pulvérisez le résidu : 26 grammes suffisent pour neutraliser un gramme de sublimé ; on administre la poudre dans un véhicule aqueux quelconque. Nous préférons à cette poudre l'eau albumineuse.

Le gluten forme en effet, avec le sublimé corrosif, une combinaison mal définie dans laquelle les propriétés toxiques du sel mercuriel sont profondément modifiées. C'est sur cette propriété du gluten qu'est basée la préparation des *biscuits dépuratifs d'Olivier*, que l'Académie de médecine a eu le grand tort d'approuver, et qui sont aussi variables dans leur composition qu'infidèles dans leur action.

ALBUMINE

L'albumine de l'œuf est la seule employée en médecine ; l'*eau albumineuse*, qui se prépare en délayant un certain nombre de blancs d'œufs dans l'eau, est employée comme un excellent contre-poison des sels métalliques en général, et en particulier de ceux de mercure et de cuivre ; on l'a proposée aussi en boisson habituelle dans l'albuminurie et dans les phlegmasies intestinales chroniques et contre la diarrhée.

L'huile d'œufs, extraite par expression ou par l'éther du jaune d'œuf, a été préconisée comme siccative contre les gerçures du mamelon et dans le traitement des plaies.

Lait de poule expectorant

Pr.: Jaunes d'œufs. . . . . n° 2
Eau de laurier-cerise. . . . . 8 gram.
— Ordinaire, tiède. 200
Sirop de tolu. 50
Rhum, une cuillerée à café. 8

Délayer peu à peu le jaune d'œuf dans l'eau, ajoutez le sirop et le rhum ; à prendre le soir en se couchant, lorsqu'on veut nourrir les phthisiques et leur donner des forces. Lorsque la toux est très-intense on supprime le rhum.

LAIT

On connaît la composition et les usages de cet excellent aliment; nous n'aurions donc pas à en parler ici, si on n'avait proposé de faire passer dans le lait des médicaments destinés à être administrés à certains malades, et plus particulièrement aux enfants. Cette méthode, préconisée par Lebreton, a été surtout étudiée et étendue par Labourdette et par Dumesnil.

Il est des substances qui entrent dans la constitution physiologique du lait qui peuvent apporter des modifications notables dans la composition de ce produit de sécrétion; tel est par exemple le chlorure de sodium; et nous comprenons qu'il y ait avantage à faire prendre du sel marin aux mères d'animaux : c'est ainsi qu'on a donné ce sel aux chèvres et aux ânesses dont le lait était destiné à l'alimentation des phthisiques; mais nous ne savons pas s'il ne vaudrait pas autant mettre de l'iodure de potassium, du sublimé corrosif, etc., directement dans le lait, au lieu de faire prendre ces sels aux animaux, car dans ce dernier cas, on ne sait pas quelle est la dose de substance active administrée, puisqu'il est certain qu'une foule de causes peuvent influer sur les conditions d'absorption.

La crème de lait pure ou additionnée de rhum, de sel, de sucre et de vanille, a été indiquée comme pouvant remplacer l'huile de foie de morue. On remplirait mieux le but proposé en y ajoutant les sels chloro-bromo-iodurés alcalins, dont nous donnerons plus loin la composition.

SANG

Nous voulons nous occuper seulement du sang considéré comme aliment ou comme médicament.

En 1852, Mauthner (de Vienne) proposa l'extrait de sang de bœuf contre l'anémie chronique des enfants, surtout lorsque les préparations ferrugineuses ne produisent aucun effet; on sépare la fibrine par le battage au sortir de la veine, et on évapore à siccité ou 50° à 60° le sang défibriné.

Le docteur Hœring (d'Heilbronn) atteste les bons effets de l'extrait de sang de bœuf; Van den Corput n'a trouvé aucun avantage dans cette médication.

D'après Rimaud, il faut préférer le sang de veau bu chaud. Plusieurs hordes de Tartares boivent le sang de leurs animaux domestiques : nous doutons qu'une pareille médication puisse s'accorder avec nos usages.

B. *Substances alimentaires grasses.*

HUILES DE FOIE DE POISSON ET LEURS SUCCÉDANÉS

Nous n'hésitons pas à placer les huiles de foie de poisson parmi les reconstituants, que ces huiles agissent par leur nature grasse, par les principes iodés ou phosphorés qu'elles renferment, par les éléments de la bile qu'on y a constatés, ou par les corps volatils qu'elles contiennent ; peu nous importe : contentons-nous de dire que leur efficacité est incontestable ; c'est là un fait reconnu par tous les médecins. Quant au choix de ces huiles et à leur mode d'administration, il faut les laisser à l'expérience des médecins et aux caprices des malades ; nous ferons connaître quelques formules publiées, tout en persistant à croire que l'administration des huiles pures est encore ce qui convient le mieux.

L'huile de foie de morue est d'un si grand usage en médecine, qu'elle est livrée pure ; seulement elle est formée par plusieurs poissons du genre Gadus, parmi lesquels nous signalerons les *G. æglefinus*, L. ; *G. cellarius*, L. ; *G. carbo parvus*, L. ; *G. merlucius*, L. ; *G, molus*, L. ; *G. lota*, etc. [1]

On a aussi substitué à l'huile de foie de morue celle du foie du squale produite par les *Squalus acanthia, Sq. catulus, Sq. centrina, Sq. mustelus, Sq. squatina, Sq. vulpes*, etc. ; celle du *Sq. canicula* est réputée vomitive et dangereuse.

L'huile de foie de raie (*Raja clavata*) et autres paraissent jouir des mêmes propriétés.

Nous empruntons à un rapport de Devergie [2] l'analyse comparée de ces diverses huiles, faite par le docteur Delattre.

	HUILE DE FOIE DE MORUE.	RAIE.	SQUALE.
Oléine.	988,700	986,945	987,174
Margarine.	8,060	11,017	10,121
Chlore.	1,122	1,125	1,018
Iode.	0,527	0,185	0,545
Brome.	0,043	0,039	0,034
Soufre.	0,201	0,165	0,160
Phosphore.	0,203	0,283	0,206
Perte.	1,344	0,241	1,942
Grammes.	1,000,000	1,000,000	1,000,000

[1] Guibourt, *Histoire naturelle de drogues simples.*
[2] *Bulletin de l'Académie de médecine*, 1859, t. XXIV, p. 822, 824.

Le docteur Fleury a signalé une différence de rendement des huiles de poissons à diverses époques ; Delattre et Girardin ont constaté qu'au printemps l'huile de foie de morue ne contenait pas d'iode ; Delattre attribue au phosphore la plus grande activité de l'huile de foie de raie ; les huiles extraites de diverses espèces de raie présentent des couleurs différentes.

Voici, d'après Girardin et Delattre, quelle est la composition des différentes espèces d'huiles de morue.

	VIERGE.	AMBRÉE.	BLONDE.	BRUNE	NOIRE.
Oléine. . .	988,700	988,675	988,695	987,999	988,957
Margarine. .	8,060	8,066	8,089	9,264	8,328
Chlore. . .	1,122	1,122	1,116	1,018	1,005
Iode. . .	0,327	0,327	0,322	0,310	0,201
Brome. . ,	0,043	0,043	0,038	0,031	0,016
Soufre. . .	0,201	0,200	0,196	0,156	0,142
Phosphore. .	0,203	0,204	0,200	0,196	0,076
Acides. . .	0,000	0,439	0,897	0,924	0,858
Perte.. . .	1,544	0,924	0,449	0,102	0,437

A partir de l'huile la plus pure on a observé jusqu'à l'huile noire une progression décroissante dans les quantités de principes organiques.

Gelée de M. Stan. Martin modifiée (MOUCHON)

Pr.: Huile de foie de morue. . . . .   60 gram.
    Blanc de baleine récent.   10
    Sirop simple ou autre. . . . . : . .   25
    Rhum de la Jamaïque.   25

On bat ensuite à chaud l'huile additionnée de spermaceti, le sirop et le rhum, et l'on coule dans un flacon à large goulot. Stan. Martin conseille de supprimer le rhum.

Gelée avec la gélatine (MOUCHON)

Pr.: Gélatine pure. . . . .   16 gram.
    Eau commune.   125
    Sirop simple.   125
    Huile de foie de morue.   250
    Essence pour aromatiser. . . . .   Q. S.

Pour 500 grammes de gelée, — faites dissoudre la gélatine dans l'eau bouillante ; ajoutez successivement le sirop, l'huile et l'aromate ; placez dans un bain d'eau froide le vase contenant le tout ; battez la gelée pendant cinq minutes au plus et versez-la ensuite encore coulante dans un flacon à large ouverture muni d'un bouchon de liége et d'une capsule d'étain.

Gelée au Fucus crispus (MOUCHON)

Pr. : Fucus crispus (carraghéen). . . . . 16 gram.
    Eau de fontaine. 575
    Sirop simple. 125
    Huile de foie de morue. 250
    Aromate agréable. . . . . Q. S.

Pour 500 grammes de gelée, — faites une décoction du fucus ; passez ; concentrez à 125 grammes ; ajoutez le sirop et l'huile et l'aromate ; battez vivement le mélange placé dans un bain-marie froid et coulez encore chaud un flacon à large ouverture : le sirop peut être remplacé par de l'elixir de Garus ou toute autre liqueur.

Pour préparer la gelée à huile de foie de morue au lichen, on remplace le *fucus crispus* par du lichen lavé.

Savon d'huile de foie de morue (DESCHAMPS)

Pr. : Huile de foie de morue. . . . . 600 gram.
    Soude caustique. 80
    Eau. 20

Dissolvez la soude dans l'eau et saponifiez à une douce chaleur. Ce savon, non alcalin, est préférable à l'huile de morue. — Doses en pilules : de 0,20, — 40 — à 60 par jour, — avec parties égales d'alcool ; ce savon forme un liniment semblable à l'opodeldoch, auquel on peut ajouter de l'iodure de potassium.

EXTRAIT D'EAU DE FOIE DE MORUE

Despinoy et Garreau (de Lille) ont préparé un extrait avec l'eau qui a servi à faire l'huile de morue : cette eau, marquant 1,05, est prise à l'époque de la formation de l'huile brune. Devergie, qui a fait un rapport à l'Académie de médecine sur cet extrait [1], assure en avoir retiré de bons effets ; d'après Despinoy et Garreau, cet extrait contiendrait : *ichthyoglycine*, 50 ; *acides acétique, lactique, butyrique*, 6,00 ; *phosphorique*, 2,090 ; *sulfurique*, 6,200 ; *chlore*, 1,525 ; *iode*, 0,054 ; *brome*, traces ; *soude*, 1,170 ; *potasse*, 0,24 ; *magnésie*, 0,366 ; *chaux*, 0,510 ; *propylamine*, 2,545 ; *ammoniaque*, 2,862 ; *matière indéterminée* ou *gaduine*, 10,620 ; *eau*, 21,847. Il est fâcheux que les auteurs de cet intéressant travail n'en aient pas fait connaître tous les détails ; aussi nous ne pouvons regarder comme exacts les faits suivants, qu'ils admettent :

---

[1] *Bulletin de l'Académie de médecine*, Paris, 1862, t. XXVIII, pages 55 et suivantes.

1° L'eau de foie de morue donne 15 pour 10 d'extrait ;

2° Celui-ci contient 80 pour 100 de matières actives médicamenteuses :

3° Les huiles ne donnent que trois millièmes de ces mêmes matières ;

4° Cent pilules représentent cinq litres d'huile ;

5° Une pilule serait l'équivalent de 45 grammes d'huile.

Comme nous l'avons déjà dit [1], nous pensons que l'huile de morue n'agit pas par le chlore, le brome, l'iode qu'elle renferme, et que l'extrait ne pourrait la remplacer.

Huile iodo-ferrée (DEVERGIE)

Pr. : Huile de foie de morue. . . . . 500 gram.
Limaille de fer. 0,40
Iode. 1,70

Combinez l'iode et le fer à l'aide d'un peu d'eau ; filtrez et évaporez.

Huile de foie de morue ferrée (JEANNEL)

Pr. : Huile brune de morue. . . . . 250 gram.
Eau distillée. 250
Carbonate de soude crist. pulvérisé. 14
Carbonate de fer pulvérisé. 15

Mettre le tout dans un flacon ; filtrer après huit jours, et séparer l'huile ; elle contient 1 pour 100 de sesquioxyde de fer.

Nous avons déjà donné ailleurs des formules pour l'huile iodée et l'huile phosphorée [2].

Huile iodée (BERTHÉ)

Pr. : Huiles d'amandes douces. . . . . 1,000 gram.
Iode. 5

Chauffez au bain-marie jusqu'à décoloration.

Huile iodo-ferrée (GILLES)

Pr. : Iode pur. . . . . 2,25 gram.
Limaille de fer. 15,00
Huile d'amandes. 800,00

---

[1] *Annuaire pharmaceutique*, de 1863.
[2] *Traité de l'art de formuler.*

Triturez dans un mortier de fer l'iode et le fer; ajoutez l'huile en agitant pendant une heure, et filtrez : elle contient 10 centigrammes de protoiodure de fer pour 30 grammes d'huile.

Huile iodo-ferrée (Schaeuffèle)

Pr. : Iode. . . . . 2,25 gram.
　　Limaille de fer. 50,00
　　Huile d'amandes douces. 400
　　Éther sulfurique à 66°. 8,00

Triturez rapidement l'iode et la limaille de fer, introduisez dans un flacon et humectez avec de l'éther. Lorsque la solution est incolore, versez le protoiodure et l'excès de fer dans une capsule de porcelaine contenant la totalité de l'huile d'amandes douces et chauffez au bain-marie jusqu'à dissipation de l'éther. Filtrez le produit obtenu pour séparer le fer métallique.

Une à trois cuillerées par jour contre les scrofules et la chlorose.

Répétons que toutes les substances indiquées dans ce chapitre sont de purs aliments qui ne sauraient restaurer ou agir s'ils n'étaient digérés dans l'économie.

II. — SUBSTANCES ALIMENTAIRES SALINES.

Les sels qui entrent dans la composition de nos humeurs et de nos tissus ne sont pas moins indispensables à la nutrition que les aliments des autres groupes, c'est-à-dire que les substances ternaires, féculentes et sucrées, les albumines et les matières grasses, etc. ; ainsi l'économie ne saurait se passer de fer, de chlorure de potassium et de sodium, de phosphate de soude et de chaux, de carbonate de chaux, de fluorure de calcium ; etc. ; c'est dans les plantes que les animaux prennent ces sels ; mais lorsque, pour des causes inconnues, l'un d'eux vient à manquer dans l'économie il faut le donner sous forme de médicaments ou mêlé aux aliments.

Liebig a trouvé que la chair musculaire contenait du chlorure de potassium au lieu de chlorure de sodium, qui existe dans le sang ; après les longues maladies, la proportion du premier de ces sels diminue singulièrement dans tout le système musculaire : aussi a-t-il proposé avec raison de l'ajouter aux aliments, au bouillon, par exemple, dans le but de rétablir plus rapidement les forces épuisées.

Le chlorure de sodium a pour fonction dans le sang de conserver les globules dans toute leur intégrité ; si la quantité vient à diminuer, les globules sanguins se déforment, deviennent diffluents et se dissolvent ;

alors les hémorrhagies sont imminentes. Pendant les guerres de l'indé-
pendance en Amérique, on a vu une garnison, pourvue de vivres, obligée
de se rendre, faute de sel marin, dont le manque absolu déterminait
des accidents les plus graves.

La médication par le sel marin dans la phthisie a été défendue avec
autant de conviction que de talent par Amédée Latour ; elle est souvent employée avec succès, surtout au début de la tuberculisation.

Les recherches de Em. Fernet ont démontré que, tandis que les
chlorures alcalins dominent dans le sérum artériel, le phosphate et le
carbonate de soude, au contraire, dominent dans le sérum veineux ; ils
ont pour usage de déterminer dans le système veineux la fixation d'une
plus grande quantité d'acide carbonique ; dans des cas particuliers, on
pourrait donc employer ces sels à petites doses avec avantage.

Le phosphate, le carbonate de chaux, le saccharate et le lait de chaux
sont souvent administrés dans l'ostéomalacie, le rachitisme et contre la
diarrhée des enfants; on peut les employer à doses très-diverses, et toujours avec succès surtout dans le dernier cas.

Sirop de chlorure de sodium (MIALHE ET GRASSI)

Pr. : Eau distillée. . . . . 200 gram.
Chlorure de sodium. 125
Sucre. 400
Eau de laurier-cerise. 30

F. S. A. 20 grammes de ce sirop représentent 2 grammes de chlorure
de sodium. Conseillé pour stimuler l'appétit et faciliter la digestion.

de Piétra Santa assure que c'est lui qui, le premier, a indiqué la
formule de ce sirop.

Sel pour remplacer l'huile de morue (TROUSSEAU)

Pr. : Chlorure de sodium. . . . . 69 gram.
Iodure de potassium. 1

Mêlez exactement. A prendre une pincée sur une tartine de beurre ou
dans de la crème de lait.

Sel reconstituant (REVEIL)

Pr. : Chlorure de sodium. . . . . 80 gram.
Iodure de potassium } ãã. 1
 — de fer
Bromure de potassium. 0,50

Phosphate de chaux précipité, sec. 2,50
Sucre blanc pulvérisé. 15,00

Mêlez. A employer comme le précédent contre la scrofule avec chlorose.

Beurre chloro-bromo-ioduré (TROUSSEAU)

Pr. : Beurre frais. . . . . 125 gram.
Iodure de potassium. . . . . 5 centigr.
Bromure de potassium. 20
Chlorure de sodium. . . . . 2 gram.

A prendre dans la journée sur des tartines.
Le chlorure de sodium est souvent employé dans les maladies des yeux ; voici des formules dues à Tavignot.

Collyres au chlorure de sodium

	N°. FAIBLE.	N° 2, FORT.	N° 3, TRÈS-FORT.
Eau commune.	125 gram.	125 gram.	125 gram.
Sel marin.	15	30	45

Plus récemment, Michelacchi assure avoir guéri quarante teigneux par l'application locale du sel marin pulvérisé.

Mode d'administration du phosphate de chaux (KUCHENMEISTER)

Pr. : Carbonate de chaux. . . . . 8 gram.
Phosphate de chaux. 4
Sucre de lait. 12

Mêlez et divisez en 12 paquets, à prendre un par jour.

La décoction blanche est un des meilleurs moyens d'employer le phosphate de chaux. On peut lui substituer la poudre suivante :

Poudre pour décoction blanche (TIZI)

Pr. : Corne de cerf calcinée. . . . . 8 gram.
Gomme. 8
Mie de pain. 24
Sucre. 30

On délaye dans 300 grammes d'eau, après avoir maintenu au bain-marie pendant une demi-heure ; on ajoute 30 grammes de sucre pulvérisé. On étend sur des assiettes et on porte à l'étuve. Lorsque le produit est sec, on pulvérise, on tamise, et on divise en deux parties ; chacune d'elles, délayée dans un verre d'eau aromatisée à l'eau de cannelle ou à l'eau de fleur d'oranger, produira une excellente décoction blanche.

5.

Nous préférons l'emploi du phosphate de chaux précipité à la corne de cerf calcinée.

On a imaginé d'employer le phosphate de chaux associé à la semoule et même au fer; il vaut tout autant employer une des poudres suivantes

Poudres phosphatées reconstituantes (REVEIL)

Pr. : Phosphate de chaux précipité. . . . . 20 gram.
Sucre en poudre. 20
Fer réduit par l'hydrogène. 5

Mêlez. Divisez en 20 paquets, à prendre en mangeant un paquet à chaque repas.

Poudres absorbantes (REVEIL)

	ENFANTS.	ADULTES.
Pr. : Craie précipitée et lavée.	10 gram.	10 gram.
Phosphate de chaux.	10	10
Poudre de cannelle.	»	2
— de rhubarbe.	»	1

Mêlez et divisez en 10 paquets, à prendre un à chaque repas.

Contre les acidités avec atonie de l'estomac.

Les yeux d'écrevisse, autrefois employés, sont composés de carbonate de chaux ; aujourd'hui on emploie exclusivement la craie précipitée et lavée. Toutefois, les Anglais préfèrent pour l'usage interne la craie naturelle pulvérisée, qui est riche en matières organiques. *Voy. Astringents minéraux.*

Poudre antidiarrhétique (REVEIL)

Pr. : Craie préparée. ⎫			
Sous-nitrate de bismuth. ⎬ āā	5,00 gram.	2 gram.
Opium brut pulvérisé. 0,10		0

Mêlez et divisez en 10 paquets. A prendre un à trois par jour.

Eau de chaux contre la diarrhée

L'eau de chaux est employée avec succès dans les potions ou dans du lait, à la dose de 10 gouttes à 2 grammes, contre la diarrhée qui accompagne la dentition des enfants. Ce moyen recommandable aux praticiens a été vulgarisé par Trousseau, et manque rarement son effet.

SACCHARATE DE CHAUX

Béral a, le premier, fixé l'attention sur le mode d'administration de la chaux sous la forme de saccharate. On sait, en effet, que cette terre alcaline est très-soluble dans l'eau sucrée.

Il est important que ce sel ait toujours la même composition. Voici la formule que nous proposons :

Eau distillée. . . . . 225 gram.
Sucre candi. 25

Faites dissoudre et broyez dans un mortier avec.

Chaux éteinte. 20

Laissez en contact quelques instants, filtrez et conservez à l'abri du contact de l'air : le saccharate et mieux le *sucrate* de chaux s'emploie comme l'eau de chaux et aux mêmes doses.

OXYGÈNE ET EAU OXYGÉNÉE

L'oxygène libre ou naissant est sans contredit un agent de médication trop négligé, ce qui tient sans doute aux difficultés de son emploi; on a fait jouer dans ces derniers temps un très-grand rôle à l'*ozone*, qui, pour quelques-uns, est de l'oxygène électrisé, et pour d'autres un état allotropique de l'oxygène; mais jusqu'à présent, et malgré les travaux importants qui ont été faits sur cette question, l'ozone nous paraît être un fruit sec de la météréologie, et la thérapeutique n'a à en retirer aucun profit. Ajoutons que l'on a annoncé, sous le nom de *liquides ozonisés*, des solutions oxydantes qui n'ont aucun rapport avec l'ozone.

Nous avons vu employer sans succès, dans les cas de tubercules pulmonaires, des tubes de verre que l'on remplissait de bioxyde de baryum, et que l'on faisait traverser par un courant d'air que le malade aspirait.

Nous aurons à parler plus loin du rôle de l'oxygène comme désinfectant. Le professeur Laugier, à la suite d'observations sur la gangrène faites par le docteur Maurice Raynaud, a eu l'idée d'enfermer les plaies gangréneuses dans une atmosphère d'oxygène; il a constaté non-seulement une amélioration très-grande dans la marche du mal, mais il a fait connaître deux cas de guérison : il a, de plus, constaté qu'il y avait élévation de température et production d'acide carbonique, ce qui confirme l'opinion de Raynaud, qui attribue la gangrène à un défaut de combustion.

Nous avons conseillé au professeur Laugier d'employer l'eau oxygénée étendue; nous recommandons cet essai aux praticiens.

Richardson assure que l'eau oxygénée est très-utile dans le rhumatisme chronique ou subaigu, dans les dyspnées qui accompagnent les affections vasculaires du cœur accompagnées de congestions pulmonaires ; il l'a employée avec succès dans le carreau, la scrofule, dans l'ictère, etc. Elle agit surtout en relevant les fonctions digestives.

L'eau oxygénée est sans contredit un médicament énergique trop négligé des médecins; d'après Richardson, l'eau chargée de 10 volumes d'oxygène suffit; on l'emploie à la dose de 15 grammes dans une quantité indéterminée d'eau pure sans autre addition.

Pour être conséquent, nous aurions dû étudier, au commencement de ce chapitre, les aliments amyloïdes et sucrés; mais administrés à titre de médicaments, c'est comme émollients qu'on en fait usage; c'est donc à ce chapitre que nous en parlerons.

- Récemment Demarquay et Leconte ont proposé des inhalations d'oxygène comme propres à augmenter la vitalité et à exercer sur l'économie une action tonique et fortifiante; le premier résultat physiologique de cette médication paraît être une augmentation considérable de l'appétit. Avant de nous prononcer nous attendrons de nouveaux résultats. Contentons-nous de dire que la méthode n'est pas nouvelle, que l'oxygène *ozonisé* a été plus spécialement proposé; il est expérimenté en ce moment par F. Desmartis (de Bordeaux).

III. — SUBSTANCES NUTRIMENTAIRES

Les aliments féculents, gras et azotés seraient inutilisés pour l'économie *et ne nourriraient point,* si les sécrétions digestives ne leur imprimaient des modifications particulières.

Avant Prout, qui établit la classification des aliments organiques en trois ordres suivant leur nature, on confondait sous le nom de *chyme* ou *chyle* le résultat *complexe* de l'action digestive sur les aliments confondus; mais ces noms sont devenus surannés et insuffisants, par les progrès que la physiologie de la digestion a accomplis depuis Spallanzani jusqu'à nos jours.

Aujourd'hui le nom générique de NUTRIMENTS, substitué à celui peu significatif de chyme ou chyle, désigne les produits *élaborés, aptes à l'assimilation,* qui résultent de l'action des fluides digestifs sur les aliments bruts.

Ces produits sont les mêmes soit qu'on les examine pendant la digestion faite au sein des organes digestifs vivants, soit qu'on les examine quand la digestion a été faite hors du corps, soit à la manière de Spallanzani par les sucs digestifs naturels, soit à l'aide des ferments spéciaux (pepsine, diastase, pancréatine) que ces sucs renferment.

Ce sont ces produits eux-mêmes, c'est-à-dire les aliments tout digérés que notre ancien collègue et ami le Dr Lucien Corvisart (1852) a proposé de donner aux malades chez lesquels la formation de ces nutriments, au sein de l'organisme n'a pas lieu à cause du trouble des fonctions digestives.

A. Nutriment des fèculents. La digestion a pour but de transformer les fécules, aliments bruts, en dextrine et en sucre; depuis Hippocrate, l'administration des tisanes sucrées ne consiste-t-elle pas à administrer un nutriment, le sucre! et précisément du temps des anciens, le sucre de fruit ou glycose, celui qui se rapproche le plus du sucre de l'économie.

La pratique avait ainsi devancé la science; mais, par le fait, c'est qu'ici le but de la digestion avait pu être atteint sans la digestion; en effet, la nature et l'art font aussi facilement l'un que l'autre la glycose; sans qu'on s'en soit rendu bien compte, le nutriment des fécules fut employé empiriquement.

B. Nutriments azotés. La hardiesse de Corvisart quand il a proposé l'administration des nutriments azotés ou peptones pour des cas spéciaux, a consisté à oser réaliser la production d'une classe de nutriments qui ne se trouvent point tout faits et en abondance, comme le sucre. La production en effet des peptones n'a pu être opérée que par l'intervention d'agents physiologiques élevés, la pepsine, la pancréatine. C'est de la nécessité de ces agents physiologiques que découle l'importance plus grande encore de l'administration des peptones toutes faites, quand l'économie malade ne les fait plus, puisque l'économie, sans cette administration, en serait totalement privée.

L'administration des nutriments azotés (peptones), proposée par le précédent médecin en 1852-1854, a été préconisée par le professeur Ballard (de Londres) et le professeur Meissner[1], avec une grande conviction.

C. Nutriments gras. La préparation que la digestion fait subir aux aliments gras consiste en un émulsionnement. Nous verrons plus loin comment Jeannel a réalisé l'administration des nutriments de cet ordre.

On conçoit combien l'administration des nutriments féculents, gras ou azotés mélangés (car une seule espèce de nutriment ne saurait pas plus nourrir qu'une seule espèce d'aliment), pourra rendre des services en dehors des dyspepsies simples : 1° dans les dyspepsies très-rebelles, surtout si on les administre par le rectum; 2° dans tous les cas où l'introduction par la bouche des aliments en quantité suffisante est impossible; nous n'avons qu'à citer le cas des aliénés, des rétrécissements de l'œsophage, des cancers, etc.

---

[1] *Zeitschrift für rationelle Medic. dr.* R. t. VII, 1859, et *Verb. der natur. Gessel. in Friburg*, july 1859, p. 15 et 16.

IV. — AGENTS DIGESTIFS OU NUTRIMENTIFS

L'idée d'administrer les produits de la digestion *tout faits*, dans le cas d'impuissance ou d'affaiblissement des organes digestifs, étant plus avancée que celle qui consiste à faire effectuer la digestion des malades *dans l'estomac et l'intestin même à l'aide des ferments naturels pris aux animaux*, — il est tout naturel que ce dernier ordre de faits thérapeutiques ait été le premier qui se soit développé.

Rappelons toujours que les recherches de physiologie expérimentale ont démontré que pour être rendues absorbables et assimilables, c'est-à-dire nutrimentaires, les substances alimentaires devaient subir des changements par le contact de certains ferments (agents digestifs principaux) associés à des acides ou des alcalis (agents digestifs auxiliaires), de sorte que chacun des groupes d'aliments a ses agents modificateurs particuliers, ainsi :

Les substances *protéiques* ont pour ferment ou pour agent modificateur — la pepsine, plus un acide dilué, — et la pancréatine, qui agit même à l'état neutre.

Les substances ternaires *féculentes* ont pour modificateur la diastase salivaire ; l'action commence dans la bouche, se continue dans l'estomac par le contact de la salive qui y est versée, et se continue dans l'intestin au contact du suc pancréatique et des sucs intestinaux.

Les substances ternaires : dextrine, *sucres*, sont directement solubles et absorbables, mais non pas toutes également assimilables.

Les substances ternaires, *graisses*, sont émulsionnées dans l'intestin par les sucs pancréatique, biliaire et intestinal, et par les alcalis qui les accompagnent ; mais, tandis que ces sucs peuvent se suppléer les uns aux autres dans cette action, rien ne peut remplacer la pepsine et la pancréatine dans leur action sur les substances azotées.

Les substances *salines solubles*, telles que les chlorures de sodium et de potassium, sont directement absorbables, et assimilables.

Les substances *salines insolubles* peuvent devenir solubles dans les acides de l'estomac ou dans les chlorures alcalins, et servent à l'assimilation sans transformation nouvelle,

§ II. — AGENTS PRINCIPAUX

PEPSINE

La pepsine a été introduite dans la thérapeutique par le Dr Lucien Corvisart.

L'importance de la pepsine, chaque année plus grande, quoique connu

depuis quatorze ans, nous engage à donner l'historique rapide : 1°
de son extraction ; 2° de son emploi ; 3° de sa préparation pharmaceutique ; après quoi nous donnerons les principales formules usitées.

1° Historique de l'extraction de la pepsine.

Cette substance, qui est le principe actif du suc gastrique, se trouve
contenue dans les glandules dites peptiques de l'estomac des animaux
vertébrés.

Mais l'isolement et la préparation propre à conserver à cet agent ses
propriétés physiologiques sont fort délicats.

A. Certains pharmaciens, dans ces derniers temps, n'ont trouvé rien
de plus profitable et économique que de prendre tout simplement la
membrane muqueuse des animaux (porcs, etc.), de la faire dessécher et
de la débiter sous le nom de pepsine.

Rien n'est plus simple, mais aussi rien n'est plus fâcheux sous tous les
rapports.

Le nom du produit d'abord est trompeur, car la pepsine ici est *aussi
impure que possible*. Aucun des détritus de la membrane gastrique
morte, dès lors aucun des ferments putrides qu'ils contiennent, n'a été
éloigné.

Aussi, si l'on met cette poudre, telle qu'elle est, dans de l'eau maintenue à + 40° th. c. pendant vingt-quatre heures, elle entre en décomposition et exhale une odeur d'une fétidité insupportable.

En Angleterre, on a désigné cela sous le nom de *pepsine de porc*,
en Allemagne sous celui de *pepsine de Lamatch*. Ces produits sont
facilement reconnaissables au microscope. On n'y trouve que des débris
organiques et épithéliaux.

B. D'autres, au moins, ont éliminé les parties putréfiables de la membrane gastrique qui sont solides. Heidenhain donne la macération
d'estomac de *grenouilles !* mais la partie liquide seule est desséchée.

Pour dissimuler, autant qu'on peut, ces matières putrides, d'autres, à
l'exemple du Dr Aschenbrenner, ont ajouté à ces préparations, avant de
les faire dessécher, 2 à 5 pour 100 de sel marin.

La préparation qu'on trouve à Berlin sous le nom de *pepsine de Simon*
contient aussi du sel marin ; cette dernière préparation est d'ailleurs
facilement reconnaissable : car exposée à l'air elle devient visqueuse,
gluante et attire extrêmement l'humidité, inconvénient nouveau qui
fait varier le poids de cette pepsine suivant la fermeture des vases et
les changements de l'atmosphère.

Ces préparations rappellent simplement la présure liquide ou solide
dans laquelle au bout de quelques jours se perd la propriété digestive.

Celle de Aschenbrenner a été dénommée *chymosum muriaticum dilutum*.

Aucune des préparations précédemment indiquées ne peut prendre le nom de pepsine.

Elles *doivent être soigneusement proscrites :* ce sont des préparations infidèles.

Occupons-nous de la pepsine isolée de toutes ces matières étrangères, c'est-à-dire aussi pure que possible.

Le premier qui ait pressenti, dénommé, extrait la pepsine à l'état de pureté du suc gastrique est Schwan (1834) ; il se servit à cet effet du sublimé qui précipite la pepsine. Il redissolvait dans un peu d'acide chlorhydrique, puis faisait passer un courant d'acide sulfhydrique qui fixait le mercure et libérait la pepsine à l'état de dissolution. Wassman employa l'acétate de plomb. Ces faits étaient peu connus en France quand la même substance fut retirée par Deschamps de la présure par l'ammoniaque ; par Payen du suc gastrique par l'alcool. On doit d'autres procédés d'extraction à George Wood et Franklin Bache, auteur du dispensaire des États-Unis, Brucke (?), etc., etc.

Après avoir été convenablement *extraite*, la pepsine, fraîchement préparée et dissoute dans une eau acidulée, est précipitable de ses dissolutions par le protosulfate de fer, l'acétate de plomb, le sulfate de cuivre, le bichlorure de mercure, l'acide tannique, l'alcool, etc. Elle se combine avec certains acides, et c'est en cet état qu'elle existe dans le suc gastrique ; mais nous ne croyons pas qu'elle puisse former avec eux des sels définis ; aussi a-t-on eu tort, à notre avis, de donner à quelques-unes de ces prétendues combinaisons les noms d'*acétate* et d'*hydrochlorate* de pepsine

Sans trace d'acide et neutre au tournesol, elle est peu ou point du tout soluble dans l'eau.

L'expérience a fixé le rôle de la pepsine en physiologie, et démontré que c'est à elle que le suc gastrique doit ses fonctions digestives, car la pepsine, comme le suc gastrique acide, reproduit toutes les opérations de la digestion.

2° *Historique de l'emploi de la pepsine.*

Il fallait un médicament acceptable pour le goût, dont l'énergie digestive, variable de sa nature, fût ramenée par l'art *à un type uniforme*, invariable, constant, et enfin que la détermination par la clinique *de la dose à laquelle il convient de l'administrer* eût été faite.

C'est en 1851 que les premiers essais cliniques heureux furent observés par Corvisart, et c'est vers la fin de 1852 que ce médecin communiqua à l'Académie des sciences ses idées sur cette question.

Prétendre faire digérer l'homme par l'agent digestif des animaux, admettre que cet agent, une fois extrait, avait conservé toutes les propriétés qu'il possède dans le suc gastrique encore renfermé dans l'estomac, certains esprits s'y refusèrent ; mais des médecins mieux préparés par la science moderne virent là, au contraire, un progrès radical dans une branche entière de la thérapeutique.

C'est en 1854 que L. Corvisart[1] fixa la forme, le mode d'emploi, les doses et les circonstances qui réclament l'emploi de ce nouveau médicament physiologique. Les observations particulières et détaillées d'un grand nombre de médecins déposèrent de la certitude des résultats annoncés ; trente-deux observations furent rapportées, et dans le tiers des cas on avait fait au milieu du succès la contre-épreuve recommandée par l'auteur comme criterium : *aussitôt* qu'à l'un des repas on supprimait la pepsine, *aussitôt* reparaissait l'indigestion.

En 1854, Rilliet (de Genève)[2] constata à son tour les bons effets de la pepsine, et il concluait qu'elle « pouvait et *devait* être essayée dans tous les cas où l'estomac fonctionne mal. »

En 1855, L. Fleury[3] rapportait plusieurs cas heureux de l'emploi de la pepsine. Desmartis (de Bordeaux) recommandait son usage dans la chlorose et dans la diarrhée cho[l]ériforme des enfants. Dechambre[4] publia des cas de guérisons heureuses qu'il avait obtenues à l'aide de la pepsine, et Debout[5] la conseillait aussi, d'après ce qu'il avait vu, pour combattre la diarrhée des enfants en bas âge.

En 1856, L. Corvisart reçut une récompense de l'Institut. Bientôt Carlo Tosi et Strambio constatèrent les excellents effets de la pepsine et la conseillaient dans tous les cas où la digestion était troublée dans sa fonction.

En 1857, Ed. Ballard, médecin de l'hôpital Saint-Georges, après avoir employé la pepsine de Boudault, disait[6] : « qu'il croyait de son devoir de porter les résultats qu'il avait obtenus à la connaissance de la profession, en Angleterre, car ils promettaient à l'avenir de diminuer largement la mortalité dans un grand nombre de maladies. »

A la même époque, un autre médecin anglais, Nelson, constata les bons effets de la pepsine liquide (*liquor pepticus*)[7] ; enfin T. K. Cham-

---

[1] *Sur la dyspepsie et la consomption, et sur l'usage de la pepsine.*

[2] *Revue de thérapeutique, de médecine et de chirurgie* de M. Martin Lauzer : *Remarques sur l'apepsie et la dyspepsie.*

[3] *Clinique hydrothérapique.*

[4] *Gazette hebd.*, t. II, p. 546.

[5] *Bullet. de therap,*, t. XLIX, p. 513.

[6] *On artificial digestion.*

[7] *The Lancet*, 1857.

bers[1], D' Tood, D' Protheroe Smidt, James Roos (d'Edimbourg) Williams Moore (de Dublin) confirmaient les faits avancés.

En 1858, L. Gros obtint d'excellents effets de l'usage de la pepsine dans le traitement des vomissements même opiniâtres de la grossesse[2].

E. Barthez, chez des enfants atteints de lienterie (apepsie), dont les aliments, passant à travers l'estomac et l'intestin, se présentaient indigérés dans les selles, avait donné de la pepsine. Dès le lendemain on ne pouvait plus retrouver ces aliments ; ainsi leur digestion avait été complète, et bientôt ces malades avaient guéri d'une affection longue et rebelle.

Fricaud (de Nemours) chez une malade qui avait, trois heures après le repas, des vomissements où les aliments étaient indigérés et reconnaissables, avait donné la pepsine, puis fait vomir trois heures après; les aliments furent vomis, mais ils étaient digérés.

En 1862, Nonat[3], Bayard[4] et Fonssagrives[5] faisaient le plus grand éloge de la pepsine, et ce dernier confrère disait, nous le croyons, avec juste raison, « qu'il n'est pas aujourd'hui de médecin qui ne lui ait dû des succès. »

Aujourd'hui la pepsine, reconnue dans l'enseignement des hôpitaux pour avoir une haute valeur, devient dans la pratique l'un des médicaments les plus usuels dans les dyspepsies.

Elle est indiquée dans les cas où, l'estomac étant altéré dans sa sécrétion, les digestions sont laborieuses, imparfaites ou impossibles, c'est-à-dire dans la dyspepsie, la gastralgie, dans les convalescences ou les maladies débilitantes, fièvre typhoïde, etc., lorsqu'on n'ose pas alimenter les malades, ou lorsque les aliments provoquent les vomissements, la diarrhée, etc., comme dans toute maladie longue où l'alimentation n'étant pas à l'état normal amène l'amaigrissement, la débilité, la consommation de la substance même du corps par une sorte d'autophagie épuisante.

Nous ajouterons que la rapidité d'action de la pepsine, dans les cas appropriés, est si grande, qu'elle fournit un excellent moyen de diagnostic. Employée dans une de ces sortes d'affections au hasard, — en trois ou quatre jours, si elle réussit, du même coup elle commence à guérir, et montre que le suc gastrique faisait défaut; si elle échoue, ce court espace de temps, chose précieuse, a été suffisant; le médecin

---

[1] *British med. journ.*, 14-28 février, 14 mars 1857.
[2] *Union médicale*, 1856.
[3] *Traité des dyspepsies.*
[4] *Traité pratique des maladies de l'estomac.*
[5] *Hygiène alimentaire des malades, des convalescents.* Paris, 1861. p. 266.

doit chercher ailleurs que dans la sécrétion gastrique la cause et la cure de la dyspepsie, avantage considérable qui, dès le début, épargne bien des tâtonnements, et avait vivement frappé Rilliet (de Genève) dans sa pratique.

Nous éprouvons pour la pepsine la reconnaissance du malade et du médecin. Après avoir souffert pendant plusieurs années d'une gastralgie très-douloureuse, c'est à la pepsine que nous devons le rétablissement *durable* de notre santé et de nos fonctions digestives.

5° *Préparation pharmaceutique.*

C'est la pepsine extraite à l'état pur, qui seule est susceptible d'être employée thérapeutiquement.

La pepsine pure, aussitôt qu'elle a été extraite et desséchée (à + 40° th. c.), se présente sous la forme de lames ou écailles de couleur citrine, et d'un aspect qui a beaucoup d'analogie avec le blanc d'œuf sec; lentement desséchée, elle a une saveur légèrement styptique et presque toujours une légère odeur de fromage quand on la frotte. C'est une matière extrêmement délicate, car une température un peu supérieure à + 45° th. c. détruit toute sa propriété digestive, quoiqu'elle ne la modifie pas chimiquement.

Mais l'on ne peut employer la pepsine telle qu'elle est ainsi, à l'état d'extrait, pour des raisons multiples.

A. En premier lieu, on a remarqué que la pepsine, — ferment plutôt que simple corps chimique, — varie extrêmement d'énergie, suivant chaque espèce animale, et chez un même animal suivant qu'il est à jeun ou qu'il a mangé, suivant qu'il est jeune ou vieux, suivant les saisons, etc., à tel point que deux préparations de pepsine ne se ressemblent point.

Ainsi il faudra tantôt 20 centigrammes de pepsine pour avoir l'effet digestif donné, l'effet type, tantôt 70 centigrammes.

Or, comme il importe au médecin d'avoir toujours à administrer *une force digestive égale* sous un poids constant, on a été conduit à ajouter à cette pepsine variable un poids variable également d'une substance inerte, afin que sous un poids constant (*un gramme*) la force digestive fournie par la pepsine fût toujours égale.

B. La pepsine ne pouvait être employée en extrait, car desséchée seule, elle ne peut conserver son état. Elle est hygrométrique au plus haut degré, et aussitôt à l'air elle en absorbe l'humidité, devient visqueuse et collante (telle est la pepsine connue à Berlin sous le nom de *pepsine de Simon*, qui de poudre ténue qu'elle peut être dans les flacons, devient matière visqueuse aussitôt qu'on la laisse quelques minutes à l'air) ; après être devenue humide la pepsine peut se liquéfier et par conséquent rentrer dans la catégorie des substances azotées qui, dès qu'elles se trouvent en présence de l'eau et d'une température peu élevée, entrent fatalement en décomposition putride ; or, en cet état, la pepsine a perdu toute propriété digestive. La pepsine varie par cette augmentation de poids due à l'eau, et la force du médicament diminuerait avec cet accroissement.

Comment détruire cette hygrométricité ? C'est la même poudre inerte précédemment indiquée qui encore a résolu le problème ; car une fois intimement incorporée à la pepsine qui la pénètre, celle-ci *cesse absolument* d'attirer l'humidité de l'air, conserve son grenu et sa forme pulvérulente. Cette substance inerte, qui a l'avantage de laisser à la seule pepsine toute action thérapeutique, ce qui est très-précieux pour l'observation, est l'*amidon*. La plupart des autres poudres végétales par le tannin qu'elles contiennent ou peut-être par quelque force catalytique dépendante de leur porosité, loin de conserver la pepsine, la détruiraient.

La pepsine en extrait ne pouvant être employée à cause des inconvénients précédemment cités (hygrométricité, putrescibilité, variation de force), la pepsine, même pure, mais à l'état de simple dissolution aqueuse, ne pourrait non plus être présentée sous cette dernière forme, puisque la putrescibilité y arriverait à son apogée.

L'amidon donne à la pepsine la forme pharmaceutique qui paraît le mieux lui convenir.

Corvisart a pesé toutes les conditions que doit présenter la pepsine pour la pratique ; en effet :

1° La dissémination du ferment au milieu des aliments est la loi du suc gastrique et de son action ; or, la poudre de pepsine, en portant cette dissémination par les innombrables grains de la pepsine amylacée, imite l'état naturel ; on conçoit comment les granules, les pilules de pepsine vont, au contraire, contre cet effet, et peuvent d'ailleurs échapper à l'estomac comme toutes les pilules, et passer telles quelles dans l'intestin, sans avoir agi.

2° La sécrétion gastrique ne passe point par la bouche et se fait dans l'estomac ; or, la pepsine en poudre, prise enveloppée dans du pain azyme, arrive directement dans l'estomac pour agir et remplit le but physiologique, tandis que les dragées, les bonbons, les pastilles de pepsine se fondant dans la bouche, sont peu rationnels.

3° Le suc gastrique se sécrète goutte à goutte, successivement et lentement, non point en masse. Or, chaque grain d'amidon de la poudre de pepsine laissant échapper par dissolution le ferment qu'il contient, chacun à son tour et peu à peu, imite cette lenteur et cette succession de la sécrétion, ce que ne fait pas la pepsine administrée en solution ; la forme de liqueur s'éloigne par conséquent de cette dernière indication physiologique. Lorsque la pepsine est administrée à des malades dont l'estomac est irritable, les *sirops* et les *vins* de pepsine sont *parfois* mal supportés.

Ainsi, présenter l'agent digestif — seul, — pur, — toujours avec un même degré de force digestive — désormais inaltérable ; — imiter l'arrivée du suc gastrique dans l'estomac avant tout, — son apparition goutte à goutte, — sa dissémination lente et successive au milieu du bol alimentaire, — c'est ce qu'a réalisé la pepsine française amylacée, ou de *Boudault*.

4° *Extraction, titrage.*

On prend un certain nombre de caillettes de veau ou de mouton au moment même où ces animaux sont abattus ; on les vide et on les lave rapidement par un filet d'eau ; on racle la membrane muqueuse qui contient les glandules peptiques ; on la fait macérer douze heures dans l'eau à + 10, à + 15° th. c. ; on précipite par l'acétate de plomb ; après repos on jette le liquide surnageant ; on fait passer dans la masse demi-solide un courant d'hydrogène sulfuré en excès ; le sulfure de plomb se précipite et la pepsine seule se trouve libérée et dissoute à la faveur de l'acide acétique subsistant ; on filtre et on fait évaporer à la température précise et constante de + 40° th. c., jusqu'à dessiccation.

Alors on procède à l'essai et au dosage de la pepsine, qui sont deux points décisifs (voir plus loin le mode d'essai).

Il s'agit de déterminer la quantité de force digestive renfermée dans la masse pour un poids donné. Pour cela on prend au sein de cette masse trois fragments ; l'un de 25 centigr., le second de 50 centigr., l'autre de 75 centigr., chacun est mis séparément dans une fiole ; on ajoute à chacun : 1° eau, 25 grammes, 2° acide (lactique ou autre), Q. S. pour représenter ce qui serait nécessaire pour saturer 17 centigrammes de potasse calcinée pure[1], ce qui équivaut à l'acidité du suc gastrique ; 3° fibrine de sang de veau lavée blanche et très-fortement exprimée dans un linge ; on porte les trois essais comparatifs à l'étuve exactement maintenue pendant douze heures précises à + 45° th. c.

Celui où les 6 grammes de fibrine ont été dissous et transformés en

---

[1] On conçoit en conséquence qu'il faille de chacun de ces fragments *deux échantillons* : A, l'un destiné à reconnaître par la potasse quelle quantité d'acide il contient déjà et quelle quantité il faudra lui en ajouter pour que chacune des liqueurs (25 gr. d'eau) soit à un titre acide équivalent à la saturation de 0 gram. 17 de potasse ; B, l'autre qui réalise cette condition uniforme (laquelle représente l'acidité même du suc gastrique) et serve à titrer la réelle force de la pepsine essayée, et ramener celle-ci à la force normale pour un poids invariable.

peptone pure (albuminose) non précipitable par l'acide nitrique, est la dose normale et thérapeutique de pepsine.

Comme le poids de pepsine nécessaire pour obtenir cette force régulière fixe varie sans cesse, est tantôt de 25, tantôt de 50, tantôt de 75 centigrammes, — quel qu'il soit à chaque opération, — on lui ajoute Q. S. d'amidon sec pour faire un gramme; l'amidon seul variant, chaque gramme contient ainsi désormais *une force digestive uniforme et constante.*

Aucun caractère physique, aucun caractère chimique ne peut faire distinguer la pepsine active de celle dont le pouvoir digestif est absent ni même faire distinguer la pepsine d'autres substances azotées plus ou moins voisines, mais inertes.

La seule chose importante étant la propriété digestive, l'essai digestif préalable peut seul décider. Pour le pharmacien toute pepsine présentée n'est pas de la pepsine, quels que soient son aspect, ses réactions chimiques, etc., si elle n'a pas le pouvoir digestif.

Le caractère digestif consiste en ce que la pepsine acide transforme en douze heures la fibrine après l'avoir dissoute. Le produit de la transformation est la peptone qui ne précipite de ses solutions ni par la chaleur, ni par les alcalis, *ni par les acides.*

Parfois les acides dilués (chlorhydrique, etc.) peuvent dissoudre de la fibrine ; ils la gonflent d'abord énormément, ce qui est caractéristique; en outre, après les douze heures d'action, il n'y a pas eu production de peptone ; car la liqueur précipite fortement par l'acide nitrique. Ce caractère est encore distinctif.

Voici un tableau qui résume les conditions, la marche et le résultat de l'essai suivant le cas.

La dose entière de pepsine ou de toute autre substance à examiner étant donnée, on en prend deux échantillons.

Avec l'un on détermine exactement le titre acide.

L'autre est mis dans 25 grammes d'eau à la température ordinaire, et on ajoute dans la liqueur autant qu'il faut (d'après l'examen du premier échantillon) d'acide pour que le titre soit égal à la quantité qui serait nécessaire pour saturer $0^{gr},17$ de potasse (acidité égale à celle de 25 gr. de suc gastrique). Ceci fait, pour dissoudre toute la pepsine, on agite vivement le bocal pendant dix minutes.

Si l'on a une grande habitude de l'examen, il est inutile de filtrer. Si l'on est dans les conditions contraires et qu'on veuille voir les phénomènes, on filtre; mais lorsque l'écoulement a cessé, on est obligé, pour déplacer la pepsine que l'amidon a retenue en partie, de laver successivement avec 5, parfois 10 grammes d'eau ordinaire ; l'on s'arrête quand la liqueur filtrée égale 25 centimètres cubes ou 25 grammes. Si la préparation est liquide, on en prend 25 grammes qu'on acidifie suivant la règle précédente.

A ce moment on met dans la liqueur 6 grammes de fibrine de veau, fraîche, lavée, blanche, très-fortement exprimée pour éliminer toute l'eau d'interposition.

Le bocal bien bouché est porté dans une étuve constamment chauffée à + 40 ou 45° th. c, agité toutes les deux heures et maintenu 12 heures à l'étuve.

Voici, comme spécimen, l'action comparative 1° de 25 grammes d'eau seulement acidulée, mais sans pepsine ; 2° de 25 grammes d'eau également acidulée, mais contenant la dose normale de pepsine bonne et normalement active.

Action de 25 grammes d'eau acidulée au millième réel (ou en quantité à peu près égale que dans le suc gastrique).

1° Gonflement immédiat et énorme de la fibrine. A la troisième heure, absorption entière ou presque entière de l'eau. On peut renverser le bocal sans répandre la fibrine.

2° A la douzième heure, la fibrine est encore reconnaissable, gonflée, toujours transparente ; pas de résidu pulvérulent au fond du vase.

3° Pris au même moment le liquide, s'il en reste, filtre très-lentement.

4° *La totalité* du liquide étant filtré, on verse sur elle, dans un tube, de l'acide nitrique goutte à goutte. La première goutte produit *un précipité* abondant *presque en masse*.

CONCLUSION : Pas de digestion, pas de pepsine, ou pepsine falsifiée.

Action de 25 grammes d'eau également acidulée contenant 1 gramme de pepsine ou de toute autre préparation de bonne pepsine.

1° Gonflement faible ou nul de la fibrine, pas d'absorption de l'eau. A la troisième heure, la dissolution de la fibrine commence ; le contenu du bocal est diffluent ; il s'écoule lorsqu'on renverse le vase.

2° A la douzième heure, et déjà bien avant, la fibrine a disparu par dissolution ; il reste un résidu pulvérulent [1] au fond du vase (parapeptone, digestible dans l'intestin).

3° Pris au même moment, (12° heure) le liquide filtre tout entier très-rapidement.

4° Quatre gouttes d'acide nitrique versées dans la totalité du liquide filtré : *pas de précipité*.

CONCLUSION : dissolution et *transformation en peptone* de la fibrine. Bonne digestion. Bonne pepsine.

Avec la pepsine seulement *bonne*, on peut avoir un *faible louche*,

---

[1] Ce résidu, qui est faible, est beaucoup plus fort quand on essaie la pepsine amylacée, dont la solution n'a pas été filtrée avant l'essai. C'est alors l'amidon qui augmente ce résidu au fond du vase où la digestion a été faite.

tenant à la présence d'un produit de digestion non complétement transformé, et encore à l'état de dyspeptone (Meissner).

La limpidité de la liqueur avec 4 gouttes d'acide nitrique : *Excellente pepsine.*
La présence seule d'un faible louche. . . . . Pepsine bonne.
L'intensité du louche. . . . . Pepsine défectueuse.
Le précipité fort. . . . . Absence de pepsine.

5° *Formules.*

Voici, parmi les différentes formes sous lesquelles la pepsine est employée, les plus usuelles.

Extrayez, divisez, essayez physiologiquement comme précédemment ; neutralisez par une trace de carbonate de soude ; séchez à +40° th. c.; prenez 100 doses physiologiques ; ajoutez : amidon, Q. S. pour faire 100 grammes. Mêlez, pulvérisez, divisez en 100 paquets.

Chaque gramme constitue la dose pour un repas. En cas d'insuffisance, on double ou on triple.

Extrayez, divisez, essayez, séchez. Prenez 100 doses physiologiques, comme précédemment ; ajoutez acide : 100 fois Q.S. pour saturer $0^{gr},07$ de potasse. Puis ajoutez : amidon Q. S. pour faire 100 grammes. Mêlez, pulvérisez, divisez en 100 paquets.

Chaque gramme ou paquet constitue la dose pour un repas. En cas d'insuffisance, on double.

Nota. Cette pepsine, dite acide, mais dont l'acidité n'est égale qu'à 0,07 de K à O, est suffisamment acidifiée dans l'immense majorité des cas pathologiques ; car il est rare qu'il n'y ait pas dans l'estomac de sécrétion acide. Si l'on veut avoir l'acidité tout entière du suc gastrique, on ajoute à chaque gramme $0^{gr},10$ d'acide lactique ou autre. C'est bien rarement utile.

La poudre de pepsine se prend à la dose de 1 gramme dans le commencement du repas ; on l'enveloppe dans du pain à chanter. Dans le cas d'insuffisance, on donne une seconde dose vers la fin du repas ou une heure après.

Pour certains cas spéciaux, on ajoute à la poudre amylacée acide 1 centigramme par dose de chlorhydrate de morphine ou de codéine ; elle est employée lorsqu'il y a douleurs vives de l'estomac, que la pepsine seule ne parvient pas à vaincre ; ou bien elle est additionnée de 5 milligrammes de strychnine ; on l'emploie, lorsqu'au vice de sécrétion se joint ou une atonie musculaire de l'estomac.

Pr. : Élixir de Garus. . . . .   30 gram.
Sirop de cerises aigres.   40
Eau distillée.   80
Pepsine amylacée.   10

Délayez la pepsine dans l'eau, filtrez et mêlez au sirop et à l'élixir.

On en prend la valeur d'une, de deux ou de trois cuillerées, c'est-à-dire *un verre à madère* en deux fois dans le courant du repas.

Élixir de pepsine (L. CORVISART, 1856)

Pr. : Élixir de Garus. . . . .   150 gram.
Pepsine amylacée.   10

Broyez dans un mortier en porcelaine avec l'élixir ; laissez en contact une demi-heure en vase couvert, et filtrez à travers le papier préalablement lavé.

Élixir de pepsine composé (L. CORVISART, 1856)

Pr. : Élixir de Garus. . . . .   150 gram.
Sirop de cerises aigres.   300
Pepsine amylacée.   30

Mêlez comme ci-dessus.

Toutes ces préparations sont agréables au goût, celui de la pepsine est entièrement masqué ; elles s'administrent dans un verre à liqueur durant le repas, ou par cuillerées à bouche, une immédiatement avant ou pendant le repas, quelquefois une autre après.

Élixir de pepsine (MIALHE, 1858)

Pr. : Pepsine amylacée. . . . .   6 gram.
Eau distillée.   24
Vin blanc de Lunel.   54
Sucre blanc.   50
Esprit-de-vin à 53 degrés.   12

On met ces matières en contact jusqu'à parfaite dissolution du sucre, et on filtre. Cet élixir est d'un goût très-agréable ; les femmes et les enfants le prennent sans aucune répugnance et même avec plaisir ; on l'administre à la même dose que les précédents.

Pr. : Vin de Malaga. . . . .   450 gram.
Pepsine amylacée.   30

Mêlez, laissez un jour en contact en agitant de temps en temps. Filtrez. — Dose : un verre à madère en deux fois dans le courant du repas.

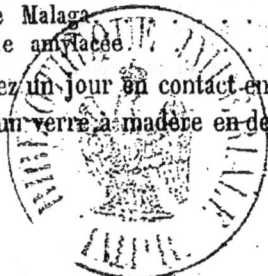

Vin de pepsine (DUFILHO)

Pr. · Pepsine amylacée. . . . .   10 gram.
Vin de Lunel.   200

Faites macérer et filtrez : 20 grammes représentent 1 gramme de pepsine.

Sirop de pepsine (L. CORVISART, 1856)

Pr.: Sirop de cerises aigres. . . . .   150 gram.
Pepsine amylacée.   10

Chauffez le sirop à 20° ou 25°; mêlez dans un mortier; laissez en contact une demi-heure et filtrez à travers un papier préalablement lavé.

Ces formules peuvent être employées chez les dyspeptiques qui supportent bien les sirops, les vins et les liqueurs. Elles doivent être proscrites dans les cas contraires, pour lesquels M. Corvisart a exclusivement recours à la pepsine amylacée, prise enveloppée dans le pain à chanter.

Pastilles de pepsine (BERTHÉ)

Ajoutez à une pâte ferme de gomme adragante et de sucre pulvérisé 25 centigrammes de pepsine amylacée; faites une pastille et séchez à + 40°. — Dose, 4 pastilles.

Pilules de pepsine neutre ou acide (BOUDAULT-HOTTOT)

Pr.: Pepsine amylacée neutre ou acide. . . . .   10 gram.
Gomme adragante. . . . .   Q. S.

Mêlez : divisez en 60 pilules.

A prendre 3 au commencement, 3 à la fin du repas, quelquefois 3 au milieu, dans les cas spéciaux où la forme pilulaire est préférée par le médecin.

Pilules de pepsine (HOGG)

Pr.: Pepsine amylacée. . . . .   10 gram.
Sous=nitrate de bismuth.   5
Acide lactique.   2,50

Mêlez et divisez en 100 pilules à l'aide d'un excipient inerte.

Ces pilules sont enrobées de sucre et recouvertes d'une légère couche de baume de tolu, à l'aide du procédé que nous avons indiqué en parlant des pilules à l'iodure de fer. (Voyez page 41.)

À prendre de 4 à 12, une heure après le repas.

Pilules à l'iodure de fer et la pepsine (HOGG)

Pr.: Pepsine amylacée. . . . .   10 gram.
Iodure de fer cristallisé   5
Sirop simple. . . . .   Q. S.

Mêlez et divisez en 100 pilules, que l'on roule dans :

Fer réduit ou porphyrisé. . . . . 10 gram.

On enrobe ces pilules de sucre et on les recouvre d'une couche de baume de tolu.

A prendre comme les précédentes.

Pilules de pepsine et de fer réduit (Hogg)

Pr.: Pepsine amylacée. . . . . 10 gram.
  Poudre de gentiane. 5
  Sirop simple. . . . . Q. S.

Mêlez et divisez en 100 pilules et roulez dans :

Fer porphyrisé. . . . . 25 gram.

On enrobe avec une couche de sucre et d'amidon, ou on recouvre d'une pellicule de baume de tolu.

On les administre comme les précédentes.

Nous avons déjà dit et nous insistons sur l'importance qu'il y a à n'employer que de la pepsine ; il est évident que le fer et l'iodure de fer absorbent une portion des acides de l'estomac sans lesquels la pepsine ne transforme pas les albuminoïdes en peptone ou albuminose ; d'ailleurs, on peut, sans aucune espèce d'inconvénient, faire prendre tous les médicaments trois heures après l'ingestion de la pepsine.

Capsules de copahu et de pepsine (Ricord, Favrot)

Pr.: Baume de copahu. . . . . 270 gram.
  Pepsine neutre. 60
  Sous-azotate de bismuth. 12
  Magnésie calcinée. 18

Pour 600 capsules recouvertes de gélatine. 15 à 18 par jour.

On peut se demander au premier abord dans quel but on a associé la pepsine au copahu, si c'est afin de le mieux faire absorber. On sait, d'après ce que nous avons dit, que les graisses et les résines sont rendues absorbables par les alcalis et par les sucs biliaire et pancréatique, et nullement par la pepsine ; d'un autre côté, celle-ci n'agit qu'en présence des acides, et elle est ici associée à une terre alcaline qui ne peut que nuire à son action. Toutefois cette formule de Ricord et Favrot nous paraît imitée de celle du docteur Sigmünd, qui a vu que le sublimé corrosif, le copahu et le cubèbe étaient mieux supportés lorsqu'on leur associait la pepsine [1].

Le professeur Boyer (de Montpellier) se basant sur la propriété que possède le suc gastrique d'attaquer les os, l'a proposée pour dissoudre

---

[1] Cantatt's *Jahresbericht*. 1859, *Thierheilkunde*, VI. p. 17.

les séquestres [1] ; mais, selon nous, c'est compromettre la réputation des meilleurs médicaments que de les détourner de la sorte de leurs indications.

Les formes sous lesquelles on a proposé d'administrer la pepsine sont nombreuses. Nous pensons avec Corvisart que la poudre de pepsine amylacée, les sirops, les élixirs et le vin de pepsine remplissent largement toutes les exigences. Ces formes *très-miscibles* aux aliments sont préférables.

Enfin, à part l'adjonction de la codéine, du sous-nitrate de bismuth et de la strychnine, du lactate de fer ou du fer réduit (à faible dose) qui sont sans action nuisible sur la pepsine, on a proposé des formules qui réunissent celle-ci à un grand nombre de médicaments ; il faut les repousser.

Ainsi, à notre avis, l'association de la pepsine avec les alcalis ou les lactates alcalins est antiphysiologique : les alcalis peuvent très-certainement produire de bons effets dans certaines dyspepsies, mais ils ont un mode d'action particulier et bien différent de celui de la pepsine ; nous pensons même que les sels alcalins et le ferment gastrique peuvent se nuire mutuellement lorsqu'ils sont en présence dans l'estomac, précisément quand l'économie ne renouvelle pas suffisamment le suc gastrique ; car il ne faut pas oublier que l'acidité du suc gastrique est nécessaire. Donc il faut employer séparément la pepsine et les lactates alcalins.

Tous les médicaments sont incompatibles avec le bon emploi de la pepsine, si on les administre en même temps qu'elles. — Tous les médicaments dont l'indication existe sont compatibles avec la pepsine, pourvu qu'on les administre 3 heures après elle.

DIASTASE SALIVAIRE. — DIASTASE VÉGÉTALE. — MALT

Berzelius a désigné sous le nom de *ptyaline* le ferment de la salive que Mialhe a isolé et nommé *diastase salivaire* ou *animale;* il a reconnu sa parfaite identité de propriétés chimiques et physiologiques avec la diastase végétale extraite par Payen et Persoz des céréales en germination, et plus particulièrement de l'orge : ces deux substances jouissent de la propriété de transformer, au contact de l'eau et à une température convenable, l'amidon en dextrine d'abord, en glycose ensuite ; une partie de diastase peut ainsi saccharifier 2,000 parties d'amidon.

La diastase est blanche, amorphe, soluble dans l'eau, insoluble dans l'alcool, non précipitable par le sous-azotate de plomb ; c'est elle qui, dans la fabrication de la bière, transforme l'amidon en glycose.

La diastase existe dans un grand nombre de bourgeons, notamment

[1] *Bull. général de thérapeut.*, 1846.

dans ceux de l'ailanthe glanduleux, *Ailanthus glandulosus*, improprement appelé *vernis du Japon*, dans les pousses de pommes de terre; mais on l'extrait en traitant l'orge germée par de l'eau à 25° ou 30°; la diastase est dissoute ainsi qu'une matière azotée; on porte la liqueur à 75° pour coaguler la matière albumineuse; on précipite par l'alcool, on redissout le précipité dans l'eau et on précipite de nouveau par l'alcool.

Le docteur Roux a proposé d'administrer la diastase dans les cas où la pepsine échouait : ce qui était dû, disait-il, à l'ingestibilité des fécules; il serait tout aussi simple dès lors de supprimer celles-ci dans l'alimentation et de les remplacer par des analogues solubles, telles que les sucres, la dextrine, etc.; d'ailleurs un grand nombre d'agents, tels que la torréfaction, les acides, les matières animales transforment l'amidon en glycose, ce qui rend l'administration de la diastase inutile; d'après Corvisart, le défaut de digestion des fécules tiendrait quelquefois au manque de pepsine, parce que les grains d'amidon ont pour enveloppe une matière azotée, qui, n'ayant pas été dissoute, empêcherait la pénétration des agents transformateurs des substances amyloïdes.

Au cas où la diastase serait employée, le meilleur mode d'emploi consisterait à l'administrer pulvérisée mêlée à une poudre inerte pendant le repas; mais comme son prix est très-élevé, on lui a préféré en général les préparations de malt qui n'agissent que par la diastase qu'elles contiennent.

On a vanté la poudre de malt, la tisane de malt, plusieurs sirops, une bière, etc., etc.; on leur a attribué des propriétés trop merveilleuses, comme celle, par exemple, de guérir les tubercules pulmonaires; cependant un médecin distingué des hôpitaux de Paris, le Dr Frémy[1], s'est loué beaucoup de la bière de malt et du malt légèrement houblonné dans les cas de catarrhes et de bronchites chroniques compliqués surtout de dyspepsie; aujourd'hui plusieurs pharmaciens ou brasseurs exploitent les préparations de malt. Nous serons donc très-réservés, ne voulant pas donner des armes aux spécialistes et à certains brasseurs qui ont cru trouver dans la bière de malt une panacée universelle. Nous n'en sommes pas moins convaincus que la diastase ou le malt qui en contient, administrés seuls ou associés à la pepsine, n'aient une grande valeur thérapeutique.

Le malt se trouve tout fait chez les brasseurs; mais on peut le préparer en plongeant l'orge dans l'eau; on sépare les grains avariés qui surnagent, et on laisse en contact jusqu'à ce que les grains s'écrasent entre les doigts : on fait égoutter l'eau et on répand en couche mince sur le sol carrelé, d'une pièce nommée *germoir*, placée de manière qu'elle

---

[1] *Moniteur des Sciences médicales et pharmaceutiques.*

éprouve de légères variations de température; le radicule se développe et forme les *pattes d'araignée* : ce signe indique le moment où la germination doit être arrêtée; poussée plus loin, la gemmule percerait l'épicarpe et la diastase serait détruite. On remue l'orge pour abaisser la température et on arrête la germination en la soumettant à une température élevée, dans un appareil nommé *touraille*. On ne doit pas dépasser 30° à 40°, lorsqu'on veut faire la bière blanche, et 80°, pour la bière jaune ou ambrée. Le malt est alors criblé pour séparer les germes; il doit se dissoudre en entier dans l'eau à 70°, à l'exception de la pellicule. On désigne sous le nom de *drèche* le résidu du malt épuisé par l'eau. — On a fait une spécialité des pastilles de diastase qui peuvent parfaitement être remplacées par les formules que nous allons indiquer.

Sirop de malt (REVEIL)

Pr.: Malt desséché à 40 degrés et broyé. . . . . 250 gram.
      Eau chaude à 75 degrés. 1000

Broyez ensemble et filtrez; ajoutez q. s. d'eau pour faire un kilogramme. Ajoutez :

      Sucre blanc. . . . . 1900 gram.

Faites fondre à une très-douce température.

Nous avons employé avec succès les capsules suivantes dans la dyspepsie.

Capsules digestives (REVEIL)

Pr. : Farine de malt, très-fine et tamisée. . . . . . . 50 gram.
      Pepsine amylacée acide. 30
      Chlorure de sodium. 10
      Sirop de fleur d'oranger. . . . . Q. S.

Pour faire une pâte molle, on met un gramme de ce mélange par capsule : à prendre deux pendant et deux autres, une demi-heure après le repas.

On pourrait simplement mélanger la farine de malt, la pepsine et le chlorure de sodium, et administrer enveloppé dans un pain à chanter, en deux fois.

Liqueur antiscorbutique (SKODA)

Pr. Décoction de malt, avec bourgeons de sapin. . . . 275 gram.
      Levûre de bière. 25
      Sirop d'écorces d'oranges. 25

Mêlez. Laissez fermenter et filtrez. A prendre 2 ou 3 verres par jour.

Chassaing a présenté à l'Académie de médecine un travail sur l'association des deux ferments digestifs, la pepsine et la diastase, réunis au principe amer et aromatique du houblon ; voici les formules proposées par ce pharmacien.

Sirop nutrimentif

Pr. : Pepsine amylacée. . . . . 100 gram.
Farine de malt. 200
Cones de houblon de l'année.. 250
Écorces d'oranges. 125
Sucre. 4800
Eau. . . . . Q S

Faites trois infusions séparées : 1° avec le malt ; 2° avec le houblon et les écorces d'oranges ; 3° avec la pepsine. Faites trois sirops et mêlez.

Vin nutrimentif

Pr. : Vin de Malaga. . . . . 1000 gram.
Pepsine amylacée. } ãã. 50
Farine de malt. . }
Lupulin. 2
Écorces d'oranges amères. 10

Délayez la pepsine et le malt dans la moitié du vin ; après quelques instants de contact, filtrez ; d'autre part, faites macérer le reste du vin avec le lupulin et les écorces d'oranges amères infusées ; après quatre jours, filtrez et mélangez les deux vins : à prendre un à trois verres à liqueur après chaque repas.

LEVURE DE BIÈRE

La levûre de bière se présente sous la forme d'une bouillie grisâtre, écumeuse, mêlée de grumeaux noirâtres ; elle exhale une odeur aigre caractéristique, et est composée de globules microscopiques que Desmazières a décrits sous le nom de *mycoderma cerevisiæ* et qu'on a nommés aussi *torula cerevisiæ* ; ils présentent un diamètre de $\frac{1}{100}$ à $\frac{1}{400}$ de millimètre. Sous l'influence d'une solution sucrée, la levûre donne naissance à un végétal connu sous le nom de *Penicilium glaucum,* en même temps qu'il se forme de l'alcool, de l'acide carbonique, de l'acide succinique, de la glycérine. (Pasteur.)

Birdherepoth a conseillé d'administrer la levûre de bière contre la glycosurie. En janvier 1855, ayant traité par la levûre un diabétique dont l'urine avait une densité de 1,044 ; après dix jours de traitement, l'urine ne pesait plus que 1,020 ; après six semaines, le sucre avait complétement disparu et le malade était guéri.

La levûre de bière était employée fraîche à la dose de deux ou trois cuillerée à bouche par jour dans du lait ; malheureusement les expériences qui ont été faites n'ont pas confirmé les résultats annoncés ; il faudrait rechercher d'abord si le suc gastrique ne détruit pas les globules de ferment. Au contact des substances protéiques, et à l'obscurité comme

cela a lieu dans l'estomac, la levure transforme le sucre en acide lactique, en acide acétique et peut-être aussi en alcool et en acide carbonique ; mais dans le diabète sucré, le sucre ne se trouve pas dans l'estomac ; sa destruction ne constitue pas un traitement rationnel de
la maladie, puisque lui-même n'est qu'un produit et non la maladie elle-
même.

SUC PANCRÉATIQUE. — PANCRÉATINE

On a beaucoup exagéré l'étendue et la nécessité de l'influence du
suc pancréatique et de la pancréatine sur la digestion des matières
grasses ; mais le liquide pancréatique exerce une action marquée sur les
matières féculentes, comme l'a démontré Valentin, en vertu de laquelle
l'amidon est transformé en glycose, et L. Corvisart a établi que les
aliments albuminoïdes sont non-seulement dissous, mais digérés et
transformés par l'action du fluide pancréatique en quantité considérable,
comme ils le sont par le suc gastrique lui-même ; suivant lui (ses
recherches ont été confirmées par Meissner, Schiff, etc. ; le pancréas et
l'estomac digéreraient presque autant d'aliments azotés l'un que l'autre.

Mais L. Corvisart a établi que la pepsine et la pancréatine réunies se
détruisaient ; il est donc une condition indispensable à la formation des
digestions gastrique et intestinale, c'est que la pepsine et la pancréatine
soient séparées ; elles le sont en effet par le pylore et par l'action neu-
tralisante que la bile exerce sur le suc gastrique qui passe dans l'intestin. Il semble résulter de ce qui précède que la pancréatine ou le suc
pancréatique ne pourront jamais recevoir d'applications thérapeutiques,
puisque arrivé dans l'estomac, ce ferment est détruit. L. Corvisart a en
effet administré la pancréatine sans aucun résultat ; mais il ajoute qu'il
ne faut pas désespérer du succès dès qu'un artifice permettra de préserver
la pancréatine de toute action gastrique, et de la faire arriver pure dans
le duodenum ; alors peut-être la thérapeutique aura acquis un moyen
puissant de traitement des maladies fonctionnelles de la seconde digestion.

La pancréatine, comme la pepsine, est détruite par une ébullition prolongée dans l'eau ; c'est donc à tort que Chomel donnait à manger à ses
malades des pancréas bouillis dans le but de leur faire digérer les graisses : il faut éviter de détruire tous ces ferments avant de les appeler à
agir.

Art. III. — AGENTS AUXILIAIRES DE LA DIGESTION

Nous plaçons dans ce groupe les acides du suc gastrique, la bile et
les savons qu'elle contient, les alcalis faibles qui émulsionnent les corps
gras.

ACIDE LACTIQUE (C⁶H⁵O⁵,HO)

Cet acide a été découvert par Schéele dans le lait aigri. Cl. Bernard et Barreswill ont constaté sa présence dans le suc gastrique ; c'est un produit intermédiaire de la combustion des substances ternaires du groupe des fécules et du sucre ; son rôle, important dans les phénomènes de digestion, l'a fait employer par Handfield Jones dans certains cas de dyspepsie qu'il appelle initatives, c'est-à-dire Jones, dans lesquels les digestions sont douloureuses et imparfaites.

L'acide lactique est liquide, incristallisable ; sa densité est de 1, 210 ; sa saveur est franchement acide et agréable. On l'emploie à la dose de 10 centigrammes à 2 grammes dans des potions ; on l'a aussi employé, mais sans succès, pour dissoudre les tumeurs osseuses.

Potion lactique (HANDFIELD)

Pr. : Acide lactique. . . . . 10 à 20 gouttes.
    Eau. . . . . 100 grammes.

A prendre au repas contre les digestions difficiles et imparfaites.

Le nom de solution ou de limonade conviendrait mieux que celui de potion ; l'addition d'un sirop serait indispensable pour que ce médicament pût porter le nom de potion.

Limonade lactique (HÔPITAL DES ENFANTS-MALADES)

Pr. : Eau. . . . . 1,000 gram.
    Sirop de sucre. 60
    Acide lactique. . . . . 4 à 8

A prendre par verres dans la journée contre les exostoses.

ACIDE CHLORHYDRIQUE

L'acide chlorhydrique pourrait trouver place dans plusieurs chapitres de cet ouvrage ; nous le plaçons de préférence dans les adjuvants de la digestion : nous ferons connaître, malgré cela, des formules dans lesquelles il a été employé pour d'autres usages.

C'est surtout aux travaux de Bouchardat et Sandras que l'on doit la connaissance du rôle important que peut jouer l'acide chlorhydrique dans la digestion. Trousseau traite les dyspepsies et les gastralgies avec le plus grand succès par l'acide chlorhydrique [1]; il nous a assuré bien des fois qu'il le préférait dans ces cas à l'acide lactique.

Potion antidyspeptique (TROUSSEAU)

Pr. : Potion gommeuse du Codex. . . . . 125 gram.
    Acide chlorhydrique. . . . . 5 à 10 gouttes.

A prendre une à quatre cuillerées après chaque repas.

[1] *Clinique médicale de l'Hôtel-Dieu*, 2ᵉ édition.

Le docteur Caron a également employé l'acide chlorhydrique avec succès dans les cas de troubles digestifs.

Bouchardat a constaté que lorsqu'on l'administrait dans du vin par la méthode de Dionis, il augmentait l'action péristaltique de l'estomac.

Vin de colombo composé (BOUCHARDAT)

Pr. : Racine de colombo.	16 gram.
— de gentiane.	16
— de bistorte.	16
Écorce de quinquina.	16
— d'orange.	16
Baies de genièvre.	52
Alcool à 86° centésimaux.	40
Eau filtrée.	1,000
Acide chlorhydrique	15

Laisser macérer 15 jours, filtrer et conserver pour l'usage.

Une cuillerée à bouche après chaque repas dans les gastralgies chroniques accompagnées de chlorose, dans les entéralgies chroniques, avec constipation chez les scrofuleux, etc.

Gargarisme chlorhydrique

Pr. : Sirop de mûres.	60 gram.
Décoction d'orge ou de feuilles de ronces.	200
Sirop chlorhydrique.	4

Mêlez. Contre les aphthes et les amygdalites chroniques, les stomatites mercurielles et autres.

Collutoire chlorhydrique

Pr. : Miel rosat.
         Acide chlorhydrique   } āā parties égales.

Mêlez : en collutoire pour toucher les aphthes, les ulcérations de la bouche.

Pour les stomatites on a souvent fait usage de l'acide chlorhydrique pur, mais il a l'inconvénient d'attaquer les dents ; on peut l'associer au miel ou à la glycérine.

BILE

La bile peut être considérée comme un savon à base de soude, mêlé de matières corolantes et de substances amères ; autrefois employée en médecine sous la forme d'*extrait de fiel de bœuf*, elle était tombée dans l'oubli, lorsque les médecins allemands ont cherché récemment à la préconiser dans les cas de troubles des fonctions digestives intestinales.

Que la bile ou son extrait soient employés comme un excellent tonique amer, nous le voulons bien; mais que l'on cherche à introduire par l'estomac une substance dont les principes actifs sont décomposés par le suc gastrique, dans le but de lui faire exercer postérieurement une action physiologique dans l'intestin, nous ne le pouvons admettre; une très-petite quantité de bile anéantit tout pouvoir digestif du suc gastrique en agissant sur la pepsine, et, pour soigner la digestion intestinale, il ne faut pas détruire la digestion gastrique. Aussi les préparations dont la bile est la base sont-elles aujourd'hui abandonnées.

Liniment de fiel de bœuf contre l'hypertrophie glandulaire (Bonoroen)

Pr.: Fiel de bœuf épaissi. . . . . 95 gram.
Extrait de ciguë. 4
Savon médicinal. 8
Huile d'olives. 30

Mêlez en triturant; frictionnez quatre fois par jour la partie malade avec mélange.

ALCALIS COMME AUXILIAIRES DE LA DIGESTION DES CORPS GRAS

Bouchardat avait proposé depuis longtemps l'usage des alcalis pour faciliter la digestion des matières grasses, et Mialhe conseillait leur emploi pour faciliter l'action des substances résineuses purgatives: le docteur Jeannel (de Bordeaux) a publié un travail intéressant sur cette question; nous transcrirons ici les formules d'huiles émulsionnées, proposées par Jeannel et Monsel. Ce sont en réalité les nutriments gras, c'est-à-dire tels que les prépare la digestion, qui sont présentés par ce moyen directement à l'absorption.

Potion huileuse

Pr.: Huile d'amandes douces. . . . . 20 gram.
Eau distillée. 40
— de menthe. 10
Carbonate de soude. 0,10

Mêlez. — L'addition du sucre augmente la viscosité.

Potion d'huile de foie de morue

Pr.: Huile de foie de morue. . . . . 10 gram.
Eau distillée. 20
— de menthe. 5
Carbonate de soude pulvérisé. 0,10

Dissolvez et ajoutez l'huile.

Injection vaginale purgative

Pr. : Huile de ricin . . . .   30 gram.
    Eau.   200
    Carbonate de soude.   1

Mêlez. — On émulsionne de même le copahu.

Injection uréthrale de copahu

Pr. : Baume de copahu. . . . .   2 gram.
    Eau.   100
    Carbonate de soude.   0,05
    Laudanum de Sydenham. . . . .   10 gouttes.

Très-vantée contre la blennorrhagie.

Nous avons préféré grouper les formules de corps gras émulsionnés plutôt que de les placer à leur chapitre respectif des purgatifs et des balsamiques.

Les corroborants et les excitants digestifs forment deux classes bien différentes.

Les corroborants digestifs, qui comprennent les agents fonctionnels, pepsine, diastase, etc., et les substances alibiles ou nutriments, ont pour but et pour résultat de reconstituer les fonctions digestives et nutritives avant de demander le travail que les organes fatigués refusent.

Les excitants, au contraire, qui agissent directement non sur la nutrition, mais sur les nerfs, cherchent à imposer aux organes épuisés par une stimulation plus énergique le travail fonctionnel qu'ils refusent.

Dans les maladies graves et longues, il y a eu lieu de se demander leur utilité réelle et leur efficacité finale. Dans les maladies courtes, où est leur supériorité?

Car la première classe agit par reconstitution sans danger ; la seconde peut, en réussissant en apparence, finir par surmener et épuiser plus encore.

CHAPITRE II

MÉDICATION TONIQUE ASTRINGENTE

Les toniques astringents sont ceux dont le mode d'action consiste à donner ou à rendre aux tissus le ton, l'orgasme, la densité nécessaires à l'accomplissement des fonctions. Déposés sur la peau dénudée ou sur une muqueuse, ils produisent une astriction fibrillaire, un resserrement qui détermine une diminution des interstices organiques et des vaisseaux; ils arrêtent ou ralentissent les exhalations, et produisent du refroidissement, de la pâleur et une sensation de froncement et de condensation.

Art. Ier. — ASTRINGENTS FOURNIS PAR LE RÈGNE VÉGÉTAL

Les astringents, appartenant au règne végétal, contiennent tous du tannin en quantité plus ou moins grande. Au point de vue thérapeutique, tous les tannins paraissent se ressembler et posséder les mêmes propriétés. Au point de vue chimique, on a cherché à les distinguer en plusieurs groupes, d'après l'action qu'ils exercent sur les persels de fer; c'est ainsi que Berzelius distinguait : 1° le tannin qui colore les persels de fer en bleu, tel est celui du chêne ou acide *quercitannique*; 2° le tannin qui colore les sels ferriques en vert, comme celui des quinquinas ou *acide cinchotannique*; 3° celui du cachou ou *mimotannique*; 4° le tannin du kino ou acide *kinotannique*; 5° enfin le quercitrin, espèce de tannin renfermé dans les végétaux, a été souvent confondu avec le tannin proprement dit.

Pelouze et Fremy divisent les tannins en trois classes :

1° Tannins qui colorent les sels ferriques en bleu noir. Noix de galle, chêne;

2° Tannins qui colorent les sels ferriques en vert. Quinquina, cachou, café, rhubarbe, kino, saule, orme, fougère, légumineuses, fleurs des labiées, etc.;

3° Tannins qui colorent les sels ferriques en gris verdâtre. Ratanhia, absinthe, arnica, véronique, verveine, ortie.

Quelques-uns de ces tannins ont même reçu des dénominations spéciales : ainsi on a appelé *acide gallotannique* le tannin de la noix de galle ; *acide quercitannique* celui du chêne rouvre ; *acide cafétannique* ou tannin du café ; *acide cachoutannique* le tannin du cachou ; *acide morintannique* le tannin du bois jaune, et *acide quinotannique* le tannin des quinquinas.

Soubeiran a classé les principales substances astringentes d'après leur sapidité et l'action qu'elles exercent sur les tissus ; il a vu que les chiffres suivants s'équivalaient ou à peu près ; c'est-à-dire que pour produire les mêmes effets il fallait : 8 parties de cachou de Pégu, 10 de kino de la Jamaïque, 12 de kino d'amboine, 14 de cachou de l'Inde, 15 d'extrait de monésia, 15 d'extrait de ratanhia, 35 d'extrait de tormentille, 50 d'extrait de bistorte, 55 d'extrait d'écorce de chêne, 160 d'extrait de racine d'arbousier.

L'observation clinique est d'accord avec les expériences chimiques. Le médecin pourra, à l'aide de ces données, graduer les effets des astringents et les mettre en rapport avec le degré de tonicité qu'il désire.

ARBOUSIER

L'arbousier (*arbutus unedo* L.) est un petit arbre extrêmement commun sur les bords du bassin d'Arcachon et dans les landes des environs de Bordeaux ; nous avons vu que sa puissance astringente était bien inférieure à celle des autres substances jouissant des mêmes propriétés, et qu'elle était même au-dessous de certaines racines vulgaires, telles que le fraisier, la tormentille, etc.

Cependant Venot a préconisé l'extrait d'arbousier sous diverses formes contre la blennorrhagie. Voici les formules employées à l'hôpital Saint-Jean de Bordeaux :

1° *Injections*. Extrait aqueux d'arbousier, 30 grammes. Eau distillée 500 grammes.

2° *Sirop*. Extrait aqueux d'arbousier, 25 grammes. Eau distillée, 135. Dissolvez, filtrez et mêlez avec sirop simple réduit au quart et bouillant, 500 grammes.

3° *Potion*. Sirop d'arbousier, de tolu, de chacun 30 grammes. Eau distillée et vin, 100. Mêlez pour prendre par cuillerées.

4° *En pilules*. Extrait d'arbousier, de ratanhia, āā, 5 grammes. Faites des pilules de 20 centigrammes, à prendre deux, matin et soir. D'après Venot, l'extrait d'arbousier supplée le ratanhia, et c'est un bon auxiliaire du cubèbe et du copahu contre les blennorrhées irritatives.

RATANHIA [1]

Les propriétés astringentes de la racine de ratanhia sont incontestables. celle qui a été employée en médecine jusqu'en ces derniers temps nous venait du Pérou ; elle présentait une écorce rougeâtre et donnait un extrait parfaitement soluble dans l'eau, avec belle coloration rouge ; mais depuis quelques années le ratanhia du commerce n'est plus rouge : il est gris rougeâtre, il fournit une plus grande quantité d'extrait ; mais celui-ci est moins astringent, plus difficilement soluble dans l'eau ; cette nouvelle sorte de ratanhia, dont il faut bien se contenter puisque l'ancienne devient de plus en plus rare, est désignée sous le nom de *ratanhia gris* ou de *savanille* : elle doit être administrée à dose plus élevée, et on doit, autant que possible, prendre l'extrait entièrement soluble dans l'eau ; il n'y a guère que celui qui est évaporé dans le vide qui présente cette propriété ; d'ailleurs, les deux sortes de ratanhia renferment de l'*acide kramérique*, principe essentiellement astringent : on doit toujours préférer les petites racines, qui sont les plus riches.

Mixture contre les fissures du mamelon (BLACHE)

Pr : Extrait de ratanhia. . . . . 5 gram.
    Teinture de ratanhia. 10
    Eau. 100

Pour laver le mamelon chaque fois que l'enfant vient de teter. Dans l'intervalle, on met sur les fissures une pâte molle faite avec du blanc d'œuf et de l'extrait de ratanhia.

Mixture de ratanhia contre les fissures à l'anus (TROUSSEAU)

Pr : Alcool. 1
    Extrait de ratanhia. 1

On administre d'abord un lavement émollient, puis un lavement avec 4 à 10 gram. d'extrait de ratanhia et teinture de ratanhia 4 gram. On enduit ensuite des mèches de charpie avec la mixture et on panse les fissures. Trousseau a proposé cette mixture en 1840 [2]. Plus tard, il a remplacé l'alcool par la teinture de ratanhia ; il vaut mieux délayer l'extrait dans l'eau, pour éviter les douleurs horribles produites par l'alcool.

Pommade au ratanhia

Pr : Extrait de ratanhia. . . . . 10 gram.
    Glycérine. 20
    Axonge. 70

On dissout l'extrait dans la glycérine et on incorpore à l'axonge.

[1] Se basant sur l'étymologie espagnole, Trousseau et Pidoux écrivent *ratania* et le mettent au féminin.
[2] *Bull. gén. de thérap.*, t. XIX, p. 182, 1840.

INULA DYSENTERICA

Cette plante, qui appartient à la famille des Synanthérées, est connue sous le nom d'herbe de Saint-Roch ; elle croît dans les lieux aquatiques. Ses propriétés antidysentériques sont depuis longtemps connues; c'est le *coniza media* de quelques formulaires. Desmartis a employé la racine de cette plante en solution concentrée, en tisane et en lavements, pour combattre efficacement la diarrhée prodromique du choléra, les diarrhées épidémiques, la dysenterie, etc. La tisane se fait par décoction, 100 gr. pour un litre d'eau ; les lavements à dose double.

AIRELLE MYRTILLE

L'airelle myrtille, *vaccinum myrtilus* L. (Éricacées), est un petit arbrisseau qui croît spontanément dans les bois en France, en Angleterre et en Allemagne. On emploie les feuilles, qui sont ovées, dentées, glabres; on emploie également les baies, qui sont d'un bleu noirâtre; elles sont acidules et rafraîchissantes. On en fait un sirop, des confitures, et on s'en sert pour donner de la coloration aux vins.

Reiss a préconisé les feuilles d'airelles contre la diarrhée ; on l'a encore employée contre la dysenterie, l'hémoptysie, le scorbut, les affections catarrhales. Les feuilles ne s'emploient qu'en tisane, qui se prépare par infusion à la dose de 50 à 60 grammes pour un litre d'eau bouillante.

Extrait de myrtille

Pr.: Suc d'airelle myrtille. . . . . Q. S.

Faites évaporer en consistance d'extrait et administrez en pilules de 0,20; on en administre de 4 à 6 par jour.

Sirop d'airelle myrtille

Pr.: Extrait d'airelle myrtille. . . . . 5 gram.

Faites dissoudre dans très-peu d'eau, et ajoutez :

Sirop bouillant. . . . . 1,000 gram.

Chaque cuillerée de ce sirop contient environ 1 décigramme d'extrait; on en prescrit de 2 à 6 cuillerées par jour.

La busserole ou raisin d'ours, *arbutus uva ursi* (Éricacées), est aussi employée comme astringent ; ce sont les feuilles dont on fait usage en tisane, à la dose de 50 à 60 grammes pour un litre d'eau bouillante; on leur substitue sans inconvénient les feuilles d'airelle ponctuée, *vaccinum vitis idea*, L., qui sont d'un vert brunâtre, moins épaisses que celles de busserole, quelquefois légèrement dentées; elles sont parsemées de petits points noirs d'où la plante tire son nom.

CANCHALAGUA ET CHIRAYITA

Le Canchalagua a été décrit pour la première fois par le P. Feuillée, sous le nom de *centaurium minus, purpureum patulum, vulgo cachen;* Molina lui donna le nom de *gentiana cachanlaguen;* Persoon l'a appelé *erythrea Chilensis;* Lamarck, *gentiana Peruviana,* et Wildenow, *chironia Chilensis;* ce dernier nom a prévalu; il est originaire du Chili, et abondant sur les côtes du Pérou; Ruis a décrit ses propriétés et le mode d'administration; on l'emploie pour relever les forces, combattre les fièvres intermittentes.

Lebœuf emploie cette plante à la dose de 4 à 12 grammes comme astringente, lorsqu'elle est fraîche ; mais sèche, on doit se borner à en faire prendre 2 à 4 grammes en infusion.

Dans la même famille des Gentianées on trouve la *chirayita* ou chiretta, employée depuis longtemps au Bengale par les naturels, et qu'on a proposée récemment comme astringent. On l'a associée au *guilandina Bunducela,* L. On la trouve dans le commerce. C'est Leschenault qui l'a fait connaître; Guibourt[1] croit que c'est le *calamus aromaticus* des anciens; mais celui-ci est indiqué comme étant très-odorant, tandis que le G. chirayita est inodore.

Les tiges du *gentiana chirayita* Roxb. sont fréquemment employées dans l'Inde contre les cachexies, la dyspepsie, les fièvres intermittentes, la phthisie, les scrofules, la dysenterie, etc. On l'emploie à la dose de 2 à 4 grammes en macération dans un litre d'eau. On l'administre par verrées avant le repas. L'extrait est donné en pilules, à la dose de 20 à 40 centigrammes, trois fois par jour.

MIMOSA COCHLEOCARPA

Les feuilles et les fleurs du *mimosa cochleocarpa (acacia cochleocarpa* Mart.), mais surtout l'écorce, sont très-préconisées au Brésil contre la leucorrhée, les hémorrhagies; on administre la poudre à la dose de 20 centigr. à 1 gramme 50 centigrammes, trois ou quatre fois par jour, ou en décoction pour injection, etc. Quelques auteurs ont prétendu que c'était cet arbre qui fournissait l'extrait de monesia. Cette opinion n'est pas admise.

ÉCORCE DU MONNINIA POLYSTACHIA OU YALLHOY

Le Monninia polystachia est une très-jolie plante de la famille des Polygalées de la diadelphie octandrie, qui croît sur les revers des montagnes dans les terrains bas et ombragés de l'Amérique du Sud; les naturels du pays la nomment *yallhoy.*

[1] *Hist. nat. des drogues,* t. II; p. 105, 505.

C'est l'écorce de la racine dont on fait usage.

La racine est simple, fusiforme, longue de 60 centimètres environ. L'écorce est jaune paille, parsemée de points grisâtres, à cassures fibreuses, d'une odeur nauséeuse très-faible; sa saveur est douceâtre et mucilagineuse, puis après âcre et amère; elle excite la salivation et la sécrétion du mucus nasal, en même temps qu'elle détermine un éternument opiniâtre, soit qu'on la pile avec précaution, soit qu'on la mette en contact avec la membrane pituitaire; elle mousse dans l'eau comme le ferait le savon.

Les médecins l'emploient comme astringent et expectorant, sous la forme d'infusion, de poudre, de pilules, en lavements, etc.

Les gens du pays réduisent en pâte l'écorce fraîche de monninia, et on la vend en pains orbiculaires chez les épiciers.

Elle contient : une matière résineuse extraite par l'éther; une résine extraite par l'alcool; une résine *sui generis* nommée *monninine;* une gomme de nature aromatique.

La monninine est une substance d'une saveur amère, âcre, à peu près comme l'euphorbe; soluble en toute proportion dans l'eau, l'alcool, les acides, les liqueurs alcalines, qu'elle colore en jaune très-intense. Ces divers solutés sont tous transparents, insolubles dans l'éther, les huiles fixes et volatiles; elle rougit la teinture d'iode, teint en vert la teinture de tournesol et n'a pas d'action sur le sirop de violette.

Elle fond par la chaleur et laisse un charbon poreux; elle fait mousser l'eau.

BITTERA

Le bittera, *bitter asch*, frêne amer, ou bois de Saint-Martin, est un grand arbre de la Martinique; le *bittera febrifuga*, qui a été proposé par Amic, médecin en chef de la marine, à la Martinique, comme fébrifuge.

Ce bois a tout à fait l'aspect et les propriétés du bois de Surinam ou *quassia amara* : on peut les substituer l'un à l'autre sans inconvénient.

Girardias, pharmacien de la marine, y a trouvé un principe cristallisé neutre, qu'il a nommé *bitterin*, et un principe amer résinoïde auxquels il attribue la propriété du bittera. On emploie le bois dans les mêmes formes que le quassia; sa posologie est la même que celle du quinquina.

CAMPÊCHE

Le bois de Campêche (*hæmatoxylum Campechianum*), Légumineuses, si employé dans la teinture, n'avait reçu aucune application en médecine. Depuis quelque temps on en fait usage, de son extrait surtout, comme désinfectant et cicatrisant (Desmartis).

Extrait de bois de Campêche

Pr. : Bois de campêche râpé. . . . .   375 gram.
Eau.   5,785

Faites bouillir jusqu'à réduction de 1,500 grammes; filtrez bouillant et faites évaporer en consistance d'extrait : 1 à 5 grammes contre la diarrhée et le choléra des enfants.

ÉCORCE D'INGA

Sous les noms d'écorce d'*inga*, de *barbatimão du Brésil*, l'on emploie au Brésil plusieurs écorces produites par diverses espèces des genres *acacia*, *inga* ou *mimosa*, décrites par tous les auteurs de matière médicale, et indiquées par Pison sous le nom d'écorce de *jeunesse* et de *virginité*, à cause des usages qu'on en fait au Brésil ; les écorces d'inga ont été étudiées de nouveau par Grimault et Hervé, qui les caractérisent ainsi : écorces très-compactes, pesantes, épaisses de 1 à 2 centimètres, longues de 20 à 60, larges de 5 à 12 ; leur cassure nette présente, lorsqu'elle est récente, des couches alternatives blanches et rougeâtres ; les cassures anciennes présentent une teinte plus uniformément rougeâtre.»

D'après Grimault et Hervé, l'écorce d'inga contient 80 pour 100 d'une matière tannante rouge ; elle est comparable au ratanhia. Au Brésil on en fait un fréquent usage pour réduire les hernies.

L'*extrait hydro-alcoolique d'inga* s'obtient en épuisant la poudre dans un appareil à déplacement par l'alcool à 56° et faisant évaporer en consistance d'extrait.

ORME PYRAMIDAL

C'est l'écorce intérieure de l'*ulmus campestris*, que l'on trouve dans le commerce, et qui a été vantée comme astringente et antisyphilitique.

Tisane astringente

Pr. : Écorce d'orme pyramidal. . . . .   50 gram.
Eau.   1,250

Faites bouillir et réduisez à 1,000 grammes.

En Amérique, on emploie comme cataplasmes l'écorce de l'orme fauve, *ulmus fulva*, Mx.

LENTISQUE

Le lentisque, *pistacia lentiscus*, L., vient spontanément en Algérie. On retire des graines une huile propre à l'éclairage ; les fruits sont très-

aromatiques et agréables à mâcher; on les a préconisés comme balsamiques et expectorants; nous serions disposé à leur attribuer des propriétés dont on pourrait tirer parti. Dans l'Orient, et surtout dans l'île
de Chio, on cultive le lentisque pour en extraire, par des incisions souvent répétées, pendant l'été, la résine connue sous le nom de mastic,
qui est en petites larmes à surface mate, comme farineuse, à cassure
vitreuse, à odeur douce et agréable, à saveur aromatique; elle est employée, en Orient, comme masticatoire et comme tonique et astringente;
on l'a vantée contre les catarrhes pulmonaires et ceux de la vessie.

En Algérie, on fait un fréquent usage, et avec le plus grand succès,
des pilules suivantes contre la diarrhée :

Pilules algériennes

Pr.: Extrait de lentisque.   1,00
    — thébaïque.   0,06
    Poudre d'ipécacuanha.   0,25
    Myrrhe.   0,50

M. S. A. et divisez en 10 pilules, à prendre 5 par jour. — Très-employée contre la diarrhée, avec succès, à Alger et dans toute l'Afrique.

PRUNIER DE VIRGINIE

Le prunier de Virginie, *prunus Virginianus* L., *padus oblonga*
Mœnch, est originaire des États-Unis. On le cultive dans les jardins; il
se rapproche beaucoup, par le port et par ses propriétés, du laurier-
cerise; son écorce a été vantée contre la dysenterie; elle est amère,
styptique, chaude et aromatique: on l'a conseillée contre les fièvres
intermittentes.

On a également employé comme astringente l'écorce du tulipier de
Virginie : *liriodendron tulipifera* (Magnoliacées).

MARRONNIER D'INDE. — ESCULINE

Le marronnier d'Inde, *æsculus hippocastanum*, depuis longtemps·
acclimaté en France, est originaire de l'Asie tempérée et possède une
écorce qui, à diverses époques, a été préconisée comme fébrifuge;
c'est un bon astringent, qui vaut au moins l'écorce de chêne; elle
renferme de l'*esculine*, substance cristallisable, incolore, amère, peu soluble dans l'eau et dans l'alcool froid, plus soluble dans ces liquides
bouillants, insoluble dans l'éther; sa dissolution aqueuse est incolore
par transmission et bleue par réflexion. Ce dichroïsme augmente par les
alcalis (Trommsdorff); le chlore la colore en rouge; chauffée à 160° ou
bouillie avec de l'acide chlorhydrique chaud, elle donne de l'esculentine
qui est également dichroïque.

Les fruits du marronnier ont été étudiés au point de vue économique par Lepage (de Gisors), Flandrin, et par Thibierge et Remilly[1]. Ils contiennent de la saponine et une substance âcre et amère dont on peut les priver par les lavages et par les alcalis ; on obtient une fécule qui peut servir alors à l'alimentation et à des applications industrielles.

Teinture d'écorce de marronnier (JOBERT DE LAMBALLE)

Pr. : Écorce de marronnier. . . . . 125 gram.

Alcool 55° C. 500

Faites macérer quinze jours. Filtrez. — A prendre une cuillerée à bouche dans un quart de tasse de décoction de chiendent ; on peut porter la dose à deux cuillerées, contre les névroses gastriques.

OXALIS CRASSICAULIS

Cette plante, originaire du Pérou, où elle est cultivée pour les tubercules, et ses feuilles que l'on mange, donne par expression un suc qui a été proposé par Montain comme un excellent astringent, qui agit bien contre les métrorrhagies passives et chroniques, et la plupart des flux hémorrhagiques ne coïncidant pas avec une lésion organique, et a même réussi dans des cas de blennorrhagies chroniques qui avaient résisté à l'emploi du baume de copahu et du poivre cubèbe. On l'emploie sous forme de limonade, à la dose de 100 grammes pour un litre d'eau.

RENOUÉE

La renouée des oiseaux, *poligonum aviculare* (Polygonées), est abondante le long des chemins dans les campagnes ; elle est connue sous le nom de traînasse. Levrat, Cazin et Desmartis l'ont employée comme léger astringent contre les diarrhées rebelles, l'hématurie etc. On fait une décoction avec 20 grammes de feuilles sèches et un litre d'eau.

SALICAIRE

La salicaire, *lithrum salicaria* (Salicariées), a été expérimentée dans la diarrhée, surtout chez les enfants ; on la donne en poudre (1 à 10 grammes), en infusion et décoction (50 à 100 grammes et plus) ; on fait prendre des bains et des lavements avec ces décoctions ; on en prépare un extrait (0,20 à 0,50 centigrammes). Ce sont les sommités fleuries que l'on emploie.

D'après Marchand de Sainte-Foy, la salicaire agit très-bien contre la

---

[1] *De l'amidon, du marron d'Inde et des fécules amylacées d'autres substances végétales non alimentaires.* Paris, 1857.

7.

diarrhée et les hémoptysies; on l'emploie en poudre à la dose de 1 à 2 grammes et en infusion 15 à 20 grammes pour 500 grammes d'eau ; c'est, d'ailleurs, un remède populaire en Hollande, en Suède et en Irlande.

THLASPI

Le *thlaspi bursa pastoris*, si commun dans nos prés et nos moissons, a été employé avec avantage par Hannon contre les hémorrhagies passives et les métrorrhagies trop abondantes. On peut employer les *T. Alliacea* L. et *arvense* L.

On emploie le suc préparé à froid à la dose de 100 à 200 grammes ; on en fait une eau distillée après macération préalable et on l'emploie sous la forme suivante :

> Pr. : Suc de thlaspi. 125 gram.
> Eau distillée de thlaspi. 125

Vin de thlaspi

> Pr. : Thlaspi frais contus. . . . . 60 gram.
> Vin de Bordeaux. . . . . 1 litre.

Faites macérer et ajoutez :

> Alcoolat de thlaspi. . . . . 60 gram.

Une cuillerée à bouche plusieurs fois par jour.

Hannon a encore donné des formules pour préparer une conserve, une bière, un sirop et un extrait de thlaspi obtenus avec le suc. Comme le principe actif du thlaspi est volatil, il en résulte que l'extrait est une mauvaise préparation.

PLANTAIN

Le plantain est une plante commune : on emploie indistinctement les *plantago arenaria, lanceolata, major et media*; le *major* est le plus usité, c'est un remède vulgaire ; son suc est employé contre les hémorrhagies, et les feuilles contusées sont appliquées sur les coups, les contusions. Rust, en signalant le suc des feuilles comme topique contre les suppurations de mauvaise nature et pour la cautérisation des ulcères, ne fait que rappeler la pratique des paysans du sud-ouest de la France.

NOYER

L'emploi des feuilles de *juglans regia* (Juglandées) contre les scrofules est trop connu des praticiens pour que nous y insistions; mais nous devons signaler ici un usage assez singulier qui a été fait par Ebrard (de Bourg) de l'écorce de noyer contre les fièvres intermittentes.

On fait macérer pendant huit jours l'écorce de noyer dans du vinaigre;

trois ou quatre heures avant l'accès on applique cette écorce. autour des poignets et on l'y maintient; on l'enlève lorsque le malade accuse de vives douleurs : on applique ensuite les feuilles fraîches enduites d'un corps gras. Avons-nous besoin d'ajouter que nous ne croyons pas à l'efficacité de cette méthode ?

Poymarols a préconisé les feuilles fraîches de noyer employées topiquement contre la pustule maligne. Nélaton a communiqué en 1857 à l'Académie de médecine [1] quelques nouveaux faits recueillis par Raphaël, médecin à Provins, et Vivier a publié une observation qui confirmerait l'efficacité des feuilles de noyer. Devant ces résultats on peut se demander si dans les faits cités il s'agissait bien de *pustules malignes* ; mais n'aurait-on eu à traiter que des œdèmes charbonneux, les résultats n'en seraient pas moins intéressants ; cette médication si simple mérite d'être examinée, tout en réservant, bien entendu, la cautérisation au fer rouge pour les cas où elle pourrait être pratiquée.

Les feuilles de noyer très-jeunes sont beaucoup plus odorantes et paraissent être plus actives que celles qui sont plus développées.

ARTICHAUT

L'artichaut, *cynara scolymus* (Sinanthérées-Cynarées), a été autrefois employé en médecine; cette plante possède des propriétés astringentes incontestables, et elle mériterait d'être étudiée avec soin.

Guitteau, préparateur à la faculté des sciences de Poitiers, a présenté à l'Académie de médecine un travail sur l'extrait de feuilles d'artichaut, sur lequel un rapport a été fait par Chatin [2]; en obtient cet extrait par ébullition des feuilles et évaporation en consistance d'extrait; on reprend par l'alcool à 33° et on évapore de nouveau; cet extrait présente l'aspect de l'aloès, son goût, sa cassure vitreuse; traité par l'acide azotique, on obtient un acide analogue à l'acide chrysammique de Schank. La majeure partie de cet extrait est formée par une matière analogue à l'*aloétine*, que l'auteur appelle *cynarine*.

D'après A. Cazenave le suc exprimé des feuilles et des tiges d'artichaut amené en consistance d'extrait a été employé par un médecin anglais, le Dr Capemas (de Norwich) contre le rhumatisme; cet extrait administré à la dose de 0,15 centigrammes en trois ou quatre fois dans les vingt-quatre heures jouit d'une certaine efficacité.

Les fleurs et les racines d'artichaut et de cardon sont très-employées en Allemagne contre les hydropisies, le scorbut, les névralgies, les fièvres

---

[1] *Bulletin de l'Académie de médecine*, Paris, 1857, t. XXII, p. 1258.
[2] *Bulletin de l'Académie de médecine*. Paris, 1862, t. XXVIII, p. 68.

intermittentes, les rhumatismes, la goutte et la jaunisse; on en fait des décoctions à la dose de 2 à 4 grammes dans un litre d'eau.

GALEOPSIS GRANDIFLORA

Le *galeopsis grandiflora* de Roth appartient à la famille des Labiées; il est faiblement aromatique, presque insipide et légèrement nauséux à la mastication; en Allemagne on l'a souvent employé contre la consomption.

Les fleurs et les feuilles de cette plante entrent dans la composition de deux thés connus en Allemagne sous le nom de thé de Lieber et de Blankenheim; on l'emploie à la dose de 15 à 50 grammes, en infusion ou en décoction, dans 1,500 grammes d'eau, contre la phthisie, et surtout pour combattre les sueurs nocturnes.

ROSES ROUGES

Les roses rouges, *rosa Gallica* (Rosacées), connues aussi sous les noms de roses de Provins, ou de Province, font la base de la conserve de roses, du miel et de l'onguent rosat.

Nous citerons deux préparations très-employées en Angleterre. On y fait un fréquent usage des infusions concentrées; on les obtient en mettant pour une pinte (20 onces fluides) d'eau distillée bouillante, huit fois la dose ordinaire des substances, soit roses, gentiane, colombo et filtrant l'infusion de manière à obtenir 18 onces fluides et ajoutant 2 onces fluides d'alcool à 36° Cart,

Infusion concentrée de roses rouges (Pharm. anglaise)

Pr. : Roses rouges. . . . . 100 gram.
Eau distillée bouillante. 400
Acide sulfur. dilué de la Pharmacopée de Londres. 15

Laissez infuser pendant 2 ou 3 heures, passez avec expression et ajoutez sur le résidu :

Eau distillée bouillante. 250

Laissez infuser deux heures, passez et ajoutez à la colature;

Sucre blanc. 180

Remuez les deux infusions et ajoutez :

Alcool à 36° C. 60

Laissez déposer un jour et filtrez au papier.

N. B. Chaque gros fluide représente une once d'infusion officinale.

Infusion de roses vineuses

Pr. : Roses rouges. . . . . 100 gram.
    Vin rouge bouillant. 1,000

Faites infuser en vase clos. — Cette infusion a été longtemps employée en injections dans les cavités closes, pour déterminer l'inflammation adhésive ; depuis les observations de Velpeau et les travaux de Boinet, on préfère les injections iodées, qui agissent mieux et sont moins douloureuses.

Infusion de roses composée (Pharm. de Londres)

Pr. : Roses rouges . . . . 12 gram.
    Acide sulfurique dilué. 6
    Sucre. 24
    Eau bouillante. 500

D'après un travail récent de Filhol, les roses rouges devraient leurs propriétés astringentes non pas au tannin, comme on le croit généralement, mais bien au *quercitrin* qu'elles renferment en abondance, tandis qu'elles ne contiennent que des traces de vrai tannin.

Les roses rouges contiennent, outre du sucre interverti, une matière grasse composée de deux substances solides dont l'une se dissout assez bien dans l'alcool bouillant à 85°, tandis que l'autre refuse de se dissoudre : on trouve encore dans les roses de la cyanine et des traces d'acide gallique.

DIOSPYROS VIRGINIANA

STYRACÉES, ÉBÉNACÉES

On fait en Allemagne un assez fréquent usage des baies non mûres de cet arbre comme astringent ; on l'emploie pour combattre les diarrhées des cholériques, la dysenterie, la diarrhée chronique, les métrorrhagies : on les administre en infusion à la dose de 15 à 30 grammes pour 260 grammes d'eau ; on fait prendre une cuillerée toutes les deux heures.

On fait un sirop par infusion.

Le vin est préparé avec 500 grammes de roses fraîches et 3 litres de vin.

Le diospyros est cultivé dans les jardins ; on prépare une confiture avec les fruits.

CITRON

A l'hôpital des Enfants malades, on emploie avec succès les pansements faits avec les tranches de citron contre les plaies scrofuleuses et gangréneuses ; les premières applications sont douloureuses ; mais les malades ne tardent pas à s'y habituer.

Mixture contre la migraine

Pr.: Jus de citron. . . . . 100 gram.
Eau. 60
Sucre. 40

Mêlez. A prendre en une seule fois. — Nous avons vu souvent cette mixture réussir.

GLANDS DE CHÊNE

Les glands des différentes espèces de chênes ont été proposés comme toniques astringents; on les fait torréfier et on les administre sous une des formes suivantes :

On vend dans le commerce, sous le nom de café de glands doux d'Espagne, un mélange dans lequel l'orge et l'avoine torréfiées dominent.

Extrait de glands de chêne (GUICHARD)

Pr.: Poudre grossière de glands de chêne. 100

Humectez avec de l'eau, tassez modérément dans un appareil à déplacement; épuisez avec de l'eau distillée et évaporez au bain-marie.

1,000 grammes de glands donnent 100 grammes d'extrait en consistance pilulaire ; par l'alcool à 56° on n'obtient que 95 grammes.

NOIX DE CYPRÈS

Les fruits du cyprès, *cupressus sempervirens* (Conifères), sont des cônes; on les désigne sous le nom très-impropre de noix; ils possèdent des propriétés astringentes assez prononcées; on a proposé d'en faire un sirop d'après la formule suivante:

Sirop antidysentérique de noix de cyprès (SILVA)

Pr.: Noix de cyprès fraîches, concassées. . . . . . . 250 gram.
Eau bouillante. 750
Sirop simple. 1,000
Alcool. 60

Faire infuser les noix dans l'eau pendant 24 heures; — passer et filtrer l'infusion. Ajouter l'alcool et mêler le tout au sirop réduit.

POIX CHICHES

On a proposé les pois chiches torréfiés, *cicer*, *arietinum* (Légumineuses), contre les diarrhées, les dysenteries, etc. Henrotay les a employés en injections contre la blennorrhagie et la blennorrhée.

CACHOU

Les cachous et les kinos sont les meilleurs astringents que l'on connaisse. Voici quelques formules nouvelles:

Cachou aromatique, dit de Bologne

Pr.: Extrait de réglisse par infusion. . . . .   100 gram.
     Eau.   100

Faire fondre au bain-marie et ajouter:

     Cachou pulvérisé.   30
     Gomme pulvérisée.   30

Faire évaporer en consistance d'extrait et incorporer les substances suivantes, réduites en poudre très-fine.

     Mastic. . . . .   2 gram.
     Cascarille.   2
     Charbon.   2
     Iris.   2

Rapprochez la masse, retirez du feu et ajoutez:

     Essence de menthe anglaise . . . .   2 gram.
     Teinture de musc   }
     —   d'ambre } ãã . . . .   5 gouttes.

Coulez sur un marbre huilé, et étendez à l'aide d'un rouleau en plaques de l'épaisseur d'une pièce de 50 centimes; lorsque la masse sera refroidie, frottez avec du papier sans colle afin d'enlever complétement l'huile des deux surfaces, puis humectez celles-ci très-légèrement et appliquez-y des feuilles d'argent; laissez sécher et coupez en petites lanières très-étroites, puis en petits carrés ou losanges.

Potion contre la diarrhée

Pr.: Sirop de coings. . . . .   30 gram.
     Teinture de cachou.   10
     Eau de canelle.   50
     Eau.   90
     Eau de Rabel.   2
     Laudanum de Rousseau. . . . .   10 gouttes

F. S. A. A prendre en 2 ou 3 fois dans la journée; — on force la dose dans la diarrhée cholérique; — très-efficace.

PAULLINIA, GUARANA

On nomme guarana au Brésil, et on vend en France et ailleurs, sous le nom de paullinia, une pâte faite avec les semences du *paullinia sorbilis*

(Sapindacées); le nom de guarana est celui de la peuplade indienne qui fait usage de cette substance, comme médicament et comme comestible.

Signalé, en 1817, par Cadet-Gassicourt, le guarana fut indiqué de nouveau, en 1822, par Mérat; en 1840, le Dr Gavrelle, ancien médecin de dom Pedro, publia un travail sur cette substance. Dans la même année, Dechastelus décrivit le paullinia et fit connaître les préparations pharmaceutiques que nous indiquerons plus loin. Au Brésil, on l'emploie à la dose de 4 à 8 grammes dans les cas de dévoiement.

Le genre paullinia a été dédié à Simon Pauli; Martius en a décrit plusieurs espèces. Voici quelles sont celles dont on fait usage:

Le *paullinia africana* (R. Brown), employé d'après Bodwich, en décoction en Sénégambie contre les hémorrhagies.

Le *P. asiatica*, L., usité comme fébrifuge à Bourbon; son écorce est amère, poivrée et aromatique.

Le *P. pinnata*, dont les semences sont stupéfiantes; elles servent, au Brésil et aux Antilles, à enivrer les poissons.

Le *P. sorbilis*, Martius; c'est celui qui sert préparer le guarana en broyant les semences et y ajoutant un peu de cacao et de fécule de manioc; on fait avec cette pâte des cylindres que l'on enveloppe de feuilles de cocotier; on les fait sécher au feu de cheminée.

Le paullinia ou guarana présente une couleur analogue à celle du chocolat, et présente à l'intérieur de petites cavités dues au retrait de la matière, et quelquefois des graines entières enveloppées de leur épisperme brillant; on les y jette au moment où on les roule en cylindre; il présente une odeur *sui generis*, une saveur amère astringente; il est difficile à pulvériser; il se ramollit et se gonfle dans l'eau.

En 1826, Théodore Martius retira du guarana une matière cristallisable qu'il nomma *guaranine*, et à laquelle il attribua des propriétés thérapeutiques. En 1840, Berthemot et Dechastelus reconnurent que les cristaux étaient du *tannate de caféine*; on découvrit en outre, dans le guarana, de la gomme, de l'amidon, une matière résineuse, une huile grasse et du tannin. D'après des analyses plus récentes, la caféine y existerait en assez grande quantité.

Le guarana, dont le nom a été changé en celui de paullinia par l'habitude, a été administré dans les diarrhées aiguës et chroniques, dans la dysenterie aiguë et subaiguë; on en donne 1 à 2 grammes par jour en poudre à dose fractionnée.

On a beaucoup vanté également le paullinia contre la migraine; nous l'avons souvent vu réussir, mais bientôt son action s'use et il devient, comme tant d'autres substances, tout à fait inefficace; il n'en est pas moins vrai que, dans les affections nerveuses, le paullinia est un médicament vraiment utile; il agit par son *tannate de caféine*; il est fâcheux que les médecins ne le prescrivent pas, et que les pharmaciens n'en aient pas, dans leurs officines, de pur et en fragments d'origine, au lieu des préparations spéciales vendues par quelques pharmaciens de Paris.

Les formules suivantes ont été données par Dechastelus.

Extrait hydro-alcoolique

On obtient cet extrait en épuisant le guarana pulvérisé par l'alcool à 22° bouillant; on distille pour obtenir l'alcool et on fait évaporer en consistance d'extrait.

Sirop de guarana

Pr.: Extrait hydro-alcoolique. . . . .   10 gram.
     Sirop de sucre. 1,000

Faites dissoudre l'extrait dans quantité suffisante d'eau bouillante, ajoutez au sirop et ramenez à consistance. 45 à 60 gr. par jour.

Teinture de guarana

Pr.: Extrait hydro-alcoolique . . . .   32 gram.
     Alcool à 56°. 500

MONÉSIA

La monésia nous vient du Brésil; d'après Guibourt, elle y serait connue sous les noms de Guaranhem ou Buranhem[1] : Virey dit que ce produit est extrait de l'écorce du *chrysophyllum glycyphlæum*, de la famille des Sapotacées; d'autres auteurs attribuent la monésia au *mohica* des Brésiliens, d'autres au palétuvier *rhyzophora gymnorhiza*, d'autres à l'*acacia cochleocarpa* (Marti), à l'*acacia virginalis* et au *cainito chrysophyllum*.

Bernard Derosne a fait connaître, en 1839, les préparations de monésia; elle fut à cette époque essayée par un grand nombre de praticiens et adoptée avec un certain enthousiasme. Aujourd'hui elle a été reconnue comme bien inférieure au kino et à l'extrait de ratanhia : aussi est-elle à peu près abandonnée.

La monésia a été analysée par Heydenreich, pharmacien à Strasbourg, Bernard Derosne, O. Henry et Payen; on y a trouvé une matière grasse, cristalline (stéarine), de la chlorophylle, de la cire, de la glycyrrhizine, du tannin, du ligneux, une matière âcre, analogue à la saponine, que

---

[2] *Hist. nat. des drogues simples*, 1851, t. II, p. 544.

l'on a nommée *monésine*, une matière colorante, rouge, des acides malique, pectique, des sels de potasse, de magnésie, de chaux, de manganèse, de fer, etc.

C'est un astringent qui possède une saveur sucrée, due à la glycyrhizine qu'elle contient; elle est, dit-on, moins irritante pour cette raison; elle a été employée contre les flux sanguins, les faiblesses d'estomac, la bronchite. Maher (de Rochefort) assure l'avoir donnée avec succès contre la chlorose.

A l'extérieur, c'est surtout comme siccatif que l'extrait de monésia a trouvé des applications. Payen et Manec l'ont substitué à l'extrait de ratanhia dans les fissures à l'anus; on l'a employé avec succès contre les engelures ulcérées; mais il n'exerce pas, comme on le prétend, une action spéciale dans la scrofule.

On emploie aussi quelquefois la poudre d'écorce de monésia pour saupoudrer les plaies, comme désinfectant et siccatif.

En résumé, la monésia n'a aucune vertu spécifique. C'est un bon astringent agissant comme tout autre, mais dont l'action astrictive est profondément modifiée par la présence d'une certaine quantité de matière mucilagineuse particulière.

Latour a signalé la falsification de l'extrait de monésia par l'extrait de campêche; celui de monésia donne à la salive un aspect spumeux intense et persistant, dû au principe que O. Henry et Payen ont nommé *monésine*; la saveur sucrée du campêche se rapproche de la monésia; mais il ne mousse pas dans la bouche et il colore la salive en violet.

Les préparations pharmaceutiques faites avec la monésia sont: 1° un extrait aqueux; 2° un sirop contenant un centigramme d'extrait par gramme; 3° une teinture contenant 1 gr. 50 d'extrait par 30 grammes; 4° un chocolat renfermant 30 centigrammes d'extrait par tablette; 5° une pommade au huitième d'extrait. Le plus souvent c'est l'extrait qui est employé soit sous forme de pilules, soit en solution dans l'eau. La dose d'extrait est de 50 centigrammes à 2 grammes. La glycérine facilite l'incorporation de l'extrait de monésia dans l'axonge.

PRÉPARATIONS DE MONÉSIA

Pilules

Pr.: Extrait de monésia. 4 gram.
Excipient. . . . . Q. S.

Mêlez. — Pour 40 pilules, à prendre 3 à 10 par jour.

Solution pour injections

Pr.: Extrait de monésia.. . . . . 4 gram.
Eau distillée.. 200

Mêlez.

Sirop

Pr.: Extrait de monésia. . . . . 5 gram.
Sirop simple. 500
Eau distillée. . . . . Q. S.

Mêlez.

Sirop composé

Pr.: Sirop de monésia. . . . . 1,000 gram.
Extrait de pavots blancs. 1,60
Eau de fleurs d'orangers. 30

Mêlez.

Pommade

Pr.: Extrait de monésia. . . . . 10 gram.
Glycérine. 10
Axonge. 40

Mêlez.

HUILE DE CHÈNEVIS

Nous aurons l'occasion de parler plus loin du chanvre, dont les graines, connues sous le nom de *chènevis*, renferment une huile souvent employée en frictions sur les seins, contre la galactorrhée et les engorgements mammaires. C'est, d'après Coutenot, un moyen simple et certain de remédier aux engorgements laiteux et de prévenir les accidents inflammatoires; l'huile doit être récente et obtenue par expression; on la fait chauffer et on l'emploie en embrocations répétées toutes les deux ou trois heures; l'effet sur la sécrétion lactée est quelquefois très-rapide; il faut associer son emploi à celui d'un révulsif intestinal et même à un sudorifique.

TANNIN, ACIDE TANNIQUE ($C^{18}H^{5}O^{9},5HO$)

Le seul tannin employé en médecine à l'état de liberté est le tannin de Pelouze, extrait de la noix de galle par le procédé de Pelouze, modifié par Léconet et par Dominé. C'est un corps solide, blanc, inodore, d'une saveur fortement astringente, incristallisable, soluble dans l'eau, l'alcool et l'éther du commerce, mais se dissolvant très-mal dans l'éther pur; il est inaltérable à l'air; sa solution aqueuse, au contraire, absorbe facilement l'oxygène et se transforme en *acide gallique*.

L'acide tannique dissous dans l'eau précipite tous les alcalis organiques et la plupart des sels métalliques. Aussi l'a-t-on proposé comme un contre-poison presque général, mais dont l'efficacité dans ces cas est très-contestable.

Les modes d'administration ou d'application du tannin sont très-nombreux.

Poudre dentifrice au tannin (Mialhe)

Pr. : Sucre de lait. . . . . 1,000 gram.
  Laque carminée. 10
  Tannin. 15
  Essence de menthe. . . . . 20 gouttes.
  — d'anis. 20
  — de fleur d'oranger. 10

Mêlez intimement. —Pour nettoyer les dents pendant l'administration des ferrugineux.

Glycérole pour les vaginites (Demarquay)

Pr. : Glycérine. . . . . 80 gram.
  Tannin. 20

Imbibez des tampons de charpie que l'on maintient dans le vagin.

Crayons cylindriques au tannin (A. Becquerel)

Pr. : Tannin. . . . . 4 parties.
  Gomme adragante. 1

Mie de pain frais, Q. S. — Pour donner de la souplesse au mélange, roulez en crayons de 5 millimètres de diamètre et de 3 centimètres de longueur. A l'aide du spéculum on met à découvert le col utérin ; un crayon de tannin, porté sur des pinces, est introduit dans le museau de tanche, porté dans la cavité utérine et maintenu à l'aide d'un tampon de charpie imbibé d'une solution concentrée de tannin ; au bout de douze heures, on retire le tampon de charpie à l'aide d'un bout de fil qui y est attaché ; on recommence tous les trois ou quatre jours ; au bout d'un mois le traitement amène la guérison. Contre les catarrhes utérins, les ulcérations du col, etc.

Sachet astringent et calmant

Dans les mêmes circonstances, nous avons souvent vu employer avec succès la méthode suivante :

Pr. : Extrait d'opium. . . . . 50 centigr.
  — de belladone. 50
  Poudre de belladone. 50

Mêlez et divisez en 20 pilules : mettez dans un petit linge.

  Tannin pulvérisé. . . . . 50 centigr.

Mettez une des pilules précédentes dans le tannin. — Faites un petit sachet attaché avec un long fil pendant en dehors de la vulve; portez le sachet dans le museau de tanche et laissez douze heures. Renouvelez le pansement deux fois par jour. La femme peut le faire elle-même.

Pommade contre l'acné (Rodet)

Pr.: Axonge. . . . . 50 gram.
     Soufre sublimé. 4
     Tannin. 4
     Eau de laurier-cerise. 5

Dissolvez le tannin dans l'eau, ajoutez le soufre et incorporez l'axonge. On préfère en général le tannin à la noix de galle.

ACIDE GALLIQUE ($C^7HO^5,^3HO$)

La transformation du tannin en acide gallique se fait par oxydation du premier de ces corps au contact de l'air, en effet :

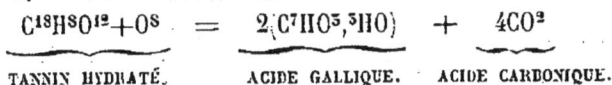

$$C^{18}H^8O^{12}+O^8 \quad = \quad 2(C^7HO^5,^3HO) \quad + \quad 4CO^2$$

TANNIN HYDRATÉ.   ACIDE GALLIQUE.   ACIDE CARBONIQUE.

Mais comme cette oxydation du tannin est lente, on peut obtenir l'acide gallique par d'autres procédés.

L'acide gallique est blanc; il cristallise en aiguilles soyeuses ou en prismes obliques à base rhomboïdale; sa saveur est fortement astringente; il est soluble dans l'eau et l'alcool, moins soluble dans l'éther. Il se distingue essentiellement de l'acide tannique en ce qu'il ne précipite ni les sels à base d'alcalis végétaux, ni la solution de gélatine; il ne trouble pas les sels de fer au minimum.

L'acide gallique, peu employé en France, l'est beaucoup en Angleterre. Neale le préconise, comme hémostatique, contre l'hydropisie scarlatineuse, à la dose de 25 centigrammes, trois fois par jour, dans l'hématémèse, l'albuminurie, les hémorrhoïdes, l'érysipèle de la face. En lotions, contre les hémorrhagies utérines, etc.

Tous les faits avancés par Neale ont été confirmés par W. Bages, qui les a étendus, et Gardner dit en avoir retiré de grands avantages dans l'albuminurie et l'hémoptysie.

Dans les cas de polypes utérins, déterminant des hémorrhagies, on emploie la solution d'acide gallique à l'intérieur et à l'extérieur.

Potion à l'acide gallique (The Lancet)

Pr.: Acide gallique cristallisé. . . . . 2 gram.

Teinture d'opium. . . . .   4 gouttes.
Eau distillée. . . . .   15 gram.

Contre les hémorrhagies internes, le purpura hemorrhagica. A prendre par cuillerées, dans l'espace d'une demi-heure, puis renouveler de demi-heure en demi-heure, de manière que le malade prenne 20 à 30 grammes d'acide gallique dans les vingt-quatre heures.

Liniment contre les engelures non ulcérées

Pr. : Glycérine. . . . .   50 gram
      Jaune d'œuf. . . . .   n° 1.
      Acide gallique.   4
      Borate de soude pulvérisé.   4

On enduit les parties malades, deux fois par jour, avec ce liniment ; le gonflement et les douleurs disparaissent ordinairement après trois ou quatre frictions.

Topique contre les engelures ulcérées

Pr. : Huile d'œufs. . . . .   60 gram.
      Beurre de cacao.   5
      Laudanum de Rousseau.   4
      Glycérine.   10

On fait fondre le beurre dans l'huile, on ajoute le laudanum et la glycérine, préalablement mélangés. — On enduit des plumasseaux de charpie avec le mélange et on en recouvre les engelures le soir. — Nous remplaçons avec avantage le laudanum de Rousseau, qui détermine des cuissons, par une solution de 50 centigrammes d'extrait d'opium.

Dietzenbacher a constaté que la solution d'acide gallique jouissait, comme celle d'acide tannique, de la propriété de dissoudre l'iode et le brome : ces solutions pouvant recevoir les mêmes applications que les solutions iodo-tanniques.

CRÉOSOTE ($C^{28}H^{10}O^4$)

La créosote, découverte par Reichenbach, dans les goudrons de bois, est un liquide oléagineux, incolore, et d'une saveur brûlante et caustique ; sa densité est de 1,037 ; elle bout à 200°, ne se dissout pas dans l'eau ; mais elle se dissout dans l'alcool, dans l'éther et dans l'acide acétique. Elle est combustible et elle dissout le soufre, le phosphore, la plupart des acides organiques, les corps gras, les résines, certains sels organiques, etc. Elle réduit les sels d'or, d'argent, de mercure et colore en bleu les persels de fer (Deville). Convenablement diluée, c'est un puissant astringent. Concentrée, elle est caustique.

Pommade astringente (DEVERGIE)

Pr.: Axonge, ...   30 gram
  Créosote.   10
  Sous-acétate de plomb.   10
  Extrait d'opium.   0,10
Mêlez.

Pilules de créosote contre les vomissements des femmes enceintes

(Dr PETSLAFT)

Pr. : Créosote. . . . .   15 centigr.
  Poudre de jusquiame et eau distillée. . . . . . .   Q. S.

F. S. A. 9 pilules argentées, pesant chacune 0,10. Une le matin, une
à midi, une le soir.

Cette formule est incorrecte en ce sens que la quantité de poudre de
jusquiame aurait dû y être exactement précisée.

Eau créosotée (COSTER)

Pr. : Créosote. . . . .   12 gouttes.
  Eau distillée. . . . .   60 gram.

Contre l'inflammation chronique des bords libres des paupières accompagnée en plusieurs points de petits ulcères suppurants.

Contre la carie dentaire avec douleurs violentes et contre les caries
de l'articulation coxo-fémorale.

PYROTHONIDE OU HUILE DE PAPIER

Lemery avait décrit sous le nom d'huile de papier une sorte de goudron que le docteur Ranque a désigné sous le nom de *pyrothonide*, que
l'on obtient en brûlant du papier, du chanvre, etc., et en condensant les
vapeurs qui s'en dégagent : on a employé cette huile dans les mêmes cas
que le goudron et aux mêmes doses que la créosote.

Johnson a constaté une singulière propriété de cette substance. Lorsqu'on en met quelques gouttes sur la langue, on n'éprouve aucun effet
appréciable, mais le goût est complétement aboli; on peut alors avaler
les substances les plus sapides sans éprouver aucune sensation.

Les préparations qui ont pour base la suie pourraient aussi être placées dans les astringents; nous donnerons quelques formules au chapitre
des *anthelmintiques*.

ACIDE PHÉNIQUE (C¹²H⁶O,HO)

L'acide phénique, connu encore sous les noms d'*alcool phénique*,
d'*hydrate de phényle*, de *phénol*, d'acide carbolique; a été découvert

par Runge dans les goudrons de houille ; il est blanc, cristallise et fond à 35°, peu soluble dans l'eau, soluble en toutes proportions dans l'alcool et dans l'éther, il bout à 185°, il brûle avec une flamme fuligineuse.

L'acide phénique est un astringent des plus énergiques, beaucoup plus actif que la créosote. On l'a employé, tantôt libre, tantôt à l'état de phénates alcalins ; mais comme c'est surtout comme désinfectant qu'il a été préconisé, nous y reviendrons plus loin.

Le phénate de soude est employé depuis quelque temps comme antiputride à faibles doses; il est administré à l'intérieur et à l'extérieur.

Nous renvoyons également l'étude de l'acide picrique et des picrates au chapitre des *fébrifuges*, parce que c'est surtout comme tels qu'ils ont été employés; nous nous contenterons de signaler ici leurs propriétés astringentes très-énergiques.

Art. II. — ASTRINGENTS FOURNIS PAR LE RÈGNE MINÉRAL

Tous les acides dilués jouissent de propriétés astringentes et coagulantes plus ou moins prononcées ; on réserve leur emploi pour l'usage interne sous forme de limonades ou de potions. Nous avons déjà parlé de l'emploi des acides chlorhydrique et lactique contre la dyspepsie; mais ces solutions pourraient être employées contre les hémorrhagies internes : c'est à très-faible dose qu'on les emploie, et leur dose doit être plus spécialement déterminée par le goût du malade, aussi les formule-t-on ainsi :

> Pr.: Eau. . . . . 1 litre.
> Sucre. . . . . 60 gram.
> Acide sulfurique ou eau de Rabel. . . . . Q. S.

jusqu'à acidité convenable.

Nous signalerons ici deux formules proposées pour des cas spéciaux.

Potion contre le typhus (MAGNUS HUSS)

> Pr.: Solution d'acide phosphorique. . . . . 70 gram.
> Décoction de guimauve 160
> Sirop de guimauve. 120

A prendre dix à quinze gouttes, de deux heures en deux heures.

La solution d'acide phosphorique contient 25 pour 100 d'acide phosphorique à trois équivalents d'eau.

Potion contre l'enrouement (DIDAY)

> Pr.: Eau sucrée. 125 gram.
> Acide azotique. . . . . 5 à 10 gttes.

Mêlez. — A prendre par cuillerées, contre l'enrouement des chanteurs.

PLOMB MÉTALLIQUE

Reveillé-Parise a proposé de recouvrir les plaies avec de minces feuilles de plomb qui agiront à la fois en préservant du contact de l'air et comme astringentes en produisant probablement des sels de plomb au contact des liquides qui suintent des plaies ; mais quelques cas d'absorption ayant été signalés et des accidents saturnins en ayant été la suite, on a eu peu recours à cette pratique.

SULFATE D'ALUMINE ($^3SO^3,Al^2O^3$)

Le sulfate neutre d'alumine a été proposé pour injecter les cadavres ; Blockley a employé des solutions de ce sel en topique sur les surfaces ulcérées, comme un antiseptique et détergent. Le docteur Pennypacker a constaté l'efficacité de ce sel, et G. Johnson a obtenu d'excellents effets de la solution suivante en injections vaginales dans les cas d'écoulements fétides.

Injection de sulfate d'alumine

Pr. : Sulfate neutre d'alumine. . . . . 12 gram.
Eau. 200

La solution de sulfate d'alumine peut dissoudre deux équivalents d'alumine gélatineuse de manière à obtenir les sels suivants : $(Al^2O^3)^2,^3SO^3$ et $(Al^2O^3)^3,^3SO^3$. Cette solution, ainsi saturée d'alumine et imprégnée de benjoin, a été préparée comme hémostatique par Mentel, sous le nom de *solution benzinée d'alumine*; elle ressemble au liquide styptique de Pagliari. On obtient la solution de Mentel de la manière suivante :

Solution benzinée d'alumine (MENTEL)

Pr. : Sulfate d'alumine. . . . . 250 gram.
Eau. 2,000
Alumine gélatineuse. . . . . Q. S.
jusqu'à saturation.
Benjoin pulvérisé. 20

Chauffez doucement pendant six heures en remuant. Le liquide froid doit avoir une densité de 1,26. Exposé au froid, il laisse déposer un peu de sulfate d'alumine basique et de l'alumine tenue en suspension : le liquide obtenu a été employé avec succès, à la dose de 10 à 20 grammes par litre d'eau, contre la leucorrhée, dans les ulcérations du col accompagnées d'écoulements fétides.

Homolle assure que les autres sels d'alumine ne sont qu'astringents comme l'acétate et le tartrate, tandis que le sulfate simple, le nitrate et le chlorure d'aluminium possèdent une action topique spéciale.

Solution astringente (HOMOLLE)

Pr. : Sulfate d'alumine. . . . . 300 gram.
Eau. 200

Faites dissoudre. Cette liqueur doit marquer 1305° au densimètre ; on l'applique à l'aide d'un pinceau à lavis ; le simple contact suffit ; et au moyen de lotions d'eau on rend le contact aussi court qu'on le désire ; on peut le prolonger autant qu'on veut au moyen de charpie imprégnée de solution.

SULFATE D'ALUMINE ET DE ZINC (Al²O³,SO³,SO³ZnO)

Ce sel doit se rapprocher par sa constitution de celle des aluns ; toutefois, en suivant pour le préparer, le procédé décrit par Homolle, on obtient un sulfate basique dont la composition n'a pas été déterminée : voici comment on opère.

La solution de sulfate d'alumine précédente filtrée pèse 1305 ; elle représente environ par kilogramme 600 grammes de sulfate d'alumine ; on y ajoute peu à peu, en remuant, 60 grammes d'oxyde de blanc de zinc ; quand l'oxyde est dissous, on filtre et on abandonne à la cristallisation spontanée pour obtenir des cristaux en mamelons rayonnés non déliquescents. Contrairement à l'opinion d'Homolle, il pourrait bien se faire que ce fût un mélange de deux sels et non une combinaison. Cette solution est employée de la même manière que la précédente ; elle a une action plus énergique sur les tissus hétéromorphes ; on doit la préférer dans les cas où l'on désire modifier profondément une surface muqueuse altérée ou détruire un tissu accidentel.

Voici des formules proposées par Homolle.

Glycérolé astringent

Pr. : Solution saturée de sulfate d'alumine et de zinc. . . 100 gram.
Glycérine. 100

Mêlez. — Pour applications et pansements, ce liquide n'offre pas l'inconvénient de se dessécher à la surface des tissus.

Cérat astringent

Pr. : Solution saturée de sulfate d'alumine et de zinc. . . 5 gram.
Huile d'amandes douces. 10
Cérat blanc. 90

Faites fondre à une douce chaleur la cire dans l'huile; laissez refroidir en agitant et incorporez la solution.

Homolle a obtenu de bons effets de l'emploi de ce puissant modificateur de la vitalité des tissus, dans les angines tonsillaires et pharyngiennes, l'hypertrophie des amygdales, le polype muqueux des fosses nasales, l'ongle incarné, les ulcères scrofuleux, les nævus et les végétations vasculaires, les affections inflammatoires du col de l'utérus, les déplacements de cet organe, les cancroïdes et les cancers-ulcères.

SULFATE D'ALUMINE ET DE POTASSE $(Al^2O^3,3SO^3,KOSO^3,24HO)$

L'alun du commerce est tantôt à base de potasse, tantôt à base d'ammoniaque; celui-ci est le plus commun dans le commerce; on peut les employer indistinctement.

Glycérolé astringent

Pr.: Glycérine. . . . .   200 gram.
    Alun pulvérisé.   2

Faites dissoudre. — A employer contre la leucorrhée, en applications locales en même temps qu'on fait des injections aqueuses dans les mêmes proportions.

Cette formule est conforme aux idées de Mialhe, qui assure que l'alun à petite dose est un *plastifiant* énergique, tandis qu'à dose plus élevée il est *fluidifiant*, de sorte qu'au lieu de diminuer les écoulements morbides, il les augmente.

Liniment contre l'érysipèle (ANCIAUX)

Pr.: Alun pulvérisé. . . . .   50 gram.
    Précipité blanc.   1

Triturez ensemble jusqu'à mélange parfait et ajoutez.

    Glycérine.   90

Agitez chaque fois jusqu'à ce que le mélange prenne la consistance d'un liquide crémeux. — Employé aussi dans quelques affections cutanées.

Poudre d'alun et de sabine

Pr.: Poudre de sabine   } āā parties égales.
    —   d'alun   }

Pour saupoudrer les végétations.

SULFATE D'ALUMINE ET DE FER

Sir James Murray (de Dublin) a proposé ce sel comme styptique, astringent et vermifuge. On l'obtient en traitant par l'acide sulfurique le protocarbonate de fer et l'alumine tous deux récemment précipités, et en évaporant la solution. L'emploi de ce sel est recommandé dans les flueurs blanches, la dysenterie, la diarrhée, etc., à l'extérieur; en gargarismes dans les relâchements des tonsilles et de la luette; en injections dans certaines hémorrhagies; en lotions sur les ulcères, etc. C'est très-probablement un mélange et non une combinaison.

SULFATE DE ZINC $(ZnSO^3,7HO)$

Ce sel est un des astringents le plus souvent employés.

Piorry l'emploie contre les maladies inflammatoires de l'œil :

Pr.: Sulfate de zinc. 0,50
    Eau distillée. 100,50
Pr.: Eau de roses. 0,50
                                                150,50

Quelques gouttes dans l'œil plusieurs fois par jour.

Faire contre les flueurs blanches de grandes irrigations avec l'eau d'abord, et puis, avec une petite seringue en verre, des injections du liquide suivant.

Pr.: Sulfate de zinc. . . . . 1 gram.
    Eau. 200
                                                201 gram.

Collyre jaune astringent

EAU DE HORST

Dans les cas de conjonctivite chronique, on applique le collyre suivant, coupé de une ou deux parties d'eau distillée :

Pr.: Sel ammoniac. . . . . 0,90 centigr.
    Sulfate de zinc. 2,50
Faites dissoudre dans
    Eau distillée. . . . . 145 gram.
Ajoutez :
    Camphre. . . . . 55 centigr.
dissous dans
    Alcool à 36°. . . . . 29 gram.
    Safran. . . . . 12 centigr.

Mêlez et faites macérer à une température de 30 à 38° de chaleur jusqu'à parfaite extraction des principes du safran. Passez.

Gargarisme au sulfate de zinc (PIORRY)

Pr. : Sulfate de zinc. . . . . 1 gram.
Eau. 100
Sirop de mûres. 50

Mêlez ; se gargariser plusieurs fois par jour.

Les oxydes de zinc plus ou moins purs entrent également dans la classe des astringents. Il en est de même de l'acétate de zinc et des autres sels de la même base, à part le chlorure, dont nous parlerons au chapitre des caustiques.

Pommade antiophthalmique

Pr. : Cérat sans eau. . . . . 50 gram.
Oxyde blanc de zinc tamisé fin. 4
Eau de roses. 8

Mêlez intimement et porphyrisez. — Nous avons vu employer cette pommade avec succès contre les conjonctivites et les blépharites.

Mélange pulvérulent (CAZENAVE)

Pr. : Oxyde blanc de zinc. . . . . 8 gram.
Poudre d'amidon. 125

Mêlez exactement. — Employé contre les maladies de la peau.

Autre

Pr. : Oxyde blanc de zinc. . . . . 8 gram.
Camphre pulvérisé. 2
Poudre d'amidon. 125

Injection astringente et calmante

Pr. : Eau de pin gemmé. . . . . 150 gram.
Acétate de zinc. 1
Chlorhydrate de morphine. . . . . 20 centigr.

Mêlez et faites dissoudre. — L'eau de pin gemmé est le liquide aqueux que l'on trouve dans les cavités faites au pied du pin maritime ou dans les vases qu'on y attache. C'est une eau térébenthinée, à laquelle on a voulu attribuer des propriétés merveilleuses.

8.

SULFATE DE POTASSE ET DE FER ($Fe^2O^3, ^3SO^3, KOSO^3, 24HO$)

Alun de fer

L'alun de fer s'obtient par combinaison directe du sulfate de potasse avec le sulfate de sesquioxyde de fer; il cristallise comme les autres aluns en cubes ou en octaèdres; c'est un des astringents les plus puissants que l'on connaisse; on peut l'employer aux mêmes doses et de la même manière que l'alun ordinaire, et celui à base de manganèse pourrait lui être substitué; il est représenté par $Mn^2O^3, ^3SO^3, KOSO^3, 24HO$.

Dans l'alun de fer comme dans celui qui est à base d'alumine, on peut remplacer la potasse par son équivalent d'ammoniaque et obtenir des sels qui jouissent de propriétés tout à fait semblables.

Tous ces composés sont très-employés en Angleterre sous le nom de *Iron aluns*. C'est Lyndsey Blyth qui les a présentés en 1855 à la Société de pharmacie de Londres : on prétend qu'ils sont plus astringents que l'alun, et qu'ils n'ont pas les propriétés excitantes des autres ferrugineux.

SULFATE DE CADMIUM ($CdO, SO^3, 4HO$)

Ce sel cristallise en prismes rectangulaires, incolores, déliquescents, très-solubles dans l'eau; on l'obtient en traitant le carbonate de cadmium par l'acide sulfurique étendu, ou bien par l'action de l'acide sur le métal; il est astringent et même irritant; il agit comme le sulfate de zinc, mais il est beaucoup plus actif que lui (dix fois plus).

D'après Schubart (de Berlin), le sulfate de cadmium possède des propriétés vomitives; d'après Grimaud, il jouit d'une certaine efficacité dans le traitement de la syphilis, du rhumatisme et de la goutte.

Les Allemands ont beaucoup employé ce sel pour combattre les inflammations de l'œil qui reconnaissent une cause dyscrasique (de Graefe, Giordano). Tott, Kopp, Ansiaux, Himly, Guillié et Rosenbauer l'ont vanté dans le traitement des taches et des opacités de la cornée; Linke l'emploie en injections dans l'otorrhée et la blennorrhée.

<table>
<tr><td>

Collyre (Froxmuller)

Pr. : Sulfate de cadmium. 20 centigr.
Eau dist. de roses. . 45 gram.
Laudan. de Sydenh. 2 à 6

A instiller dans l'œil par gouttes dans les ulcères de la cornée.

</td><td>

Collyre (Rosenbauer)

Pr. : Sulf. de cadm. 10 à 40 centig.
Eau distillée. . . . 50 gram.

Pour instiller dans l'œil contre les taches de la cornée.

</td></tr>
</table>

En France le sulfate de cadmium est très-peu employé.

SULFATE DE NICKEL ($NiO, SO^3 7HO$)

Ce sel cristallise en prismes rectangulaires, à quatre pans, d'un beau vert émeraude, contenant 7 équivalents d'eau entre 15° et 20°; il affecte la forme d'octaèdres à base carrée, renfermant 6 équivalents d'eau de cristallisation; les premiers de ces cristaux exposés à l'action d'une douce chaleur perdent leur transparence et se changent en un amas d'octaèdres à base carrée. (Mitscherlich.)

On obtient ce sel en attaquant le nickel par l'acide sulfurique étendu, ou en dissolvant l'oxyde ou le carbonate dans le même acide; le sel obtenu est soluble dans l'eau; il a une saveur douceâtre et astringente; le professeur Simpson lui a reconnu des propriétés toniques : il en a obtenu de bons résultats; dans les cas de migraine périodique, la dose est de 2 à 5 centigrammes trois fois par jour. En pilules, ou en solution à plus forte dose, il détermine des nausées et des vomissements.

CRAIE

Nous avons déjà parlé de la craie préparée (V. reconstituants, corroborants); nous voulons ajouter quelques mots à l'histoire de la craie naturelle, que les Anglais emploient de préférence; ils réservent la craie précipitée et lavée pour la préparation des dentifrices, dont ils font un si fréquent usage.

Les observations d'Ehrenberg nous ont appris que la craie était formée par la dépouille fossile de très-petits êtres organisés appartenant aux familles des Polythalamies et des Nautilites; on a calculé qu'il y avait plus d'un million d'individus par chaque pouce carré; il ne faut donc pas considérer, au point de vue chimique pas plus que sous le rapport thérapeutique, la craie comme du carbonate de chaux pur.

Craie composée (Pharmacopée anglaise)

Pr. : Craie préparée	450 gram.
Poudre de canelle	112
— de tormentille	84
— de gomme	84
— de poivre long	14

Mêlez parfaitement. Très-employée comme astringente et antiacide.

BORATE DE SOUDE (NaO,2BO³,10HO)

Le borax ou biborate de soude est un sel à réaction alcaline, très-anciennement employé; voici quelques nouvelles formules.

Collutoires boratés

	(TROUSSEAU)	(CLACHE)
Pr. : Borax pulvérisé	20 gram.	20 gram.
Miel blanc	20	»
Glycérine		20

Ces deux collutoires sont spéciaux pour le traitement des aphthes, et surtout du muguet; nous y faisons ajouter quelquefois deux grammes de teinture de safran : celui qui est préparé à la glycérine est généralemen mieux supporté.

On prépare de même les collutoires alunés, qui s'emploient plus spécialement contre les stomatites simples ou ulcéreuses.

Collyre boraté à la glycérine (Dubois)

Pr. : Borax. 1 gram.
Glycérine blanche. 10
Eau de laurier-cerise. 5
Eau distillée. 84

Foucher a le premier employé la glycérine pour les collyres; on remarquera que ce liquide n'est pas l'excipient; ce serait plutôt un correctif à la manière des mucilages employés autrefois.

Traitement du pityriasis du cuir chevelu (Mialhe)

Pr. : Borax. 10 gram.
Eau de roses. 125
Alcool. 125

Pour lotions. — Puis toucher à l'aide d'un tampon avec le liquide suivant :

Pr. : Glycérine pure. . . . . 50 gram.
Eau de roses. 120
Chlorhydrate d'ammoniaque. 0,60

Séparer les cheveux et appliquer la pommade suivante :

Pr. : Axonge. 60 gram.
Proto-iodure de mercure. 5,50
Bisulfure de mercure. 1,25
Essences de roses. . . . . 5 gouttes.

Frictionner le cuir chevelu.

Mixture contre les engelures non ulcérées (Reveil.)

Pr. : Borate de soude pulvérisé. . . . . 10 gram.
Eau de roses. . . . . 20 gram.

Faites dissoudre et ajoutez :

Glycérine. 60
Teinture de benjoin. 10

Oindre plusieurs fois par jour les parties enflées.

TANNATE DE PLOMB ($C^{18}H^{5}O^{9}$,PbO,2HO)

Si l'on précipite incomplétement une dissolution de tannin par l'acétate de plomb, il se produit un sel blanc et amorphe; si au contraire on verse une petite quantité d'acide tannique dans une dissolution bouillante d'acétate de plomb, il se forme un tannate jaune pulvérulent.

En traitant une infusion concentrée de noix de galle par l'acétate de plomb versé goutte à goutte, on obtient un tannate acide employé en médecine.

Tannate de plomb (DORVAULT)

Pr. : Eau distillée. . . . . 500 gram.
      Tannin. 50
      Acétate de plomb cristallisé. 20

dissous dans

Eau distillée.. 500

Mêlez les deux solutions, recueillez et lavez le précipité et séchez.

Yott a préconisé ce sel dans le traitement des ulcères gangréneux [1], Fontanetti l'a employé avec avantage dans deux cas de tumeurs blanches des genoux ; Autenrieth l'a conseillé pour panser les plaies provenant d'un décubitus prolongé [2], chez les phthisiques et les typhisés ; d'après Ricken [3], il hâte la cicatrisation et calme les douleurs.

TANNATE DE ZINC ($C^{18}H^9O^8,3ZnO$)

Ce sel est blanc et pulvérulent : on l'obtient en précipitant un sel de zinc par un tannate alcalin ; il a été très-vanté, sous le nom de *sel de Barnit*, comme infaillible dans le traitement de la gonorrhée ; ce sel étant insoluble, il est à peu près inactif. Toutefois H. Bonnewyn a employé le tannate de zinc dans les affections catarrhales des yeux.

Collyre au tannate de zinc (H. BONNEWYN)

Pr. : Tannate de zinc. . . . . 10 centigr.
      Eau distillée. . . . . 180 gram.
      Mucilage de gomme arabique. 15

Mêlez pour un collyre [4].

Barnit a proposé d'obtenir ce sel en précipitant une solution de chlorure de zinc à 45° par une solution de tannin.

TANNATE D'ALUMINE

Le tannate d'alumine est à peu près insoluble dans l'eau. C'est d'ailleurs un sel mal défini ; il est difficile de dire ce que Rogers Harrison

[1] *Gazette des hôpitaux*, t. XI, n° 145.
[2] *Dispens. of the United States*. Philadelphie, 1858, page 149.
[3] *Journ. de la Soc. des sciences méd. et nat. de Bruxelles*, sept. 1859.
[4] Ibid., 1853, t. XVI, p. 323.

(de Londres) a employé sous le nom de tannate d'alumine et qu'il présente sous forme liquide. Il est très-probable que c'est un mélange d'alun ou de sulfate d'alumine et de tannin, quoiqu'on l'ait décrit comme un sel jaune sale et soluble dans l'eau bouillante [1].

Procter a essayé de faire un tannate soluble d'alumine, sans y réussir [2].

TANNATE DE BISMUTH ($C^{18}H^5O^9, Bs^2O^5$)

Cap a été conduit à proposer le tannate de bismuth par l'analogie des propriétés des deux composants de ce sel, qui agissent sur les tissus vivants, comme styptiques et astringents. Quoique le produit qui résultera de leur combinaison soit insoluble, il pense que sous l'influence des forces physiologiques, il se décompose en ses éléments. Il ajoute cependant qu'un sel ne tient pas nécessairement des propriétés de ses facteurs et que son action thérapeutique n'est nullement le résultat de la décomposition du sel en ses éléments.

Pour préparer le tannate de bismuth, on prend 44 grammes d'azotate de bismuth cristallisé; on les fait dissoudre dans de l'eau acidulée et on décompose par la lessive des savonniers ; on lave le précipité et on triture l'hydrate par 20 grammes de tannin pur; on jette sur une toile, on lave et on sèche.

Ce sel est insoluble, peu sapide, jaunâtre; il est composé de :

Pr. : Oxyde de bismuth. . .   53 ou bien.   29,50
Tannin.   47   26,60

On peut encore l'obtenir en décomposant la solution de nitrate de bismuth par le tannin ; mais il est probable que, dans ce cas, on aurait un sel formé d'un équivalent d'oxyde de bismuth et d'un équivalent de tannin, car l'oxyde de bismuth et le tannin sont tribasiques.

Les essais qui ont été faits avec le tannate de bismuth n'ont pas répondu à ce qu'on avait espéré. Il n'a pas paru agir mieux que le tannin ou le sous-nitrate de bismuth : aussi est-il à peu près abandonné.

Le prix du bismuth ayant été très-élevé dans ces derniers temps, Paul Blondeau, Boutmy et Baralon ont proposé de remplacer ses préparations par celles d'étain ; mais elles sont toxiques et elles déterminent la diarrhée et les vomissements ; aussi a-t-on dû y renoncer.

Le docteur Calvo, qui a employé les sels insolubles d'étain à l'extérieur, en a obtenu de bons effets sous la forme d'injections uréthrales.

[1] *London med. Gaz.*, XII, 853.
[2] *Amer. Journ. of Pharm.* Janvier 1853, p. 25.

Injections (Calvo)

Pr.: Eau de roses.	100	100	100 gram.
Oxychlorure d'étain.	8	»	
Phosphate d'étain.	»	6	
Tannate d'étain.	»	»	6

Pour plusieurs injections dans la journée.

LACTATE DE BISMUTH

Le lactate de bismuth, très-employé en Allemagne contre la diarrhée, s'obtient en décomposant le nitrate de bismuth par une solution concentrée de lactate de soude; on dissout le magma obtenu dans le moins d'eau possible, et par le repos le sel cristallise. Il est très-peu soluble dans l'eau froide. On administre 0,05 à 0,10 centigrammes par jour.

HYPOSULFITE DE SOUDE ET D'ARGENT ($NaO, S^2O^2)^2(AgO, S^2O^2), 2HO$)

On peut obtenir ce sel, en dissolvant à froid le chlorure d'argent dans l'hyposulfite de soude et en mêlant la dissolution avec de l'alcool, qui précipite l'hyposulfite double (Herschel), ou bien en dissolvant l'oxyde d'argent récemment précipité, dans une solution d'hyposulfite de soude. Il cristallise en petits cristaux très-solubles dans l'eau, insolubles dans l'alcool et possédant une saveur très-douce; pur, il n'est pas altéré à la lumière et il ne colore ni la peau ni le linge.

C'est Delioux qui a proposé ce sel à la place du nitrate d'argent, dont il n'aurait pas les propriétés irritantes, tout en restant astringent.

Solution d'hydrosulfate de soude et d'argent (Delioux)

Pr.: Hyposulfite de soude et d'argent.	2 gram.
Eau distillée.	200 gram.

A prendre à l'intérieur, contre l'épilepsie, à la dose de 5 à 50 grammes; en lavements, contre les flux intestinaux; en collyre, contre les conjonctivites chroniques; en injections, dans l'uréthrite aiguë et chronique.

CHAPITRE III

MÉDICATION TONIQUE NÉVROSTHÉNIQUE FÉBRIFUGE

Les toniques névrosthéniques, disent Trousseau et Pidoux, sont les agents médicamenteux qui impriment immédiatement à l'économie une certaine résistance vitale et rétablissent les synergies. Nous avons ajouté aux médicaments qui composent ce groupe la qualification de fébrifuges, parce que, en effet, un grand nombre d'entre eux possèdent la propriété de s'opposer au retour des fièvres d'accès. Nous y avons joint toutes les substances auxquelles, à tort ou à raison, on a attribué les mêmes propriétés.

Toutes les plantes riches en tannin et en principes amers ont été regardées comme toniques névrosthéniques ; toutes jouissent de propriétés fébrifuges plus ou moins prononcées; on les administre avec avantage toutes les fois qu'il s'agit de combattre la cachexie paludéenne et même de faire disparaître les fièvres d'accès de saison, qui, il est vrai, guérissent le plus souvent par l'expectation seule.

Dans le chapitre précédent, nous avons parlé des écorces d'inga et de marronnier, du bittera, du tulipier de Virginie, du thlaspi, de la renouée et de la salicaire. Nous n'y reviendrons pas ; nous aurons à reparler du marronnier à propos de l'esculine et de certaines préparations d'olivier plus spécialement employées comme fébrifuges.

ART. Ier. — NÉVROSTHÉNIQUES ET FÉBRIFUGES FOURNIS PAR LE RÈGNE VÉGÉTAL

QUINQUINAS

Les quinquinas sont la base de la médication tonique ou névrosthénique. Nous ferons remarquer que la division habituelle en trois sortes, et l'action thérapeutique qu'on leur attribue, ne sont plus regardées comme parfaitement exactes ; c'est ainsi que l'on dit :

Les *quinquinas jaunes* sont essentiellement fébrifuges et riches en quinine (2 à 4 pour 100):

Les *quinquinas gris* sont surtout toniques et riches en cinchonine. (1 à 3 pour 100) : ils contiennent un peu de quinine ;

Les *quinquinas rouges*, à la fois fébrifuges et antiseptiques, contiennent beaucoup de tannin, de quinine et de cinchonine (2 à 3 pour 100 de chacune de ces dernières).

On est à peu près d'accord aujourd'hui pour reconnaître que le Codex de 1837 a eu tort d'indiquer le quinquina gris comme l'espèce officinale. Il est probable que la nouvelle commission adoptera le quinquina jaune. Quant à la dénomination de calisaya ou autres, et l'attribution que l'on a faite aux sortes dénommées de chiffres déterminés d'alcaloïdes, on ne saurait non plus les regarder comme exactes : l'expérience a montré que le *même pied de quinquina* pouvait fournir des écorces dans lesquelles la proportion d'alcaloïde pouvait varier comme 1 : 2 ; de là une nécessité du dosage précis de ces écorces ; d'autant plus que les recherches de Pasteur nous ont appris que, sous l'influence de la lumière, les alcaloïdes des quinquinas éprouvaient des transformations isomériques dans lesquelles les propriétés physiologiques et thérapeutiques de ces principes actifs étaient profondément modifiées.

Guillermont fils et Glénard ont fait connaître un procédé quinimétrique ingénieux dont l'exactitude laisse à désirer. Dans ce procédé il n'est pas tenu suffisamment compte de la *quinidine*, très-abondante aujourd'hui dans les quinquinas de la Nouvelle-Grenade, qui vient troubler les résultats et augmenter le chiffre de la quinine. Au point de vue industriel, comme au point de vue pharmaceutique, il ne faut considérer comme quinine que ce que l'on obtient à l'état de *sulfate cristallisé parfaitement caractérisé*; et le meilleur procédé d'essai des quinquinas consiste à extraire d'une petite quantité d'écorce la quinine à l'état de sulfate. Toutefois, on pourra employer un procédé proposé par Orillard, que nous avons déjà fait connaître [1].

Il semblerait résulter des expériences d'Orrillard [2] que la décoction aqueuse *détruit une portion des alcaloïdes de quinquina*. C'est un fait qu'il s'agit de vérifier et dont il faudra tenir compte.

Vin de quinquina au cacao (REVEIL)

Pr. : Quinquina gris huanuco concassé. . . . . 40 gram.
— jaune concassé. 30
Cacao concassé. 50
Eau-de-vie de bonne qualité à 56° C. 100

Laissez en contact, pendant vingt-quatre heures, dans un lieu chaud, en ayant le soin d'agiter de temps en temps, et ajoutez :

Vin de Bordeaux. 1000

Filtrez après huit jours. — On peut remplacer le vin de Bordeaux

---

[1] *Annuaire pharmaceutique pour* 1863.
[2] *Des préparations pharmaceutiques du quinquina.* Thèse de l'École de pharmacie de Paris, 1862.

par du vin de Malaga, mais alors il faut réduire la proportion d'alcool à moitié.

Dans les pays à fièvre on fait usage, avec succès, d'un des opiats suivants :

Opiats fébrifuge

Pr.: Poudre de quinquina jaune, très-fine. . . . .   50 gram.
Carbonate de potasse sec et pulvérisé.   4
Ou chlorhydrate d'ammoniaque pulvérisé.   1
Miel blanc.   20

Mêlez. — A prendre une cuillerée à café toutes les heures, le plus loin possible de l'accès à venir ; continuez l'usage après que la fièvre a cessé, en réduisant la dose à moitié pendant les quatre premiers jours et au quart pendant les quatre jours suivants.

Vin toni-nutritif ou de Quinquina et de Cacao (BUGEAUD)

Pr.: Cacao caraque récemment torréfié et pulvérisé. .   21,000 gram.
Quinquina calisaya.   500
—   gris de Loxa.   500
Vin de Malaga.   20,000
Esprit-de-vin à 30° C.   4,000

Faites une bouillie claire avec le cacao et l'esprit-de-vin, chauffez au bain-marie jusqu'à fusion du cacao, bouchez hermétiquement, agitez et laissez macérer pendant huit jours ; versez alors le mélange dans le vin de quinquina préalablement préparé, et après un mois de macération retirez par distillation dans le vide la quantité d'esprit-de-vin employée pour le traitement du cacao.

Ce vin possède un goût agréable et il se conserve bien ; mais la formule que nous transcrivons telle qu'elle a été publiée est très-inutilement compliquée et d'une exécution difficile ; elle exigerait de plus l'emploi d'un appareil spécial. Pourquoi mettre une aussi grande proportion d'alcool pour l'enlever ensuite ? Nous avons indiqué une formule plus simple qui donne un excellent produit.

On assure qu'il est vendu du vin de quinquina au cacao qui ne renferme pas un atome de ces graines.

Vin tonique (DELIOUX).

Pr.: Écorce de quinquina jaune ou rouge concassée. . .   40 gram.
Racine de gentiane concassée.   20
Écorce de cannelle concassée   10
Vin de Ténériffe.   1000

Laissez macérer huit jours, exprimez et filtrez.

SIROP DE QUINQUINA (Boudet).

L'exécution de la formule du sirop de quinquina du Codex a pour résultat un produit trouble qui se conserve difficilement; les pharmaciens suivent généralement, pour préparer ce sirop, une formule qui a été indiquée par Boudet; elle donne un excellent produit et elle a été adoptée en principe par la commission du Codex. Voici ce procédé:

On place le quinquina grossièrement pulvérisé dans un appareil à déplacement et on l'épuise par trois fois et demie son poids d'alcool à 55° C. On étend cette teinture de deux parties d'eau et on distille au bain-marie pour retirer l'alcool; la liqueur restée dans le bain-marie est filtrée après le refroidissement, additionnée de sucre, et transformée en sirop par simple solution. Les proportions de quinquina et de sucre sont celles du Codex. Le sirop obtenu possède et conserve une limpidité parfaite.

Liqueur de Quinquina pour remplacer le Vin.

Pr. : Alcool à 82° C.	162	gram.
Eau.	857	
Acide sulfurique à 66°.	1	
Quinquina jaune concassé.	100	
Écorce d'orange amère.	5	

Laissez macérer le tout pendant dix jours, passez et ajoutez à une partie du macéré une demi-partie de sucre; laissez dissoudre et filtrez. — A prendre une à six cuillerées à bouche dans la journée.

Décoction fébrifuge (Reveil).

Pr. : Quinquina jaune concassé.	100	gram.
Eau.	650	

Faites bouillir jusqu'à réduction à 500 grammes; passez et ajoutez:

Écorce d'orange amère.	35	gram.
Sulfate de soude.	30	

Mêlez. Laissez macérer 48 heures et filtrez. — A prendre par demi-verrée toutes les deux heures, en commençant le plus loin possible de l'accès prochain.

Liqueur tonique fébrifuge (Reveil).

Pr. : Quinquina jaune concassé.	60	gram.
— gris huanaco.	30	
Écorce d'orange amère.	2	
— de cannelle de Ceylan concassée.	1	
Muscades. } Girofles. }	ãã 0,25	centigr.
Alcool à 75° centig.	500	gram.

Faites macérer huit jours en agitant de temps en temps ; filtrez et ajoutez.

    Sirop de sucre. . . . . 200 gram
    Alcoolat d'absinthe 200

Mêlez et filtrez. — A prendre un verre à bordeaux tous les matins, comme tonique, dans la cachexie palustre, dans l'anémie, etc. Très-agréable à prendre.

Remède hollandais contre la fièvre.

Pr. : Poudre de quinquina jaune. . . . . 50 gram
    — de crème de tartre. 50
    — de girofle. 2

Mêlez et administrez 6 grammes toutes les trois heures.

Vin antilymphatique (BOUTIGNY).

Pr. : Suc de grande capucine. . . . . 25 gram.
    Alcool à 86° C. 25
    Quinquina gris concassé. 25

Le phosphate de chaux provenant de la décomposition d'un gramme de chlorure de calcium dissous dans l'eau et versé goutte à goutte dans une dissolution de 1,50 de phosphate neutre de soude.

    Écorce d'orange amère. . . . . 2 gram.
    Vin blanc de Bordeaux. . . . . 1 litre.

Faites macérer huit jours en agitant de temps en temps, et filtrez.

QUINIUM OU EXTRAIT ALCOOLIQUE DE QUINQUINA A LA CHAUX.

On emploie depuis longtemps, sous le nom de *quinine brute*, un produit que l'on obtient en précipitant une décoction de quinquina par un lait de chaux, épuisant le précipité desséché et pulvérisé par l'alcool, et faisant évaporer celui-ci : le résidu obtenu est un mélange en proportions variables de quinine, de cinchonine de matières grasses, extractives et colorantes.

C'est cette quinine brute dosée, et pour ainsi dire titrée qui a reçu le nom de quinium, et que l'Académie de médecine a adoptée sous la dénomination plus convenable d'extrait alcoolique de quinquina à la chaux [1].

D'après la note annexée à l'arrêté ministériel du 14 juin 1857, voici comment s'obtient le quinium :

[1] *Bulletin de l'Académie impériale de médecine*. Paris, 1857, tome XXII, p. 1008.

Prenez des écorces de quinquina dont la composition vous sera connue ; mêlez ces écorces en quantité telle que la quinine s'y trouve, relativement à la cinchonine, dans la proportion de deux parties de quinine pour une de cinchonine.

Broyez ces écorces, mêlez la poudre avec la moitié de son poids de chaux éteinte par l'eau ;

Traitez le mélange par l'alcool bouillant jusqu'à épuisement ; recueillez par distillation la meilleure partie de l'alcool. Achevez l'évaporation.

Le résidu est l'extrait alcoolique de quinquina à la chaux.

4 grammes 50 centigrammes de cet extrait doivent donner, par les procédés connus :

Sulfate de quinine.	2 gram.	22
— de cinchonine.	1	11
Extractif, résine, etc..	0	67
	4	00

La tolérance pour ces proportions sera du dixième.

Les principes qui ont guidé Labarraque dans la préparation du quinium sont les suivants :

1° Conserver tous les produits utiles des quinquinas, en éliminant seulement les matières inertes, qui fatiguent l'appareil digestif et s'opposent à la facile absorption des principes actifs ;

2° Obtenir par un dosage facile et rigoureux un produit d'une composition toujours identique aux alcaloïdes fébrifuges ;

3° Utiliser dans la thérapeutique tous les quinquinas qui contiennent de la quinine et de la cinchonine en notable proportion : l'association de ces deux alcaloïdes présentant dans bien des cas de sérieux avantages, ainsi que le fait remarquer Soubeiran dans son *Cours de pharmacologie;*

4° Fixer un rapport en quinine et en cinchonine comparable à celui qui existe dans le quinquina rouge vif, que l'expérience de tous les temps a montré être le plus efficace.

Quoique Labarraque prévienne qu'il n'a jamais voulu induire en erreur en laissant croire à l'existence d'un radical de la quinine, lorsqu'il a nommé son produit *quinium*, nous ne saurions approuver cette dénomination, pas plus que celle de *lactucarium* qu'on a donnée à l'extrait de laitue, produit de l'évaporation du suc obtenu par incision.

Le quinium est amorphe, d'une couleur brun fauve, insoluble dans l'eau, presque soluble en entier dans l'alcool ; il est cassant et friable.

D'après Bouchardat, le quinium convient particulièrement dans les fièvres intermittentes anciennes, contre les fièvres récidivées d'hiver de-

venues rebelles au sulfate de quinine ; tandis que dans les fièvres intermittentes récentes, Laveran n'a pas obtenu de bons effets du quinium.

Wahu a vu que le vin de quinium produisait d'excellents effets dans la
cachexie paludéenne.

On administre le quinium en pilules de 15 centigrammes et au-dessus ; on en fait prendre de deux à dix dans les vingt-quatre heures. Il
représente le tiers de son poids d'alcaloïdes. A la dose d'un gramme,
d'après Laveran, il ne produit pas d'effet appréciable. De 2 à 4 grammes,
il cause souvent des douleurs d'estomac et fatigue les malades ; il produit souvent des vomissements.

Il résulte d'essais que nous avons fait faire dans le département des
Landes, que les effets du quinium étaient moins certains que ceux d'une
quantité correspondante de bon quiquina jaune, et que le traitement des
fièvres par la poudre de quinquina coûtait moitié moins cher que celui
suivi par le quinium et par le sulfate de quinine : surtout en administrant cette poudre sous les formes et avec la méthode que nous avons
indiquées [1].

Vin de Quinium.

Pr. : Quinium. . . . . 4 gram. 50

Faites dissoudre dans 55 grammes d'alcool à 86° C. mélangez :

Vin de Malaga. . . . . 1 litre.

Filtrez ; ce vin renferme par litre environ un gramme de quinine et
50 centigrammes de cinchonine ; la dose est 50 à 100 grammes comme
tonique, dose double pour prévenir le retour des fièvres intermittentes.

BENOITE

La racine de benoite, *geum urbanum*, de la famille des Rosacées, est
souvent employée dans les campagnes comme fébrifuge sous forme de tisane à la dose de 20 grammes pour un litre d'eau : cette racine est astringente, riche en tannin ; elle se distingue par l'odeur très-forte de
girofle qu'elle dégage lorsqu'on la frotte.

BOABAB

L'écorce de boabab, *Adansonia digitata*, de la famille des Malvacées,
qui croît au Sénégal, et traverse l'Afrique jusqu'en Abyssinie, donne
une eau très-mucilagineuse à laquelle on a attribué des propriétés fébrifuges. Adanson s'est très-bien trouvé de l'usage habituel de cette tisane
comme tonique ; mais nous croyons peu aux propriétés antifébriles d'une

---

[1] Trousseau et Reveil. *Traité de l'Art de formuler*, 2ᵉ édit., 1859, p. 232.

écorce mucilagineuse. La dose est de 30 à 50 grammes pour un litre d'eau.

CAÏL-CÉDRA

L'écorce de caïl-cédra, *kaya* ou *swietenia Senegalensis*, est connue sous le nom de *quinquina du Sénégal* ; les noirs de la Gambie l'emploient comme fébrifuge ainsi que celle de plusieurs *swietenia*. Étudiée depuis longtemps au point de vue thérapeutique par plusieurs chirurgiens de marine, parmi lesquels nous citerons Rulland et Duvau, elle a été examinée au point de vue chimique par Eugène Caventou fils [1].

Il résulte des travaux de ce chimiste distingué, que l'écorce de caïl-cédra contient : 1° du caïl-cédrin (matière amère active) ; 2° de la matière grasse verte ; 3° de la matière colorante rouge ; 4° de la matière colorante jaune ; 5° du sulfate de chaux ; 6° du chlorure de potassium ; 7° du phosphate de chaux ; 8° de la gomme ; 9° de l'amidon ; 10° de la matière cireuse ; 11° du ligneux.

Moutard-Martin, médecin de l'hôpital Beaujon, a administré à un fébricitant 1 gram. 25 cent. de caïl-cédrin, avec un plein succès ; mais ce principe existe en faible quantité dans l'écorce (80 centigram. par kilogramme), aussi E. Caventou propose-t-il de le remplacer par l'extrait aqueux de l'écorce. Les recherches exécutées avec cet extrait par Rulland et Duvau à l'hôpital de Gorée ont constaté les propriétés antifébriles de ce médicament qu'ils regardent d'ailleurs comme inférieur au quinquina. Voici les formules proposées par E. Caventou.

Teinture de Caïl-Cédra.

Pr. : Alcool à 22° . . . . 1 kilog.
Écorces de caïl-cédra concassées. . . . . 250 gram.
S. J. F.

Vin de Caïl-Cédra.

Pr. : Vin de Bordeaux rouge. . . . . 1 litre.
Teinture de caïl-cédra. . . . . 120 gram.

Sirop de Caïl-Cédra.

Pr. : Écorce de caïl-cédra. . . . . 200 gram.
Sucre blanc. . . . . 1 kilog.
Eau. . . . . Q. S.

Par décoction. — Sans clarification.

HÊTRE, SAULE, POMMIER

Parmi les écorces employées dans les campagnes comme fébrifuges,

[1] Thèse de l'École de pharmacie en 1849, et Rapport adressé à S. E. M. le ministre de la marine. Paris, 1857.

nous citerons celle du hêtre, *fagus sylvatica* (Amentacées), du saule, *salix alba*, *helix*, etc. (Salicinées), du pommier, *malus communis* (Rosacées), etc.

FRÈNE

Les feuilles de frêne, *fraxinus ornus, rotundifolia excelsior* et autres, ont été souvent employées, dans les campagnes, contre les fièvres intermittentes ; mais c'est surtout contre la goutte et le rhumatisme qu'elles ont été préconisées : la dose est de 4 à 20 grammes de feuilles en infusion dans un litre d'eau ; on fait prendre matin et soir ; on commence par une faible dose que l'on élève progressivement. Cette infusion possède une action diurétique assez prononcée.

TULIPIER (de Virginie). — Houx

On a proposé comme fébrifuge l'écorce du tulipier de Virginie, *liriodendrum tulipifera* (Magnoliacées), et celle du houx, *ilex aquifolium* (Aquifoliacées). Emm. Rousseau a proposé les feuilles de houx.

MARRUBE

Thorel prétend que l'extrait alcoolique du marrube blanc, *marrubium album* (Labiées), possède d'actives propriétés fébrifuges et qu'on peut le prescrire aux mêmes doses que le sulfate de quinine ; il ajoute qu'il extrait de cette plante un principe qu'il nomme marrubine et qui jouit de propriétés basiques. Tous ces faits ont besoin d'être vérifiés.

VERBENA OFFICINALIS

On attribuait autrefois à cette plante la propriété d'attirer le sang au dehors, et on l'appliquait en cataplasmes ; cette croyance était basée sur la propriété que possède le suc de verveine de colorer la peau en rouge.

En Allemagne, on en prépare un extrait qui est très-souvent employé à la dose de 20 centigrammes à 1 gramme contre la jaunisse, les hydropisies et les fièvres intermittentes, comme adjuvant de la quinine.

FUMETERRE

Les propriétés fébrifuges attribuées aux feuilles de la fumeterre et aux tubercules du corydalis bulbosa sont bien douteuses ; quant à l'alkékenge, au millefeuille, au bébéeru, au kava et au marronnier d'Inde, nous y reviendrons, en parlant des principes immédiats qu'on a extraits de ces plantes, c'est-à-dire la *physaline*, l'*achilléine*, la *bébéerine*, la kavaïne ou méthysticin et l'esculine.

OLIVIER

Les différentes parties de l'olivier, *olea Europea* (Jasminées), ont été préconisées plusieurs fois comme fébrifuges ; on en a fait des extraits aqueux, des extraits hydro-alcooliques : on a proposé l'emploi de l'*olivile*, de l'*olivine*, de l'*acide olivique*, etc., tous produits assez mal définis dans leur composition comme dans leurs effets, sur la nature et sur les propriétés desquels le médecin doit être fixé : nous y ajouterons quelques renseignements sur l'*oleasterium*, produit préparé avec l'oleaster ou olivier sauvage.

: L'*olivile* a été extraite par Pelletier de la résine d'olivier sauvage ; elle présente une grande analogie avec les résines ; elle est blanche, inodore, d'une saveur amère ; elle cristallise en petits prismes groupés en étoiles, peu solubles dans l'eau et dans l'éther, solubles dans l'alcool et dans les alcalis ; elle fond à 120° ; sa solution aqueuse réduit les sels d'or et d'argent ; cristallisée dans l'eau, elle a pour formule $C^{28}H^{18}O^{10}$, $2HO$; dans le vide, elle perd un équivalent d'eau, et à 108° elle en perd un second et devient $C^{28}H^{18}O^{10}$.

L'*acide olivique* est un produit de l'olivier très-mal défini et dont l'action thérapeutique est à peu près nulle. C'est un extrait préparé avec les fruits de l'olivier.

: L'*oleasterium* est un extrait acide obtenu en traitant l'écorce, les feuilles et les fruits de l'olivier sauvage par l'eau acidulée, par l'acide sulfurique et faisant évaporer à siccité. On avait fait du *lactucarium* et du *quinium*. Lhoste a voulu faire de l'oleasterium.

Aran a expérimenté l'extrait hydro-alcoolique des feuilles d'olivier, qui avait été autrefois essayé avec succès dans la guerre d'Espagne par les médecins français qui manquaient de quinquina : prôné par Pallas, qui en a fait usage en Espagne, employé en France par Cazale (d'Agde), Coynat et Gardaron. L'extrait d'olivier peut rendre de grands services pour s'opposer au retour des fièvres et pour combattre les fièvres d'accès et les fièvres de saison.

On prépare un vin d'olivier avec les feuilles, et un sirop avec l'alcoolature.

L'*olivine* proprement dite est le résultat de l'action de l'acide sulfurique à chaud sur la salicine ; c'est une résine vert olive (Mulder) ; elle n'a donc aucun rapport avec l'olivier.

PERSIL. — APIOL

Le persil, *apium petroselinum*, est de la famille des Ombellifères ; la racine, administrée en décoction, est considérée comme diurétique ; les fruits sont stimulants et carminatifs, les feuilles fraîches contusées sont souvent employées comme résolutives ; c'est surtout comme tonique et fébrifuge que nous considérons le persil.

Peyrilhe et Haller avaient cité l'ache comme antipyrétique ; Pereyre (de Bordeaux) avait préconisé des préparations de persil dans les fièvres

d'accès; Braconnot avait obtenu par la décoction du persil frais un liquide qui se prenait en masse gélatineuse par le refroidissement; ce
chimiste avait appelé *apiine* ce principe de la nature de la pectine.

Après avoir donné pendant plusieurs années les fruits du persil en
décoction à la dose de 100 à 125 gram. pour un litre d'eau, contre les
fièvres intermittentes, Joret et Homolle ont extrait du persil un principe
immédiat, considéré comme la partie active, et désigné sous le nom
d'*apiol*.

L'apiol est un liquide jaunâtre, oléagineux, tachant le papier; il
est soluble dans l'alcool, l'éther et le chloroforme, et insoluble dans l'eau.

A faible dose, il détermine une surexcitation générale très-grande;
à 2 ou 4 grammes il produit des symptômes qui caractérisent l'ivresse,
analogues à ceux de l'ivresse quinique.

Quoique des expériences nombreuses aient démontré les effets antifébriles de l'apiol, il est peu employé; le traitement d'une fièvre intermittente par le principe actif du persil serait plus dispendieux que par
le sulfate de quinine et surtout par le quinquina; la thérapeutique n'a
donc pas gagné grand'chose à connaître tous ces prétendus succédanés
du quinquina. Voici les conclusions de Joret et Homolle: *L'apiol, qui
ne saurait être employé avec le même avantage que le sulfate de quinine pour combattre les fièvres intermittentes des pays chauds, peut
très-bien lui être substitué dans les fièvres intermittentes de nos contrées.* Les échecs éprouvés dans les pays où les fièvres intermittentes
sont endémiques démontrent combien cette proposition est trop absolue.

D'après Joret et Homolle, les fruits de persil (improprement appelés
semences dans le commerce et même par les médecins) renferment,
outre l'apiol, une huile essentielle, une matière grasse cristallisable
nommée *beurre de persil*, de la pectine susceptible de former de l'acide
pectique (c'est probablement l'*apiine* de Braconnot), de la chlorophylle,
du tannin, une matière colorante jaune, des sels, etc., etc.

L'apiol, sous forme de potion ou de tisane, à la dose de 5 à 10 gouttes,
laisse dans l'arrière-bouche et dans l'œsophage une saveur âcre, piquante, avec une impression de vive chaleur à la gorge. On l'administre
de préférence en capsules contenant chacune 25 centigrammes de
principe actif: pour les fièvres intermittentes quotidiennes, on fait
prendre chaque jour, cinq ou six heures avant l'accès, une capsule
aux petits enfants, une à trois aux adolescents, quatre capsules aux
adultes; dans les fièvres tierces, les mêmes doses le jour apyrétique; dans
les fièvres quartes, on double les doses que l'on administre deux jours
de suite: les capsules agissent mieux prises coup sur coup, quel qu'en
soit le nombre, administrées à des intervalles éloignés

Les petits enfants avalent difficilement les capsules; on leur donne le sirop suivant :

Sirop d'Apiol.

Pr. : Apiol. . . . . 5 gram.
Sucre blanc. 1,000

Faites un oléo-saccharum que l'on fait fondre à feu doux dans :

Eau de fontaine. . . . . 500 gram.

Filtrez et conservez. — 15 grammes de ce sirop contiennent 5 centigrammes d'apiol.

D'après Joret et Homolle, l'apiol serait un puissant emménagogue, à la dose de 25 centigrammes à 1 gramme.

Les observations récentes, publiées par le docteur Marotte, semblent démontrer les bons effets emménagogues des capsules d'apiol; mais il est évident qu'elles ne peuvent convenir dans tous les cas et que la médication doit varier avec la cause de la suspension des règles.

CÉDRON

Les noix de cédron, *simaba cedron*, Simaroubées (Planchon), viennent de la Nouvelle-Grenade, dans les Terras Calientes. Cette graine, extrêmement amère, jouit d'une réputation considérable comme antivenimeuse, contre la morsure des serpents, à la dose de 25 centigrammes sous la forme de poudre délayée dans l'eau-de-vie. Lévy en a extrait un principe neutre qu'il a nommé *cédrine*. Rayer a constaté qu'à la dose de 0,50 à 1 gramme, la poudre de cédron coupait les fièvres d'accès; mais quelquefois il a fallu porter la dose de poudre jusqu'à 8 et 10 grammes; elle détermine alors un malaise passager à l'épigastre, avec nausées et vomissements.

EXTRAIT DE BOURGEONS DE VIGNE

D'après Van den Corput, l'extrait de bourgeons de vigne est souvent employé en Prusse contre les fièvres intermittentes, les hémorrhagies actives, les diarrhées. La dose est de 1 à 5 grammes en pillules; à dose double comme fébrifuge. On obtient ainsi cet extrait :

Pr. : Bourgeons de ceps de vigne (*vitis vinifera*). . . 5,000 gram.

Contusez, exprimez et lavez le résidu avec 750 grammes d'eau commune; pilez et exprimez, réunissez les liquides, passez à travers un linge et faites évaporer à 50° ou 60° C., jusqu'à réduction à 1 kilogramme, ajoutez alors :

Alcool rectifié. 1,000

Agitez, abandonnez pendant vingt-quatre heures en agitant de temps

en temps, passer en pressant le résidu et lavez-le avez 125 grammes
d'alcool, remuez les liquides, filtrez et évaporez à la vapeur vers 60°
jusqu'à consistance d'extrait mou.

TOILES D'ARAIGNÉES

Les toiles d'araignées sont un remède populaire contre les coupures
et contre les fièvres intermittentes; on les a proposées récemment dans
ces derniers cas à la dose de 1 à 4 grammes, sous la forme de pilules,
que l'on administre pendant l'apyrexie.

COLOPHANE NITRÉE

Dans le concours ouvert devant la Société de pharmacie de Paris
depuis plus de dix ans, sur les succédanés du sulfate de quinine et du
quinquina, il a été présenté, en 1852, sous le numéro 5, un mémoire
sur la colophane modifiée par l'acide nitrique. Ce travail laissait à désirer au point de vue chimique; mais il était accompagné de cinquante-
cinq observations prises par des praticiens distingués, qui témoignaient
des bons effets de cette préparation contre les fièvres intermittentes.
Toutefois nous verrons plus loin, en parlant du ferro-cyanure de sodium
et de salicine, que les expériences faites dans les hôpitaux militaires avec
la colophane nitrée ont eu des résultats négatifs.

HASCHISCH

En Russie, on a employé contre les fièvres intermittentes, non pas le
haschisch oriental, mais bien un extrait obtenu avec le chanvre sauvage
de la Crimée, qui, à la dose de 1 gr. 50 cent., détermine une narcoti-
sation très-intense; il a été employé dans des cas de fièvres intermittentes invétérées, qui avaient résisté à l'action du sulfate de quinine; cet
extrait fut administré dans de l'esprit-de-vin très-étendu; les frissons
disparurent instantanément, les périodes de chaleur et de sueur devin-
rent beaucoup moins longues; il survint une somnolence invincible et la
fièvre disparut pour ne plus revenir. Ces essais mériteraient d'être répétés avec notre chanvre cultivé, qui est identique avec le chanvre indien.

BILE ET CHOLÉATE DE SOUDE

Nous avons dit ailleurs qu'il était peu rationnel d'employer la bile
pour régulariser les fonctions digestives, puisque ce produit de sécrétion
était décomposé dans l'estomac; quoique nous n'ayons pas meilleure
opinion de son emploi dans la glycosurie et dans les fièvres intermittentes, nous la signalons ici à titre de renseignement : on l'administre
sous la forme d'extrait ou de pilules, à la dose de 0,10 à 0,75 centigrammes; on l'a même donnée à l'état liquide sous la forme de capsules.
Wuckerer préfère l'emploi du choléate de soude; il l'obtient en faisant

évaporer la bile de bœuf à siccité, reprenant le résidu par l'alcool, traitant le liquide par le charbon animal, filtrant, faisant évaporer de nouveau en consistance sirupeuse et reprenant par l'éther jusqu'à ce qu'il ne dissolve plus de matière grasse ; on décante l'éther et on fait évaporer le résidu à sec : il reste une matière résineuse, gluante, que l'on fait dessécher à l'étuve ; cette préparation est considérée par Wuckerer comme propre à augmenter et à régulariser l'activité sécrétoire du foie. (Voyez *Diurétiques*.)

Art. II. — PRINCIPES IMMÉDIATS

ACHILLÉINE

L'achilléine a été extraite par Zanoni des feuilles de la millefeuille, *achillea millefolium* L., Synanthérées ; c'est un extrait hydro-alcoolique d'une composition complexe. On l'obtient par un procédé semblable à celui que l'on suit pour préparer la quinine brute. On l'administre à la dose de 25 centigrammes à 4 grammes contre les fièvres intermittentes. Aux environs de Belluno, la décoction de millefeuille est un remède populaire contre les fièvres. Teissier (de Lyon) emploie le suc et l'infusion avec succès contre les flux hémorrhoïdaires trop abondants.

ARNICINE

L'arnicine est un produit mal défini, extrait des fleurs d'arnica par Bastick ; elle est cristallisable ; sa réaction est alcaline ; elle forme des sels avec les acides ; elle est peu soluble dans l'eau, dans l'alcool et dans l'éther.

En Allemagne, les fleurs d'arnica sont souvent employées dans l'amaurose, les paralysies, les affections rhumatismales ; c'est un excitant du système nerveux. Stoll les appelait le *quinquina des pauvres*. L'arnicine, vantée contre les fièvres intermittentes, est peu employée.

BERBÉERINE

La berbéerine a été d'abord extraite de la racine d'épine-vinette, *berberis vulgaris*, Berbéridées ; mais elle existe aussi dans l'écorce des autres Berbéridées exotiques, telles que les *mahonias*, avec une autre base organique dont nous parlerons plus loin, l'*oxyacanthine*. Boecker a signalé la présence de la berbéerine dans la racine de colombo.

La berbéerine se présente sous la forme de petits cristaux soyeux, d'un jaune d'or, inodores, très-amers. Buchner la considère comme tonique à la dose de 25 à 50 centigrammes à 1 gramme ; elle est purgative. Koch la conseille dans les convalescences du typhus et du choléra.

Écorce de Bébéeru et Bébéerine.

Cette écorce est produite par le *Nectandra Rodiei*, arbre originaire de la Guyane ; elle est employée en Allemagne, à faible dose, contre les fièvres intermittentes, les névroses. Cet arbre est commun à la Guyane ; Rodie en a extrait la bébéerine=$C^{55}H^{20}AzO^6$; elle est soluble dans l'éther, elle renferme une autre base insoluble dans ce véhicule, la *sepéerine* (M. Maclagan).

La bébéerine est amorphe, de couleur jaune citron, très-alcaline.

L'efficacité du bébéeru comme antipériodique a été constatée par Rodie et par Maclagan, William, Peper (de Philadelphie), E. D. Dailey, William Llewellyn et E. Becquerel.

La bébéerine est en masses amorphes ou en cristaux aiguillés ; elle est incolore, inodore, soluble, surtout à chaud, dans l'alcool et l'éther, à peu près insoluble dans l'eau ; elle est très-amère et présente dans sa composition ce fait singulier : elle est la même que celle de la morphine telle qu'elle a été déterminée par Regnauld.

BUIS ET BUXINE

L'écorce de buis, *buxus sempervirens*, de la famille des Euphorbiacées, a été souvent employée contre les fièvres intermittentes de saison, dans l'arthrite chronique.

CÉTRARIN

Le cétrarin est le principe amer du lichen d'Islande ; son procédé d'extraction a été décrit en 1836, par Herberger, pharmacien à Kaiserslautern. Il a été étudié depuis par Knop et Schederman, qui l'ont considéré comme un acide *cétrarique*.

Le cétrarin ou acide cétrarique se présente sous la forme d'une poudre amorphe ou en aiguilles très-ténues ; dissous dans l'alcool, sa saveur est amère ; il est peu soluble dans l'eau, l'alcool et l'éther. D'après Müler, le cétrarin serait un puissant fébrifuge qui agirait plus lentement mais aussi sûrement que le quinquina : il n'irrite pas l'estomac.

CYNISIN — CNISIN — CNICIN

Ce principe a été extrait par Nativelle, du charbon bénit, *cnicus benedictus*, Gaertn. *centaurea benedicta* L. — F. Scribe l'a retrouvé dans la chausse-trape, *centaurea calcitrapa*.

Le cynisin est un corps neutre qui cristallise en aiguilles blanches et transparentes, inodores, très-amères, peu solubles dans l'eau froide, un peu solubles dans l'eau bouillante, très-solubles dans l'eau légèrement alcalinée ; à la dose de 20 à 25 centigrammes il produit des nausées et des vomissements. Bouchardat place le cynisin au-dessus de la salicine dans le traitement des fièvres intermittentes.

COLOMBINE

La colombine est le principe amer actif de la racine de colombo, *Menispermum coculus*, Ménispermées. Lebourdais, pour obtenir ce principe, épuise la poudre par de l'eau froide dans un appareil à déplacement; le macératum est filtré sur du charbon animal; il perd sa saveur et sa couleur. On fait sécher le charbon et on le traite par l'alcool qui enlève le principe amer; par évaporation spontanée on obtient des cristaux qui présentent la couleur et la saveur du colombo. On peut d'ailleurs séparer le principe amer du principe colorant.

La colombine a été employée comme fébrifuge et contre la dyspepsie.

GENTIANINE OU GENTIANIN

La gentianine est un principe amer extractiforme de la racine de gentiane. Le professeur Dulk (de Kœnisberg) a donné un procédé pour l'obtenir [1]. C'est une substance incristallisable, d'un brun jaunâtre, ayant une saveur fortement amère, insoluble dans l'alcool absolu, mais soluble dans l'alcool étendu ainsi que dans l'eau.

Küchenmeister assure que la gentianine agit aussi efficacement et aussi rapidement sur la rate que la quinine; la dose est de 1 à 3 grammes deux fois par jour; c'est, à l'avis de ce médecin, un excellent succédané du quinquina. Ces conclusions n'ont pas été confirmées.

FRAXININE

Mandet, pharmacien à Tarare, a extrait cette matière de l'écorce du frêne *fraxinus excelsior* (Jasminées); il ne faut pas confondre cette fraxinine avec le principe extrait par Keller, du *F. rotundifolia* et du *F. ornus*, qui, d'après Rochleder et Schwartz, ne serait que de la mannite.

La fraxinine de Mandet a été employée comme fébrifuge à la dose de 1 à 2 grammes; elle ne produit ni céphalalgies, ni étourdissements, ni trouble dans les fonctions digestives.

ESCULINE

L'esculine a été extraite par Canzioneri des fruits et de l'écorce du maronnier d'Inde, *æsculus hippocastanum* (Hippocastanées); elle est cristallisable, incolore, inodore, amère, peu soluble dans l'eau et dans l'alcool froids; plus soluble dans ces liquides bouillants, elle donne des

[1] *Journal de pharmacie*, t. XXIV, p. 638.

solutions incolores par transmission et bleues par réflexion ; ce dichroïsme augmente au contact des alcalis (Trommsdorf) ; le chlore la colore en rouge ; elle forme avec l'acide sulfurique un sel qui cristallise en aiguilles soyeuses et qui a été longtemps préconisé comme fébrifuge sous le nom de *sulfate indigène*.

Mouchon a fait connaître les propriétés fébrifuges de ce nouveau produit et Mouvenoux le prescrit avec avantage dans les névralgies périodiques, à la dose de 20 à 80 centigrammes. Il en prépare un sirop.

KAWAINE OU MÉTHISTICIN — PIPÉRINE

La kawaïne ou méthysticin est le principe cristallisable du *piper methysticum*, de la famille des Pipéracées ; découvert en 1844 par Morson, étudié chimiquement par Cuzent, Gobley et O'Rorke, il a des propriétés tout à fait analogues à celles de la *pipérine* ou *pipérin*, découverte par Oerstedt, en 1819, dans le *piper nigrum*, et retrouvée depuis dans les différentes espèces de poivres. La pipérine a été étudiée chimiquement par Pelletier, Christison, Wertheim, Will et Warrentrapp, et physiologiquement par le docteur Meli.

La pipérine cristallise en prismes incolores ou d'un blanc jaunâtre ; elle est insoluble dans l'eau froide et peu soluble dans l'eau bouillante ; soluble dans l'alcool, surtout à chaud ; moins soluble dans l'éther ; inodore, peu sapide, elle forme avec les acides des combinaisons qui sont décomposables par l'eau ; le chlorhydrate est cependant très-stable.

Celse et Dioscoride mentionnent le poivre comme excellent pour combattre les fièvres intermittentes ; les Orientaux en font un fréquent usage ; L. Franck, à leur imitation, s'en est souvent servi et le docteur Meli a employé avec succès, à l'hôpital de Ravenne, la pipérine contre les fièvres intermittentes, sous forme de pilules, à la dose de 0,50 à 1 gramme.

HOUX — ILICINE

L'ilicine, ou principe cristallisable de l'écorce de houx, n'a pas été isolée à l'état de pureté ; les propriétés fébrifuges de l'écorce de houx ont été constatées par M. Rousseau ; on l'emploie, ainsi que les feuilles, sous forme de tisane, à la dose de 20 à 30 grammes pour un litre d'eau et par décoction.

OXYACANTHINE

Polex a découvert dans l'épine-vinette une base organique différente de la barbérine, nommée *oxyacanthine* ; c'est une poudre blanche ou jaunâtre, amorphe, mais pouvant cristalliser de sa solution alcoolique en petits cristaux-aiguilles très-fins ; insoluble dans l'eau froide, plus soluble dans l'eau chaude, soluble dans l'alcool et dans l'éther; ses solutions ont une réaction alcaline; l'acide gallique la précipite en blanc; avec les acides elle forme des sels incristallisables; elle a été peu employée.

La *lupuline* ou *lupulin*, extrait du houblon, a été quelquefois employée contre les fièvres intermittentes. (V. *Diurétiques*.)

ÉCORCE DE PAO-PEREIRA ET PEREYRINE

Cette écorce, appelée en indien *pao-peut de pingnaciba de Carmido amargoro*, est produite par un grand arbre des forêts du Brésil. Martius l'attribue au *picramnia citiata*, de la famille des Cassuviées; Ruiz et Pavon la désignent sous le nom de *valleria*, de la Pentandrie monogynie et de la famille des Apocynées.

Perreti, professeur de chimie à Rome, et Behreng, pharmacien de Hambourg, en ont extrait un alcaloïde qu'ils ont nommé *pereriine*.

L'écorce, d'une couleur jaune, présente un épiderme friable, marqué de profondes crevasses longitudinales quelquefois recouvertes de byssus.

PHYLLIREA LATIFOLIA L. — PHYLLIRINE

Cet arbrisseau, qui croît en Provence, en Espagne, appartient à la famille des Jasminées; sous le nom de *sulfate de phyllirine* ou *phyllirinum sulfuricum*, on en emploie beaucoup en Allemagne le produit obtenu de la manière suivante :

On prend 6 kilogrammes de feuilles de phyllirea; on les fait bouillir avec 50 litres d'eau et 250 grammes d'acide sulfurique; on filtre, on fait concentrer la liqueur et on la traite jusqu'à saturation par un lait de chaux; le précipité desséché est mis à digérer avec de l'acool à 86° C.; on filtre et on distille la solution alcoolique; on neutralise le résidu par l'acide sulfurique étendu; on purifie au charbon animal et l'on fait cristalliser.

D'après Jachetti (de Ferrare) ce fébrifuge agit comme le sulfate de cinchonine; on l'administre à la dose de 75 centigrammes à 1 gramme et demi en dehors des accès et en solution acide.

EXTRAIT DE LYCIUM

On prépare en Allemagne, avec le *berberis lycium* de Chine, un extrait qu'on emploie à la dose de 1 à 2 grammes deux ou trois fois par jour, dans les fièvres intermitentes et dans les inflammations chroniques des yeux.

ALKÉKENGE — PHYSALINE

Les propriétés fébrifuges de l'alkékenge ont été constatées par Gendron (de Château-du-Loir) et vérifiées par Fatou et par Gendron, à l'hô-

pital de Vendôme; la poudre des calices ou des baies, celles des tiges et
des feuilles ont été employées avec un succès égal. On administre ces
poudres dans de l'eau ou dans du vin à la dose de 4 à 20 grammes à la
fois, au début même du frisson, ou bien on la donne par dose de 4 gr.
quatre fois par jour.

Dessaignes et Chautard ont extrait de l'alkékenge un principe qu'ils
ont nommé *physaline*; c'est une poudre légère, blanche, faiblement
amère, peu soluble dans l'eau froide, plus soluble dans l'eau bouillante,
soluble dans l'eau acidulée; elle ne se combine pas avec les acides et
paraît ne pas être azotée.

SALICINE $(C^{26}H^{18}O^{14})$.

La salicine est un principe immédiat neutre appartenant au groupe
des glycosides, qui existe dans l'écorce de toutes les plantes des genres
salix et *populus*, entrevue par Pelletier et Caventou, par Bartholdi; elle
fut isolée en 1828 par Fontana, pharmacien à Lariza, et obtenue pure
en 1828 par Leroux, pharmacien à Vitry-le-François. Elle a été étudiée
au point de vue chimique par Piria et sous le rapport thérapeutique par
Giacomini, Miquel, Girardin, Andral, Magendie, etc.; tandis que quelques-
uns vantaient outre mesure les propriétés fébrifuges de la salicine, le plus
grand nombre les réduisait à presque rien.

La salicine cristallise en belles aiguilles blanches, ressemblant au
sulfate de quinine, inodore, très-amère, soluble dans l'eau froide, plus
soluble dans l'eau bouillante, soluble dans l'alcool, mais ne se dissout
pas dans l'éther. L'acide sulfurique la dissout avec coloration rouge de
sang; ce caractère, qui lui est commun avec la *phloridzine*, permet de
constater leur présence dans le sulfate de quinine avec lequel on les mélange dans un but frauduleux.

La salicine est aujourd'hui tout à fait inusitée, et le prétendu fébrifuge
dont on a fait beaucoup de bruit et que l'on a nommé ferro-cyanure de sodium et de salicine, n'est qu'un mélange informe du principe amer du
saule et de ferro-cyanure de sodium, sel qui possède les mêmes propriétés
que celui de potassium.

PHLORIDZINE $(C^{14}H^{16}O^{14})$.

Découverte par de Koniak et Stas dans l'écorce de la racine fraîche
du pommier, du poirier, du cerisier et du prunier, la phloridzine
a été étudiée chimiquement par Stas : de Koniak la considère comme
le meilleur succédané du sulfate de quinine; Van Mons a constaté ses
propriétés fébrifuges. On la place sur le même rang que la salicine, c'est-
à-dire parmi les fébrifuges dont l'action est nulle. Elle n'est pas employée.

ACIDE PICRIQUE $(C^{12}H^2Az^3O^{13},HO = C^{12}H^2(AzO^4)^3,O,HO)$

Cet acide, nommé encore *carbazotique, trinitrophénique, nitrophénisique, phénique trinitrique, nitropicrique, amer de Welter*, se forme par l'action de l'acide azotique sur la soie, la salicine, l'indigo et un grand nombre de produits pyrogénés ; c'est un des agents les plus précieux pour la teinture : il cristallise en lamelles rectangulaires allongées, d'un jaune citron, brillantes, peu solubles dans l'eau, la solution est très-colorée ; elle teint la peau en jaune ; l'éther et l'alcool dissolvent l'acide picrique.

Sur les indications de Calvert, l'acide picrique a été employé contre les fièvres intermittentes par (Bell de Manchester) et par T. Maffat. On en a retiré de bons effets ; mais les malades qui en prennent à l'intérieur ont leur peau teinte en jaune. On a surtout employé le picrate de potasse, qui est insoluble et moins irritant; le picrate d'ammoniaque et celui de fer contre les névroses ; on a constaté en outre que les picrates de quinine et de cinchonine ne possédaient aucune action fébrifuge.

CONINE ou CICUTINE et LEUKOL (Wertheim).

La *conine* est l'alcaloïde de la ciguë ; elle contient $C^{16}H^{16}Az$; elle a été découverte par Géeseke et étudiée par Geiger et Ortigosa ; elle est assez souvent employée en Allemagne.

Le *leukol* $(C^{18}H^7Az)$ n'est autre chose que la *quinoléine* (Gerhardt). Runge l'a isolé du goudron de houille, et Gerhardt l'a obtenu par l'action de la potasse en fusion sur la quinine ou sur tout autre alcali organique oxygéné.

En Allemagne, pendant longtemps, ces deux alcaloïdes ont été regardés comme les meilleurs succédanés du sulfate de quinine.

La conine y est administrée sous forme de solution aqueuse, alcoolique ou éthérée ; on l'unit aussi aux acides étendus. Wertheim s'est toujours servi de la solution aqueuse de conine pure.

Pr. : Eau distillée. . . . . 180 gram.
  Conine pure. . . . . . grains, 1/64, 1/32, 1/16, etc.

A prendre deux cuillerées à bouche toutes les deux heures. Le *leukol* ou *leukolein* s'emploie de la manière suivante :

Pr. : Eau distillée. . . . . 180 gram.
  Sulfate de leukolein. . . . . 1/2 grain à 1 grain 1/2.

Toutes les trois heures deux cuillerées à bouche pour l'usage externe.

Ces deux substances exercent sur l'économie une action sédative ; elles dépriment le pouls ; la conine agit surtout lorsque le pouls est plein et lorsque la fièvre offre un caractère inflammatoire ; le leukol exerce son action lorsque le pouls est faible et accéléré, lorsque la fièvre prend un caractère asthénique; elles ont produit l'une et l'autre de bons effets contre les fièvres intermittentes.

QUININE ($C^{20}H^{12}AzO^2$)

La quinine pure n'est pas employée en médecine ; on l'obtient en précipitant par l'ammoniaque une solution de sulfate acide de quinine ; on n'emploie la quinine qu'à l'état de sel.

Alcool de quinine (PIORRY)

Pr. : Quinine brute. . . . . 50 gram.
Alcool à 85° C. 550
Eau. 550

Faites macérer et filtrez. — La proportion d'eau ne doit pas varier, car il y aurait précipitation de la quinine; deux cuillerées à bouche correspondent à un gramme de quinine brute.

Cette préparation est excellente ; Piorry l'a préconisée dans le but d'épargner la muqueuse gastrique.

QUINOÏDINE — QUINIDINE ($C^{20}H^{12}AzO^2,2HO$)

On a pendant longtemps considéré comme un alcali organique particulier la *quinoïdine*, que l'on extrait des eaux mères du sulfate de quinine ; d'après Pasteur, cette quinoïdine est un mélange de résines de matières colorantes avec une base nouvelle, la *quinidine* ; elle serait le résultat de l'action de la lumière sur les quinquinas ; il y aurait même des quinquinas qui ne contiennent que de la quinidine ; celle-ci forme, avec les acides, des sels qui ont l'aspect des sels de quinine, et qui jouissent des mêmes propriétés thérapeutiques, d'après les médecins qui les ont expérimentés.

SULFATE DE QUININE (($C^{20}H^{12}AzO^2)^2,SO^3,8HO$)

Le sulfate de quinine du commerce est bibasique ; il est à peine soluble dans l'eau; le sulfate neutre = $C^{20}H^{12}Az^2,SO^3,8HO$ est très-soluble et beaucoup plus actif. D'après Piorry, il agit à plus faible dose et plus rapidement. Nous avons insisté ailleurs [1] sur la méthode la plus rationnelle à suivre pour administrer le sulfate de quinine ; seulement, au lieu de 6 grammes pour les adultes et 3 grammes pour les enfants, qui sont portés sur la formule, c'est 60 centigrammes et 50 centigrammes qu'il faut lire.

Le sulfate de quinine contre les fièvres intermittentes s'administre surtout en pilules de 5 centigrammes chacune; les excipients employés pour les préparer sont les conserves de roses ou de cynorrhodon, les

---

[1] *Art de formuler.*

xtraits d'absinthe ou de gentiane ; lorsqu'on l'administre en potion, on ansforme ce sel en sulfate neutre ou acide.

Potion incisive au sulfate de quinine

Pr. : Sulfate de quinine. . . . .   1 gram.
Tannin.   0,25
Eau de Rabel. . . . .   6 gouttes.
Infusion de thé ou de tilleul. . . . .   100 gram.
Sirop de coings.   40

Mêlez. À prendre par cuillerées d'heure en heure, avant l'accès.

Pommade au stéarate de quinine et de soude (THIBAULT DE SAINT-ÉTIENNE)

Pr. : Stéarate de quinine. . . . .   4 gram.
Savon animal.   4
Glycérine pure.   32

Faites fondre au bain-marie, versez ensuite dans un mortier de marbre gèrement chauffé et agitez vivement pendant quelques minutes. Aromatisez avec quelques gouttes d'essence d'amandes amères.

Potion au café fébrifuge (Hôpital des Enfants malades)

Pr. : Café torréfié et moulu. . . . .   15 gram.
Eau bouillante.   110

Traitez par déplacement ; passez et ajoutez après les avoir bien triturés ensemble dans un morceau de porcelaine :

Sulfate de quinine. . . . . 50 centigr. à   1 gram.
Sucre.   15

C'est Desvouves qui a fait connaître la propriété que possédait le café de détruire l'amertume du sulfate de quinine : l'infusion de thé produit les mêmes effets, mais à un degré moins prononcé.

Teinture fébrifuge (Hôpital de Vienne)

Pr. : Aloès. . . . .   45 gram.
Camphre.   6
Écorces d'oranges amères.   250
Racine d'aunée.   250
Alcool rectifié à 0,850 de densité.   7,500

Faites digérer pendant huit jours et ajoutez à la liqueur exprimée :

Sulfate de quinine. . . . .   125 gram.
Acide sulfurique.   250
Laudanum de Sydenham.   45

Mêlez et filtrez. Le malade prend 8 grammes de cette teinture avant l'accès.

Pilules d'Aloès et de sulfate de Quinine (Homolle).

Pr. : Aloès succotrin. . . . . • . . . . . . 0,80 centigram.
    Sulfate de quinine. 2,00
    Extrait de scille. 4,00

Mêlez et divisez en 40 pilules argentées ; 2 à 6 par jour en faisant suivre chaque dose d'une tasse d'infusion d'ulmaire ou de feuilles de frêne.

Pilules aloétiques au sulfate de Quinine (Bouchardat).

Pr. : Sulfate de quinine. . . . . 2 gram.
    Aloès des Barbades 2
    Chaux vive. 1
    Mucilage. . . . . Q S.

F. S. A. 40 pilules. — 1 à 4 par jour, pour ramener les fonctions digestives dans la glycosurie.

Glycérolé de sulfate de Quinine (Garot).

Pr. : Sulfate de quinine. . . . . 1 gram.
    Glycérine. 4

Lavement glycériné au sulfate de Quinine.

Pr. : Glycérolé de sulfate de quinine. . . . . 8 gram.
    Eau ou décoction quelconque. 500

Pour obtenir un demi-litre de liquide qui contiendra 20 centigrammes de sulfate de quinine.

Glycérolé solide de sulfate de Quinine.

Pr. : Sulfate de quinine. . . . . 5 gram.
    Glycérine. 45

Faites dissoudre à chaud, remuez jusqu'à refroidissement ; on obtient 50 grammes d'une sorte de pommade douce au toucher, onctueuse, qui se maintiendra et qui renferme un dixième de sulfate de quinine.

SULFATE DE CINCHONINE ($C^{20}H^{12}AzO,SO^3,3HO$).

D'après les expériences faites par M. Pepper à l'hôpital de Pensylvanie avec le sulfate de cinchonine dans les fièvres intermittentes, il agit aussi sûrement mais avec moins de promptitude que le sulfate de quinine. Bouchardat, Delondre et Giraud ont aussi constaté les bons effets du sulfate de cinchonine ; ils assurent qu'il peut marcher de pair avec le sulfate de quinine dans le traitement des fièvres intermittentes simples ; la dose est de 50 centigrammes en une seule fois ; en Algérie, elle peut être portée à 1 gramme. Moutard-Martin, qui a fait une étude clinique très-approfondie du sulfate de cinchonine [1], a constaté qu'il était plus

----

[1] *Mémoires de l'Académie de médecine.* Paris, 1860, t. XXIV, p. 447 et suiv.

toxique que le sulfate de quinine, qu'il supprimait moins rapidement l'accès, mais qu'il ne déterminait ni troubles digestifs ni bourdonnements d'oreilles ; il s'administre aux mêmes doses et de la même manière que le sulfate de quinine.

Les expériences nombreuses que nous avons fait faire dans la Dombe (Ain) et dans les Landes nous ont convaincu que le sulfate de cinchonine était trop négligé.

CHLORHYDRATE DE QUININE ($C^{20}H^{12}Az0^2$,HCl).

Très-employé en Angleterre, on l'obtient par double décomposition du sulfate de quinine et du chlorure de baryum ; il cristallise en belles aiguilles ; il est aussi actif que le sulfate de quinine ; il s'emploie aux mêmes doses ; il est beaucoup plus soluble ; il sert à préparer le valérianate de quinine.

IODHYDRATE DE QUININE ($C^{20}H^{12}Az0^2$,HI).

Ce sel, vanté contre les fièvres intermittentes, a une action moins grande que celle du sulfate de quinine ; Deschamps (d'Avallon) a reconnu qu'il pouvait exister sous trois états différents, selon le procédé employé pour le préparer.

On peut l'obtenir en traitant par l'alcool un mélange à équivalents égaux de sulfate de quinine et d'iodure de potassium ; il se forme du sulfate de potasse, et l'iodhydrate de quinine reste en dissolution dans l'alcool ; on peut encore décomposer l'iodure de baryum par le sulfate de quinine, ou bien saturer l'acide iodhydrique par de la quinine. Ce sel présente un aspect gommeux ; il est d'ailleurs peu employé.

IODURE D'IODHYDRATE DE QUININE ($C^{20}H^{12}Az0^2$,HI,I).

Ce sel, proposé par Bourchardat comme fébrifuge contre les fièvres intermittentes rebelles, participe à la fois des propriétés de l'iode et de la quinine. On l'obtient en versant dans une dissolution acide de quinine une solution d'iodure de fer contenant un léger excès d'iode. Il se forme un précipité marron que l'on traite par l'alcool bouillant ; on filtre, et par refroidissement de l'alcool on obtient l'iodure d'iodhydrate de quinine ; il se présente sous la forme d'écailles verdâtres avec reflet éclatant ; il est insoluble dans l'eau, soluble dans l'alcool. Dose, 20 à 40 centigrammes par jour.

Pilules (BOUCHARDAT).

Pr. : Iodhydrate d'iodure de quinine. . . . . 1 gram.
Conserve de roses. . . . . Q. S.

F. S. A 9 pilules, à prendre 5 par jour, à demi-heure d'intervalle.

PHOSPHATE NEUTRE DE QUININE $3(C^{20}H^{12}Az0^2),PhO^5)$

Ce sel s'obtient par saturation directe de l'acide phosphorique par le quinine; il cristallise très-bien; très-vanté en Italie, il a été expérimenté en France et n'a produit aucun effet remarquable.

ANTIMONIATE DE QUININE

Ce sel correspond au phosphate par sa composition; il a été recommandé par le docteur La Camera (de Naples) comme un fébrifuge plus spécialement applicable dans le cas de périodicité douteuse. Il possède tout à la fois les propriétés évacuantes de l'antimoine et antipériodique de la quinine.

La dose est de 0,10 à 0,25 centigrammes répétés trois ou quatre fois dans les vingt-quatre heures.

On obtient ce sel en traitant une solution d'antimoniate de potasse par une solution chaude de sulfate de quinine: l'antimoniate de quinine se dépose; on le recueille, on le lave et on le fait sécher.

ARSÉNIATE DE QUININE $3(C^{20}H^{12}Az0^2),AsO^5)$

Ce sel, blanc, léger, soluble dans l'eau et dans l'alcool faible, ne se dissout pas dans l'éther et dans l'alcool concentré; il est obtenu par la saturation directe de l'acide arsénique par la quinine; on l'administre en solution, à la dose de 2 décigrammes pour un litre d'eau distillée. Il est peu employé.

ARSÉNITE DE QUININE $(C^{20}H^{12}Az0^2,^2AsO^3)$

Ce sel est un bi-arsénite; préconisé en 1847 par Kingdom dans le traitement des affections chroniques cutanées, des fièvres intermittentes et des névralgies. On obtient ce sel en faisant dissoudre 100 parties de sulfate de quinine dans de l'eau acidulée, en précipitant par l'ammoniaque; on lave le précipité, et on le fait dissoudre dans 600 parties d'alcool à 85°, et on ajoute à la solution 14 et demi d'acide arsénieux en poudre fine; on laisse digérer jusqu'à dissolution; par le refroidissement on obtient des cristaux fins aiguillés de bi-arsénite de quinine.

ACÉTATE DE QUININE $(C^{20}H^{12}Az0^2,C^4H^3O^3)$

On délaye la quinine pure dans de l'eau distillée, et on sature peu à peu par l'acide acétique; on filtre et on fait cristalliser. On obtient de belles aiguilles de sel d'acétate soyeuses et nacrées, groupées en mamelons ou en étoiles.

VALÉRIANATE DE QUININE (C²⁰H¹²AzO²,C¹⁰H⁹O³).

Ce sel a été découvert par le prince Louis-Lucien Bonaparte, qui l'a xpérimenté au point de vue chimique ; d'après Devay (de Lyon), ce se-ait un antipériodique supérieur au sulfate de quinine par ses propriétés évrosthéniques, et il agirait à plus faible dose ; il jouirait à la fois des ropriétés fébrifuges et des nervins ou antispasmodiques. Par ses pro-riétés spécifiques, il peut rendre les plus grands services dans les fiè-res de mauvais caractère. D'après le docteur Castiglioni, il améliore otablement le sort des épileptiques.

La dose est de 20 à 50 centigrammes par jour contre les fièvres in-ermittentes, et à dose double contre les névroses intermittentes dans es accidents nerveux qui suivent la débilité générale ; on le donne à elite dose ; on l'associe souvent au quinquina dans l'hémicranie.

Le valérianate de quinine peut s'obtenir par saturation directe, ou par ouble décompositfon du chlorhydrate de quinine et du valérianate de oude ; il se prend en masse formée de cristaux aiguillés ; on les fait sé-her dans du papier sans colle ; il possède une forte odeur d'acide valéria-ique ; il est très-soluble dans l'eau, plus à chaud qu'à froid ; dans l'eau haude il perd de l'acide valérianique. On fait frauduleusement du va-érianate de quinine en arrosant du bisulfate avec de l'acide valéria-ique.

Potion (DEVAY)

r. : Valérianate de
    quinine. . . 50 centigram.
  Potion gomm. 100 gram.

À prendre en trois fois.

Lavement (DEVAY)

Pr. : Valérianate de
    quinine. . . 5 décigram.
  Eau . . . . . . 200 gram.

F. S. A.

Pilules (DEVAY)

r. : Valérianate de
    quinine. . . . . 2 gram.
  Extrait de genièvre. Q. S.

F. S. A. 20 pilules de 2 à 10 uivant les cas.

Liniment (DEVAY)

Pr. : Valér. de quinine. . 1 gram.
  Huile d'olives.. . . 60

Mêlez et employez en frictions et en embrocations sur la région splénique.

LACTATE DE QUININE (C²⁰H¹²AzO²,C⁶H⁵O⁵).

Le lactate de quinine, introduit dans la thérapeutique par le prince ouis-Lucien Bonaparte, ne présente rien de particulier, et n'a aucun vantage sur le sulfate, quoiqu'on l'ait regardé comme plus énergique t qu'on ait dit qu'il était mieux supporté par l'estomac en raison du ôle que joue l'acide lactique pendant la digestion ; il cristallise plus ifficilement que le sulfate et le valérianate, mais il est plus soluble. On obtient par saturation directe.

Pilules

Pr. : Lact. de quinine. . . 2 gram.
 Extr. de genièvre. . Q. S.

F. S. A. 20 pilules, 2 à 6 par jour.

Contre les fièvres intermittentes.

Potion

Pr. : Lact. de qui-
 nine. . . .   5 décigram.
Eau distillée de
 menthe. . .   20 gram.
Eau.   100
Sirop d'œillets.   30

M. S. A. À prendre en trois fois.

CITRATE DE QUININE (C^{20}H^{12}AzO^2)^3,C^{12}H^{5}O^{11},5Aq.

Ce sel est très-employé en Italie'; il est mieux supporté que le sulfate; il agit moins sur le système nerveux et sur les fonctions digestives. C'est Beraudi qui, le premier, l'a expérimenté : il a été imité par Galvani, Cantamella, Luigi Gazzone, Lorenzo Borgencini, Andrea Rota, etc. Tous se louent des bons effets de ce sel contre les fièvres intermittentes. O le prescrit à la dose de 20 centigrammes sous forme de pilules ou sou celle de granules effervescents, comme nous l'avons dit en parlant d citrate de quinine et de fer. Son emploi peut être continué pendan longtemps sans que l'on ait à craindre les effets fâcheux que l'on repro che au sulfate : on obtient le citrate de quinine par saturation directe. est cristallisable et plus soluble que le sulfate.

TANNATE DE QUININE (C^{20}H^{12}AzO^2,^{2}(C^{18}H^{5}O^9,HO).

Bouvier, dans un rapport fait à l'Académie de médecine le 17 fé vrier 1852 [1], a constaté les bons effets du tannate de quinine, propos par Barreswill contre les fièvres intermittentes; c'est une poudre blan jaunâtre, amorphe, peu soluble dans l'eau, peu amère. On l'obtient e précipitant par le tannin une solution d'acétate de quinine.

On l'administre en poudre dans du pain azyme, en pastilles ou e pilules. Les doses sont de 3 grammes dans une fièvre tierce ou quart 2 grammes par dose de 25 centigrammes dans les fièvres continues, 20 centigrammes par jour comme tonique. Bouvier a sagement fait d réserves sur la question de savoir si ce sel pouvait remplacer le sulfat de quinine.

Berzelius fit remarquer que ce sel se rapprochait du sulfate par la fixit de sa composition, et du quinquina par la nature de ses principes con stituants. En 1851, Renander (de Stockholm) recommanda le tannate quinine contre les fièvres intermittentes; il fût surtout employé e Grèce, et il devint l'objet d'un travail important de Landerer, pharm cien à Athènes.

[1] *Bulletin de l'Académie* 1852, t. XVII, p. 415.

D'après Barreswill, le tannate de quinine présente l'avantage, à poids égal d'alcaloïde, d'être plus actif que les autres sels de quinine, le sulfate excepté ; sa faible amertume rend son administration plus facile, surtout chez les enfants. Il n'irrite pas le canal digestif, comme le fait le sulfate ; on a bien fait valoir aussi son prix moins élevé ; mais on n'a pas songé qu'il n'y a pas de médication moins coûteuse que celle faite par le sulfate de quinine, et surtout par le quinquina.

Le tannate de quinine a été employé contre le choléra asiatique, notamment par le docteur Bourgogne, qui le recommande aussi contre la grippe endémique ; on a encore utilisé ce sel comme tonique dans les fièvres graves adynamiques, et dans la cachexie paludéenne. On administre le tannate de quinine en pilules de 5 à 10 centigrammes, et on en fait prendre 4 à 5 par jour comme tonique, et à la dose double ou triple comme fébrifuge.

QUINATE DE QUININE ($C^{20}H^{12}AzO^2$)^2,$C^7H^4O^4$).

L'acide quinique est bibasique ; il existe dans les quinquinas combiné à la quinine, à la cinchonine et à la chaux. C'est Hofmann (de Leer) qui l'a isolé en 1790. Il a été étudié par Vauquelin, Henry fils, Plisson, Baup, Liebig et Woskresensky. O a essayé d'employer en médecine les quinates d'ammoniaque, de zinc, de fer, de mercure et d'argent ; ils sont tout à fait inusités aujourd'hui.

On ne sait pas quelle est la composition du quinate de quinine tel qu'il existe dans les quinquinas, parce que ce sel n'a jamais été isolé ; l'acide quinique étant bibasique, il faudra deux équivalents de quinine pour saturer un équivalent d'acide ; on prépare ce sel par combinaison directe, ou par double décomposition du sulfate de quinine et du quinate de chaux. Le sel obtenu est très-soluble dans l'eau ; il cristallise en choux-fleurs ; il est très-amer.

Le quinate de cinchonine est amer et astringent ; il cristallise difficilement ; il est très-soluble dans l'eau et dans l'alcool.

Ces deux sels sont peu employés.

STÉRÉATE DE QUININE ($C^{20}H^{12}AzO^2$)^2,$C^{66}H^{66}O^8$).

L'acide stéarique est bibasique ; il exige par conséquent deux équivalents de base pour être saturé. Le stéarate de quinine a été préparé par Jeannel et Monsel ; c'est un sel presque insipide ; il fond à 45° ; il est soluble dans les corps gras ; il est peu irritant.

Le stéarate de quinine paraît agir comme le sulfate, à dose plus élevée du quart environ, bien qu'il contienne quatre fois moins de quinine que le sulfate. D'après Jeannel et Monsel, ce sel aurait l'avantage de traverser l'estomac sans être attaqué ; c'est dans l'intestin seulement qu'il agirait; mais c'est là une théorie que l'expérience n'a pas encore vérifiée. Ce sel peut s'obtenir par combinaison directe.

URATE DE QUININE $(C^{20}H^{12}AzO^2,{}^2,C^{10}H^2Az^4O^4)$.

L'acide urique est bibasique; il peut former par conséquent un urate neutre et un urate acide; tous deux peuvent être obtenus par combinaison directe. L'urate acide cristallise; c'est lui que l'on a employé comme fébrifuge.

L'urate de quinine a été proposé pour remplacer le sulfate; il agit, dit-on, mieux, et à plus faible dose; il produit moins de bourdonnement d'oreilles et de surdité; la dose est de 20 à 25 centigrammes par vingt-quatre heures, sous forme de pilules, potion, teinture ou vin.

FERRO-CYANATE DE QUININE $(C^2AzF,{}^2(C^2Az)C^{20}H^{12}AzO^2)2HO)$.
HYDRO-FERRO-CYANATE DE QUININE. PRUSSIATE DE QUININE.

On obtient ce sel en faisant bouillir, dans une petite quantité d'eau, quatre parties de sulfate de quinine et une partie de ferro-cyanure de potassium. Après quelques instants d'ébullition, on laisse refroidir; il se sépare une matière d'apparence résineuse, qui devient sèche en se refroidissant : c'est le ferro-cyanate de quinine. Par la concentration des liqueurs, on en obtient de nouvelles quantités : ce procédé est dû au professeur Bertozzi (de Crémone).

Pour avoir ce sel cristallisé, on dissout la matière verdâtre résineuse dans l'alcool, et on fait cristalliser spontanément; on obtient du ferro-cyanate de quinine cristallisé et une masse résineuse; celle-ci, reprise par l'alcool bouillant, se dédouble de nouveau en matière cristallisée et en matière amorphe; et en continuant ainsi, on obtient le tout cristallisé.

Pelouze a obtenu ce sel en traitant à l'ébullition la quinine pure par le bleu de Prusse [1]. Voici son procédé :

Pr. : Bleu de Prusse. . . . .   2 parties.
Quinine pure.   1

Réduisez le bleu de Prusse en poudre impalpable, triturez-le longtemps dans un mortier avec la quinine; délayez dans :

Eau distillée. . . . .   100 parties.

Filtrez et faites cristalliser à l'étuve.

Ce sel est jaune verdâtre; il cristallise en aiguilles brillantes, d'une saveur aromatique amère; soluble dans l'alcool, peu soluble dans l'eau, et donnant un précipité bleu par les acides.

---

[1] *Arch. gén. de méd.*, 3e série, XV, 233

On administre ce sel en pilules, quelquefois en potion ; pour cela on fait dissoudre ce sel dans le moins d'alcool possible ; on mêle cette solution au sirop ; on agite et on ajoute les eaux distillées prescrites ; ainsi préparée, la potion est laiteuse, d'un blanc grisâtre, faisant déposer une partie de ce sel employé ; il faut donc agiter avant de faire prendre.

D'après Pelouze, ce produit serait un simple mélange, et non une combinaison ; il est efflorescent, à peine soluble dans l'eau, et se dissout très-bien dans l'alcool. C'est le docteur Brutti qui a proposé l'hydrocyanate de quinine dans les fièvres intermittentes suivies d'inflammation du canal digestif. A cause de la grande altérabilité de ce sel, on lui a substitué l'hydroferrocyanate de quinine. D'après Zaccherelli et Cerioli, il produit de bons effets à la dose de 10 à 20 centigrammes, et même 40 centigrammes ; d'après Giacomini, il est moins actif que le sulfate de quinine.

ÉTHER QUINIQUE $(C^{14}H^{11}O^{11}, C^{4}H^{5}O)$.

Les préparations de quinquina étant quelquefois mal supportées par l'estomac, Manetti a préparé un *éther quinique,* qui a été introduit dans la thérapeutique, par Pignacco (de Milan). Cet éther s'emploie en inhalations, à la dose de 2 à 5 grammes, versés sur une compresse ; d'après Eissen, l'accès a toujours disparu, ou a été diminué. Wurziau et Groh ont constaté ses bons effets, et ils se sont assurés que la tuméfaction de la rate disparaissait rapidement sous l'influence de ces inhalations [1].

On obtient l'éther quinique en distillant l'alcool avec le quinate de chaux et l'acide sulfurique.

Cet éther présente la consistance d'un sirop épais ; il est limpide, inolore, d'une odeur agréable, soluble dans l'eau et l'alcool, plus difficilement soluble dans l'éther. L'eau le décompose.

Il distille partiellement entre 240 et 250° dans un courant d'acide carbonique ; mais un peu au-dessous de 100°, il éprouve une décomposition partielle.

Berthé a publié le procédé suivant de préparation, dans lequel les substances employées doivent être parfaitement pures, et l'éther iodhydrique doit être récemment fait.

On prend une solution de nitrate d'argent ; on la précipite par une solution de carbonate de soude ; on filtre et on lave à l'eau distillée, jusqu'à ce que l'excès d'alcali ait disparu ; on met à égoutter à l'abri de la lumière.

Lorsque le carbonate d'argent a perdu la plus grande partie de son

[1] *Gazette médicale,* 1849, page 457.

eau, on le met dans une capsule de porcelaine avec un peu d'eau distillée, et on y ajoute de l'acide quinique cristallisé jusqu'à dissolution
complète du précipité, et on filtre ; on précipite la solution par un
grand excès d'alcool absolu, et on obtient un sel parfaitement pur, blanc,
en masse; c'est le quinate d'argent. On le met en contact rapidement
avec de l'éther iodhydrique dans un ballon de verre de Bohême très-fort
(forme de ballon d'essayeur); puis on étire à la lampe le col du ballon ;
on introduit le ballon dans l'eau, que l'on porte rapidement à 100°, et
on chauffe pendant une heure. La réaction est alors complète ; on retire
le ballon de l'eau et on casse l'extrémité effilée du col ; on laisse écouler le liquide ; puis on introduit dans le ballon, qui contient collé à ses
parois tout l'iodure d'argent pur et l'éther quinique, une certaine quantité d'alcool; on lave parfaitement le vase ; on mélange tous les liquides ; on les filtre ; puis on les introduit dans une capsule par une chaleur de 80°. Tout l'éther iodhydrique non décomposé et l'alcool ajouté
se volatilisent, et on obtient comme résultat l'éther quinique. Voici la
réaction :

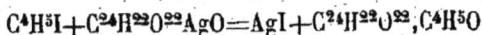

$$C^4H^5I+C^{24}H^{22}O^{22}AgO=AgI+C^{24}H^{22}O^{22},C^4H^5O$$

Tableau comparatif de la Quinine et de ses sels.

Une partie de quinine cristallisée équivaut à :		Une partie de sulfate de quinine cristallisée équivaut à :	
Sulfate cristallisé.	1.15	Quinine cristallisée.	0.87
Acétate.	1.01	Acétate.	0.85
Citrate.	1.01	Citrate.	0.09
Tartrate.	1.05	Tartrate.	0.91
Chlorhydrate.	0.95	Chlorhydrate.	0.82
Ferro-cyanate.	1.01	Ferro-cyanate.	0.82
Tannate.	2.00	Tannate.	0.56

FERRO-CYANURE DE POTASSE ET D'URÉE.

Baud avait annoncé les bons effets de ce sel dans le traitement des
fièvres intermittentes ; l'expérience n'a pas confirmé les résultats pro-
mis, aussi ce sel est-il tout à fait abandonné. D'après les analyses de
Rabourdin et Hurault, ce prétendu sel, dont la préparation est tenue se-
crète, serait un simple mélange de cyanure jaune de potassium et de
fer avec l'urée, et la proportion de celle-ci varierait, d'après Hurault, de
4 à 16 p. 100. On comprend dès lors combien une pareille substance doit
varier dans ses effets, qui d'ailleurs sont nuls ou à peu près.

FERRO-CYANURE DE SOUDE ET DE SALICINE.

La potasse et l'urée n'ayant pas eu de succès combinés ou mélangés
au ferro-cyanogène, on essaya la soude et la salicine ; le raisonnement

était des plus simples : Qu'est-ce que le sulfate de quinine qui guérit la fièvre ? Réponse : C'est une substance amère et azotée. Mais alors il n'y a qu'à combiner un cyanure qui est azoté avec la salicine qui est amère, pour guérir la fièvre, et le ferro-cyanure de sodium et de salicine fut fait. Nous disons sodium, parce que potassium était trop connu ; avec cela on a guéri des fièvres... comme on les guérit par la *salicine* seule, ou par l'expectation.

Depuis plus de douze ans, un concours est ouvert à la Société de Pharmacie de Paris sur les nouveaux fébrifuges proposés comme succédanés du sulfate de quinine. Le prix de 8,000 fr. n'a pas été donné. Voici quels sont les principaux médicaments proposés jusqu'à ce jour.

Concours de 1852 : Mémoire n° 1. De la torréfaction des substances végétales comme moyen de leur communiquer la propriété fébrifuge.

Le Mémoire n° 2 propose l'emploi des sulfates de strychnine et de brucine ;

Le Mémoire n° 3 préconise l'emploi de l'écorce secondaire de chêne, et signale une matière extractive non spécifiée ;

Le Mémoire n° 5 est relatif à la *colophane modifiée*, dont nous avons parlé ;

Le Mémoire n° 6 a pour sujet le persil et l'apiol ;

Le Mémoire n° 7 est relatif à l'emploi du fruit de l'olivier, ou de son extrait ;

Les Mémoires 8 et 9 signalent des fébrifuges nouveaux, sans donner le détail d'aucune observation constatant leurs propriétés ; le premier parle d'une matière féculente indéterminée, infaillible contre la fièvre, sans rapporter aucun cas où elle ait réussi.

Dans le second, il est question d'une matière particulière, désignée sous le nom de *tannin vrai*; on ajoute qu'avec ce tannin pur, ou avec l'extrait qui l'accompagne, on peut combattre avec succès toutes les fièvres.

L'apiol et la colophane modifiés ont été essayés dans les hôpitaux militaires à Ajaccio, à Perpignan et à Rome ; sur 21 malades fébricitants qui ont pris l'apiol, 9 ont guéri ; sur ces 9 guérisons il y a eu 4 rechutes dans les quinze jours ; à Rochefort, sur 15 fiévreux, 6 ont été guéris ; il y a eu 2 rechutes.

Avec la colophane modifiée, il y a eu 1 guérison sur 6 à Ajaccio; 1 sur 5 à Perpignan ; 1 sur 7 avec rechute à Rome, 1 sur 8 à Rochefort.

Tous les succédanés de sulfate de quinine proposés depuis cette époque n'ont pas donné de meilleurs résultats.

Le 27 janvier 1852, Piorry a lu un rapport sur deux mémoires de Scelle Montdezert, médecin à Carentan, relatifs à l'emploi du sel marin dans les fièvres d'accès[1]. La dose est de 10 à 50 grammes dans 100 à 150 grammes de véhicule, café, bouillon à l'oseille ; Piorry a constaté que le chlorure de sodium diminuait généralement la rate d'une façon très-rapide, et que dans un grand nombre de cas il prévenait le retour des accès fébriles : le rapporteur ajoute qu'il agit avec la même rapidité que le sulfate de quinine. Malgré ses assertions, la médication par le sel marin est peu employée.

Le sel marin, d'après Michel Lévy, a été employé contre les fièvres intermittentes dans un grand nombre d'hôpitaux militaires[2] ; les nombreux insuccès obtenus ont obligé à renoncer à son emploi. Grisolle a appuyé les observations de Michel Lévy, et Ancelon croit que l'action du sel marin sur le sang est analogue à celle de l'effluve des marais ; l'un et l'autre produisent l'hydro-hémie. Le sel marin ne guérirait les fièvres des marais que dans les cas exceptionnels où tout autre moyen réussirait.

Le sulfate de quinine et le quinquina restent donc jusqu'à ce jour les seuls moyens à opposer aux fièvres des marais.

Parmi les succédanés, l'acide arsénieux compte le plus de succès.

ACIDE ARSÉNIEUX (AsO³).

En 1811, Joh. C. F. Harless publia une monographie de l'arsenic[3]. Après avoir fait connaître ce que Dioscoride, Pline, Rhazès, Mesué, Sérapion, James de Damas disent de l'arsenic, il indique les cas dans lesquels il a été employé en thérapeutique ; il cherche à réhabiliter l'arsenic dans l'opinion des médecins ; il rappelle les travaux de Van Helmont, de Wepfer, de Fowler, etc. Il indique les faits remarquables cités par Stokes, Tschudi, Gohl, Hadrien Slevogt, Melchior, Frick, Robert Willan, Richard Pearson, etc., etc.

Il y a déjà bien longtemps que Paracelse avait dit : « Si l'arsenic guérit, c'est précisément parce qu'il est un poison, » et Willan, le promoteur de la méthode de Fowler, disait : « Je ne connais aucun remède plus sûr, plus efficace, plus commode à prendre que cette solution arsenicale dans le traitement des fièvres intermittentes. »

C'est à J. Ch. Boudin, que revient l'honneur d'avoir réglé les principes d'administration de l'acide arsénieux dans les fièvres intermittentes[4]. Le nombre des malades traités par cette médication s'élève à

---

[1] *Bulletin de l'Académie impériale de médecine*, Paris, 1852, t. XVII, page 515.
[2] *Bulletin de l'Académie*. 1852, t. XVII, p. 425.
[3] *De arsenici usu in medicina*. Norimbergæ, 1811.
[4] *Traité des fièvres intermittentes, rémittentes et continues*. Paris, 1842.

plus de *quatre mille;* et ce savant confrère affirme n'avoir pas eu à recourir une seule fois au sulfate de quinine, tandis que Fowler, sur deux cent quarante fièvres intermittentes traitées par sa liqueur, ne réussissait que cent soixante et onze fois ; mais il est des règles à suivre que Boudin a fait connaître et que nous allons résumer.

Il faut d'abord ouvrir le traitement par un vomitif lorsque la fièvre est accompagnée d'embarras gastrique, ou de suppression de l'appétit, revenir au vomitif après la fièvre coupée ; il faut donner l'arsenic à doses fractionnées, de manière que la dernière dose soit adminis-trée deux heures avant le moment présumé de l'accès ; proportionner les doses au genre spécial des fièvres qui varie selon les lieux, les sai-sons, les individus ; profiter de la tolérance dès le début en donnant tous les quarts d'heure 1 gramme ou 1 demi-gramme de la solution ; si la tolérance baisse, diminuer les doses, et insister sur le fractionnement, et, s'il y a lieu, administrer le médicament par le rectum ; il arrive sou-vent alors que le rectum supporte souvent 5 et 10 centigrammes lors-que l'estomac a cessé de tolérer 1 centigramme.

Prolonger le traitement d'autant plus longtemps que la fièvre est plus ancienne et plus rebelle, prendre le médicament les jours d'apyrexie aussi bien qu'aux jours d'accès.

Alimenter substantiellement les malades, donner des viandes rôties, du vin généreux, s'abstenir de boissons aqueuses, telles sont les règles prescrites par Boudin pour le traitement des fièvres intermittentes ; il a même proposé avec juste raison l'administration de la liqueur arsenicale comme prophylactique des fièvres intermittentes.

Les préparations d'acide arsénieux libre ou combiné agissent à l'in-tensité près comme celles des autres préparations arsenicales. On les a employées contre les névralgies, le rhumatisme chronique, et notam-ment le rhumatisme nerveux, les affections nerveuses diverses, la con-gestion cérébrale et l'apoplexie, la chorée, l'angine de poitrine, l'asthme, etc., etc.

Solution arsénicale (POUDIN).

Pr. : Acide arsénieux.	1 gram.
Eau distillée.	1 litre.

Faire bouillir et ajouter de l'eau pour compléter un litre. 50 gram-mes de cette solution représentent 5 centigrammes d'acide arsénieux. On l'administre à doses *très-fractionnées* dans un liquide quelconque ; il vaut mieux, selon nous, l'administrer pure ou dans de l'eau sucrée.

Injection intestinale (BOUDIN).

Pr. : Solution ci-dessus	50 gram.
Eau distillée.	100

On peut porter la dose de solution normale jusqu'à 200 grammes progressivement ; on vide préalablement l'intestin avec un lavement d'eau.

Poudre arsenicale (Boudin).

Pr. : Acide arsénieux. . . . .   5 centigram.
Sucre blanc. . . . .   10 gram.

Mêlez exactement et divisez en dix paquets égaux : un ou deux paquets dans les vingt-quatre heures ; elle est mieux tolérée que la solution, mais elle agit moins bien tant que la fièvre n'est pas coupée.

Bain arsenical (N. Guéneau de Mussy).

Pr. : Carbonate de soude. . . . . ,   100 gram.
Arséniate de soude. . . . .   1 à 2
Eau.   500

Pour un bain, contre le rhumatisme chronique et surtout le rhumatisme noueux.

Certaines eaux minérales renferment de l'arsenic en proportions notables. On se demande si ce n'est pas à la présence de cet élément que l'on doit rapporter la propriété qu'on leur attribue de guérir les fièvres intermittentes ; nous signalerons les eaux d'Encausse, de Champagne, du mont Dore de la Bourboule, Vichy, etc. Dans la plupart des cas, l'arsenic n'a pas été dosé ; à la Bourboule, la source de Bagnasson contient, d'après Thenard, 20 milligrammes d'arséniate de soude, et 14 milligrammes d'après J. Lefort ; Bouquet a trouvé 3 milligrammes par litre du même sel dans la source Lardy, à Vichy ; J. Lefort a trouvé 9 dix-milligrammes au mont Dore et 2 dix-milligrammes à Plombières[1].

On s'était demandé si la dose relativement élevée à laquelle l'arsenic pouvait être pris dans les eaux minérales ne tenait pas à un état particulier de combinaison avec une matière organique qui aurait masqué les effets toxiques de ce poison. L'oxyde de cacodyle (C^4H^6AsO) et le bioxyde de cacodyle ($C^4H^6AsO^2$) sont des poisons terribles, tandis que l'acide cacodylique ($C^4H^6AsO^3$) est à peu près inactif ; l'arsenic se trouve dans les eaux minérales avec toute son action effective ; seulement on avait exagéré les doses d'eau ingérée, et à un certain moment les phénomènes d'intoxication se manifestent.

L'innocuité de l'acide cacodylique devrait engager à expérimenter son action physiologique et ses effets thérapeutiques ; peut-être est-ce parce qu'il n'est pas toxique qu'il n'agirait pas contre les fièvres intermittentes.

[1] *Dictionnaire des eaux minérales* de Durand-Fardel, Lebret et Lefort. Paris, 1860.

CHAPITRE IV

MÉDICATION EXCITANTE OU STIMULANTE

On désigne sous le nom d'excitants ou stimulants, ou *pyrétogéné-tiques*, tout agent thérapeutique capable de déterminer une sorte de fièvre caractérisée par une impulsion donnée à toutes les fonctions, et d'augmenter les forces agissantes de l'économie.

Les agents thérapeutiques pris dans les trois règnes de la nature, mais plus spécialement dans le règne végétal, comprennent en général toutes les plantes à odeur forte et aromatique, et à saveur chaude ; on les divise généralement en *stimulants généraux*, en *stimulants spéciaux*, et en *stimulants révulsifs, dérivatifs* et *irritants*; on y trouve des familles de plantes entières, telles que les Labiées, les Ombellifères, les Laurinées, les Amomées, les Synanthérées, etc.

Quelques-uns des stimulants généraux ont reçu des noms particuliers ; c'est ainsi qu'on a appelé *carminatifs* ceux auxquels on attribue la propriété d'expulser les vents intestinaux ; tels sont les fruits d'Ombellifères ; *maturatifs*, les topiques qui ont la propriété de hâter la formation du pus dans les abcès ; *digestifs*, ceux qui surexcitent les parties et déterminent la formation du pus ; *cordiaux* et *stomachiques*, toutes les substances employées dans le but de relever la sapidité des mets et de tonifier l'estomac ; *échauffants*, ceux qui diminuent la quantité des sécrétions habituelles. On attribue même à quelques-uns de ces médicaments des propriétés spéciales ; c'est ainsi qu'on a donné le nom d'*antiscorbutiques* aux plantes appartenant presque toutes à la famille des Crucifères, et qui sont employées contre le scorbut. Nous adopterons ces expressions, bien que mal définies, parce qu'elles sont très-employées dans le langage médical ; mais nous ne ferons pas des classes distinctes de chacun de ces groupes, parce que leur délimitation est impossible. Nous les ferons rentrer, les uns dans les stimulants spéciaux, les autres dans les stimulants généraux. Les derniers sont surtout caractérisés par leur action prompte, immédiate, qui s'irradie dans toute l'économie, qui active toutes les fonctions, sans porter plus spécialement leurs effets sur tel ou tel organe, ou sur un systèmes d'organes.

Nous parlerons dans ce chapitre des boissons excitantes, alcooliques et autres, et des épices ; nous ferons connaître en peu de mots leur rôle et leur influence dans l'alimentation ou dans le régime. Il semble, au premier abord, que ces agents auraient dû être compris dans le chapitre des aliments; on sera convaincu qu'ils sont ici à leur véritable place, si l'on réfléchit que ce ne sont pas des agents indispensables de l'alimentation, mais seulement des auxiliaires utiles dans certains cas, et dont l'économie pourrait parfaitement se passer, ce qu'elle ne saurait faire des aliments proprement dits.

Art. I. — STIMULANTS FOURNIS PAR LES VÉGÉTAUX.

ARUM A TROIS FEUILLES

La racine d'arum à trois feuilles, *arum triphyllum* (Wild, *Sp. pc.*), est commune et très-employée dans l'Amérique du Sud ; elle croît dans les bois et les lieux ombragés comme toutes les plantes de cette famille; elle est âcre lorsqu'elle est fraîche; elle est connue depuis fort longtemps; mais il y a peu d'années qu'elle a été surtout préconisée comme une sorte de spécifique de la phthisie pulmonaire.

La racine d'arum à trois feuilles a été analysée par D. S. Jones[1]. Il y a trouvé un principe âcre, irritant, très-volatil, qui se dissipe par la dessiccation, qui est insoluble dans l'eau, l'alcool, l'éther, les huiles ; à l'état frais, cette racine jouit d'un pouvoir irritant très-fort; elle augmente singulièrement les sécrétions, surtout celles de la peau et des bronches. On préfère employer la racine arrachée du sol depuis quelque temps. Fraîche, elle est beaucoup trop âcre et trop irritante ; elle est ronde, d'une grosseur variable, mais ne dépassant pas celle d'un œuf de poule ; elle est recouverte d'un épiderme brunâtre, elle est blanche et solide à l'intérieur; lorsqu'on la mâche, elle détermine un sentiment de brûlure et de picotement fort désagréable.

Barton et Bigelow, médecins américains, ont les premiers recommandé cette racine contre le catarrhe chronique, l'asthme humide, la coqueluche, etc. Le docteur Meare recommande la décoction de racine dans du lait contre la phthisie; mais c'est surtout le docteur Poitevin qui l'a employée contre cette dernière maladie aux États-Unis ; il l'administre à la dose de 45 grammes en macération dans 500 grammes de genièvre; le principe âcre ne se dissout pas, et la saveur de la teinture est presque nulle; on prend tous les matins une cuillerée à bouche dans un peu d'eau sucrée; le traitement dure un mois et plus[2]. On peut remplacer le genièvre par l'alcool à 55° C. ; on l'emploie aussi en poudre à la dose de 50 centigrammes ; si on la mêle à la gomme arabique, au sucre et à l'eau, on peut aller jusqu'à 6 grammes[3].

[1] *American, Journ. of pharm.* XV, 85.
[2] *Bull. génér. de thérap.*, juin, 1850.
[3] *Dispens of the United States*, 1858, 128.

CALADIUM SEGUINUM

Sous le nom de *caladium seguinum*, on emploie le suc du rhizome de l'*arum seguinum* des Antilles (*Dieffenbachia seguina* Schott.) qui a été proposé dans ces derniers temps, à la dose de 15 à 20 gouttes dans de l'eau, en lotions contre le prurit de la vulve. Cette plante porte une fleur d'une odeur cadavérique repoussante; son suc est âcre et corrosif, mais la teinture n'est pas âcre. On a prétendu que l'âcreté des *arum* et des *caladium* devait être attribuée à de petits cristaux qui s'implantent dans la langue. Il serait à désirer que la propriété attribuée au rhizome de l'*arum seguinum* de guérir le prurit de la vulve fût confirmée, car c'est une affection difficile à guérir; les lotions avec de l'eau très-chaude, ou avec des solutions également chaudes et très-faibles de sublimé corrosif, de sulfate de cuivre, sont à peu près les seuls moyens qui aient réussi jusqu'à ce jour.

KAWA-KAWA

Nous avons parlé (chap. III) des propriétés fébrifuges des poivriers et de celles des principes immédiats qu'on en a extraits; nous nous occuperons ici des poivres comme médicaments et comme épices; nous placerons dans le même groupe toutes les substances qui se rapprochent d'eux par leurs effets.

Le kawa est la racine du *piper methysticum*; elle est employée par les Taïtiens et les habitants de la Polynésie pour préparer une liqueur très-enivrante nommée *kawa-kawa* ou *ava*.

Le *piper bétel* ou bétel est employé par les Indiens pour préparer un masticatoire avec de la chaux et des noix d'arec (*areca catechu*, palmiers).

POIVRE NOIR

Le poivre noir est peu employé en médecine.
Voici une formule de cataplasme rubéfiant souvent employé.

Cataplasme rubéfiant (Trousseau).

Pr.: Orge ou avoine légèrement torréfiée et pulvérisé. 120 gram.
Vinaigre blanc. 5
Blancs d'œufs. . . . . N° 3.
Eau. Q. S.

Mêlez; faites une pâte; étendez sur un linge et saupoudrez avec :
Poivre pulvérisé. . . . . 50 gram.

POIVRE BLANC

Le poivre blanc que l'on sert sur nos tables n'est autre chose que le poivre noir privé de son épicarpe. Cette opération se fait souvent en

France avec le poivre noir du commerce, que l'on fait macérer dans l'eau ; on blanchit ensuite les grains avec l'hypochlorite de chaux.

Le poivre long (*piper longum*) est peu employé.

Le poivre *cubèbe* ou poivre à queue (*piper cubeba*) est très-employé contre la gonorrhée ; l'extrait oléo-résineux de cubèbes, proposé par Dublanc, est une excellente préparation.

En Angleterre, le poivre noir est souvent employé. Voici une formule dont on fait souvent usage :

Confection de Poivre.

Pr : Poivre noir pulvérisé.	500 gram.
Aunée pulvérisée.	500
Fenouil pulvérisé.	1,000
Sucre pulvérisé.	1,000
Miel.	1,000

F. S. A. — Dose de 4 à 8 grammes deux ou trois fois par jour. Agit comme stimulant doux.

MATICO

Le matico, *Arthante elongata* Miq., *piper angustifolium* Ruis et Pavon, *piper elongatum* Vahl, *Stephensia elongata* Kunt, appartient à la famille des Pipéracées ; il est originaire de la Bolivie et du Pérou. Les feuilles sont en masses agglomérées dans le commerce; elles sont longues de 8 à 16 centimètres, larges de 5 centimètres ; elles sont lancéolées, acuminées, crénelées; brun foncé à la face supérieure, vert pâle à la face inférieure ; leur odeur est analogue à celle de la menthe; elles sont comprimées sous forme de bottes presque sphériques.

Soumises à l'analyse, les feuilles de matico ont fourni une huile volatile d'un vert clair, cristallisable, de la chlorophylle, et une résine brune et active, et, d'après J. Marcotte, un acide particulier qu'il a nommé *acide arthantique*.

Dans l'Amérique du Sud, les feuilles de matico sont connues sous le nom d'*herbe du soldat*; elles jouissent de propriétés hémostatiques qui ont été peut-être un peu exagérées, mais n'en sont pas moins réelles ; elles sont styptiques et astringentes, et employées comme telles en poudre dans le traitement des plaies.

De 1822 à 1852, les feuilles de matico ont été employées non-seulement comme astringentes, mais encore contre le catarrhe pulmonaire et la phthisie. En Allemagne, elles sont considérées comme aphrodisiaques et emménagogues. On les a employées contre l'eczéma, la phthisie et les fissures à l'anus; on se sert surtout de la poudre, à la dose de 2 grammes toutes les deux heures, sous forme d'électuaire, avec du sirop diacode.

Pour l'usage externe, on applique les feuilles humectées ; on prépare une teinture au cinquième : dose 10 à 30 gouttes.

En 1850, l'Académie de médecine reçut le matico envoyé de Bolivie comme propre à la guérison des plaies, à la dose de 6 grammes en poudre, ou appliquées entières à leur surface[1].

En Angleterre, les feuilles de matico sont regardées comme une panacée universelle des écoulements chroniques, et surtout contre la goutte militaire. On a associé l'extrait aux ferrugineux contre la chlorose ; ces préparations ont été employées avec succès dans les hémorrhagies, les pertes rebelles, les hémoptysies, les crachements de sang ; la poudre possède une action coagulante très-marquée. Le docteur Cazentre (de Bordeaux) a cité plusieurs cas de métrorrhagies, d'hémoptysies, d'uréthrorrhagies traitées avec succès par le matico à l'intérieur ; le docteur Lesaulnier, Trousseau et Pidoux se sont bien trouvés de l'emploi du sirop dans les mêmes cas.

En 1850, Mérat et Velpeau firent à l'Académie de médecine un rapport dans lequel les propriétés astringentes du matico étaient parfaitement constatées[2] ; elles l'avaient été antérieurement par Sommé en 1835 et par Lane en 1843.

En 1852, Dorvault rapporta le matico d'Angleterre et publia sur cette drogue un bon travail, dans lequel il indiqua les formes pharmaceutiques de cette substance ; depuis cette époque, Grimault et Favrot ont fait connaître de nouvelles préparations qui ont pour base le matico.

L'eau de matico se prépare par infusion ou par macération, à la dose de 15 à 30 grammes pour 200 grammes d'eau.

Sirop de Matico (DORVAULT).

Pr. : Matico incisé. . . . . 100 gram.
Eau. 1,000

Distillez pour obtenir 100 de produit ; passez le résidu de la cucurbite et ajoutez-y 100 de sucre ; faites cuire à 35° bouillant et ajoutez les 100 grammes d'eau distillée. Filtrez par la méthode Desmarest. Ce sirop est brunâtre, limpide ; sa saveur est aromatique ; il représente le dixième de son poids de matico. La dose est de 20 à 60 grammes. Le sirop est la forme pharmaceutique préférée par Lesaulnier.

Injection végétale au Matico contre les écoulements.

Sous ce nom, on vend une solution qui passe pour être un produit

---

[1] *Bulletin de l'Académie de médecine.* Paris, 1850, tome XV, p. 490.
[2] *Bulletin de l'Académie de médecine*, tome XV, pages 800 et suiv.

distillé de *piper angustifolium*. Bjorlund y a trouvé 0ᵍʳ,025 de sulfate de cuivre par 300 grammes[1].

Électuaire de Copahu, de Cubèbe et de Matico (DEBOUT).

Pr.: Baume de copahu. . . . . 30 gram.
Poudre de poivre cubèbe. 45
Essence de matico. 2
Sucre en poudre. . . . . Q. S.

A prendre en trois jours dans du pain azyme.

On prépare encore une teinture, une eau distillée et un extrait hydro-alcoolique de matico.

CAPSICUM ANNUUM

Le piment, *poivre long, poivre de Cayenne*, est produit par le *capsicum annuum*, de la famille des Solanées ; dans la même famille, on trouve le *petit piment* ou *poivre enragé*, qui est produit par le *capsicum Brasiliense*. Ce sont les fruits que l'on emploie.

Le piment n'était guère employé que comme condiment, lorsque Alègre le proposa comme jouissant d'une très-grande efficacité contre les tumeurs hémorrhoïdales enflammées et douloureuses. Il résulte d'un rapport fait à l'Académie de médecine, par la commission des remèdes secrets, qu'en effet ce médicament a une action plus ou moins marquée, suivant qu'on l'emploie contre les tumeurs hémorrhoïdales plus ou moins volumineuses, suivant qu'elles sont anciennes ou constitutionnelles ; dans ce dernier cas, l'action est lente et incomplète. Lorsque les tumeurs sont récentes, les bons effets se font sentir immédiatement. On a constaté, de plus, que les céphalalgies, qui sont si fréquentes chez les hémorrhoïdaires, deviennent de plus en plus rares sous l'influence de la médication par le piment.

Cette action élective du piment sur les tumeurs hémorrhoïdales est constatée, quoiqu'elle paraisse assez singulière. La médication ne met pas à l'abri des récidives et ne guérit pas radicalement les hémorrhoïdes, comme on l'a prétendu à tort.

On administre le piment sous forme de poudre et d'extrait aqueux en pilules ; la poudre se donne à la dose de 25 centigrammes à 1 gramme, et l'extrait de 30 à 60 centigrammes, à prendre en deux fois, moitié le matin, moitié le soir.

Pilules de Capsicum (ALÈGRE).

Pr.: Extrait aqueux de *capsicum annuum*. . . . . . . 80 centigram

F. S. A. quatre pilules, deux matin et soir.

[1] *Pharm. Zeitschrift für Russland.*

ÉPICES

Les épices, tous *échauffants*, appartiennent surtout à la famille des Amomées ; les plus employées sont le gingembre (*amomum zinziber*), le galanga (*alpinia galanga*), la zédoaire (*amomum zedoaria*), le curcuma (*curcuma longa*), la maniguette (*amomum grana paradisi*), les cardamomes (*amomum cardamomum*), dans les Laurinées, les cannelles (*cinnamomum Zeylandicum*) et *laurus cassia*, dans les Myrtacées, le girofle (*caryophyllus aromaticus*), et le piment de la Jamaïque (*Eugenia pimenta*), dans les Myristicées, la muscade et le *macis* (*myristica moschata*). Enfin dans les Pipéracées, les poivres.

On range encore au nombre des épices : la moutarde, le cumin, et autres fruits d'Ombellifères, la vanille, le safran, le cari, etc., etc. Ces matières agissent par les huiles volatiles ou les résines qu'elles renferment ou qui s'y développent (moutarde), ou par des résines âcres ; ces épices, ingérées à petite dose, échauffent l'estomac, activent la circulation, élèvent la température du corps ; elles irritent les glandes salivaires, gastriques et intestinales, augmentent leur sécrétion et facilitent ainsi la dissolution et la transformation des aliments ; en même temps elles ajoutent au sang une huile essentielle excitante, qui active toutes les fonctions surtout les fonctions cérébrales.

Les épices, ne fournissant au sang aucun élément utile, ne peuvent être regardées comme des agents directs de réparation ; mais elles agissent indirectement en excitant les fonctions : l'excès dans leur emploi peut-il déterminer une surexcitation plus funeste que l'excès d'aliments ; le vinaigre et les alcooliques ne peuvent être considérés comme des épices, précisément à cause de l'utilisation de leurs éléments dans l'économie. Les habitants des tropiques, qui font abus des épices, sont sujets aux surexcitations frénétiques et aux passions violentes.

ÉCORCE DE MALAMBO OU MATIAS BARK

A la Nouvelle-Grenade, on fait un fréquent usage de l'écorce d'une plante inconnue, qui est rapportée par quelques auteurs à un *drymis* et suivant d'autres à un *croton*. Le docteur A. Ure l'a employée comme un succédané du quinquina[1]. La Matias Bark a été décrite par Bonpland ; elle vient des provinces de Choco, de Popayan et d'Antioquia dans la Colombie. Le célèbre botaniste l'a attribuée à une plante voisine des *cusparia*, tandis que Zéa croit qu'elle est due à un drymis. Guibourt[2] trouve qu'elle a plus de rapport avec la cannelle blanche, et surtout

---

[1] *The dispensatory*, p. 1445.
[2] Guibourt, *Hist. des drogues simples*. Paris, 1850, t. III, p. 567.

avec l'écorce de *paratudo*, qu'avec l'écorce de *winter*, extrèmement rare dans le commerce, et à laquelle plusieurs auteurs la rapportent.

L'écorce de Matias Bark, décrite par le docteur A. Ure, présente les caractères de l'écorce de *malambo* : elle est épaisse, cassante, fibreuse, recouverte d'un épiderme cendré; elle possède une odeur aromatique ; sa saveur est franchement amère. Cadet-Gassicourt y a trouvé une huile volatile, une résine amère et une matière extractive. Elle se rapproche, par ses propriétés, de l'écorce de winter et de la cannelle blanche.

ABSINTHE

C'est l'*artemisia absinthium* L., *absinthium officinale* ou *aluyne* que l'on emploie le plus souvent en médecine. Ce n'est que sur indication spéciale que l'*artemisia pontica* L., et l'*artemisia maritima* L., désignées sous les noms d'*absinthe pontique* ou *petite absinthe* et d'*absinthe marine*, devront être employées : la grande absinthe est plus aromatique et plus active. On a proposé son infusion contre les pollutions nocturnes, à la dose de 15 à 30 grammes, pour un litre d'eau par infusion.

La liqueur connue sous le nom d'*absinthe* et dont l'usage habituel et surtout l'abus amènent de si funestes résultats, est un alcoolat très-composé, de plantes aromatiques des synanthérées dans lesquelles dominent les genépis (*Artemisia Glacialis* et autres), et qui ne renferme pas ou qui renferme très-peu d'absinthe proprement dite, il est d'ailleurs très-probable que les principes actifs des divers atemisias, c'est-à-dire les huiles essentielles, jouissent de propriétés analogues sinon identiques ; dans un travail récent Marcé[1] a fait voir que l'essence de l'*artemisia absinthium* déterminait la mort des chiens à la dose de trois grammes et qu'elle exerçait surtout son action sur le système nerveux.

AIL

Ce sont les petites bulles de l'*allium sativum* que l'on emploie ; on le considère avec raison comme un rubéfiant énergique. On l'a beaucoup préconisé dans ces derniers temps contre le choléra et la rage. On rapporte qu'un hydrophobe furieux, renfermé dans une chambre dans laquelle il y avait plusieurs paquets d'ail, les mangea crus et fut guéri ; nous n'avons pas besoin d'ajouter que ce fait mérite examen.

L'ail est regardé vulgairement comme un fébrigène ; les soldats, les matelots, les prisonniers qui veulent entrer à l'infirmerie, se donnent la fièvre en introduisant de l'ail dans le rectum. Lange, parlant de ce fait, propose l'ail contre le choléra pour produire à temps la réaction et

---

[1] *Comptes rendus de l'Académie des Sciences*, 1864.

favoriser la guérison. De plus, l'opinion vulgaire est favorable à l'idée qu'émet encore Lange : on croit que l'ail guérit la fièvre en neutralisant les miasmes, en chassant le mauvais air, comme on le dit vulgairement, ou en produisant une fièvre accidentelle ; mais cette dernière opinion est peu probable. Lange a eu l'occasion d'employer fréquemment l'ail, en 1849 ; son administration fut suivie de bons effets ; la réaction produite avait été sensible au bout de douze heures. Voici la formule d'un sirop souvent employé aux États-Unis.

Sirop d'Ail (Pharmacopée des États-Unis).

Pr.: Bulbes d'ail frais bien nettoyées et écrasées. . . . 180 gram.
  Acide acétique dilué. 500
  Sucre en poudre grossière. 750

Faites macérer l'ail dans 250 grammes d'acide acétique dilué, pendant quatre jours, dans un vase de verre, et exprimez ; versez le reste de l'acide sur le marc, exprimez de nouveau, jusqu'à ce que les liqueurs réunies aient fourni un demi-litre de liquide. Filtrez et jetez le liquide sur le sucre renfermé dans une bouteille d'un litre, et agitez jusqu'à dissolution. — Dose 20 à 30 grammes.

L'huile d'ail obtenue par digestion des bulbes écrasées dans l'huile d'olive a été souvent employée contre les douleurs, et les pulpes d'ail comme rubéfiant.

L'alliaire (*erysimum alliaria*), de la famille des Crucifères, a été employée comme un succédané de l'ail.

ALISMA PLANTAGO

Les rhizomes de l'*alisma plantago* ou plantain d'eau, de la famille des Alismacées, ont été souvent employés contre la chorée et l'épilepsie. Frais, ils exhalent une odeur de *chlore* des plus prononcées. On les administre en poudre, à la dose de 50 centigrammes à 4 grammes, et même 12 et 15 grammes par jour. Ce médicament provoque souvent des nausées ; on maintient alors la dose. Son emploi peut être poursuivi pendant longtemps sans exercer d'action nuisible sur l'économie ; on peut même en faire usage pendant la période cataméniale. C'est le docteur Hochstetter qui a proposé cette médication.

CAMOMILLE ROMAINE

D'après Timbal-Lagrave, les fleurs de camomille du commerce sont fournies par : 1° *Anthemis nobilis* L., à fleurs monstrueuses ; 2° *Chrysanthemum parthenium* Pers., à fleurs semi-doubles ; 3° la *Matricaria parthenoides* Desf.

Les caractères distincts de la vraie camomille sont : l'odeur caractéristique, la grosseur et la forme des calathides. La forme des tubes à cinq dents, les fleurons du centre de la fleur sont petits, peu nombreux, à peine visible dans les *anthemis*; grands, très-nombreux et très-longs dans les autres.

CAFÉ

Le café, ou semences du *coffea Arabica*, n'est employé que torréfié, en infusion. Son utilité dans les céphalalgies, surtout celles qui surviennent après le repas chez les personnes nerveuses ou pléthoriques, est démontrée; il éveille le cerveau et les sens, chasse le sommeil, active les fonctions cérébrales relatives à la manifestation de la pensée, combat la stupeur, le narcotisme spontané ou ceux produits par l'opium et les Solanées vireuses; mais alors il agit à la fois par son principe excitant et par le tannin qu'il contient, lequel précipite les alcaloïdes à l'état de tannate insoluble.

Nous avons déja signalé (chap. III) la propriété que possède le café de détruire l'amertume du quinquina et du sulfate de quinine; à l'hôpital des Enfants malades, l'extrait de quinquina n'est administré que dans du café à la dose de 1 à 12 grammes pour 125 grammes d'infusion sucrée. Les enfants prennent ce mélange avec plaisir. Nous donnerons au chapitre XII des formules de potions purgatives au séné et au café.

Trousseau associe souvent le café à la décoction de suie contre les vers.

Les grains de café crus ont été fréquemment employés depuis peu d'années contre la coqueluche. Voici la formule généralement suivie :

Macération de Café.

Pr.: Café non torréfié. . . . . 25 gram.
     Eau. 300

Faites macérer douze heures et passez. A prendre par verrées dans la journée. Sucrez à volonté :

Café contre les fièvres d'accès (DAUVIN).

Pr.: Café non torréfié pulvérisé. . . . . 40 gram.
     Eau. 500

Faites bouillir jusqu'à réduction de 150 grammes. Filtrez. — A prendre en trois doses égales pendant l'apyrexie; si les accès persistent, augmenter la dose de café.

Le café est employé depuis longtemps, en Russie, contre les fièvres d'accès. Nous avons vu les paysans des Landes de Gascogne utiliser le café; ils y ajoutent du jus de citron.

Dans la période algide du choléra, nous avons souvent employé avec succès le sirop suivant, soit pur, soit dans un peu d'eau tiède; nous re-

commandons également cette préparation contre la stupeur et le narcotisme spontané ou produit par des poisons absorbés.

Sirop de Café au Rhum (REVEIL).

Pr. : Café torréfié fraîchement moulu. . . . .   250 gram.
. Eau bouillante.   800

Traitez dans l'appareil à déplacement de manière à obtenir 800 grammes de liquide ; ajoutez :

Sucre blanc. . . . .   2,000 gram.

Faites fondre à une douce température et ajoutez après refroidissement :

Rhum vieux.   500

Filtrez au papier lavé à l'eau bouillante. — A prendre deux cuillerées
à bouche toutes les demi-heures d'abord, toutes les heures ensuite, dans
un peu d'eau très-chaude.

THÉ

On attribue des propriétés excitantes, analogues à celles du café, au
thé, *thea Bohea* et *Sinensis*, au thé du *Paraguay* ou *Maté*, *ilex Paraguensis*, au *guarana*, *paullinia sorbilis*, Sapindacées, et à la coca, *erythroxylon coca*, Érythroxyllées.

CAFÉINE, THÉINE ($C^8H^5Az^2O^2=C^{16}H^{10}Az^4O^4$).

On a désigné sous le nom de *caféine* et de *théine* les principes cristallisables extraits du café et du thé : on a reconnu ensuite que ces
deux corps étaient identiques (Jobst et Mulder). On a trouvé la caféine
dans le maté ou thé du Paraguay (*ilex Paraguensis*), et Martius, Jobst,
Berthemot et Dechastelus ont constaté sa présence dans le guarana, pâte
que les Brésiliens préparent avec les semences du *paullinia sorbilis*, de
la famille des Sapindacées ; de sorte que la *caféine*, la *théine* et la
guaranine ne sont qu'une seule et même substance.

Entrevue en 1819 par Runge, la caféine a été décrite par Pelletier
et Robiquet en 1821. Elle existe dans le café avec un acide que Pfaff a
nommé *acide caféique*, que Rochelder a appelé acide *cafétannique*,
et Payen, acide *chlorogénique*, pour rappeler la coloration verte qu'il
produit avec l'ammoniaque.

On extrait la caféine par plusieurs procédés : le plus simple consiste
à traiter le café par la benzine, à distiller pour séparer le dissolvant et
à reprendre le résidu par l'eau bouillante, qui dissout la caféine, que
l'on fait cristalliser par concentration de la liqueur ; on obtient ainsi des
prismes blancs, soyeux, longs, ténus, inodores, d'une saveur amère, so-

11.

lubles dans 98 parties d'eau, 97 d'alcool et 194 d'éther, très-solubles dans l'eau bouillante. Elle fond à 178° et se sublime sans altération vers 584°. Le tannin précipite ses solutions en blanc, le chlorure de platine les précipite en jaune ; c'est une base faible formant des sels mal définis, sauf avec les acides sulfurique et chlorhydrique.

A faible dose, la caféine produit un léger assoupissement, suivi bientôt d'une excitation générale, plus spécialement du système nerveux sensitif ; d'après C. Lehmann, elle active la combustion, augmente la proportion d'urée dans l'urine ; elle augmente aussi la sécrétion biliaire ; à dose plus élevée, elle provoque les vomissements. On assure qu'elle n'est pas vénéneuse ; mais les expériences ne nous paraissent pas suffisamment nombreuses pour qu'on puisse se prononcer à cet égard.

Citrate de Caféine.

On obtient ce sel par saturation directe ; il cristallise en longues aiguilles blanches, satinées, très-solubles dans l'eau. Ce sel contient un équiv., de caféine. 2 équiv. d'eau et 3 équiv. d'acide citrique.

Poudre de Citrate de Caféine (Van den Corput).

Pr. : Citrate de caféine. . . . .   8 centigram.
Sucre. . . . .   50 gram.

Mêlez et divisez en 40 prises. — Contre la migraine.

En combinant une partie de citrate de caféine avec quatre parties de citrate de fer, on obtient le *citrate de fer et de caféine*, employé aux mêmes doses et dans les mêmes cas ; on prépare aussi, d'après Van den Corput, un *lactate* et un *malate de caféine :* celui-ci est employé dans le sirop suivant.

Hannon propose les formules suivantes pour l'administration du citrate de caféine.

Pilules au citrate de caféine.

Pr. : Citrate de caféine. . . 50 centigram.
Extr. de chiendent. 1 gram.

Mêlez. — Faites des pilules de 15 centigrammes, à prendre une toutes les deux heures la veille de l'accès de la migraine, ou toutes les heures, à partir des premières douleurs.

Sirop au citrate de caféine.

Pr. : Citrate de caféine.   5 gram.
Sirop de sucre. .   120

Dissolvez et faites un sirop. — A prendre deux cuillerées dans une potion, ou pur de deux en deux heures, la veille de l'accès.

Lavement au citrate de caféine.

Pr.: Citr. de caféine. 25 centigr.

Eau . . . . 400 gram.

A prendre la moitié la veille, et la seconde moitié le jour de l'accès.

Potion contre la migraine.

Pr.: Sirop au citrate de

caféine. . . . 50 gram.

Infusion de thé. . . 150

A prendre comme il a été dit.

Hannon a encore donné des formules de pastilles et de pommade au citrate de caféine.

Rôle du Thé et du Café dans l'alimentation.

Le thé, le café et le chocolat sont regardés comme étant la base de boissons qui peuvent se remplacer mutuellement. Chacune de ces substances contient un alcali organique azoté ; mais celui du cacao, la *théobromine*, est plus riche en azote ; de plus, le cacao contient une quantité considérable de matière grasse et un peu de fécule, ou un corps analogue qui en font un aliment plus parfait, tandis que le café renferme l'*acide chlorogénique*, qui développe l'arome par la torréfaction.

Du café on extrait de la légumine, de la cellulose, de la dextrine, du sucre, de l'acide citrique, des acides gras, des huiles volatiles, plus, la caféine.

Dans le thé, la caféine est accompagnée d'albumine, de cellulose, de cire, de dextrine, de chlorophylle, une huile volatile, dont la saveur diffère essentiellement de celle du café, et qui, dans les thés *schoulanés*, lui est donnée par une fleur de la famille des Oléacées, l'*olea fragrans*, qu'on y mélange.

Dans le cacao, outre la théobromine, on y trouve l'albumine, de la stéarine, de l'oléine, de la cellulose, de la dextrine, de l'amidon et une matière colorante rouge ; mais le cacao est ingéré en nature, tandis que pour le thé et le café on n'introduit dans l'estomac que les matières solubles dans l'eau bouillante, qui, il faut le reconnaître, sont les plus alibiles.

Une des conditions de la bonne préparation du thé et du café, c'est l'emploi de l'eau bouillante, qui a pour double but de dissoudre mieux les tannates de théine et le chloroginate de caféine, et de coaguler l'albumine ; avec le thé et l'eau froide ou tiède on n'obtient qu'une eau gommeuse, épaisse, peu sapide ; dans les préparations que l'on fait subir aux feuilles de thé, l'albumine est mieux coagulée dans le thé noir que dans le thé vert ; le thé noir a plus d'arome. Dans le café, la légumine ne se dissout pas, à cause de la chaux avec laquelle elle est unie.

La théine ou caféine ne doit pas être regardée comme alimentaire, car elle passe sans transformation dans l'urine avec une très-grande rapidité, ce qui fait attribuer des propriétés diurétiques au thé et au café.

Le tannin du thé et celui du café précipitent les matières albumineuses des aliments et forment avec elles des composés insolubles; mêlés au lait, ils sont moins bien digérés que purs; dans cette dernière condition, le café surtout, ils augmentent la sécrétion des sucs dissolvants, ils facilitent conséquemment la digestion; on pense que l'huile volatile du café et les huiles empyreumatiques accélèrent la circulation, tandis que l'huile de thé, au contraire, la calme; mais il y a lieu de tenir compte dans ces cas de l'habitude et des idiosyncrasies; tous les deux excitent évidemment l'activité du cerveau; pris en excès, ils amènent l'insomnie ou un sommeil lourd, pénible, des cauchemars, suivis d'oppression précordiale; le thé vert est plus actif que le thé noir.

Le café a les avantages des liqueurs alcooliques sans en avoir les inconvénients; il surexcite les systèmes, calme et modère les fonctions génésiaques; pris en excès, il peut produire la crise, suivie d'accidents graves. Michel Lévy[1] et Fonssagrives[2], dans des publications estimées, ont formulé avec autorité les effets du thé et du café.

COCA

La coca, *erythroxylon coca* Lam., Rhamnées Lam., Malpighiacées A. L. de Jussieu, Érythroxyllées D.C., est un arbrisseau originaire du Pérou, que l'on retrouve dans les Indes orientales, à l'île de France, à Madagascar. Au Brésil, on emploie fréquemment la racine de l'*Erythroxylon campestre* et celle de l'*E. anguifugum;* la première est un purgatif vulgaire, la seconde passe pour alexipharmaque.

On trouve quelquefois, dans le commerce, les feuilles de la coca; leur nom paraît dériver de l'*aymara* « kkoka » qui signifie arbre ou plante. Monardès en 1569, Clusius en 1605, Lamarck, Weddell en 1850, et plus récemment L. A. Gosse, ont étudié cette plante intéressante[3].

Les feuilles de coca ont une odeur très-suave de thé; leur saveur est amère, un peu astringente, suivie d'un peu d'âcreté et d'ardeur de la gorge. La sécrétion salivaire, d'abord augmentée, paraît plus tard se tarir.

Les feuilles de la coca jouissent de la réputation d'apaiser la faim : on assure que les Péruviens et les Brésiliens peuvent rester deux ou trois jours sans manger, lorsqu'ils gardent dans leur bouche des feuilles de la coca; mais ces propriétés alibiles ont été singulièrement exagérées; il est certain toutefois que la coca, comme le café et le thé du Paraguay,

---

[1] *Traité d'hygiène publique et privée,* quatrième édition. Paris, 1862.

[2] *Hygiène alimentaire des malades, des convalescents et des valétudinaires.* Paris, 1861, pages 43 et 45.

[3] *Mémoires de l'Académie de Bruxelles* (savants étrangers). — Demarle, *Essai sur la coca,* thèse de doctorat. Paris, 1862, n° 106.

permet de supporter plus longtemps l'abstinence et la fatigue, mais elle est insuffisante pour réparer les forces et nourrir.

Les Indiens emploient la coca comme masticatoire ; ils la mélangent le plus souvent avec un composé alcalin obtenu par l'incinération des feuilles et des tiges de certaines plantes : ils font une pâte avec ces cendres, de l'eau salée et de l'urine; cette pâte porte le nom de *llipta* ; on remplace les cendres quelquefois par de la chaux vive.

On a extrait plusieurs alcaloïdes des feuilles de coca ; le plus important est la *cocaïne*, étudiée par Neimann, qui peut être représentée par $C^{32}H^{40}Az^2O^8$; elle est peu soluble dans l'eau, soluble dans l'alcool, surtout bouillant, et dans l'éther ; elle a une réaction alcaline, elle fond à 98°; chauffée plus fort, elle se décomposera en partie, tandis que l'autre portion se volatilisera sans décomposition ; elle n'agit pas sur la pupille, tandis que l'extrait de la coca la dilate ; l'acide chlorhydrique la dédouble en acide benzoïque et en une base nouvelle, l'*ecgonine* (Lossen); par l'alcool amylique on extrait de la coca une nouvelle base liquide, volatile, l'*hygrine*, qui n'est pas vénéneuse et qui se dégage lorsqu'on traite la coca par les alcalis.

Préconisée comme le conservateur par excellence des dents, pour prévenir, calmer et dissiper les douleurs, pour combattre les gengivites et la stomatite aphtheuse, l'engorgement scorbutique, etc., la coca est employée contre les rhumatismes, les fièvres intermittentes ; c'est surtout le *sulfate de cocaïne* qui a été utilisé dans ce dernier cas ; on a administré l'infusion, le sirop ou l'extrait dans les indigestions, les embarras gastriques, l'atonie générale, l'anorexie, etc. Les résultats obtenus de l'usage de la coca dans les paralysies, les pollutions nocturnes, les pertes séminales, l'incontinence d'urine, etc., sont peu encourageants.

Il reste beaucoup à faire pour l'étude physiologique et clinique de la coca ; on sait qu'elle agit, à la dose de 4 à 16 grammes, sur le système nerveux, musculaire et sensitif. Cette substance est peut-être appelée à prendre un jour un rang important en thérapeutique.

CHIA

Les semences ou fruits de chia, très-employées par les homœopathes, ressemblent beaucoup aux graines de psyllium ; d'après Guibourt, elles sont fournies par le *salvia Hispanica* ; elles sont très-riches en mucilage ; mises dans de l'eau, elles se gonflent comme le ferait le psyllium.

GUACO — EUPATOIRES

Dans les deux Amériques et aux Indes occidentales, on donne le nom de guaco et huaco à une cinquantaine de plantes auxquelles on attribue la propriété de guérir les morsures des serpents venimeux. Mutis, qui habitait Santa-Fé de Bogota, est le premier qui ait écrit sur ces plantes; mais c'est surtout à de Humboldt et Bonpland [1] que l'on doit des renseignements sur le véritable guaco, qui est fourni par le *mikania guaco* ou *eupatorium satureifolium* L., qui est voisine des Eupatoires, et qui croît en Amérique, en Colombie, etc.

Dans le commerce, on trouve souvent les fleurs seules du *mikania guaco;* par l'aspect, elles ressemblent aux eupatoires; elles sont moins jaunes; d'autres fois c'est un mélange de fleurs, de tiges et de feuilles.

Les plantes du genre *eupatorium* jouissent de propriétés analogues à celles du guaco; l'*eupatorium cannabium* ou *eupatoire d'Avicenne, origan des marais, herbe de sainte Cunégonde*, est très-commune dans nos marais, dans les lieux humides; elle fleurit en août et septembre; elle est décrite dans tous les ouvrages et d'ailleurs peu employée.

L'*aya-pana*, ou eupatorium ayapana, vient du Brésil ou de l'île de France; on la trouve dans le commerce de la droguerie; on l'emploie en guise de thé dans beaucoup de localités; elle a une odeur aromatique qui se rapproche de celle de la fève tonka.

L'*eupatorium perfoliatum* est très-employée aux États-Unis; elle est commune dans l'Amérique du Nord. Elle fleurit en été et à la fin d'octobre; elle est considérée comme tonique et diaphorétique; on l'emploie contre les fièvres intermittentes; à dose élevée elle est vomitive : on l'a employée contre les catarrhes et surtout contre la grippe. D'après Peebles, elle est connue sous le nom de *boneset* (qui calme les os), à cause de la rapidité avec laquelle elle calme les douleurs des membres.

On emploie encore aux États-Unis l'*eupatorium purpureum*, l'*E. teucrium*, Wild, *E. pilosum*, Walt., *E. verbenæfolium* Mich. L'*E. dalea* L., *critonium dalea* DC., qui croît à la Jamaïque, et qui présente une odeur de vanille très-prononcée. D'après Guibourt, l'*E. aromaticum* DC. de l'île Cuba sert à aromatiser les cigares de la Havane.

Les propriétés vraiment merveilleuses du *mikania guaco* sont décrites par Humboldt et de Bonpland. Orfila a publié des observations curieuses [2]; on l'a employé contre le choléra; il détermine une prompte réaction; mais malgré les expériences faites en France par Bouchet et Péreire, et au Mexique par Chabert, on n'est pas fixé sur la valeur du guaco dans le traitement du choléra; ce médecin le recommande encore comme prophylactique du choléra et des maladies contagieuses, ou épidémiques; tous ces faits sont excessivement importants, et ils auraient

---

[1] *Plantes équinoxiales.* Paris, 1805.

[2] *Toxicologie*, 5ᵉ édition, Paris 1852.

csoin d'être sérieusement examinés; malheureusement le guaco est
ssez rare dans le commerce.

Le *huaco* est la racine du *mil-homen* ou *aristolochia grandiflora;*
lle n'est pas employée; plusieurs plantes du genre *eupatorium* por-
ent en Amérique le nom de guaco. On donne également ce nom à un
ryngium.

Andrieux a expérimenté l'extrait alcoolique de *mikania guaco* contre
a morsure de la vipère; il a fait des lotions avec la teinture, et il a
rès-bien réussi.

Bouchet se loue de l'emploi de la teinture dans le traitement des
laies non spécifiques; elle agit bien dans l'ophthalmie purulente et
lennorrhagique; elle modifie utilement les plaies et ulcères même
pécifiques, et Melchior Robert[1] ajoute que l'alcool de guaco a dans ces
ivers cas une action qu'aucun autre agent ne possède. Humbert a cité
inq cas d'ulcères chroniques des jambes chez des vieillards qui ont été
uéris, lorsque les méthodes habituelles de traitement avaient échoué.
d. Richard a obtenu à Lourcine de bons résultats de la teinture contre
a vaginite rebelle.

HERACLEUM SPONDYLIUM

Le genre Heracleum appartient à la famille des Ombellifères et nous
ournit déjà la gomme ammoniaque. Le professeur Sigmund (de Vienne)
ropose les fruits de l'*H. spondylium,* plante indigène, pour remplacer
e copahu et la térébenthine contre la gonorrhée; c'est un médicament
ctif peu employé, et comme la plante est commune, elle mérite toute
l'attention des praticiens.

HYDROCOTYLE ASIATICA

L'*hydrocotyle* est le *pes equinus* de Rumphius; il appartient à la
amille des Ombellifères. Cette plante habite les lieux humides de pres-
què toutes les contrées chaudes de l'hémisphère austral, telles que les
îles Malaises, l'Inde, Ceylan, le Cap. C'est Boileau (de l'île Maurice) qui
l'a fait connaître sous le nom de *bevilacqua.* Rhéede l'a désignée sous
celui de *codagen,* et Rumphius l'appelle *pancaga.* Elle a été décrite et
étudiée par Lépine, pharmacien de la marine à Pondichéry; elle était
employée dans l'Inde comme diurétique d'après Horsfield, et dans le
traitement des maladies intestinales et des fièvres d'après Ainslie.

[1] *Nouveau traité des maladies vénériennes d'après les documents puisés
dans la Clinique de M. Ricord.* Paris, 1861. — N. Pascal, *Du Guaco et de
ses effets prophylactiques et curatifs dans les maladies vénériennes.* Paris,
1863.

L'*écuelle d'eau d'Asie* croît sur les cours d'eau, sur le bord des étangs ; ses feuilles ressemblent à celles de la violette, ou plutôt à celles de l'écuelle d'eau vulgaire ; les pétioles sont plus longs, la racine est longue, charnue, grisâtre, portant au collet des jets très-longs, portant de distance en distance des nœuds, d'où partent des racines adventives ; on emploie les feuilles surtout ; mais il est probable que, comme toutes les ombellifères, elles perdent beaucoup de leurs propriétés par la dessiccation ; les racines, rarement employées, sont très-hygrométriques, et elles moisissent facilement ; on en prépare un extrait hydro-alcoolique mou, vert foncé, qui possède une odeur vireuse très-prononcée.

L'*hydrocotyle gummifera* est originaire du Brésil et des Antilles ; on l'emploie contre l'hypocbondrie, les affections du foie et des reins.

Lépine, qui a analysé l'hydrocotyle asiatica, a nommé *vellarine* du nom tamoul *vallarai*, une substance assez mal définie, qu'il croit être le principe actif ; c'est un corps huileux, épais, jaune pâle, d'une saveur amère, piquante et persistante, d'une odeur forte et vireuse ; elle se volatise en partie à 100° ; elle s'altère sous l'influence de l'air, de la chaleur et de l'humidité.

Par ses effets physiologiques, l'hydrocotyle asiatica appartient aussi bien au groupe des stimulants généraux qu'à celui des narcotiques ou stupéfiants ; elle produit des étourdissements, avec céphalalgie et tendance au sommeil ; on doit l'administrer avec prudence.

L'hydrocotyle a été recommandé surtout contre les maladies de la peau, principalement contre la lèpre et l'eczéma chronique ; on l'a conseillé contre le rhumatisme, les scrofules et les syphilides ; les faits publiés par Boileau, Leroux, Poupeau, Houbert confirment les bons effets de cette plante, et le docteur Poupeau a cité un fait de guérison de l'éléphantiasis des Grecs qui devait lui être attribué. Dans un cas d'éléphantiasis des Arabes, Alph. Cazenave a obtenu à Paris une amélioration notable ; il s'est bien trouvé de son emploi dans les cas d'éruptions vésiculaires avec hypersthénie avec ou sans papules.

Devergie a étudié les préparations d'hydrocotyle, et en a obtenu de bons effets contre l'eczéma chronique ; il donne des pilules au nombre d'une à six par jour : elles contiennent chacune 2 centigrammes et demi d'extrait hydro-alcoolique ; les feuilles en infusion à la dose de 8 grammes par litres d'eau ; on prend un à trois verres par jour de cette infusion.

D'après Lépine, c'est la racine qui contient le plus de vellarine ; celle-ci est soluble dans l'alcool ; la solution doit être évaporée dans le vide. Lorsqu'on veut faire l'extrait, dans l'Inde, on prépare avec la plante fraîche une pommade très-employée contre les rhumatismes et les maladies de la peau. Devergie a constaté des phénomènes d'intoxication, lorsqu'on dépassait la dose de 10 à 15 centigrammes par jour. A. Caze-nave déclare avoir pu la porter jusqu'à 60 et 80 centigrammes. Lecocq[1] assure qu'il n'existe aucun fait de lèpre vulgaire guérie par l'hydrocotyle et il ajoute que cette plante est tout aussi impuissante contre les autres maladies de la peau. Nous avons vérifié le fait en opérant avec un extrait hydro-alcoolique, qu'on nous a dit être préparé par Lépine, et nous n'avons obtenu aucun résultat satisfaisant dans des cas d'eczéma chro-nique chez les enfants.

Sirop d'hydrocotyle asiatica (J. LÉPINE).

Pr. : Extrait hydro-alcoolique d'hydrocotyle asiatica pré-
paré dans le vide. . . . .   2 gram.
Sucre candi.   670
Eau distillée.   330

Triturez l'extrait avec le sucre candi, ajoutez l'eau peu à peu, et aites un sirop qui contiendra 5 centigrammes d'extrait par cuillerée à bouche.

Granules d'hydrocotyle asiatica (J. LÉPINE).

Pr. : Extrait hydro-alcoolique d'hydrocotyle asiatica préparé dans le vide. . . . .   5 gram.
Poudre de guimauve.   2
     — d'amidon.   2

Mêlez et faites 100 pilules qu'on enrobera de sucre.

Il est nécessaire d'en appeler encore à l'expérience; on devra s'as-surer du bon état des préparations employées, parce qu'elles sont très-altérables.

LOBÉLIE.

Les lobélies sont de jolies plantes d'ornement, très-estimées des horticulteurs. Aux États-Unis, on emploie surtout le *lobelia inflata*. On la trouve assez difficilement dans le commerce. Elle est comprimée sous forme de carrés longs du poids de 200 à 500 grammes. Elle est jaunâtre, d'une odeur fort nauséeuse, d'un goût âcre.

On emploie en Amérique, comme antisyphilitique, la racine de *lobelia syphilitica*. C'est la plante connue sous le nom de cardinale bleue; cette racine ressemble au gin-seng, mais elle est molle, s'écrase sous le doigt, ce que ne fait pas le gin-seng, puis elle est moins ru-gueuse; elle est de la grosseur et de la forme du petit doigt, d'un gris cendré et striée dans tous les sens : elle est extrêmement rare.

---

[1] *Bulletin de thérapeutique.*

Potion avec la Lobélie (Barallier).

Pr. : Eau distillée de tilleul. . . . .   80 gram.
Teinture de *lobelia inflata*. . . . . 1 à   2
Sirop de sucre. 30

A prendre par cuillerées toutes les demi-heures ou toutes les heures, suivant l'intensité de la maladie. — On ne doit pas dépasser la dose indiquée; au delà, elle produirait des nausées et même des vomissements. — Utile dans la dyspnée avec oppression, elle modère et abrége les accès dans l'asthme, contre les spasmes respiratoires des hystériques et des chloro-anémiques, pour combattre l'oppression dans certaines pneumonies, dans la bronchite capillaire, dans la phthisie pulmonaire.

Reinsch a extrait de la lobélie enflée, ou *iodian tabacco* des Anglais, un alcaloïde liquide, jaune, visqueux, très-alcalin, plus léger que l'eau, très-odorant, qu'il a nommé *lobéline*. Il y a trouvé en outre une huile volatile. Procter, qui a aussi isolé la lobéline, y a trouvé un acide déjà obtenu par Pereira, qu'il appelle *acide lobélique*. Les semences contiennent beaucoup de lobéline; celle-ci a été étudiée, au point de vue physiologique et thérapeutique, par Reinsch, Procter et William Bastick.

La lobéline est très-altérable lorsqu'on la chauffe; elle est volatile, soluble dans l'eau, très-soluble dans l'alcool et dans l'éther; elle forme des sels cristallisables avec certains acides; elle est très-active; elle exerce sur l'économie une action d'abord stimulante, plus tard stupéfiante; on l'a placée, ainsi que la lobélie elle-même, tantôt dans les stimulants ou dans les narcotiques, tantôt dans les antispasmodiques. Les Anglais et les Américains en font grand usage; elle jouit de propriétés vomitives, cathartiques et à petite dose, expectorante et diaphorétique; on l'administre contre l'asthme, la coqueluche, les catarrhes pulmonaires, etc.

La teinture de lobélie enflée se prépare au sixième, une partie de lobélie pour cinq d'alcool, à 85°; on l'emploie contre l'asthme à la dose de 20 à 40 gouttes, dans une tasse d'infusion de camomille (Toot).

Michea donne 20 à 30 gouttes de teinture dans 5 grammes d'eau, à prendre deux ou trois fois par jour.

Green prescrit un mélange à parties égales de teinture de *lobelia inflata* et de sirop de scille; il fait prendre 20 à 25 gouttes de ce mélange, deux ou trois fois par jour, contre la coqueluche.

AMBROISIA TRIFIDA

Cette plante, qui appartient à la famille des Urticées, est connue sous les noms vulgaires, en Amérique, de *menthe sauvage* (herbe au cheval); les fermiers s'en servent avec succès contre la salivation du cheval. Robertson, médecin de Harrods-Burgh, dit que depuis quarante ans il

n'a pas employé autre chose que les feuilles vertes de cette plante, en
frictions et en tisane, contre la salivation mercurielle.

THUYA ARTICULATA

Le *thuya articulata* fournit la sandaraque, qui n'est pas employée en
médecine. Brecher assure avoir employé avec succès la teinture de Léo
contre les excroissances vénériennes rebelles.

Teinture de Léo.

Pr. : Feuilles de thuya articulata. . . . . 300 gram.
     Alcool à 86°. 900

Faites macérer et filtrez. — En applications sur les végétations, à
l'aide d'un pinceau : après quelques jours, les excroissances sont flétries
et disparaissent. La poudre de sabine, seule ou associée avec poids égal
de calomel, a été également employée avec succès dans le même cas.

MASTIC

Le mastic est produit par le *pistacia lentiscus*, de la famille des Térébinthacées : il vient de l'Afrique septentrionale et de quelques îles de
l'Archipel grec, surtout de l'île de Chio, que les Turcs appellent *Sakis
Adanines* ou île de mastic; les villages où on le récolte sont appelés
Masticho chôva : on fait sur l'arbre des incisions en juin, et on récolte
les résines en août; les plus belles larmes sont destinées au sérail du
sultan. Le nom de mastic vient du verbe grec *masaomai*. La qualité
la plus choisie est appelée *fiskens*; elle coûte environ quatre fois plus
que les autres. Le mastic est une résine anciennement employée en
médecine, très-usitée, depuis quelques années, en Allemagne comme
expectorant contre la phthisie pulmonaire.

Le *mastico nesson* est une eau de mastic employée contre le choléra.
On fait des confitures au mastic; on en prépare des cataplasmes avec du
vin rouge et du pain.

MOUTARDE BLANCHE

Nous n'avons à nous occuper ici que de la moutarde blanche, la
moutarde noire appartenant à la classe des rubéfiants; à petites doses,
telle qu'on la trouve sur nos tables, elle est un des excitants les plus
énergiques de la digestion; elle agit comme les épices, en stimulant les
organes sécréteurs des sucs digestifs et en augmentant leur sécrétion;
c'est surtout ici que l'excès peut être pernicieux.

L'essence de moutarde a été quelquefois employée comme un stimulant général. Voici une formule comme exemple :

Émulsion d'essence de Moutarde (Wolf).

Pr. : Essence de moutarde. . . . . 10 centigram.
Gomme arabique. . . . . 15 gram.
Sucre. 8
Eau et fenouil 180

Mêlez. — A prendre une cuillerée à soupe toutes les heures, contre l'anorexie produite par un embarras gastrique.

Cullen administrait la graine de moutarde blanche comme laxative. En Angleterre, en Amérique et en France, elle est d'un usage populaire ; c'est un laxatif qui convient dans certains cas ; on peut se la procurer chez les pharmaciens.

Nous n'avons pas à nous demander ici si la moutarde blanche agit en augmentant les sécrétions intestinales ou en déterminant une dérivation sur le tube digestif ; nous constaterons que l'irritation permanente des muqueuses intestinales peut quelquefois n'être pas sans danger, et qu'il est imprudent de la provoquer et de l'entretenir sans l'avis du médecin.

On a cru pendant longtemps que les moutardes de table anglaises étaient préparées avec la farine de moutarde blanche ; il est bien démontré aujourd'hui que c'est *la fleur* de moutarde noire que l'on emploie ; la blanche sert à préparer des moutardes douces qui conviennent aux vieillards dont les digestions laborieuses ont pour cause des gastralgies chroniques.

La moutarde blanche est donc un bon stimulant du tube digestif.

ORTIE

L'ortie employée en médecine est l'*urtica dioica* et l'*urtica urens*. Les graines ont été vantées comme diurétiques ; le suc a été préconisé à la dose de 30 à 100 grammes contre les maladies de la peau, et Lubhornski assure qu'on guérit rapidement les brûlures en appliquant sur les parties douloureuses un linge imbibé de teinture alcoolique d'ortie, préparée avec la plante fraîche. Quoiqu'on recommande de diluer la teinture dans deux fois son volume d'eau, nous croyons que de pareilles applications doivent déterminer de vives douleurs, car il suffit de liqueurs alcooliques à 12 pour 100 pour provoquer les souffrances les plus vives.

On a beaucoup vanté l'extrait contre l'eczéma, l'herpès, l'acné, les éphélides, etc.

On administre encore le suc d'orties comme diurétique, à la dose de 30 à 100 grammes. Avec ce suc Desmartis prépare un sirop qu'il emploie avec succès contre les hémoptysies.

STACHYS ANATOLICA — TEUCRIUM POLIUM

Fauvel a présenté le *stachys Anatolica* comme propre à guérir le choléra asiatique. D'après Mérat, cette plante est le *Teucrium polium* ou *polion*, qu'il ne faut pas confondre avec le *pouliot*, *mentha pulegium*. Ce prétendu stachys devrait donc être nommé *Teucrium polium*, variété *Anatolicum*.

PHELLANDRIUM AQUATICUM — PHELLANDRINE

Sous le nom de Phellandrie, on emploie beaucoup les fruits du *phellandrium aquaticum*; on les a vantés surtout contre la phthisie au début (Sandras), contre les affections des organes respiratoires (Michéa).

Nous ferons remarquer que ce que l'on désigne sous le nom de *semences*, dans la phellandrie, sont des fruits; en effet, cette plante appartient à la famille des Ombellifères, et les fruits sont des *diakènes* recouverts par le calice persistant.

Les formules le plus souvent employées sont les suivantes.

Sirop de Phellandrium aquaticum (MIALHE).

Pr : Fruits de phellandrium. . . . . 100 gram.
    Eau bouillante. 500

Faites infuser, filtrez et ajoutez : sirop de sucre blanc, 1,000 grammes réduits par concentration à 700 grammes; 30 grammes de ce sirop correspondent à 3,33 de phellandrie.

Voici un autre procédé dû à Mouchon (de Lyon).

Pr.: Fruits (imp. semences) de *phellandrium aquatic.*   125 gram.
    Sirop de sucre. 4,000
    Eau bouillante. . . . . Q. S.

On fait successivement deux infusions pour obtenir à peu près 1,500 grammes d'infusé ; on ajoute au sirop concentré et on fait bouillir jusqu'à réduction de 4,000 grammes. Deux infusions sont utiles pour bien épuiser la phellandrie. Ce sirop est moins chargé que celui de Mialhe, ce que nous croyons bien préférable.

Vin de Phellandrium.

Pr.: Fruits de phellandrie. . . . . 100 gram.
    Vin blanc généreux. 1,000

Laissez macérer huit jours. —A prendre 50 à 150 grammes en trois doses, contre la cachexie paludéenne.

Hutet a isolé le principe actif de la phellandrie; il la nomme *phellandrine*; c'est une substance toxique très-active. Ce principe est liquide, neutre, à peu près incolore, ou légèrement ambré, d'une apparence huileuse, plus léger que l'eau, très-odorant, peu soluble dans l'eau, plus soluble dans l'alcool et dans l'éther. Rien ne démontre que ce principe soit pur, et encore moins que ce soit un alcaloïde.

Pommade de Phellandrine (Devay).

Pr. · Axonge récente et lavée. . . . .   15 gram.
Phellandrine.   1

Mêlez.—Employez comme calmante et sédative.

PEGANUM HARMALA

Cette plante appartient à la famille des Rutacées et donne des graines très-vantées dans certains pays comme stimulantes énergiques. Fritzche et Gœbel en ont extrait deux alcaloïdes, l'*harmaline* ($C^{27}H^{14}Az^2O^2$), et l'*harmine* ($C^{27}H^{12}Az^2O^2$), dont nous avons signalé les propriétés[1].

SANICLE DE MARYLAND

La sanicle du Maryland, *sanicula Marylandica*, de la famille des Ombellifères, est employée par les Indiens de l'Amérique du Nord contre les maladies des poumons et la syphilis. C'est la racine que l'on emploie. Labriski la recommande contre la chorée, à la dose de 6 grammes en poudre, divisés en trois doses à prendre dans la journée.

THLASPI

Voy. aux *Astringents*, p. 118.

Parmi les antiscorbutiques nous signalons comme une excellente préparation le sirop suivant :

Sirop antiscorbutique préparé à froid (Dorvault).

On prend les mêmes substances que pour le sirop ordinaire, savoir :

Cochléaria récent.	500 gram.
Ménianthe —	500
Cresson —	500
Racine de raifort sauvage récente.	500
Oranges amères —	500
Cannelle de Ceylan.	15
Vin blanc.	500
Sucre blanc.	2,000

On pile les plantes fraîches, sauf le raifort, dans un mortier de bois; on exprime et on filtre en vase clos. Le tourteau est repris, on le pile de nouveau en y ajoutant peu à peu le vin dans lequel on a fait préalablement macérer la cannelle ; on exprime à la presse et on filtre en vase clos.

---

[1] *Des opiophages et des fumeurs d'opium.* Thèse inaugurale, Paris, 1855.

D'autre part, on pile la racine de raifort dans un mortier couvert avec deux fois son poids de sucre, le suc aqueux et l'œnéolé filtré; on les pèse et on les verse mélangés sur la saccharure de raifort placée dans un matras: on ajoute du sucre pour parfaire le double du poids de suc et de vin; on fait fondre au bain-marie et on passe à couvert.

VANILLE

Le fruit du vanillier, connu sous le nom de vanille, est produit par le *vanilla aromatica* ou *epidendrum vanilla*, Orchidées; c'est un des aromates le plus fréquemment employés; il a été l'objet de travaux récents.

D'après Gobley, il existe dans la vanille un corps cristallisable, d'une nature particulière, qu'on ne doit pas considérer comme un acide, auquel cette substance doit son odeur, et qu'il a proposé de désigner sous le nom de *vanilline*. La substance qui cristallise à la surface de la vanille, et qui est connue sous le nom de *givre*, n'est pas, comme l'ont pensé Buchholz et Vogel père, de l'acide benzoïque; elle est identique à la vanilline. Dans la teinture de vanille, il se dépose quelquefois des cristaux qui sont formés par la même substance.

A. Vée a vu que le givre fondait à 78°; qu'il était soluble dans l'eau bouillante et que la solution rougissait le tournesol, tandis que la *coumarine*, matière cristallisable odorante de la fève tonka, du mélilot, de l'aspérule odorante, de l'orchis fusca, du faam (*angrecum fragans*, Orchidées), etc., etc., fond à 68° et non à 50°, comme le disent les auteurs; elle fond dans l'eau bouillante sans se dissoudre; l'acide benzoïque fond à 120° et l'acide cinnamique à 129°.

CALAMUS AROMATICUS

On emploie sous ce nom, en Allemagne, contre les gastrites chroniques, les hémorrhoïdes abondantes, les hydropisies, le rachitisme, les fièvres intermittentes et typhoïdes, la goutte chronique, etc., une teinture éthérée de *calamus aromaticus*.

Dose de 4 à 12 gouttes mêlées avec de l'éther acétique dans du vin. On l'emploie aussi en frictions.

PODOPHYLLUM PELTATUM

Le *podophyllum peltatum* est une plante voisine des Renoncules qui croît abondamment, aux États-Unis, sur les bords des ruisseaux; elle a été introduite en Angleterre par Robert Bentley; elle est stimulante et purgative. Eberle compare son action à celle du jalap. Le docteur Burgon la préfère dans les inflammations intestinales avec ténesme et tranchées. On l'associe au calomel, à la dose de 25 à 60 centigrammes.

Hodgson et Lewis en ont extrait une résine, qu'ils nomment *podophyl-lin*; elle purge à la dose de 10 à 15 centigrammes; elle détermine une éruption pustuleuse sur les ailes du nez et sur les paupières.

SARRACENIA PURPUREA

Les *sarracenia*, type de la petite famille des Sarracéniées, voisine des Nymphéacées, sont des plantes du Canada, dont les feuilles présentent un godet analogue à celui des *nepenthes*.

Le docteur Williams a présenté à la Société épidémologique de Londres, au nom de Herbert Chalmers Miles, chirurgien militaire à Halifax (Nou-velle-Écosse), les racines et les feuilles du *sarracenia purpurea*, comme un prophylactique et un curatif de la variole. La racine présente l'aspect extérieur de celle du fraisier, elle est plus petite; on l'emploie, ainsi que les feuilles, sous forme d'infusion, à la dose de 12 à 15 grammes pour un litre d'eau, à prendre par tasses, toutes les six heures. On en prépare une teinture au cinquième qui est administrée dans des potions, à la dose de 4 à 5 grammes.

Les essais faits en France avec cette substance n'ont amené, jusqu'à présent, aucun résultat satisfaisant.

TÉRÉBENTHINE

Toutes les huiles essentielles non vénéneuses jouissent de propriétés stimulantes et diffusibles à un haut degré, en dehors des propriétés spé-ciales que quelques-unes d'entre elles peuvent exercer sur l'économie animale; on les emploie très-rarement et toujours à petites doses.

L'essence de térébenthine est un stimulant énergique vanté contre la sciatique et d'autres névralgies; on l'a préconisée pour dissoudre les calculs biliaires, pour chasser les vers; on l'a aussi employée pour com-battre le tétanos, la péritonite puerpérale, la salivation mercurielle, les fièvres intermittentes : on a prétendu aussi que l'essence de térében-thine ozonisée était beaucoup plus active.

On emploie le plus souvent l'essence de térébenthine à la dose de 10 à 40 gouttes, soit dans l'eau sucrée, soit dans des capsules vides dont nous avons parlé. On fait usage des pilules de térébenthine cuite et des pilules à la magnésie, de l'eau térébenthinée, du sirop de térébenthine, etc. Voici quelques formules souvent employées.

Miel thérébentiné (MARTINET).

Pr.: Essence de térébenthine. . . . . 10 gram.
Miel rosat. 150

On augmente progressivement la dose d'essence; 5 cuillerées par jour dans le lumbago, les névralgies et surtout la sciatique.

Looch térébenthiné (Martinet).

Essence de térébenthine.	10 gram.
Jaunes d'œufs.	N° 2.

Mêlez et ajoutez peu à peu ;

Sirop de menthe.	60 gram.
— de fleurs d'oranger.	30
— d'éther.	50
Teinture de cannelle.	2

Contre la sciatique. — Trois cuillerées par jour, une le matin, une à midi et une le soir.

Le *remède de Durande* contre les calculs biliaires est un mélange de 10 grammes d'essence de térébenthine dans 15 grammes d'éther, que l'on remplace souvent par du chloroforme. La dose est de 2 à 4 grammes par jour, dans du bouillon ; le quadruple, en lavement.

Mixture térébenthiné-opiacée (Rayer).

Pr. ; Emulsion d'amandes douces.	64 gram.
Essence de térébenthine.	56 gouttes.
Sirop diacode.	24

A prendre le soir en se couchant, en une seule dose, dans la sciatique. n augmente progressivement la dose d'essence jusqu'à 4 grammes.

MELALEUCA VIRIDIFLORA ET LATIFOLIA

Les *melaleuca viridiflora* et *latifolia* appartiennent à la famille des lyrtacées, si riche en plantes aromatiques ; elles sont voisines du *M. Leadendron*. Les feuilles et les écorces sont employées pour remplacer le girofle dans les préparations culinaires. Par distillation on en obtient ne huile essentielle plus légère que l'eau, d'un jaune clair, d'une odeur ive, pénétrante et aromatique, d'une saveur âcre, piquante, chaude ; lle est peu soluble dans l'eau, très-soluble dans l'alcool et dans l'é- her ; elle est analogue à l'huile de cajéput ; on s'en sert à Sidney en rictions contre les rhumatismes ; on peut en faire usage dans la période lgide du choléra ; on en fait un hydrolat et un alcoolat que l'on pourrait mployer comme stimulant énergique.

ALCOOLIQUES

Si les viandes de haut goût et le gibier de venaison ont été justement nsidérés comme excitants, c'est avec plus de raison que les boissons lcooliques doivent être regardées comme telles ; leur action stimulante t diffusible est si prononcée que, toutes les fois que l'on voudra pro- uire sûrement et rapidement une surexcitation du système nerveux, est à elle qu'il faudra avoir recours.

L'alcool de vin est la base de toutes les liqueurs alcooliques fermentées : outes les substances sucrées, placées dans des conditions convenables, peuvent le produire; il a des analogues en chimie qui jouissent de propriétés physiologiques identiques, dont le médecin ne fait aucun usage.

Le vin de palmier a été connu très-anciennement des Babyloniens; on faisait des liqueurs alcooliques avec le raisin, le lait, les céréales, les pommes de terre, etc.; aujourd'hui, la chimie rend parfaitement compte des transformations qui s'opèrent pendant la fermentation.

Les proportions d'alcool renfermé dans les boissons alcooliques varient de 1 à 27 pour 100, et au double pour les eaux-de-vie; leurs propriétés enivrantes sont presque toujours en rapport avec les quantités d'alcool qu'elles contiennent; mais il existe dans ces boissons des principes analogues aux huiles essentielles, qui échappent souvent à l'analyse chimique et qui exercent sur le système nerveux une action plus marquée et plus puissante que l'alcool lui-même : c'est ainsi que les vins des grands crus de Bordeaux sont toujours mieux supportés que ceux de Bourgogne ; les premiers conviennent aux personnes irritables, aux femmes principalement; les seconds sont préférés par les lymphatiques, chez lesquels une excitation excessive est nécessaire : en modérant les doses, toutes les constitutions, tous les malades peuvent s'accommoder des uns et des autres. Les vins blancs de la Loire, quoique peu riches en alcool (8 à 10 pour 100), sont beaucoup plus capiteux que le Grave et le Sauterne, qui en renferment jusqu'à 14 pour 100 ; les vins du Rhin, et entre autres le célèbre Johannisberg, sont extrêmement capiteux, et chose remarquable parfaitement constatée, dont la cause est inconnue, il y a des vins qui agissent plus spécialement sur le système nerveux sensitif, tels sont les Bourgognes ; d'autres qui affectent plus spécialement le système nerveux moteur, comme les vins d'Arbois et des coteaux de Saumur ; et d'autres enfin, les vins du Rhin par exemple, et la bière, qui portent leur action sur les deux systèmes à la fois : c'est ce que l'on exprime vulgairement en disant que les premiers *cassent la tête*, que les seconds *cassent les jambes*, et que les troisièmes *cassent la tête et les jambes*.

Les vins sucrés, dits de liqueur, sont précieux pour les malades convalescents dont on veut rétablir les forces ; mais ici encore le choix n'est pas indifférent : nous regardons comme trop excitants les vins sucrés aromatisés, tels que le Porto, le Grenache, le Rancio, le Frontignan, le Lunel, tous excellents vins de dessert, mais qui excitent trop le cerveau. Pour nous les vins qui doivent être donnés exclusivement aux malades sont le Malaga et le Constance ; mais où trouver du bon Constance, du vin naturel [1] ! Pour les personnes peu aisées nous pouvons

---

[1] Nous pouvons recommander la marque J. P. Cloette, de la maison Sabathier et comp.

signaler les vins de Bagnols et de Collioure, qui sont alcooliques et toniques.

Au point de vue de l'hygiène des malades et des convalescents, si bien étudiée et si nettement exposée par Fonssagrives, nous signalerons avec ce savant professeur les mélanges de vins comme très-pernicieux. Dans cette opération, il peut se produire de nouvelles fermentations pendant lesquelles nous regardons le vin comme moins salubre ; que l'on mélange, par exemple, par parties égales, du vin de Suresnes ou d'Argenteuil à 8 pour 100 d'alcool, avec du Narbonne à 16 pour 100 : la moyenne sera d'abord 12 pour 100 d'alcool ; mais bientôt après il se produira une seconde fermentation, par suite de l'action du ferment contenu dans le vin d'Argenteuil sur l'excès de sucre du Narbonne, et on aura bientôt du vin marquant 14 et 16 pour 100 d'alcool ; voilà des faits observés tous les jours par les marchands de vins ; nous venons de les expliquer par l'ancienne théorie des fermentations ; nous croyons qu'ils le seraient difficilement par les beaux travaux de Pasteur, pas plus qu'on ne pourrait dire pourquoi les vins gazeux en bouteilles *travaillent*, c'est-à-dire fermentent plus fortement tous les ans à l'époque de la floraison de la vigne. Nous reconnaissons toutefois que les mélanges de vins de divers crus sont souvent nécessaires.

Le *plâtrage* ou introduction du plâtre dans la vendange, pendant la vinification, et le *vinage* ou addition d'alcool au vin, sont des opérations qui nous paraissent présenter des inconvénients au point de vue de la salubrité ; les vins alcoolisés laissent surnager l'alcool par le repos, et on ne sait pas si dans l'estomac il ne pourrait pas s'opérer une pareille séparation, par des phénomènes d'endosmose. Cette idée, émise, nous le croyons, par Champouillon, mériterait d'être examinée ; la physiologie et l'hygiène en tireraient d'utiles conséquences.

Toutefois un travail important de Paul Thénard a démontré que le vinage était souvent utile, et plusieurs viticulteurs croient qu'il en est de même pour le plâtrage dans quelques cas.

Donner aux malades et aux convalescents des vins purs et de bonne qualité est une des choses qui contribuera le plus au prompt rétablissement de leurs forces.

La bière est souvent donnée aux malades. Elle est considérée avec juste raison comme plus alibile que le vin ; en effet, outre l'alcool, elle renferme de l'albumine, du sucre, de la dextrine, des acides malique, acétique et lactique, du principe extractif de houblon, de la lupuline et de l'essence de houblon, plus des sels [1].

[1] Voyez Mulder, *De la Bière, sa composition chimique, sa fabrication, son emploi comme boisson*. Traduit du hollandais. Paris, 1861.

Le vin contient plus d'alcool et moins d'eau que la bière, du sucre, de la dextrine, des substances colorantes, des acides et des sels. Dans les vins du Rhin, on trouve une matière cireuse particulière ; dans les vins rouges, la quantité de sel est plus grande que dans les vins blancs. Outre l'éther ou les éthers œnanthiques, les vins contiennent des parfums nommés *bouquet*, peu connus dans leur nature, mais que l'on suppose formés par les acides butyrique, valérianique, acétique, propionique. Dans l'eau-de-vie de grain ou wisky on trouve, outre l'essence de pomme de terre et l'éther œnanthique, de l'éther margarique.

Dans les cognacs, on trouve des éthers œnanthique et acétique ; dans le rhum, l'arome est composé d'éther butyrique ; le kirsch renferme de l'essence d'amandes amères et des traces d'acide cyanhydrique.

La bonne bière est aussi nourrissante que l'orge, le vin l'est à peine autant que l'eau sucrée, et l'eau-de-vie encore moins (Moleschott). L'eau-de-vie ne mérite pas le nom de principe alimentaire ; mais l'alcool passe dans le sang, et comme il est très-combustible, il protège d'autres substances du sang contre la combustion ; de plus, il contient un excès d'hydrogène par rapport à l'oxygène, et il concourt utilement à entretenir la chaleur animale par sa combustion ; l'alcool peut donc jusqu'à un certain point suppléer les aliments, quoique n'étant pas un aliment lui-même : en effet il ne fournit rien au sang.

Prises modérément, les liqueurs alcooliques augmentent les sécrétions intestinales et favorisent indirectement la dissolution des aliments ; elles accélèrent la circulation et excitent toutes les fonctions, mais à la condition que l'on ne perturbera aucune d'elles par un excès.

Le vin est à peu près la seule liqueur alcoolique employée en médecine ; l'alcool où les alcoolats composés sont souvent employés en frictions contre les douleurs. Bouvier conseille les frictions avec la lie de vin, comme rubéfiant, dans les cas de déviation de la colonne vertébrale, de rachitisme, etc. [1]

Voici des formules qui ont les liqueurs alcooliques pour base :

Mixture contre le Choléra algide (LACOSTE).

Pr. : Vieille eau-de-vie de Cognac . . . . 100 gram.
    Poivre de Cayenne. 2

Faites macérer et filtrez. — Une cuillerée à soupe après les vomissement. Continuez de dix en dix minutes.

Sirop de Funch (REVEIL).

Pr. : Thé noir. . . . . 15 gram.

[1] Bouvier, *Leçons cliniques sur les maladies de l'appareil locomoteur.* Paris 1858.

— vert hyswen. 25
Capillaire du Canada. 5
Eau bouillante. 500

Faites infuser, décantez et ajoutez :

Sucre blanc. 1,000

Faites fondre, laissez refroidir et ajoutez :

Bonne eau-de-vie de Cognac à 60° ou rhum de la
   Jamaïque. 1,000
Citrons coupés par tranches. . . . . N° 4.

Après vingt-quatre heures de contact, filtrez au filtre Desmarets.
Le sirop ainsi obtenu, délayé dans Q. S. d'eau chaude, constitue un
unch très-agréable, que l'on emploie contre le choléra dans la période
lgide, dans l'angine de poitrine, etc., etc. Ce sirop se conserve et se
onifie en vieillissant.

Mixture alcoolique.

Pr.: Eau-de-vie. . . . . 96 gram.
   Eau de cannelle. 96
   Jaunes d'œufs. . . . . N° 2.
   Sucre. 15
   Teinture de cannelle. . . . . 0,80 centigram.

Dose : 10 à 50 grammes, comme léger excitant.

On peut rendre gazeuses les boissons alcooliques par la compression
e l'acide carbonique, ou dans un appareil gazogène Briet ou Mon-
ollot. On obtient aussi des punchs ou des grogs mousseux. Pour le
unch mousseux on emploie, par litre, 250 à 300 grammes du sirop
uivant :

Pr.: Sucre en pain. . . . . 1,500 gram.
   Eau. 800
   Thé de bonne qualité. 75
   Acide citrique ou tartrique. 10
   Citrons. . . . . N° 10
   Rhum ou bonne eau-de-vie. . . . . 16 litres.

On fait un sirop avec le sucre et l'eau ; on ajoute au sirop bouillant
s citrons coupés par tranches et le thé ; on fait bouillir un quart
heure, on ajoute l'acide citrique et on laisse refroidir dans un vase
grès ; on ajoute l'eau-de-vie ou le rhum, et on passe à travers un
anchet.

Élixir de Garus par macération (DOUVAULT).

Pr.: Safran
Cannelle de Ceylan } āā. . . . . 5 gram.
Muscades. 5

12.

Girofle
Vanille   } ãã. . . . .   2 gram.
Badiane

On concasse grossièrement ces six substances et on les fait macérer pendant quatre jours, en agitant de temps en temps dans

Alcool à 60° C.   4,000 gram.

On prend, d'autre part :

Capillaire du Canada et thé vert, ãã.   4
Thé noir à pointes blanches.   1

sur lesquels on verse

Eau bouillante.   2,000   —

On fait infuser douze heures, on passe et on filtre sur un vase contenant

Sucre blanc cassé.   2,200

Après quatre jours de contact, on ajoute la liqueur alcoolique filtrée, et en outre

Eau de fleurs d'oranger.   250

On filtre la liqueur au papier en pâte parfaitement lavé. (Méthode Desmarets.)

Liqueur contre les Vomissements.

Pr. : Alcool à 85°. . . . .   90 gram.
Eau distillée de laurier-cerise.   8
Eau pure.   120
Sucre.   60

Faites dissoudre et filtrez. — A prendre par demi et par petits verres à liqueur; on trempe un biscuit ou un peu de pain dans la liqueur très-agréable à prendre.

Cataplasme vineux (Payan).

Pr. : Mie de pain. . . . .   Q. S.
Vin rouge ordinaire. . . . .   Q. S.

pour humecter le pain; chauffez dans un poêlon, en agitant pour faire une pâte. — Contre la pourriture d'hôpital, les ulcères sanieux.

FUSEL-OIL OU ESSENCE DE POMMES DE TERRE

L'*huile essentielle de pommes de terre, alcool amylique, huile de grain, oxyde d'amyle hydraté,* a été très-préconisée dans ces derniers temps sous le nom de *fusel-oil.* D'après Wyman, elle excite la nutrition; les malades qui en prennent engraissent comme s'ils prenaient de l'huile de foie de morue. L'auteur ajoute qu'elle modère la toux et di-

minue l'abondance des crachats ; elle peut déterminer des nausées et
même la fièvre. Le fusel-oil agit surtout très-bien chez les enfants mi-
sérables, scrofuleux, débiles. On le prescrit à la dose d'une demi-goutte
à une goutte pour les enfants de cinq à six mois, et à celle de cinq à six
gouttes pour un adulte; pour les enfants on l'administre dans du sirop ;
pour les adultes, dans de l'eau ou du wisky.

Cette médication, si commode pour les enfants, mérite l'attention des
praticiens.

GUANO

Le guano, ou *bird-manure* des Anglais, est un engrais que de Humboldt et Bonpland ont rapporté du Pérou, et que l'on trouve par couches
considérables de 15 à 20 mètres d'épaisseur sur les côtes du Pérou,
aux îles Ilo, Iza, Arica, Chincho, Backer, etc., et tout le long de la côte
occidentale de l'Amérique du Sud. On attribue ces dépôts à l'accumulation des excréments d'innombrables oiseaux aquatiques qui habitent
cés parages. Comme engrais, le guano a rendu de grands services et est
appelé à en rendre encore.

Le guano est riche en acide urique et en urates ; il renferme du
phosphate de chaux et du phosphate ammoniaco-magnésien, des sels
ammoniacaux, de potasse, de soude, de chaux, de magnésie, des matières grasses, etc.

La proportion d'azote renfermée dans le guano est très-variable ; sa
richesse comme engrais est basée sur la proportion d'azote et sur celle
du phosphate de chaux.

Unger a retiré du guano une substance qu'il a nommée *guanine*, et
dont la composition peut être représentée par $C^{10}H^5Az^5O^2$; elle a été
étudiée par Einbrot, Will, Neubauer et Kerner; elle forme, avec les
acides, des sels peu stables ; elle n'a reçu aucune application.

Le guano est gris, rougeâtre ou jaunâtre ; il est pulvérulent ou en
petites masses ; il a une saveur salée, âcre ; humecté, il répand une
odeur ammoniacale et butyrique ; l'eau chaude en dissout le tiers environ ; il laisse 35 pour 100 de cendres.

Le guano est souvent falsifié. S'il est important de s'assurer de sa
composition pour les usages agricoles, cela est encore plus important
pour les applications médicales.

Le guano a été employé, soit à l'intérieur, soit à l'extérieur, contre
certaines affections de la peau, telles que les différentes sortes de lèpres,
dans les engorgements articulaires, sous forme de cataplasmes. Récamier en mettait 500 grammes dans un bain contre l'eczéma, l'ec-
thyma, etc. Desmartis (de Bordeaux) l'a employée contre les teignes, et
Escolar a donné des bains de guano contre les douleurs rhumatismales
vénériennes, l'arthrite chronique, etc.

C'est un excitant assez énergique de la peau. Les bains de guano ont été conseillés comme stimulants ; mais son odeur infecte, qui rappelle un peu celle de l'acide butyrique, rend son emploi difficile.

Quoique peu partisan de l'emploi des préparations pharmaceutiques du guano, nous donnons les formules qui ont été proposées :

Cataplasme de Guano (Horner).

Pr. : Guano et terre à potier, ãã. . . . . Q. S.

F. S. A. un cataplasme que l'on appliquera sur les tumeurs indolentes des articulations.

Pommade de Guano (Desmartis).

Pr. : Guano pulvérisé et tamisé. . . . . 2 à 10 gram.
Axonge. 50

Mêlez. — Contre la teigne et l'herpès.

Extrait de Guano (Girardin).

Pr. : Guano pulvérisé et tamisé. . . . . 500 gram.

Traitez par deux déplacements, par de l'alcool dilué (alcool 1/3, eau 2/3) ; filtrez ; faites évaporer jusqu'à ce que le résidu se prenne en masse ; faites dessécher à l'étuve. C'est ce que l'auteur appelle le guano purifié.

Composition des divers Guanos.

	CHILI.	ILES CUINCHA.	PÉROU.	ILES JAVIS.
	GIRARDON.	BOUSSINGAULT.	BOUSSINGAULT.	LARRAL.
Phosphate de chaux. . .	»	27,4	24,6	82,5
Azote.	5,7	8,6	8,4	0,5
Sable et argile.	»	12	2 »	0,2

§ II. — STIMULANTS GÉNÉRAUX FOURNIS PAR LE RÈGNE MINÉRAL.

PHOSPHORE

Le phosphore est un poison violent ; il doit être administré avec prudence et à très-faible dose. On le donne surtout dans les fièvres adynamiques avec prostration extrême des forces ; puis dans le rhumatisme, les affections qui revêtent un caractère adynamique et dans certaines paralysies. Il exerce, à la dose de 1 à 2 milligrammes, une action purgative marquée ; enfin on a cru qu'il pouvait être utile dans les scrofules et la phthisie. Il faut préférer les préparations dans lesquelles il est dissous à celles où il n'est que simplement divisé. Il est soluble dans l'alcool, plus soluble dans l'éther et dans les corps gras ; il agit rapidement et avec une grande énergie ; il ranime les forces vives de l'économie animale défaillante.

Potion phosphorée (SOUBEIRAN).

Pr. : Éther phosphoré (phosphore, 4; éther, 200) . . . . 4 gram.
Eau de menthe. 64
Sirop de gomme. 64

F. S. A. — Une cuillerée toutes les heures.

Autre Potion (SOUBEIRAN).

Pr. : Huile phosphorée (phosphore 1, huile d'olives 30. 8 gram.
Gomme arabique pulvérisée. 8
Eau de menthe. 96
Sirop de sucre. 64

F. S. A. — Une cuillerée toutes les heures.

Chloroforme phosphoré (GLOWER).

Pr. : Chloroforme pur. . . . . 4 parties.
Phosphore 1

Faites dissoudre. — Dose : quatre ou cinq gouttes de cette solution, avec 4 grammes d'éther, dans un verre de vin de Porto ou de bon vin de Bourgogne, deux fois par jour. — Dans la fièvre typhoïde.

Pilules de Wurtzer.

Pr. : Acide phosphorique solide.. . . . . 4 gram.
Camphre pulvérisé. 1
Poudre de quinquina.. 4
Extrait de cascarille. . . . . Q. S.

Pour faire des pilules de 10 centigrammes. Cinq pilules trois fois par jour. — Contre la spermatorrhée accompagnée de faiblesse éréthistique des organes génitaux.

Pilules phosphorées (MANDT).

Pr. : Phosphore. . . . . 5 centigram.
Sulfure de carbone.. . . . . 20 gouttes.
Huile. 18
Magnésie. . . . . Q. S.

F. S. A. cinquante pilules qu'on enveloppe de gélatine. Chaque pilule contient 1 milligramme de phosphore. La plus grande portion du sulfure de carbone se volatilise.

Huile de Morue phosphorée (GLOWER).

Pr. : Phosphore. . . . . 25 milligram.
Huile de foie de morue. . . . . 30 gram.

Faites dissoudre au bain-marie. — Phthisie, scrofules.
On fait des pommades phosphorées en proportions variables que l'on emploie en frictions contre la paralysie apoplectique (J. Cruveilhier),

contre les paralysies musculaires de l'œil (Tavignot) et contre l'anaphrodisie et les exostoses.

SULFURE DE CARBONE (= S^2C).

Le bisulfure de carbone, acide sulfo-carbonique, correspond par sa composition à l'acide carbonique. C'est un stimulant énergique. On croit qu'il agit spécialement sur l'utérus, sans que cela soit parfaitement démontré. On l'a employé, contre les affections rhumatismales, comme résolutif dans les arthrites chroniques, et comme emménagogue. Inhalé, il produit des désordres nerveux qui ont été parfaitement étudiés et décrits chez les ouvriers en caoutchouc, décrits par le docteur Delpech [1].

Mituxre emménagogue (MANSFELD).

Pr.: Sulfure de carbone rectifié. . . . . 50 gram.
Iode. . . . . 50 centigram.

Faites dissoudre. — A prendre une à deux gouttes dans une tasse de gruau sucrée.

Potion au sulfure de Carbone contre le Choléra (D' PILASKI).

Pr. : Menthe poivrée. . . . . 4 gram.

Faites infuser dans quantité suffisante d'eau bouillante pour obtenir

Infusion. 125 gram.

Passez, laissez refroidir et ajoutez :

Sulfure de carbone rectifié. . . . . 20 gouttes.
Éther. . . . . 4 gram.

dissous dans

Laudanum de Sydenham.. . . . . 33 gouttes.
Sirop simple. . . . . 30 gram.

Une cuillerée à bouche toutes les heures. — Agitez.

Liniment au sulfure de Carbone (WATZER).

Pr.: Sulfure de carbone.. . . . . 10 gram.
Eau-de-vie camphrée. . . . . 150 gram.
Huile d'olives. 100

Mêlez. — En frictions contre les rhumatismes et les engorgements arthritiques.

---

[1] *Mémoire sur les accidents que développe, chez les ouvriers en caoutchouc, l'inhalation du sulfate de carbone en vapeurs.* Paris, 1856 ; et *Nouvelles Recherches sur cette intoxication spéciale.* Paris, 1863, in-8°. (*Annales d'Hygiène publique,* 1863, 2e série, tome XIX, p. 65.)

HYPOPHOSPHITE DE SOUDE (NaO,²HO,PhO).

Dans la séance de l'Académie de médecine du 21 juillet 1857, le docteur Churchill [1] cherchait à démontrer que la cause de la phthisie, ou du moins une condition essentielle de la diathèse tuberculeuse, était due à une diminution du phosphore oxydable dans l'économie. Il proposait, en conséquence, d'employer contre cette terrible maladie les hypophosphites de soude ou de chaux; celui-ci était surtout réservé aux cas dans lesquels il y avait altération des os ; le sel de soude était préféré, parce qu'il est plus stable que les sels correspondants de potasse ou d'ammoniaque. La dose varie de 50 centigrammes à 5 grammes, à prendre par cuillerées dans une potion. Quelquefois, on mélangeait les deux sels à base de chaux et de soude, et ils étaient regardés l'un et l'autre par Churchill comme prophylactiques des maladies tuberculeuses.

Si la théorie de Chruchill avait quelque fondement, si les neuf cas de guérison qu'il a annoncés étaient exacts, leur confirmation ne se serait pas fait attendre ; au lieu de cela, nous n'avons connu que les résultats négatifs obtenus par Vigla, Dechambre [2], Ricken, etc. Nous avons nous-même administré et vu administrer les hypophosphites, à l'hôpital des Enfants malades, toujours avec le même insuccès ; et malgré un cas favorable cité par Parigot, nous croyons la question des hypophosphites dans le traitement de la phthisie jugée. Elle doit donc être reléguée au rang des illusions que les médecins, souvent trop pressés à produire des conclusions favorables, ont si souvent émises sur la curabilité de la phthisie.

L'hypophosphite de soude s'obtient en décomposant l'hypophosphite de chaux par le carbonate de soude ; on obtient un liquide qui, étant évaporé, donne une poudre blanche ou des cristaux rhomboédriques, d'une saveur saline, qui dégagent une odeur de phosphore très-prononcée lorsqu'on les pulvérise. Il est soluble dans l'eau et l'alcool.

L'hypophosphite de chaux peut être obtenu directement par la combinaison de la chaux avec l'acide hypophosphoreux, ou bien en faisant bouillir du phosphore dans un lait de chaux ; puis après filtration on sature l'excès de chaux par un courant d'acide carbonique ; on chauffe pour chasser l'excès de gaz et précipiter le carbonate de chaux qui est séparé par filtration, puis on fait évaporer.

Bulletin de l'Académie de Médecine. Tome XXII, p. 1049.
Gazette hebdomadaire de médecine et de chirurgie.

NITRO-SULFATE D'AMMONIAQUE (AzH^3,HO,SO^3,BzO^2).

Le nitro-sulfate d'ammoniaque, découvert par Pelouze, s'obtient en ajoutant à une dissolution concentrée de sulfate d'ammoniaque cinq ou six fois son poids d'ammoniaque liquide, et y faisant passer pendant plusieurs heures un courant de bioxyde d'azote, il se dépose bientôt des cristaux incolores de nitro-sulfate d'ammoniaque. Il faut avoir le soin de maintenir la liqueur dans un excès d'ammoniaque.

Ce sel a été employé, dans la fièvre typhoïde, à la dose de 50 à 60 centigrammes, sans résultat bien appréciable.

CHLORHYDRATE D'AMMONIAQUE ($AzH^3,HCl = AzH^4Cl$).

Le sel ammoniac, chlorhydrate d'ammoniaque, chlorure d'ammonium, est un sel très-actif qui pourrait être placé dans plusieurs classes thérapeutiques, selon la dose à laquelle on l'administre. Comme ses propriétés stimulantes sont très-prononcées, nous le plaçons dans les excitants, tout en prévenant qu'il serait aussi bien ailleurs. Nous en reparlerons lorsqu'il sera question des altérants.

Lotion résolutive.

Pr.: Vin rouge. . . . . 250 gram.
Chlorhydrate d'ammoniaque. 4

Faites dissoudre En lotions et fomentations contre les engorgements lymphatiques. En frictions dans le rachitisme comme révulsif.

Alph. Guérard emploie souvent avec succès les lotions avec la solution aqueuse de sel ammoniac contre les engelures non ulcérées.

Potion contre la migraine (BARRALLIER).

Pr.: Eau distillée de menthe. . . . . 60 gram.
Chlorhydrate d'ammoniaque. 5
Sirop d'écorces d'oranges. 40

F. S. A. — A prendre en trois fois, à une demi-heure d'intervalle. Barrallier, professeur à l'École de médecine navale de Toulon, dit que cette potion fait disparaître rapidement la migraine; elle agit bien contre les névralgies du crâne et contre les douleurs crâniennes qui apparaissent pendant les convalescences des fièvres graves (typhus, fièvre typhoïde, fièvres éruptives) et des fièvres intermittentes graves. Elle ne développe son action que lorsque la douleur est arrivée à son plus haut degré. Elle n'a qu'une influence peu marquée au début d'un accès de céphalalgie ; mais quand les souffrances sont très-intenses, elle agit avec une promptitude merveilleuse.

CHAPITRE V

MÉDICATION SUDORIFIQUE

Il existe des substances médicamenteuses qui paraissent porter plus spécialement leur action sur la peau, dont elles augmentent les sécrétions ; on les a désignées sous les noms de *diaphorétiques* et de *sudorifiques*. Les premiers ont le pouvoir, dit-on, d'activer l'exhalation cutanée jusqu'à la transpiration insensible ; les seconds, au contraire, ont la faculté plus énergique d'élever cette exhalation jusqu'à l'apparition de la sueur. Cette distinction est peu utile.

Art. Ier. — SUDORIFIQUES FOURNIS PAR LE RÈGNE ANIMAL

Le règne animal fournit comme sudorifiques le musc et le castoréum, etc., mais leurs propriétés antispasmodiques étant plus souvent mises à profit, c'est dans cette classe qu'on les range.

Art. II. — SUDORIFIQUES FOURNIS PAR LE RÈGNE VÉGÉTAL

Le règne végétal fournit des sudorifiques dont l'efficacité est très-contestable ; tels sont : le gaïac, la salsepareille, la squine, le sassafras, qui constituent les quatre bois sudorifiques ; la patience, la bardane, le dompte-venin ou asclépiade, la scabieuse, l'œillet, l'orme pyramidal, la saponaire, le pissenlit, etc.

PHORMIUM TENAX

En Australie, on a employé les racines du lin de la Nouvelle-Hollande, *phormium tenax*, comme succédané de la salsepareille, à la dose de 1 à 6 grammes en poudre et jusqu'à 30 grammes en décoction pour 250 grammes d'eau.

LONICERA BRACHYPODA

On a vanté en Allemagne surtout les tiges et les fleurs d'un chèvre-feuille, *lonicera brachypoda*, contre les accidents primaires et secondaires de la syphilis.

GENÊT — SCOPARINE

Sous le nom de fleurs et de sommités de genêt, on a introduit en thérapeutique, surtout comme sudorifiques et diurétiques, les fleurs du *spartium scoparium* L., *genista scoparia* Lam., ou genêt à balais.

En voici une formule :

Décoction de Genêt composée (Pharm. de Londres).

Pr. : Sommités fraîches de genêt
Baies de genièvre $\bigg\}$ āā. . . . . 15 gram.
Racine de pissenlit
Eau. . . . . 775 gram.

Faites réduire par l'ébullition à 500 grammes, et passez : employée comme sudorifique et diurétique dans l'hydropisie idiopathique.

Rayer et Stenhouse disent avoir obtenu de bons résultats de l'emploi de la tisane de genêt ; 15 à 20 grammes de fleurs sèches pour un demi-litre d'eau, contre l'albuminurie.

D'après Stenhouse, le principe actif du genêt, qu'il a nommé *scoparin*, aurait pour formule $C^{21}H^{14}O^{14}$. Cette substance est colorée en jaune, elle cristallise en étoiles. La dose serait de 15 à 30 centigrammes. Elle est, dit-on, très-diurétique.

Des eaux mères qui ont fourni la scoparine Stenhouse aurait extrait une huile incolore et limpide qui devrait être regardée comme un alcali organique : c'est la *spartéine*, qui est très-amère et qui possède des propriétés narcotiques.

ORME PYRAMIDAL

L'écorce d'orme pyramidal (*ulmus campestris*), Urticées, tribu des Ulmacées, est le liber ou écorce intérieure ; elle est employée depuis longtemps comme sudorifique et diurétique. Devergie l'a appliquée au traitement des maladies sécrétantes, principalement celles qui sont liées au tempérament lymphatique, dans l'*impetigo*, l'*eczéma impétigineux*.

Tisane d'Orme (DEVERGIE).

Pr. : Écorce d'orme. . . . . 30 gram.
Eau. 1,250

Réduisez par ébullition à 1,000 grammes ; passez et sucrez.

Sirop d'Orme pyramidal (DEVERGIE).

Pr. : Écorce d'orme. . . . . 125 gram.

Faites avec Q. S. d'alcool faible un extrait alcoolique. On fait fondre l'extrait obtenu dans 500 grammes d'eau et on y fait dissoudre 1,000 grammes de sucre.

PISSENLIT

Le pissenlit, ou *taraxacum dens leonis*, a reçu en Angleterre quelques formes pharmaceutiques.

Extrait de Taraxacum (Pharmacopée des États-Unis).

Pr.: Pissenlit recueilli au mois de septembre. . . . . 2 kilogram.

Pilez dans un mortier en marbre : ajoutez un peu d'eau, réduisez en pulpe, exprimez le suc et passez; faites évaporer dans le vide ou dans un vase plat en remuant continuellement 0,50 à 2 grammes.

Infusions concentrées (Pharmacopée anglaise).

On fait un très-fréquent usage en Angleterre des infusions concentrées; ce ne sont pas précisément des préparations officinales; les pharmaciens consciencieux ne les emploient pas. Dans les bonnes maisons on prépare tous les matins cinq ou six de ces infusions les plus demandées et on jette le lendemain celles qui n'ont pas été utilisées.

Voici les formules de l'infusion concentrée de pissenlit :

Pr.: Feuilles de pissenlit. . . . . 100 gram.
Eau distillée bouillante. 400

Laissez infuser pendant deux ou trois heures; passez avec expression et versez sur le résidu :

Eau bouillante. . . . . 250 gram.

Laissez infuser une heure ou deux et ajoutez à la colature :

Sucre blanc. 180

Réunissez les infusions et ajoutez :

Alcool à 56° Cart. 60

Laissez déposer un jour et filtrez au papier:

On prépare de même les infusions de gentiane, écorce d'orange, girofle, buchu, gentiane Chèrayte, houblon, colombo, roses rouges, matico, quassia amara, rhubarbe, séné. Ce sont les plus fréquemment employées.

SALSEPAREILLE

La salsepareille est beaucoup moins utilisée qu'elle ne l'a été. Voici quelques formules fréquemment administrées en Angleterre :

Essence concentrée de salsepareille rouge de la Jamaïque

Pr.: Salsepareille rouge fendue. . . . . 1,500 gram.
Bois de Gaïac râpé. 750
— de réglisse. 250
Écorce de garou. 50
Alcool à 56° Cart. 150
Eau froide. 10,000

Faites macérer le tout dans l'eau pendant douze heures, passez et versez sur le résidu 2,500 grammes d'eau bouillante; laissez infuser

six heures et passez; réunissez les liqueurs évaporées jusqu'à réduction
à 2,750; ajoutez l'alcool et 20 gouttes d'essence de sassafras. Ce produit,
très-employé en Angleterre, remplace le sirop de salsépareille. La dose est
une cuillerée à soupe dans un verre d'eau, une ou deux fois par jour.

Essence concentrée de salsepareille

En France, la formule généralement suivie est la suivante :

Pr. : Salsepareille. . . . .   500 gram.
      Sassafras.   100
      Alcool à 56° C.   1,000

Faites digérer en vase clos à 40° pendant deux jours ; ajoutez sur le
marc :

      Eau bouillante.   1,000

Faites digérer un jour ; passez, réunissez les deux liquides filtrés et
ajoutez :

      Sirop de sucre.   1,000

A prendre une cuillerée dans un verre d'eau.

On a fait maintes tentatives pour introduire dans la thérapeutique la
racine de la salsepareille indigène, *similax aspera*. M. Serre, pharmacien
à Paris, signale l'odeur agréable qu'elle dégage lorsqu'elle est fraîche, et
qui, à son avis, serait pour quelque chose dans les propriétés sudorifiques
et dépuratives qu'il lui attribue ; on l'emploie d'ailleurs aux mêmes doses
et de la même manière que la salsepareille du Brésil ou du Portugal. Le
similax aspera, quoique assez commun dans le midi de la France, ne
pourrait peut-être pas suffire à une grande consommation.

MÉNIANTHE

Le ménianthe ou trèfle d'eau, *menianthes trifoliata*, de la famille
des Gentianées, est une plante amère qui jouit de propriétés dépuratives
et sudorifiques.

Remède contre la céphalée habituelle (Teissier, de Lyon)

Pr. : Feuilles de ménianthe ou trèfle d'eau. . . . .   50 gram.

Faites infuser deux heures dans une tasse d'eau bouillante ; passez et
ajoutez une cuillerée à bouche de sirop de valériane.

BOIS GENTIL. — GAROU

Nous avons déjà indiqué quelques formules dans lesquelles entre l'é-
corce de bois gentil, longtemps employée, ainsi que celle du garou
(*daphne Gnidium*), comme irritant et épispastique ; on l'a préconisée
depuis quelques années dans la syphilis constitutionnelle, et les maladies

rebelles de la peau. C'est un médicament irritant et très-actif qui doit être employé avec les plus grandes précautions.

GAÏAC

Le gaïac agit à l'intérieur comme un stimulant. On l'emploie souvent dans les affections syphilitiques, goutteuses, rhumatismales, dans les scrofules.

Liqueur, ou ratafia des Caraïbes

Pr. : Rhum. 3,000 gram.
    Résine de gaïac.   60

Concassez la résine, laissez macérer quinze jours. 15 à 20 grammes contre la goutte.

Chelsea pensioner's electuary

Pr. : Résine de gaïac. . . . .   5 gram.
    Rhubarbe.   10
    Crème de tartre.   36
    Fleur de soufre.   60
    Noix muscade.   8
    Miel. 300

Réduisez les substances en poudre et faites un électuaire ; employé contre le rhumatisme à la dose de deux cuillerées à bouche matin et soir.

Art. III. — SUDORIFIQUES FOURNIS PAR LE RÈGNE MINÉRAL

Le règne minéral fournit aux sudorifiques le soufre et l'antimoine, et leurs préparations ; mais c'est à titre d'agents spéciaux qu'on en fait le plus fréquent usage, c'est donc dans d'autres classes que nous les étudierons.

Nous dirons, toutefois, quelques mots d'une modification singulière du soufre, et des hyposulfites alcalins, et quoique l'ammoniaque soit certainement mieux placée dans les irritants que partout ailleurs, nous donnerons quelques formules dans lesquelles les propriétés de ce sudorifique puissant ont été mises à profit.

SOUFRE MOU OU VISQUEUX

Si on élève la température du soufre vers 260°, il devient brun, visqueux, et on peut renverser le ballon dans lequel il a été chauffé sans qu'il s'écoule. Chauffé plus fort, il se liquéfie de nouveau, et si à ce moment on le verse dans de l'eau froide, il reste mou, pâteux, transparent ; il peut alors être tiré en fils, et ce n'est qu'au bout d'un temps assez long qu'il reprend sa couleur jaune et sa dureté primitives.

Le soufre mou peut contenir jusqu'à 35 pour 100 d'une variété particulière de soufre qui est amorphe et complétement insoluble dans le sulfure de carbone. Ce soufre amorphe, sous l'influence de la vapeur d'eau et à 90° ou à 100°, se transforme en soufre ordinaire (C. Deville). Ce soufre, insoluble dans le sulfure de carbone, s'obtient par l'action de l'acide chlorhydrique sur les hyposulfites (Fordos et Gelis).

Lorsqu'on mélange deux parties de nitrate de potasse et deux parties de chlorure de sodium, et qu'on y ajoute du sulfure de cuivre obtenu par précipitation ou directement, il se dépose du soufre visqueux, lorsqu'on ajoute de l'acide sulfurique jusqu'à ce qu'il se produise plus d'effervescence; on peut l'obtenir encore en traitant le sulfure de cuivre par l'eau régale : ce soufre mou fond à 108°. Si on en entoure la boule d'un thermomètre avec ce soufre et qu'on porte sa température à 90°, on voit le thermomètre monter tout à coup à 108°, le soufre fondre; et la température, après s'être maintenue à 108° pendant une ou deux minutes, redevient tout à coup à 90° ; ce phénomène est dû au calorique latent que renferme le soufre et qui devient libre à 90°.

D'après Hannon, le soufre mou posséderait toutes les propriétés des sulfures alcalins sans en avoir les inconvénients, c'est-à-dire qu'il n'a pas leur causticité, leur odeur repoussante et qu'il ne ronge pas comme eux ; ce serait, d'après Hannon, un stimulant énergique qui exciterait rapidement tous les organes et surtout la peau, les poumons et l'appareil circulatoire.

On a employé le soufre mou contre la goutte, le rhumatisme chronique, les dartres rebelles, les catarrhes chroniques, les engorgements scrofuleux, etc. Les gaz intestinaux, l'urine, la sueur et les autres sécrétions acquièrent rapidement l'odeur sulfhydrique.

A l'extérieur, le soufre mou s'administre dans les mêmes cas que le soufre jaune ordinaire dans le traitement de la gale et des dartres ; à l'intérieur, on le fait prendre à doses variables, selon l'effet que l'on veut obtenir. On en fait des pilules de 10 centigrammes ; 3 ou 4 de ces pilules produisent le même effet qu'un gramme de soufre jaune ordinaire comme purgatif; celui-ci doit être préféré.

Il est de toute nécessité que le soufre brun, mou ou visqueux, soit récemment préparé; sans cela, il perd bientôt ses propriétés particulières. On l'associe au baume de tolu. Voici les formules proposées :

Pilules avec le soufre mou ou brun précipité

Pr. : Soufre brun. . . . . 8 gram.
Baume de tolu. 8

Pour faire selon l'art des pilules contenant 1 décigramme de soufre. —

Dose 2 à 4 par jour dans l'eczéma chronique, les affections squameuses, les affections psoriques et les bronchites chroniques.

Pilules avec le soufre brun obtenu par fusion

Pr. : Soufre brun obtenu par fusion. . . . . 8 gram.

Divisez en pilules de 20 centigrammes. — Dose, 6 par jour dans les cas précités.

Cérat au soufre brun précipité

Pr.. Soufre brun précipité . . . . 5 gram.
    Cérat simple. 8
    Baume de tolu. 1,50

En frictions contre les dartres.

Pommade au soufre brun précipité

Pr. : Soufre brun précipité . . . . 8 gram,
    Baume de tolu. 2
    Axonge. 50

Mêlez.

AMMONIAQUE

L'ammoniaque à faible dose excite les fonctions de la peau, des reins et des muqueuses; on l'emploie encore pour combattre l'empoisonnement par les acides, contre le météorisme des ruminants, contre l'ivresse, la chorée alcoolique. On l'a encore préconisée dans les fièvres éruptives, la fièvre typhoïde, les rhumatismes; et dans quelques cas d'apoplexie, elle a produit de bons effets.

Potion sudorifique (REVEIL)

Pr. : Sirop de sucre. . . . . 45 gram.
    Eau distillée d'hysope. 100
    —   de menthe. 100
    Ammoniaque liquide. . . . . 20 gouttes.

Mêlez. — A prendre en quatre fois contre l'ivresse et comme sudorifique.

Potion contre l'ivresse (REVEIL)

Pr. : Sirop de fleurs d'oranger. . . . . 40 gram.
    Infusion légère de thé. 100
    Acétate d'ammoniaque. . . . . 20 gouttes.

Mêlez. — A prendre en quatre fois, à un quart d'heure d'intervalle. Cette potion convient mieux que la précédente, à cause de l'odeur d'ammoniaque, que tout le monde ne peut pas supporter.

Potion au carbonate d'ammoniaque

Pr.: Sirop de fleurs d'oranger. . . . .   40 gram.
      Eau distillée de tilleul.   100
      Sesquicarbonate d'ammoniaque. . . . . :. .   1

Mêlez. — A prendre par cuillerées à bouche dans le croup, la scarlatine, les convulsions des enfants, la glycosurie, l'ivresse, etc.

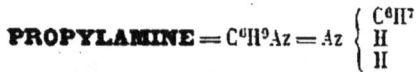

$$\text{PROPYLAMINE} = C^6H^9Az = Az \begin{cases} C^6H^7 \\ H \\ H \end{cases}$$

La propylamine ou propyliaque, est une ammoniaque composée qui peut
être considérée comme de l'ammoniaque ordinaire, dans laquelle un
équivalent d'hydrogène est remplacé par un équivalent du radical de
l'alcool propylique $= C^6H^7$.

Wertheim a extrait la propylamine de la saumure de harengs ; d'après
Avenarius, elle est très-efficace dans les affections rhumatismales aiguës et chroniques.

Potion de propylamine (AVENARIUS)

Pr.: Sirop de sucre. . . . .   50 gram.
      Eau distillée.   200
      Alcoolat de menthe.   1
      Propylamine pure. . . . .   20 gouttes.

Mêlez. — A prendre par cuillerées, toutes les deux heures, contre les
affections rhumatismales.

La propylamine a encore été trouvée dans les fleurs d'aubépine, *cratægus oxyacantha*, les fruits du sorbier, *sorbus acuparia*, dans la vul-
vaire, *chenopodium vulvaria*.

La propylamine est un liquide incolore, transparent, doué d'une forte
odeur ammoniacale, soluble dans l'eau ; sa solution présente une forte
réaction alcaline ; elle forme avec les acides des sels cristallisables ; au
contact de l'acide chlorhydrique, elle produit des fumées blanches. On
l'obtient en distillant la saumure de harengs avec la potasse en excès ;
le produit est saturé par l'acide chlorhydrique ; on fait évaporer à siccité, puis on reprend par l'alcool absolu, qui dissout le sel de propylamine et laisse celui d'ammoniaque. Le chlorhydrate de propylamine,
traité à froid d'abord, à chaud ensuite par l'hydrate de chaux, laisse
dégager la propylamine, qu'il faut condenser dans un mélange réfrigérant. On peut encore extraire la propylamine de l'ergot de seigle ou de
l'ergotine.

La propylamine a été regardée comme emménagogue.

HYPOSULFITE DE SOUDE (NaO,S²O²,⁵HO)

L'hyposulfite de soude et l'hyposulfite de chaux ont été employés dans les maladies de la peau, principalement contre l'eczéma et le lichen ; il en résulte de l'oxydation des sulfures alcalins au contact de l'air ; il joue un rôle considérable dans l'action des eaux minérales sulfurées dites improprement dégénérées, et qui seraient mieux nommées modifiées. On sait peu de chose sur leur action physiologique et thérapeutique, mais il y a lieu de les étudier avec attention.

Les hyposulfites alcalins s'obtiennent par la sursaturation à l'ébullition des sulfites alcalins, au moyen du soufre ; après filtration, la cristallisation s'opère avec facilité.

Sirop d'hyposulfite de soude (MOUCHON)

Pr.: Sucre. . . . . 1,000 gram.

Eau. 410

Faites un sirop par simple solution et ajoutez :

Hyposulfite de soude. . . . . 90 gram.

On fait dissoudre le sel dans Q. S. d'eau et on ajoute au sirop. — A prendre une à quatre cuillerées par jour.

CHAPITRE VI

MÉDICATION DIURÉTIQUE

On entend par diurétiques un groupe de médicaments dont l'action excite plus spécialement la sécrétion urinaire; il est vrai qu'on trouve dans toutes les classes d'agents thérapeutiques des substances qui augmentent la sécrétion des reins; mais nous ne parlerons ici que de celles qui ont une action spéciale sur la fonction uropoiétique; presque toutes, surtout celles qui appartiennent au règne végétal, jouissent de propriétés sédatives sur le centre circulatoire, dont elles ralentissent le mouvement. La digitale et la scille sont de ce nombre; mais leurs propriétés controstimulantes ou sédatives très-marquées nous obligent à les placer dans les médicaments sédatifs.

Nous joindrons aux diurétiques une classe de médicaments que Socquet et Bonjean ont essayé d'introduire dans la thérapeutique sous le nom de *dialytiques* (de διαλύω, je dissous), et auxquels on attribue, à tort ou à raison, la propriété de guérir la goutte et de dissoudre les concrétions uriques. Le travail publié par Bonjean et Socquet[1] nous paraît être en plusieurs points en opposition formelle avec les faits physiologiques et chimiques généralement admis; nous ne sommes donc nullement surpris que la commission académique, composée de MM. Guibourt et Ségalas, n'ait pas jugé convenable de faire un rapport sur le travail soumis à leur examen. Socquet et Bonjean attribuent au silicate de soude la propriété d'alcaliniser les urines, et disent que l'eau de Saint-Galmier, impuissante par elle-même pour alcaliniser les urines, produit ce résultat *lorsqu'elle est silicatée*; mais ne sait-on pas aujourd'hui que les urines peuvent devenir alcalines en dehors de toute médication alcaline, et que, d'après les belles recherches de Wœlher, confirmées par celles de Laveran et Millon, tous les sels à base de potasse et de soude et à acide organique rendent les urines alcalines par suite de leur transformation dans l'économie animale en carbonates alcalin? Bonjean, et nous disons Bonjean tout seul, car nous ne voudrions pas faire supporter le poids d'une pareille hérésie chimique à son honorable collaborateur, dit que le silicate de soude ne cristallise que lors-

---

[1] *Bulletin de l'Académie de Médecine,* 5 janvier 1858, t. XXIII, p. 205, — *Mémoire pratique sur l'emploi du silicate et du benzoate de soude.* etc. (*Gaz. méd. de Paris,* 1836.)

qu'il est parfaitement neutre, et que c'est sous cet état qu'il doit être exclusivement employé ; or, ce sel neutre ne s'obtient, d'après l'auteur, que lorsqu'on fond ensemble des quantités *absolument* équivalentes de silice pure et de carbonate de soude desséché ; seulement il conseille de faire fondre le mélange dans un *creuset en terre*, oubliant que celui-ci contient de la *silice*, qui est attaquée par le carbonate de soude, ce qui explique pourquoi la masse fondue et dissoute ne se dissout qu'en partie dans l'eau.

Art. Iᵉʳ. — DIURÉTIQUES FOURNIS PAR LE RÈGNE ANIMAL

ABEILLES

Thé d'abeilles (GORDON)

Pr.: Abeilles écrasées (*apis mellifica*). . . . . 10 gram.
Eau bouillante. . . . : 500

Laissez refroidir, passez. — A prendre chaud contre la strangurie. Gordon prétend que c'est le virus de l'abeille qui donne à l'infusion les propriétés diurétiques.

GRILLON

Le grillon des foyers, *grillus domesticus*, et le grillon des champs, G. *campestris*, insectes de l'ordre des Orthoptères, connu vulgairement sous le nom de *cri-cri*, ont été considérés autrefois comme apéritifs et diurétiques.

Tisane de pattes de grillons

Au Mexique on emploie les pattes de grillons à la dose de 6 à 10 grammes pour 500 grammes d'eau en infusion comme diurétique, surtout pour faire uriner les chevaux : nous tenons de source qui nous paraît certaine que cette boisson est très-efficace.

URÉE (C²H⁴Az²O²)

L'urée, découverte par Rouelle le jeune, a été obtenue à l'état de pureté par Fourcroy et Vauquelin ; Cruikshanks lui donna le nom qu'elle porte ; Berzelius et W. Prout l'étudièrent, et Wœhler l'obtint artificiellement. En traitant le cyanite de potasse par le sulfate d'ammoniaque, il se forme du cyanate d'ammoniaque, ou urée anormale.

L'urée se prépare en faisant évaporer jusqu'à consistance de sirop l'urine fraîche de l'homme ou d'un animal carnivore, traitant ensuite par l'acide azotique *pur* ou par l'acide oxalique, reprenant l'azotate ou l'oxalate obtenu par le carbonate de plomb ou par la craie, puis traitant par l'alcool bouillant et faisant cristalliser.

Prévost et Dumas ont trouvé l'urée dans le sang des animaux auxquels on avait lié l'artère rénale ; Verdeil et Dolfus ont constaté sa présence dans le sang de bœuf, et Wurtz dans le chyle et dans la lymphe d'un taureau.

P. S. Ségalas avait constaté l'innocuité de l'urée. N. Gallois a démontré que 20 grammes d'urée peuvent donner la mort à un lapin avec accélération de la respiration, affaiblissement des membres, tremblements, convulsions générales et tétanos : elle agit comme urée et nullement par suite de la transformation en carbonate d'ammoniaque ; d'après Poiseuille et Gobley, l'urée qui arrive aux reins n'est pas éliminée par ces organes : ce serait un simple produit excrémentiel.

P. S. Ségalas a le premier constaté les propriétés diurétiques de l'urée. Ses expériences ont été confirmées par celles de Laënnec et de Fournier. Piorry l'a recommandée dans l'albuminurie, Dulk et Rochoux dans le diabète. T. II. Turner (de Londres) a propagé son emploi, et Mauthner (de Vienne) l'a vantée comme puissant diurétique dans les hydropisies qui suivent souvent les fièvres éruptives. Riecken l'a prescrite dans les infiltrations qui surviennent chez les phthisiques et chez les individus atteints de maladies du cœur.

La dose est de 5 à 50 centigrammes, et d'après Piorry on peut aller jusqu'à 4 grammes et plus ; on l'administre le plus souvent en solution ou en poudre mêlée à du sucre.

NITRATE D'URÉE $(C^2H^4Az^2O^2,AzO^5,HO)$

Ce sel s'obtient facilement en traitant l'urine humaine concentrée par de l'acide azotique exempt de composés azoteux ; il cristallise en prismes ou en feuillets blancs anhydres ; il rougit le tournesol ; il est soluble dans l'eau et dans l'alcool.

Le nitrate d'urée jouit des mêmes propriétés que l'urée ; il a été recommandé par Kingdon et Bley contre les hydropisies et les calculs urinaires : la dose est de 5 centigrammes à 1 gramme par 24 heures, en solution ou en pilules.

URATE D'AMMONIAQUE $(AzH^3HO,C^{10}H^2Az^4O^6,HO)$

L'urate d'ammoniaque est un sel acide qui s'obtient en versant l'ammoniaque sur de l'acide urique ; en chauffant, la masse se prend en une gelée, que l'on fait dessécher. C'est un sel blanc amorphe ou cristallisant en petites aiguilles peu solubles dans l'eau ; c'est à lui que le guano doit ses propriétés médicales. Le docteur Bauer (de Tubingue) l'a employé sous forme de pommade, à la dose de 1 de sel pour 50 d'axonge, dans les maladies de la peau et les affections de poitrine ; à l'intérieur on l'a administré contre les calculs urinaux (d'oxalate de chaux). Le docteur

Neubauer a constaté les propriétés diurétiques de l'acide urique et des urates, à la dose de 20 à 50 centigrammes. On suppose que l'acide urique est transformé en urée dans l'économie animale.

Alp. Guévard regarde l'ammoniaque concentrée comme le meilleur topique contre la brûlure même au deuxième degré; il l'a employée sous cette forme dans les brûlures par le feu, la poudre, le phosphore, et toujours avec succès; quand, la brûlure siégeant aux doigts et les emmergeant dans l'alcali caustique, la douleur cesse instantanément, il n'y a pas de phlyctènes formées et l'épiderme devient comme parcheminé; le contact doit être assez prolongé pour qu'en exposant à l'air la partie malade, la douleur ne reparait pas; mais il est important que l'ammoniaque ne soit pas enlevée sur les points où on l'a appliqué.

Art. II. — DIURÉTIQUES FOURNIS PAR LE RÈGNE VÉGÉTAL

BALLOTA LANATA

La ballote cotonneuse, appelée aussi *leonurus lanatus*, est une Labiée de Sibérie, cultivée dans les jardins de botanique, de laquelle Orcesi a extrait une matière résinoïde, aromatique, amère, qu'il a nommée *icro-ballotine.* La plante a été très-vantée en Allemagne et en Russie contre la goutte, le rhumatisme et l'hydroposie; elle agirait comme diurétique et comme dissolvant de l'acide urique; on l'a aussi employée contre l'arthrite aiguë sous la forme de tisane à la dose de 30 à 60 gr. our un litre d'eau bouillante.

D'après les auteurs, l'usage de cette infusion détermine une éruption rurigineuse à la peau, et les urines se chargent d'acide urique.

Tournefort avait préconisé contre la goutte le marrube noir ou ballote fétide (*ballota fœtida*), si commune sur les bords des chemins. On employé la ballote odorante (*ballota suaveolens*) comme emménagogue et antihystérique.

BUCHU

Les feuilles de buchu (*diosma crenata* ou *barosma crenata*), introuites dans la thérapeutique, en 1823, par Burchell, sont extrêmement mployées au cap de Bonne-Espérance et en Angleterre contre les maadies de la vessie et des voies urinaires. En France, Mercier et Mallez n font un fréquent usage; on y mélange souvent les feuilles de D. creulata et D. serratifolia. Les Hottentots emploient plus spécialement es diosma ou barosma puchella et B. betulina.

D'après Mallez, le buchu a une action sédative sur la vessie et l'urèthre, sur la vessie surtout ; il la tonifie en modifiant l'état de sa muqueuse.

Les pharmacopées de Londres et de Dublin préparent ainsi la tisane :

Infusion de buchu

Pr. : Feuilles de buchu. . . . . 50 gram.
  Eau bouillante. 500

Faites digérer deux heures en vase clos et passez. — 30 à 60 grammes par jour.

La teinture est préparée en Angleterre au sixième, d'après Genest de Servières : 5 parties d'alcool suffisent pour 1 de buchu. La dose est de 4 à 16 grammes dans les vingt-quatre heures. La poudre s'altère très-rapidement.

Sirop de buchu (GENEST DE SERVIÈRES)

Pr. : Feuilles de buchu. . . . . 500 gram.
  Eau bouillante. 5,000

Faire infuser douze heures, distiller et obtenir 750 grammes d'eau distillée ; passer le résidu, y ajouter 3,000 grammes de sucre, faire cuire et ajouter au sirop très-cuit et refroidi le liquide distillé. — Dose, trois à quatre cuillerées à bouche par jour.

Eau distillée de buchu

Pr. : Feuilles de buchu. . . . . 500 gram.
  Eau. 6,000

Laissez macérer douze heures et distillez pour obtenir 1 kilogramme d'eau distillée très-odorante. Dans les premières portions, on obtient une certaine quantité d'essence que l'on doit séparer et réserver pour l'usage. Elle est très-énergique. On l'emploie à l'intérieur, soit en potion, soit mêlée à du miel.

Élixir de buchu

Pr. : Feuilles de buchu. . . . . 100 gram.
  Eau-de-vie à 60° C. 500

Faites macérer huit jours, passez et ajoutez à froid :

  Sucre blanc. . . . . 100 gram.

Faites fondre et filtrez. — A prendre un petit verre à bordeaux tous les matins, contre la prostatite et les uréthrites.

On a prescrit quelquefois l'extrait hydro-alcoolique de feuilles de buchu ; nous lui préférons les solutions précédentes, qui conservent mieux les principes volatils qui sont essentiellement actifs.

CHIMAPHILA UMBELLATA

Le *chimaphila umbellata*, Nutt., *pyrola umbellata*, L., est connu n Angleterre et dans l'Amérique septentrionale sous le nom de *winterreen* (verdure d'hiver), et de *pippsisewa* (herbe à pisser), employée our la première fois en 1803 par Mitchell, et plus tard par Carter et ommerville; cette plante, qui appartient à la famille des Pyrolacées, st très-usitée aujourd'hui en Angleterre et en Amérique.

Les feuilles fraîches exhalent une odeur particulière; leur saveur est stringente et amère, assez agréable; les racines et les tiges ont un oût piquant, les feuilles hachées et appliquées sur la peau sont rubéantes; la décoction des feuilles est employée comme diurétique et onique dans les hydropisies avec débilité, dans les affections organiques es voies urinaires, dans la scrofule.

Nous devons à l'obligeance de Genest de Servières, pharmacien à aris, la communication des formules suivantes :

Décoction de Chimaphile (pharmacopée de Londres.)

Pr. : Feuilles de chimaphile. . . . . 30 gram.
Eau. 800

Faites bouillir jusqu'à réduction à 500 grammes. Dose 30 à 90 rammes, trois ou quatre fois par jour. La pharmacopée de Dublin rescrit 15 grammes de feuilles pour 250 grammes d'eau.

Sirop de Chimaphile (GENEST DE SERVIÈRES.)

Pr.: Poudre grossière de feuilles de chimaphile . . . 200 gram.
Eau bouillante. 500

Faites une pâte, qu'on introduit dans un appareil à déplacement, lesivez avec Q. S. d'eau bouillante pour obtenir 500 grammmes de colaure; filtrez au papier, et ajoutez :

Sucre blanc 900

Faites dissoudre. Éviter de clarifier au blanc d'œuf.

CAÏNÇA

La racine de caïnça ou cahinça est produite par le *chiococca angui-nga* et *C. racemosa*, de la famille des Rubiacées; elle est employée au résil et a été très-préconisée comme diurétique contre l'hydropisie; lle a beaucoup perdu de son ancienne réputation.

On prépare la tisane de caïnça par décoction à la dose de 60 grammes our 500 grammes d'eau.

On fait avec le caïnça un extrait; dose de 20 à 50 centigrammes; un rop, 30 à 100 grammes; une teinture, 5 à 20 grammes; la poudre à 4 grammes; un vin, 60 grammes par jour.

DORADILLE, PARIÉTAIRE, etc.

Nous signalerons encore la *doradille*, la *pariétaire*, le *pareira brava*, le *câprier*, l'*alkékenge*, le suc et le sirop d'*orties*, la *turquette* ou *herniaire*. On les emploie en tisane à la dose de 15 à 30 grammes pour un litre d'eau.

CAROBA

Au Brésil, on emploie aussi les feuilles de *caroba*, appartenant à plusieurs bignonia et principalement au *B. copaia*; on les considère comme antisyphilitiques.

MARCHANTIA POLYMORPHA

Décoction de marchantia (LEVRAT)

Pr.: Marchantia polymorpha ou conina. . . . . 50 gram.
Eau. 1,500

Faites bouillir et réduire à 1 kilogramme.

CLÉMATITE

Le docteur Kranz a proposé les fruits de la clématite (*clematis vitalba*) avec leurs aigrettes en infusion comme un diurétique puis ant.

ASPERGE

Tous les traités de thérapeutique indiquent les usages que l'on fait des turions et des racines ou rhizomes de l'asperge (*asparagus officinalis*, Asparaginées). Nous dirons seulement quelques mots du sirop de pointes d'asperges, nous réservant de revenir plus loin sur l'asparagine principe immédiat retiré de cette plante et qui existe d'ailleurs dans beaucoup d'autres.

On emploie en Allemagne l'extrait d'asperges, résultat de l'évaporation d'une macération aqueuse et alcoolique sur les asperges. La dose de cet extrait est de 50 centigrammes à 4 grammes, trois ou quatre fois par jour.

On fait un sirop d'asperges par dissolution du sucre dans le suc de turions d'asperges, et un autre par l'addition d'une solution d'extrait du sirop de sucre.

Un sieur Johnson, pharmacien anglais établi à Paris, avait pris un brevet pour la préparation d'un sirop d'asperges; ce brevet, expiré en 1838, n'a pu être renouvelé par suite d'un rapport fait par Boullay, le 18 janvier 1842[1], qui refusait l'autorisation nécessaire; ce sirop était fait, dit-on, avec l'*asparagus amara*, qui est très-rare; il était préparé

[1] *Bulletin de l'Académie de Médecine.* 1842, tome VII, page 388.

avec l'extrait aqueux et avec l'extrait du marc traité par l'alcool éthéré. En 1839, Soubeiran et Orfila, dans un rapport judiciaire, y constatèrent la présence de la morphine : ce qui prouve une fois de plus combien les médecins doivent se méfier des préparations qu'ils n'ont pas formulées et dont ils ignorent la composition.

MAÏS

Le maïs (*zea, maïs*, Graminées) présente sur ses fleurs femelles un nombre considérable de stigmates très-longs, d'un jaune doré ou jaune orange : ce sont eux que l'on fait dessécher et que l'on a employés contre la goutte et la gravelle.

Tisane de stigmates de maïs

Pr. : Stigmates de maïs. . . . . 20 gram.
Eau bouillante. 1,000

Faites infuser et passez. — D'après notre analyse, les stigmates contiennent de la mannite.

CHOU

Les paysans russes emploient le chevelu du chou comme un excellent lithontriptique.

IRIS FŒTIDISSIMA

Les rhizomes d'iris fétide ont été employés contre l'hydropisie sous forme de tisane. On en fait des infusions de 15 à 20 grammes pour un litre d'eau bouillante. Lecanu y a trouvé une huile volatile âcre, de la résine, une matière amère, une matière colorante, une matière sucrée, de la gomme, un acide libre, de la cire, des sels, du ligneux.

LUPULIN OU LUPULINE, LUPULITE.

On donne le nom de lupulin ou de lupuline aux grains jaunâtres que l'on trouve à la base des écailles du houblon (*humulus lupulus*). C'est Planche qui a le premier signalé ces grains comme possédant les principales propriétés du houblon ; Raspail considéra cette poussière comme étant organisée ; il la prit pour un pollen isolé, et la nomma *pollen des organes foliacés*. Guibourt contesta les faits avancés par Raspail. Payen et Chevallier la regardèrent comme un produit résineux destiné à protéger le fruit contre l'humidité. Enfin Personne a démontré que le lupulin était de nature glanduleuse, commençant par une cellule formée au milieu de celles de l'épiderme et qui sécrète plus tard une matière résineuse ; il paraît bien démontré d'ailleurs que c'est en grande partie à cette substance que le houblon doit sa saveur amère et aromatique, ainsi que ses propriétés thérapeutiques.

Le lupulin s'obtient en tamisant le houblon et soumettant le produit obtenu à des tamisages successifs ; il doit être conservé dans des flacons bien secs.

Le lupulin a été analysé par Planche, Yves, Payen et Chevallier, Lebaillif et G. Pelletan, et Personne.

Payen et Chevallier y ont trouvé l'huile essentielle âcre, qui se résinise à l'air et qui paraît jouir de propriétés narcotiques ; une matière amère d'un blanc jaunâtre qui abolit les facultés digestives et détruit l'appétit : c'est le *lupulite* de Pelletan ; c'est une résine en écailles jaunes amères.

Personne a trouvé dans le lupulin une huile volatile et de l'acide valérianique.

La *lupulite*, ou principe amer du lupulin, s'obtient en traitant celui-ci par l'alcool, mélangeant la solution avec de l'eau pour en séparer la résine, saturant par la chaux pour séparer les acides tannique et malique, filtrant et reprenant par l'éther la liqueur évaporée, et dissolvant enfin dans l'alcool ; elle n'est pas employée.

Le lupulin produit la chaleur de l'épigastre, des nausées, des vomissements, la soif, des douleurs abdominales, de l'engourdissement sans céphalalgie.

Walter-Jauncey a reconnu ses propriétés sédatives et anodines ; d'après le Dr W. Byrd-Lage il est narcotique, ce qui est contredit par plusieurs auteurs ; George, Wood, Fanklin Bache, Preschek, Debout, Van den Corput, Zambaco l'ont employé contre les pollutions et les érections nocturnes ; Barbier, contre les fièvres intermittentes.

Lermer est parvenu à isoler le principe cristallisable du houblon ; c'est un corps qui jouit de propriétés acides et dont le composé cuivrique serait représenté par $Cu\,O, C^{32} H^{25} O$.

Ce principe est insoluble dans l'eau et sans saveur ; sa solution alcoolique n'est pas précipitée par l'eau et elle possède la saveur amère et particulière de la bière ; l'éther, le chloroforme, le sulfure, le carbone et l'essence de térébenthine le dissolvent.

Tisane de Houblon (Personne)

Pr. : Cônes de houblon cultivé. . . . . 15 gram.
Eau bouillante. 1,000

Faites infuser deux heures, et filtrez.

Extrait hydroalcoolique de houblon (Personne)

Pr. : Cônes désagrégés de houblon. . . . . Q. V.
Eau. Q. S.

Mettez ces cônes dans la cucurbite d'un alambic et distillez. Évaporez au bain-marie la décoction après l'avoir filtrée sur un tamis, traitez l'extrait obtenu par l'alcool à 91° C. La solution alcoolique filtrée est soumise à la distillation et évaporée en consistance d'extrait.

Teinture de lupuline (PERSONNE)

Pr. : Lupuline. . . . .   1 partie.
    Alcool à 91° Cart.   4

Faites digérer pendant dix jours dans un vase clos à une température de 30° à 40°, passez avec expression, filtrez et conservez pour l'usage.

Cette formule de Personne est celle qui est suivie.

La forme naturelle est encore la plus simple pour administrer la lupuline ; on la fait prendre à la dose 20 ou 40 centigrammes, pure ou mêlée à du sucre, ou en pilules aux mêmes doses avec un extrait amer.

Pilules contre les pollutions (VAN DEN CORPUT)

Pr. : Extrait de belladone. . . . .   10 centigram.
    Lupulin
    Camphre pulvérisé } āā.   60

Pour 8 pilules à prendre 1 à 4 vers le soir.

LYCOPODE

Le lycopode, *lycopodium clavatum* (Lycopodiacées), plante assez commune, ayant l'aspect d'une fougère, se développe rapidement et s'étend par ramification dichotomique. On l'a employée comme diurétique et contre la faiblesse des voies urinaires sous forme de tisane. Préparer par décoction à la dose de 40 grammes pour 1,200 grammes d'eau ; on fait bouillir jusqu'à réduction à 1 kilogramme.

SPIGÉLIE DU MARYLAND

La spigélie du Maryland, *spigelia Marylandica* L., famille des Gentianées, croît dans la Caroline, la Virginie et le Maryland : dans le commerce on trouve les tiges mêlées de feuilles ; la racine est menue, fibreuse ; elle ressemble à la serpentaire de Virginie, mais elle est inodore ; sa saveur est amère et nauséeuse.

HERNIAIRE OU TURQUETTE

La herniaire, herniale ou turquette, famille des Paronichiées, démembrement des Amaranthacées, croît dans les lieux sablonneux ; a été vantée contre les maladies des voies urinaires.

ORTIE

Nous avons signalé ailleurs les propriétés diurétiques de l'ortie (Voyez *Stimulants*, page 200).

PERSIL

Depuis que Lallemand a proposé le suc de persil contre les pertes séminales[1], on a étendu son emploi à d'autres cas, et plus particulièrement au traitement de la blennorrhagie ; la dose est de 15 à 30 grammes chaque fois, deux ou trois fois par jour ; on doit employer le suc *dépuré à froid*.

En Allemagne on emploie contre les fièvres intermittentes et dans la blennorrhagie l'extrait de jus de persil non dépuré à la dose de 50 à 75 centigrammes par jour.

SCILLE

La scille, *scilla maritima*, Liliacées, est, à dose élevée, un poison irritant, mais à faible dose c'est un diurétique des plus précieux qu'on emploie dans diverses hydropisies ; à dose peu élevée elle est employée encore comme expectorante ; on fait plus spécialement usage des préparations du Codex.

La scille a été étudiée chimiquement par Vogel, Tilloy (de Dijon), Mandet et Marais ; le principe actif qu'on en a extrait est un purgatif violent à très-faible dose ; on le nomme *scillitine ;* elle très-difficile à obtenir à l'état de pureté ; elle n'est pas d'ailleurs employée.

ULMAIRE OU REINE DES PRÉS

L'ulmaire ou reine des près, *spirea ulmaria*, Rosacées, Spiréacées, grande et belle plante, abondante dans les prairies, les endroits humides, sur les bords des ruisseaux. Ses fleurs et son essence ont été utilisées comme diurétiques dans les hydropisies liées à une maladie du cœur.

L'ulmaire était employée au temps de Nicolas Lémery ; c'est un curé, Obriot, qui l'a remise en vogue ; elle jouit de propriétés diurétiques incontestables. Teissier (de Lyon) l'a administrée avec succès dans les hydropisies de l'abdomen et de la poitrine, l'œdème des membres inférieurs, les hydarthroses, etc. ; elle est astringente et tonique ; il a paru à Teissier qu'elle diminuait la diarrhée et qu'elle relevait les forces. Toutes les parties de la plante sont douées des mêmes ; propriétés cependant les fleurs paraissent moins actives.

L'essence de reine des prés = $C^{14}H^6O^4 = C^{14}H^5O^4,H$ est nommée acide salicyleux ou salicylique, hydrure de salicyle et acide spiroïleux. D'après Pagenstecher, qui l'a extraite des fleurs en 1835, elle ne préexiste pas dans la plante et elle ne se forme qu'au contact de l'eau ; elle a été obtenue artificiellement par Piria en traitant la salicyne par un mélange d'acide sulfurique et de bichromate de potasse. Dumas et Ettling ont les

---

[1] *Des pertes séminales involontaires*. Paris, 1836-1842, t. III.

remiers démontré l'identité de l'hydrure de salicyle avec l'huile des eurs de reine des prés. D'après Hannon (de Bruxelles) c'est cette huile qui est le principe actif de la plante : ce qui est en désaccord avec l'opinion de Pagenstecher, qui assure qu'elle ne préexiste pas. C'est un liquide incolore qui répand une odeur d'amandes amères; sa saveur est âcre et brûlante ; sa densité à + 15° est égale à 1,173; elle bout à 169°; elle olore en violet les sels de fer au maximum; elle est peu soluble dans l'eau, très-soluble dans l'alcool et l'éther.

Teinture d'acide salicyleux (Hannon)

Pr.: Acide salicyleux, ou essence d'ulmaire . . . .   4 gram.
Alcool à 55° C. . . . .   ·30

Mêlez et agitez jusqu'à dissolution complète.

Sirop salicylique (Hannon)

Ce sirop peut être préparé de deux manières : ou bien l'on triturera le sucre avec l'acide salicyleux; ou bien l'on mélangera la teinture précédente avec du sirop simple.

Voici comment on opère dans les deux cas:

1° Acide salicyleux. . . . .   5 gouttes.
. Sucre pulvérisé. . . . .   15 gram.
Eau distillée.   15

Ajoutez peu à peu le sucre et l'acide en triturant constamment, et en ajoutant peu à peu l'eau jusqu'à ce que toute l'eau et le sucre soient employés.

2° Teinture salicylique. . . . .   45 gouttes.
Sirop simple. . . . .   50 gram.

Mêlez et agitez jusqu'à mélange complet.

Eau distillée de Spirée ulmaire (Lepage)

Pr. : Sommités fleuries et sèches bien conservées. . .   1,000 gram.
Eau froide. . . . .   Q. S.

Pour baigner la plante.

Laissez macérer pendant quelques heures et distillez pour obtenir 2,000 grammes de produit.

Extrait d'ulmaire (Lepage)

.Pr.: Ulmaire sèche (feuilles, tiges et fleurs) en poudre
grossière. . . . .   1 partie.
Alcool à 25° (56° centés.). . . . . 6 à 7

Faites macérer pendant 6 à 8 jours à une température d'au moins 30° en agitant souvent, puis exprimez et filtrez.

Distillez la liqueur au bain-marie pour retirer toute la partie spiritueuse, puis évaporez le résidu jusqu'à consistance d'extrait.

Sirop d'ulmaire (LEPAGE)

Pr. : Ulmaire (feuilles, tiges et fleurs). . . . . 900 gram.
Eau froide. . . . . Q. S.

Laissez macérer pendant quelques heures et distillez pour obtenir 1,000 grammes d'hydrolat.

D'autre part :

Évaporez au bain-marie la décoction de l'alambic jusqu'à ce qu'elle soit réduite à 600 grammes.

Filtrez-la pendant qu'elle est chaude ; ajoutez-la ensuite à l'eau aromatique, et faites dissoudre en vase clos à la chaleur du bain-marie dans les deux liqueurs réunies :

Sucre. . . . . 2 kilog. 900 gram.

Teinture d'ulmaire (H. LEPAGE)

Pr. : Poudre grossière d'ulmaire. .   . . . 1 partie.
Alcool à 56°. . . . . 4 parties.

Hannon a encore proposé comme diurétique et dialytique l'emploi des salicylites de potasse et de soude — $KO, C^{14}H^5O^5, 2HO$; mais ces sels s'altèrent rapidement. Nous donnons cependant les formules qu'il a proposées. Ce médecin regarde l'action des salicylites comme plus certaine, et il trouve un avantage à pouvoir les prescrire en pastilles et en pilules ou sous forme de poudres.

Pastilles de salicylite de potasse ou de soude (HANNON)

Pr. : Salicylite de potasse ou de soude. . . . . 2 gram.
Sucre et gomme adragante. . . . . Q. S.

Pour faire 240 pastilles, dose de 4 à 10 par jour. — Conserver dans un lieu sec et dans un flacon bien bouché, afin d'empêcher les pastilles de noircir par la formation d'acide mélanique (Piria).

Pilules au salicylite de potasse ou de soude (HANNON)

Pr. : Salicylite de potasse ou de soude. . . . . : 2 gram.
Extrait de chiendent. . . . . Q. S.

Pour 120 pilules, 2 à 5 par jour dans les hydropisies.

Poudres de salicylite de potasse ou de soude

Pr. : Salicylite de potasse ou de soude secs. . . . . . . 2 gram.
Sucre de lait pulvérisé. 15

Mêlez et divisez en 60 paquets, 2 à 4 dans les hydropisies.

Sirop de salicylite de potasse

Pr : Salicylite de potasse. . . . . 25 centigram.
Sirop simple. . . . . 50 gram.

Dissolvez et mêlez. — Ce sirop s'altère rapidement ; il se forme du formiate et du mélanate de potasse.

Potion au salicylite de potasse

Pr. : Sirop de salicylite de potasse. . . . . 30 gram.
      Eau de fleurs d'oranger. 150

Mêlez. — Une cuiller à soupe toutes les heures.

Acide salicyleux ou salicylique (PIRIA)

HUILE ESSENTIELLE DE REINE DES PRÉS ARTIFICIELLE

Pr. : Salicyne. 100 gram.
      Bichromate de potasse. 100
      Acide sulfurique concentré. 250
      Eau. 2,000

Distillez dans une cornue, séparez l'essence et rectifiez si c'est nécessaire.

WINTERGREEN OU GAULTHERIA

Les praticiens anglais font un fréquent usage, comme diurétique, de l'essence de *wintergreen* ou de *Gaultheria procumbens*, Éricacées, plante de la Nouvelle-Jersey ; cette essence —$C^{16}H^8O^6$ peut être regardée comme un salicylate de méthylène ; le Dr Mallez l'a employée comme diurétique franc, ayant une action élective sur les reins.

ASPARAGINE ($C^4H^4AzO^3$)

L'asparagine a été découverte dans l'asperge par Vauquelin et Robiquet, étudiée par O. Henry et Plisson ; elle existe dans les turions d'asperges, la racine de guimauve, la grande consoude, les pousses de pommes de terre, etc. Elle est incolore, elle cristallise en prismes à base de rhombe ou raccourcis à six pans, sa saveur est fraîche et fade, très-soluble dans l'eau bouillante, les acides et les alcalis étendus, insoluble dans l'alcool absolu, l'éther, les huiles essentielles ; au contact de l'eau dans un verre scellé à la lampe elle se transforme en asparmate d'ammoniaque (Boutron et Pelouze) ; aussi l'a-t-on considérée comme de l'*asparamide* ou de la *malamide*, et on a reconnu son identité avec l'*althéine* de Baron.

D'après le Dr Allen Dedrick (de la Nouvelle-Orléans) l'asparagine aurait une action sédative sur la circulation ; 40 centigrammes ont suffi pour faire tomber le pouls de 72 à 56 ; l'action se manifeste après cinq minutes, le minimum des pulsations se montre après une heure ; mais d'après Falk de Marbourg et Jacobi, l'asparagine ne jouirait qu'à un faible degré des propriétés qui lui ont été attribuées par le médecin américain. Broussais, en 1829, avait signalé la sédation du cœur produite par les turions d'asperges.

Art. III. — DIURÉTIQUES FOURNIS PAR LE RÈGNE MINÉRAL

LITHINE

La lithine, ou protoxyde de lithium, *lithia* des Anglais, découverte par Arfwedson en 1817, n'avait reçu, jusqu'à ces derniers temps, aucune application en thérapeutique, lorsqu'en 1843 A. Ure (de Londres) appela l'attention sur une observation de Lipowitz, de laquelle résulterait que le carbonate de lithine exerce une action dissolvante très-remarquable sur l'acide urique; Garrod l'administra avec succès dans la diathèse goutteuse[1]. Il a fait remarquer que l'équivalent de cette base étant peu élevé, elle possédait une plus grande puissance de saturation que la potasse et la soude; elle dissout mieux les calculs, et dans la goutte elle diminue les accès et les fait disparaître plus tard.

CARBONATE DE LITHINE

Le carbonate de lithine dissout l'acide urique et le transforme en urate de lithine, qui est extrêmement soluble, beaucoup plus que l'urate de soude. L'urate de soude, en effet, dit Garrod, est en grande partie le constituant des concrétions goutteuses : d'où l'inconvénient d'administrer l'eau de Vichy dans la goutte avec tendance aux concrétions. Le carbonate de lithine, au contraire, par la combinaison très-soluble qu'il forme avec l'acide urique, entraîne celui-ci et par conséquent prévient les concrétions. Il suffit de le donner à la dose de 15 ou 25 centigrammes trois fois par jour, dans de l'eau pure ou dans le soda-water.

En Angleterre, on emploie la lithine sous la forme de granules effervescents, un des meilleurs modes d'administration de certains médicaments; chaque dose de 3 grammes, que l'on prend dans un peu d'eau sucrée, renferme 10 centigrammes de carbonate de lithine; on en donne une à trois doses par jour. On fait aussi des granules renfermant chacun 5 centigrammes de carbonate de lithine.

Nous avons recueilli plusieurs observations des bons effets de la lithine dans la diathèse urique ; l'un de ces cas nous a été cité par N. Guéneau de Mussy.

CHOLÉATE DE SOUDE

Choléate de soude est un bon diurétique; il a été employé en pilules, à la dose de 10 à 50 centigrammes.

SILICATE DE SOUDE $(NaO)^3, {}^2SiO^3)$

Nous avons dit (page 226) notre opinion sur les préparations que

---

[1] *The nature and treatment of gout and rheumatic gout.* 2ᵉ édit., 1863.

Bonjean et Socquet ont désignées sous le nom de dialytiques. Sans insister sur ce fait, nous transcrirons la formule proposée, laissant à nos confrères le soin de les apprécier : on assure que le silicate de soude fait partie des préparations antigoutteuses de Laville.

Pilules dialytiques (SOCQUET et BONJEAN)

Pr.: Silicate de soude. . . . . 25 gram.
Extrait hydro-alcoolique de colchique. 15
— d'aconit napel. 30
Benzoate de soude. 50
Savon médicinal. 50

M. S. A. et faites 1,000 pilules. — A prendre une, puis deux, puis trois, puis quatre par jour, moitié le matin, moitié le soir.

BENZOATE DE SOUDE $(NaO, C^{14}H^5O^3, HO)$

On obtient ce sel en saturant l'acide benzoïque par du carbonate de soude; on fait ensuite concentrer et cristalliser; on obtient des cristaux aiguillés qui s'effleurissent un peu. Ils sont solubles dans l'eau, peu solubles dans l'alcool.

En 1841, A. Ure fit remarquer qu'après l'ingestion de l'acide benzoïque ou des benzoates, l'urine contenait de l'acide hippurique. Cet acide forme avec les bases des sels extrêmement solubles, tandis que les urates le sont très-peu : de là l'application qu'on a cherché à faire des benzoates au traitement de la goutte, de la gravelle, des rhumatismes, des douleurs névralgiques ; mais, d'après Rieken, les résultats obtenus sont très-peu favorables.

BENZOATE D'AMMONIAQUE $(AzH^3, HO, C^{14}H^5O^3, HO)$

Sel beaucoup vanté par le docteur Seymour (de Londres) contre la goutte, employé comme diurétique et sudorifique, préconisé dans le traitement de l'hydropisie; très-souvent prescrit en Angleterre et en Prusse; il n'est pas employé en France.

Potion contre l'albuminurie scarlatineuse (TAYLOR)

Pr.: Benzoate d'ammoniaque. . . . . 30 centigram
Esprit d'éther nitré (alcool nitrique). . . . . . . 50 gouttes.
Sirop de tolu. . . . . 16 gram,
Mixture camphrée. 32

A prendre en trois fois.

AZOTATES

Les azotates alcalins sont regardés comme diurétiques à la dose de 4 à 8 grammes.

Vin diurétique nitré (ORFILA)

Pr. : Vin blanc. . . . .   1 litre.
Nitrate de potasse . . . .   10 gram.

A boire par verrées, mêlé avec son volume d'eau de Seltz ou toute autre eau gazeuse, pour faciliter l'élimination par les urines des poisons absorbés.

ACÉTATE DE POTASSE

Vin diurétique de l'Hôtel-Dieu (TROUSSEAU)

Pr. : Vin blanc à 12 pour 100 d'alcool. . . . .   750 gram.
Baies de genièvre.   50
Feuilles de digitale.   10
Squames de scille.   5
Acétate de potasse.   15

A prendre par petits verres à bordeaux, pur ou dans de l'eau gazeuse, — Nous croyons que l'on devrait dans cette formule diminuer la proportion de digitale et la réduire à 2 grammes.

ACÉTATE D'AMMONIAQUE

Potion contre l'ivresse

Pr. : Infusion concentrée de café. . . . .   125 gram.
Sirop de sucre.   30
Chlorure de sodium.   4
Acétate d'ammoniaque liq. (esprit de Mindérérus). .   10

Mêlez. — A prendre en deux fois à un quart d'heure d'intervalle. Nous avons eu occasion bien souvent de constater l'efficacité de cette potion.

PHOSPHATE D'AMMONIAQUE $^3(AzH^3)^3HO,PhO^5$

Ce sel obtenu par saturation directe de l'acide phosphorique par l'ammoniaque ou par le carbonate d'ammoniaque cristallise en prismes rhomboïdaux ; il est très-soluble dans l'eau, il est efflorescent à l'air, il perd de l'ammoniaque et devient acide.

C'est le Dr T. H. Buckler (de Baltimore) qui a proposé ce sel contre la goutte et le rhumatisme ; Mattei (de Bastia) et plusieurs praticiens américains disent en avoir obtenu de bons effets. On le donne en potion à la dose d'un demi-gramme à 2 grammes.

CHAPITRE VII

MÉDICATION EMMÉNAGOGUE

Tous les stimulants généraux sont emménagogues, car l'utérus n'échappe pas à l'excitation générale qu'ils produisent ; mais on donne ce nom aux substances auxquelles on attribue, à tort ou à raison, la propriété d'agir plus directement sur l'utérus, en excitant les règles sans produire d'autres effets ; on place dans ce groupe la rue, la sabine, le safran ; nous y ajouterons l'if, l'ergot de seigle, l'apiol, l'iode et le sulfure de carbone ; ceux-ci peuvent toutefois être rangés dans d'autres classes, comme nous l'avons fait. De même que d'autres médicaments, les ferrugineux et les drastiques par exemple, peuvent déterminer l'écoulement menstruel, les premiers en combattant la débilité générale, cause de l'aménorrhée ; les seconds en déterminant un flux sanguin dans le gros intestin.

On peut diviser les emménagogues en trois groupes : 1° les *emménagogues proprement dits*, tels que le safran, l'armoise, l'absinthe et d'autres excitants généraux ; 2° les *abortifs*, ceux qui contiennent des essences ou des résines irritantes, qui sont vénéneux et qu'il faut employer avec prudence ; la sabine et la rue sont dans ce cas ; 3° les *excitateurs de l'utérus*, comme l'ergot de seigle, l'ergot de blé, l'*uva ursi* et le *caulophyllum thalictroïdes* ou *cohosh bleu*.

Art. Ier. — EMMÉNAGOGUES FOURNIS PAR LE RÈGNE VÉGÉTAL

SABINE, RUE, ARMOISE ET ABSINTHE

La sabine, *juniperus sabina*, Conifères, est souvent employée dans l'aménorrhée. Aran l'a appliquée avec succès dans les métrorrhagies qui se produisent hors de la grossesse : il la prescrivait, sous la forme de poudre, à la dose de 1 gramme ou 1 gramme 1/2.

La rue, *ruta graveolens* des Rutacées, s'administre de la même manière à dose un peu plus élevée. Ces deux plantes perdent leur activité en vieillissant, surtout lorsqu'elles sont pulvérisées. On prépare la tisane avec 4 grammes de plante fraîche ou 2 grammes de plante sèche pour un litre d'eau bouillante.

Poudre de sabine pour pansements

Pr. : Sabine pulvérisée } ãã . . . . 4 gram.
    Calomel

Mêlez. — Employée avec succès pour le pansement des chancres indu-
rées et pour détruire les végétations vénériennes.

Pilules de rue et de sabine (BEAU)

Pr. : Poudre de rue } ãã . . . . 4 gram.
    — de sabine
    Sirop d'armoise. . . . . Q. S.

F. S. A. 20 pilules, à prendre une matin et soir dans la métrorrhagie.
L'armoise et l'absinthe s'emploient surtout en infusions, à la dose de 5
10 grammes pour un litre d'eau.

La sabine est souvent employée en Allemagne contre la goutte chronique. Voici les formules généralement suivies :

Tisane contre la goutte.

Pr. : Racine de *calamus aromaticus*. . . . . 90 gram.
    Sabine. 60

A prendre 6 grammes de ce mélange pour un litre d'eau bouillante.
— Prendre la tisane par verrées dans la journée.

IF

Les feuilles d'if (*taxus baccata*), Conifères, ont la réputation d'être
emménagogues et même abortives : d'après Dioscoride et Plutarque,
ses émanations seraient dangereuses. Dans nos campagnes de l'Ouest, l'if
est une cause fréquente d'empoisonnements[1]. Ses propriétés abortives
sont très-douteuses; son action toxique est incontestable.

SAFRAN

Le safran, produit par les stigmates du *crocus sativus*, Iridées, est employé comme emménagogue sous diverses formes. La tisane se prépare
avec 2 grammes pour un litre d'eau bouillante.

Sirop de dentition (KŒPTLN)

Pr. : Safran. . . . . 20 gram.
    Tamarin. , ... 100
    Eau. . . . . Q. S.
    Sucre. 500

F. S. A. — A prendre par cuillerées.

[1] Voir Chevalier, Duchesne et Reynal, *Mémoire sur l'If* (*Annales d'hygiène*, 1855, 2ᵉ série, t. IV, p. 94).

Sirop de dentition (DELABARRE)

Pr. : Suc de tamarin frais. . . . . 10 gram.
Infusion de safran. 2
Miel de Narbonne. 10
Teinture de vanille. 0,25

L'infusion de safran se fait avec 1,50 pour 50 grammes d'eau bouillante. Le sirop s'emploie en frictions sur les gencives. Il y a longtemps que cette formule est connue et employée en Amérique.

Nous avons vu souvent employer avec succès le sirop suivant :

Sirop contre le prurit de la dentition

Pr. : Miel blanc. . . . . 10 gram.
Infusion de safran (4 part. sur 50). 4
Chlorure de sodium. 2
Teinture de myrrhe 1

Mêlez. — En frictions sur les gencives.

Mixture de safran (BARALLIER)

Pr. : Miel blanc. . . . . 10 gram.
Safran pulvérisé. . . . . 25 à 50 centigr.

Mêlez. — En frictions sur les gencives à l'aide d'un pinceau ou d'un nouet, contre les douleurs de la dentition.

Debout a proposé de remplacer le sirop ou le miel dans ces sirops contre le prurit de la dentition, par de la glycérine.

ERGOT DE SEIGLE ET DE FROMENT

L'ergot de seigle et l'ergot de froment qu'on a proposé de substituer au safran sont des emménagogues directs puissants. (V. *Médication excitante*.)

APIOL

Nous avons déjà parlé de l'apiol au chapitre des Fébrifuges. Joret dit, avec juste raison, que les moyens à employer pour rappeler les règles doivent nécessairement varier avec les causes qui ont amené leur suppression ; l'apiol présente une supériorité incontestable sur les autres moyens, lorsque l'aménorrhée tient à un défaut de stimulus nerveux général ou localisé, dans l'appareil génito-utérin.

On administre alors l'apiol en capsules, qui en renferment chacune 25 centigrammes, et on donne une capsule le matin et une autre le soir. On continue ce traitement pendant toute la durée des règles.

14.

Art. II. — EMMÉNAGOGUES FOURNIS PAR LE RÈGNE MINÉRAL

IODE

L'iode et les iodures, le brome et les bromures ont été regardés comme emménagogues; on préfère en général l'iode.

SULFURE DE CARBONE

Nous avons déjà parlé du sulfure de carbone comme d'un excitant général du système nerveux; le docteur Delpech [1] a constaté ses propriétés abortives; M. le professeur Wurtzer l'a employé comme tel dans les formes suivantes:

Mixture emménagogue (WURTZER)

Pr.: Sulfure de carbone. . . . . 4 gram.
     Alcool rectifié. 15

Mêlez. — Quatre à six gouttes toutes les deux heures dans de l'eau sucrée. On conseille aussi le sulfure de carbone contre le gonflement érysipélateux produit par les engelures. On emploie le mélange suivant

Pr.: Sulfure de carbone. . . . . 8 gram.
     Camphre. 0,50
     Alcoolat de Fioraventi. 30
     Baume du Pérou. 4

Mêlez. — En frictions matin et soir.

EMMÉNAGOGUES ANGLAIS ET AMÉRICAINS

D'après quelques formules que nous avons fait connaître, on a pu pressentir que les Anglais et les Américains étaient peu difficiles sur les formes pharmaceutiques; les préparations que nous allons transcrire seront une nouvelle preuve de ce que nous disons.

Mixture contre l'aménorrhée

Pr.: Sulfate de fer. . . . . 6 gram.
     Iodure de potassium. 8
     Teinture de cardamome. 25
     Sirop simple. 25
     Eau de fontaine. 50

Mêlez. — A prendre trois cuillerées à café par jour.

[1] *Mémoire sur les accidents que développe chez les ouvriers en caoutchouc l'inhalation du sulfure de carbone en vapeur.* Paris, 1856, in-8 (Voy. *Bulletin de l'Académie*, t. XXI, p. 550.) — *Nouvelles Recherches sur l'intoxication spéciale que détermine le sulfure de carbone. (Annales d'hygiène*, 2ᵉ série, t. XIX, p. 1.)

Pilules emménagogues (J. Ware)

Pr. : Aloès. . . . .   1 gram.
     Sulfate de fer.   1
     Calomel.   0,25

Mêlez et divisez par seize pilules. — Deux ou trois par jours.

Potion emménagogue

Pr. : Iodure de potassium. . . . .   8 gram.
     Vin de colchique.   4,50
     Sirop de salsepareille.   50
     Eau.   50

Mêlez. — Trois cuillerées à café par jour.

Teinture emménagogue (Dʳ Dervees)

Pr. : Gaïac pulvérisé. . . . .   120 gram.
     Carbonate de soude ou de potasse.   6
     Poivre d'Espagne pulvérisé.   30
     Alcool rectifié.   400

Laissez infuser six jours et ajoutez :
     Ammoniaque. . . . .   24 gouttes.

Une cuillerée à café, trois fois par jour, dans du vin sucré.

Potion emménagogue

Pr. : Sirop d'armoise. . . . .   50 gram.
     Infusion de safran (2 pour 100).   100
     Teinture d'iode. . . . .   20 gouttes.

A prendre trois cuillerées à bouche par jour.

Pommade contre la dysménorrhée

Pr. : Axonge. . . . .   50 gram.
     Vératrine. . . . .   1 à   2

En frictions, lorsque la menstruation est difficile, douloureuse, lorsque le sang ne s'échappe que par caillots.

CHAPITRE VIII

MÉDICATION EXPECTORANTE

On donne le nom d'expectorants aux substances qui favorisent l'ex-puition, qui modifient les surfaces des muqueuses et changent la nature de leurs sécrétions.

On considère comme expectorants : 1° toutes les substances résineuses ou celles qui se rapprochent des résines, les gommes-résines, par exem-ple ; 2° tous les agents capables de produire des nausées ou des vomisse-ments, lorsqu'on les administre à faible dose ; 3° les goudrons et autres produits pyrogénés, ainsi que les substances naturelles qui se rapprochent des goudrons par leur odeur et leur aspect ; 4° dans le règne minéral, les préparations sulfurées, c'est-à-dire le soufre et ses modifications, les eaux sulfurées naturelles et les sulfures alcalins. On y comprend l'anti-moine et toutes ses préparations, dont l'étude sera faite dans un autre chapitre. Toutefois, nous indiquerons ici quelques formules dans lesquelles l'antimoine entre à titre d'expectorant.

Quoique les opiacés et autres stupéfiants soient souvent employés pour calmer la toux et contre les affections de poitrine, ils ne peuvent être considérés comme des expectorants, et ils n'agissent comme tels que lorsqu'on les associe à d'autres substances telles que l'ipécacuanha ou l'antimoine, par exemple.

Art. Ier. — EXPECTORANTS FOURNIS PAR LE RÈGNE VÉGÉTAL

PHELLANDRIE

La Phellandrie, *phellandricum aquaticum*, est employée en médecine presque exclusivement comme expectorant. Sandras l'a beaucoup vantée contre la phthisie et les bronchites. On emploie la poudre à la dose de 1 à 5 grammes.

Électuaire de phellandrium (SANDRAS)

Pr.: Poudre de fruits (improprement semences) de phellandrium . . . . 1 à   2 gram.
Sirop de sucre. . . . . , . .   Q. S.

A prendre matin et soir. — D'après Sandras, cet électuaire ne pro-duit jamais de vomissements ; il ne trouble pas les fonctions digestives ; les malades peuvent impunément en continuer l'usage pendant plusieurs mois ; il facilite l'expectoration et la diminue ; il calme la fièvre et la diarrhée ; il procure le sommeil et augmente l'appétit ; sous son influence, les hémoptysies et les pleurodynies sont moins fréquentes ; c'est surtout dans les catarrhes pulmonaires chroniques que les préparations de phellandrie agissent parfaitement.

Sirop de phellandrium (THELU)

Pr. : Fruits de phellandrie.   192
    Vin blanc généreux.   1,200
    Sucre blanc.   2,000

Concassez les fruits de phellandrie, faites macérer dans du vin blanc au bain-marie ; après trois jours, distillez pour obtenir 500 grammes de liqueur aromatique, dans laquelle on fait fondre, en vase clos, 750 grammes de sucre.

D'autre part, filtrez le résidu du bain-marie clarifié par le repos, et faites, avec le reste du sucre, un sirop bien cuit que l'on clarifie et auquel on ajoute le sirop aromatique.

34 grammes de ce sirop représentent 2 grammes de phellandrie. — A prendre une ou deux cuillerées par jour.

BENJOIN

Le benjoin est produit par le *styrax benzoïn*, de la famille des Styracinées ; on ne l'emploie guère qu'à l'extérieur, contre les tumeurs indolentes.

Fumigations de benjoin

Pr. : Benjoin grossièrement pulvérisé. . . . .   15 gram.

On le verse sur des charbons ardents et on aspire fortement les vapeurs ; contre l'aphonie et l'enrouement ; ou bien on reçoit les vapeurs sur les flanelles avec lesquelles on fait des frictions, ou bien encore on dirige les vapeurs, à l'aide d'un appareil approprié, sur les tumeurs ou sur les parties du corps qui sont le siège de douleurs. Quelquefois on associe le benjoin avec les baumes ou résines, et avec d'autres substances aromatiques.

Teinture de benjoin composée

Pr. : Benjoin. . . . .   90 gram.
    Storax.   60
    Baume de tolu.   50
    Aloès en poudre.   15
    Alcool.   1,000

Laissez macérer quinze jours et filtrez au papier. — 2 à 8 grammes dans une potion.

Cigarettes au benjoin

On imbibe une feuille de papier sans colle avec une solution saturée de nitrate de potasse : on la fait sécher et on la recouvre d'une couche de teinture de benjoin. Ce papier est taillé et roulé en cigarettes, que l'on fume. Vantée par Golfin (de Montpellier) contre l'aphonie.

GALLES DU PISTACHIER

Hoffmann (de Hoffmann sthal, de Vienne) a proposé pour le traitement de l'asthme et autres maladies de poitrine les galles du *pistachia terebinthus*. Cette galle se développe à la suite de la piqûre d'un insecte nommé *ophis pistachia*[1].

JUSÉE DES TANNEURS

On donne ce nom au résidu liquide des tanneries ; c'est une macération aqueuse de tan avec des peaux : celle du veau est transparente, d'une couleur ambrée, d'une odeur *sui generis* qui rappelle celle de la tannée et de la valériane ; elle a une réaction acide, une saveur astringente. 100 grammes de jusée donnent 2 grammes d'extrait sec et 98 grammes d'un liquide acide opalin, avec une odeur prononcée de beurre rance. L'extrait est brun, son odeur est forte, sa saveur astringente ; il se dissout incomplétement dans l'eau. On en a fait un sirop qu'on administre par cuillerées à café ; les pilules contiennent chacune 8 centigrammes d'extrait : on en donne deux par jour.

Le 24 février 1852, Bricheteau a fait à l'Académie un rapport sur le travail de Barruel[2] ; dans ce rapport il reconnaît que les préparations de jusée sont utiles et propres à combattre plusieurs accidents sérieux de la phthisie pulmonaire. On les a employées aussi contre le rachitisme et la scrofule.

THUYA, IF, GOMME AMMONIAQUE

Nous allons indiquer quelques formules renfermant diverses substances regardées comme béchiques et expectorantes.

Teinture de thuya

Pr. : Thuya *occidentalis* (feuilles). . . . . 20 gram.
Alcool. 500

Laissez macérer quinze jours. — Dose, 2 à 10 gouttes contre les enrouements. — En topique, quelques grammes sur de la charpie, contre les douleurs.

---

[1] Voir Rapport favorable de Martin Solon, *Bulletin de l'Académie de Médecine*, 5 septembre 1844, tome IX, p. 1144.

[2] *Bulletin de l'Académie de Médecine*, tome XVII, p. 443.

Les semences et les fruits d'if ont été employés dans les cas où la digitale est indiquée, dans les catarrhes pulmonaires et vésicaux, très-fréquents en Allemagne. La poudre, à la dose de 5 à 10 centigrammes, et l'extrait alcoolique éthéré, 1 à 3 centigrammes.

Potion expectorante (Cox)

Pr. : Décoction de polygala . . . . 100 gram.
Sirop de tolu. 12
Sulfate de morphine. 0,06
Extrait de prunier de Virginie. 15

A prendre par cuillerées à bouche.

GLYCÉRINE
Mixture contre la toux

Pr. : Glycérine. . . . . 75 gram.
Hypophosphite de soude. 30
Sulfate de morphine. 0,15

Les formules expectorantes américaines seraient difficilement acceptées en France par les médecins et par les malades.

SIROPS ET LOOCHS COMPOSÉS
Sirop contre l'enrouement (Mialhe)

Pr. : Sirop de gomme. . . . . 150 gram.
— de tolu. 50
— de capillaire. 50
Nitrate de potasse. 10
Eau distillée de laurier-cerise. 10

A prendre par cuillerées à bouche dans une infusion chaude de mélisse. Boire par gorgées fréquentes au début de l'enrouement.

Looch pectoral (Latham)

Pr. : Confection de roses. . . . . 30 gram.
Oxymel simple. 30
Gomme adragante. 8
Poudre d'ipécacuanha. 2
Sirop de tolu. 60

Une cuillerée à thé trois ou quatre fois par jour dans la toux. Cette mixture, car le nom de looch ne lui convient pas du tout, est très-employée à Londres. Nous n'approuvons pas ces formes pharmaceutiques, peu agréables à prendre.

IPÉCACUANHA
Pilules contre la pneumonie lobulaire (Bouchut)

Pr : Vératrine. . . . . 5 centigram.
Opium. 5

Poudre d'ipécacuanha. . . . .　10
Excipient. . . . .　Q. S.

Mêlez et divisez en 10 pilules, à prendre 1 à 5 par jour.

TÉRÉBENTHINES ET ESSENCES

Sous le nom générique de térébenthines, on désigne un groupe de corps formés par des substances résineuses dissoutes dans des huiles essentielles : telles sont les térébenthines de Bordeaux, de Venise, d'Alsace, de Chio, le copahu, etc.; on les nomme aussi *oléo-résines*.

La térébenthine de la Mecque ou baume de la Mecque, de Judée ou de Gilead, est produite par l'*amyris opobalsamum*. La térébenthine de Venise, de Briançon ou du mélèze découle du *larix Europea* DC., *pinus larix* L., *abies larix* Lam.; elle est très-estimée et ne durcit pas à l'air.

La térébenthine de Strasbourg ou des Vosges est due à l'*abies pectinata* ou *taxifolia*, *pinus picea* L. On la nomme *térébenthine au citron*. La térébenthine blanche d'Amérique est produite par le *pinus teda*; on la nomme aussi térébenthine de Boston ou du Canada.

La térébenthine de Bordeaux, produite par les *pinus maritima* et *sylvestris*, est la plus employée.

Enfin, on emploie quelquefois la térébenthine de Chio retirée du *pistachia terebinthus*, et térébenthine du Canada, ou faux-baume de Gilead, qui est due à l'*abies balsamea*.

Soumises à la distillation, les térébenthines donnent deux produits distincts : une essence qui est un hydrogène carboné souvent employé en médecine sous des formes diverses, et une matière résineuse, connue sous les noms de colophane, d'arcanson, etc., qui entre dans la composition de certains onguents.

Les térébenthines et leurs essences sont employées à peu près dans les mêmes cas, sous les mêmes formes et aux mêmes doses que le copahu.

Gelée de térébenthine

Pr.: Térébenthine de Venise. . . . .　15 gram.
Sirop de sucre. . . . .　20
Eau. . . . .　20
Gomme arabique. . . . .　4
Colle de poisson. . . . .　2

Faites dissoudre la colle dans l'eau, et mêlez.

On fait un sirop de térébenthine et un sirop d'essences, des pilules officinales contenant peu de magnésie, et des pilules magistrales qui en renferment à peu près la moitié de leur poids; les pilules de térébenthine cuite sont faites avec le résidu résineux que l'on obtient en faisant bouillir la térébenthine dans l'eau.

Les térébenthines et leurs essences agissent sur les muqueuses; on les emploie presque exclusivement dans les maladies des voies urinaires et des poumons. A l'extérieur, on fait entrer l'essence dans la composition des liniments destinés à frictionner les parties qui sont le siége de douleurs rhumatismales chroniques; elle agit alors comme dérivatif et rubéfiant.

Nous devons signaler l'application qui a été faite par Martinet, de la térébenthine ou de son essence au traitement des névralgies, et surtout des névralgies sciatiques. Trousseau la fait prendre dans des capsules vides qui se séparent en deux parties, dans l'une desquelles on introduit de 10 à 40 gouttes d'essence; on recouvre avec la seconde capsule, et on fait avaler dans un peu d'eau. On peut employer ce médicament sous toutes les formes, notamment sous celle de sirop.

L'essence de térébenthine fait partie, avec l'éther, du remède de Durande, qui est si souvent conseillé contre les calculs biliaires. Dans ces derniers temps, on a proposé de remplacer l'éther par du chloroforme.

Les médecins anglais accordent une grande confiance à l'essence de térébenthine contre la péritonite puerpérale. Cette méthode, dont les succès nous paraissent douteux, n'a pas été adoptée en France.

Carmichael (de Dublin), et plus tard, Guthrie, préconisèrent l'essence de térébenthine dans les inflammations lentes de l'iris et de la choroïde; Flarer (de Pavie) et Trinchetti l'ont employée avec succès, sous forme de collyre, contre certaines ophthalmies et blépharophthalmies.

On a employé la térébenthine contre les aigreurs d'estomac; on l'émulsionne alors dans un peu de carbonate de soude. Elliotson (de Londres) l'administre en lavements dans les cas d'aménorrhées rebelles.

Looch térébenthiné (CARMICHAEL)

Pr.: Essence de térébenthine . . . . 16 gram.

Jaune d'œuf. N° 1.

Mêlez et ajoutez :

Émulsion d'amandes douces. 125

Sirop d'écorces d'oranges. 64

Essence de cannelle. . . . . 3 à 4 gouttes.

A prendre par cuillerées dans la journée.

Baume térébenthiné contre les douleurs (REVEIL)

Pr.: Térébenthine de Bordeaux . . . . 5 gram.

Essence de térébenthine. 100

Ammoniaque liquide. 15

Essence de thym   }   āā.   2,50
— de lavande   }

Mêlez. — Ce baume prend la consistance de l'opodeldoch; c'est un rubéfiant très-énergique.

GEMME

On désigne sous le nom de gemme ou galipot la térébenthine solidifiée sur les arbres où on recueille la térébenthine : cette substance jouit des mêmes propriétés que la térébenthine, et nous ne voyons pas la nécessité de la substituer aux préparations térébenthinées.

SÉVE DE PIN MARITIME

Lorsqu'on prépare les pins par le procédé Boucherie, qui consiste à les imprégner de solutions salines et surtout de sulfate de cuivre, on obtient un liquide qui est désigné sous le nom de séve de pin; ce liquide a été d'abord proposé contre les affections de poitrine par Lecoy, inspecteur des eaux et forêts ; plus tard, certain nombre de médecins, parmi lesquels nous citerons Sales-Girons, Télèphe Desmartis, Durand, Kérédan, vantèrent la séve de pin dans la phthisie tuberculeuse commençante. En Belgique, ce médicament a été aussi très-employé, et il y est recommandé dans tous les cas où l'on fait usage des résineux et des balsamiques.

La séve du pin maritime est un liquide lactescent, un peu plus lourd que l'eau; sa saveur est balsamique et térébenthinée, fraîche, persistante ; son odeur rappelle celle de la résine de pin.

La séve de pin facilite la digestion et augmente l'appétit, lorsqu'on l'administre à faible dose. Selon Desmartis, elle exerce quelquefois une légère action laxative; elle calme la toux et les douleurs, facilite l'expectoration dans la phthisie commençante, dans la bronchite et les catarrhes. Sur les chevaux, on l'a employée avec succès contre la pousse.

On emploie la séve de pin maritime à l'état naturel, à la dose d'un ou deux verres par jour, et on élève progressivement la dose jusqu'à six verres, à boire dans l'intervalle des repas; pour les enfants, on le donne par cuillerées à bouche jusqu'à deux verres. On en a fait un sirop par simple solution qui est peu usité; la forme de pilules et de dragées convient encore moins.

COPAHU (BAUME DE)

Le baume de Copahu du commerce nous vient aujourd'hui de Java et de Maracaïbo.

Dragées de copahu (FORTIN)

Pr. : Baume de copahu. . . . .   50 gram.
Magnésie calcinée.   1,20

Mêlez et divisez en 72 pilules que l'on dragéifie avec de la gomme et du sucre.

Le baume de copahu a été surtout employé sous forme de capsules et de dragées; il est fâcheux que la spécialité se soit emparée de ces formes pharmaceutiques; mais c'est la faute des pharmaciens qui ont adopté difficilement les capsules et les dragées, parce que le public et les médecins trouvent ces modes d'administration faciles et agréables.

Ces formes pharmaceutiques ont été soumises au jugement de l'Académie de médecine qui s'est souvent déjugée : ainsi, à propos des dragées Fortin, elle conclut : 1° que les dragées au baume de copahu ne sont pas un remède nouveau ; 2° que le procédé d'enveloppe est connu ; 3° qu'il n'y a pas lieu à approbation. Le 28 février 1837 [1], elle conclut que l'objet pour lequel Mothes sollicite une prolongation de brevet est d'une utilité réelle, et que les procédés qu'il suit dans la préparation de ses capsules sont simples, bien appropriés au but qu'il se propose, et qu'ils ne sont pas sans quelque mérite d'invention. Le 27 juin 1837 [2], il est fait un rapport sur les capsules au gluten de Raquin (de Clamecy) dans lequel l'approbation est moins louangeuse; et cependant, à notre avis, l'enveloppe au gluten est préférable à celle qui est faite à la gélatine. De plus, Raquin ajoute un trente-deuxième de magnésie au copahu.

Électuaire contre la blennorrhagie (CLERC)

Pr. : Cubèbe pulvérisé.. . . . . 60 gram.
Copahu. 20
Cachou pulvérisé. 5
Conserve de roses . . . . Q. S.

Gros comme une noisette deux fois par jour; ou bien divisez en 80 bols; à prendre 4 à 6 par jour.

Mixture contre la goutte (KOPPE)

Pr. : Baume de copahu. . . . . 75 gram.
— du Pérou. 75
Huile de sabine. 1,20

Contre la goutte compliquée, à prendre par cuillerées à café, une à deux par jour.

Voici quelques formules pour l'emploi de l'eau distillée de copahu dans la blennorrhagie.

Injections

Pr. : Eau distillée de copahu. . . . . 100 gram.

[1] Bulletin de l'Académie de Médecine, t. I, p. 443.
[2] Bulletin de l'Académie de Médecine, t. I, p. 844.

Sulfate de zinc. 0,30
Teinture de cachou. 1

Mêlez. — On peut remplacer, dans cette injection, la teinture de cachou par 5 grammes de laudanum de Rousseau, ou par dix centigrammes
de pierre divine ou un gramme de tannin.

Gelée au copahu

Pr. : Baume de copahu solidifiable. . . . . 50 gram.
      Eau. 20
      Colle de poisson. 2,5
      Miel blanc. 15
      Gomme arabique. 1,5

Dissoudre la colle à chaud, remplacer l'eau évaporée, laisser reposer
et incorporer.

TOLU (BAUME DE)

Le baume de tolu, produit par le *myrospermum toluiferum* (légumineuse), nous vient de différentes parties de la Colombie et, aussi, aujour-
d'hui, du Brésil. Voici quelques nouvelles formules.

Gelée au baume de tolu (Hébert)

Pr. : Baume de tolu. . . . . 60 gram.
      Colle de poisson. 90
      Acide tartrique. 16
      Sucre. 3,500
      Eau de fleurs d'oranges. 125
      Blanc d'œuf. . . . . N° 1

On fait dissoudre le baume de tolu dans quantité suffisante d'alcool et
on l'étend de 2,500 grammes d'eau; on filtre et on ajoute la colle de
poisson et l'acide tartrique ; on fait dissoudre à une douce chaleur, et on
ajoute l'eau de fleurs d'oranges, dans laquelle on a fouetté un blanc d'œuf;
on conserve dans des pots couverts.

Le sirop de tolu, tel qu'il est préparé par le Codex, renferme une proportion de baume trop forte ; elle devrait, selon nous, être diminuée de
moitié. Voici quelques formules composées dans lesquelles entre le baume
de tolu.

Cônes au sucre

Pr. : Sucre pulvérisé. . . . . 45 gram.
      Poudre de guimauve ou lycopode. 20
      Sel de nitre pulvérisé. 45
      Eau. . . . . Q. S.

Pour 10 cônes.

Cônes au benjoin

Pr : Benjoin pulvérisé. . . . . 50 gram.

Poudre de guimauve ou lycopo le.   35
Sel de nitre.   20
Eau. . . . .   Q. S.

Pour 10 cônes.

Le baume du Pérou, produit par le *myroxylon peruiferum*, a été employé avec succès en frictions par le Dr Schwartz (de Friendberg) contre la gale; 60 grammes sont nécessaires généralement à chaque traitement. Nous indiquerons plus loin des moyens plus sûrs dans leurs effets et moins coûteux.

GOUDRON

On distingue aujourd'hui le goudron végétal ou goudron de Norvége et le goudron minéral ou de houille, ou coaltar, dont il sera question au chapitre des *Désinfectants*.

Le goudron, les vapeurs de goudron, l'eau de goudron ont de tout temps été préconisés contre les maladies de poitrine et des muqueuses ; vanté en Allemagne par Miselaud et Neumann, il a été préconisé en France par un grand nombre de médecins, parmi lesquels nous citerons Cayol, Durand-Fardel, Sales-Girons et Valleix.

D'après Durand-Fardel, les préparations de goudron modifient avantageusement les sécrétions des muqueuses : tantôt elles les augmentent, tantôt elles les diminuent ; d'après Lebert et Pétrequin, le goudron doit être employé dans la phthisie.

Les maladies cutanées, et principalement celles qui présentent la forme squameuse, sont traitées avec succès par les préparations de goudron ; Bateman les a employées contre l'ichthyose ; Sutro et Watherfield, contre les affections squameuses, (*lèpres psoriasis*) ; d'après A. Devergie, les malades ne sont que blanchis par le goudron, qui procure une guérison superficielle ; et dans les affections squameuses il faut avoir recours, en même temps qu'on emploie le goudron à l'extérieur, à une médication intérieure énergique.

Le goudron a la consistance d'une térébenthine ; il présente une odeur *sui generis* empyreumatique ; sa saveur est âcre ; il contient de l'acide acétique, des produits pyrogénés, tels que la créosote, l'eupione, la pyrélaïne, la paraffine (Reichenbach) ; par la distillation on en isole de l'acide acétique et une espèce d'essence. Péraire en a extrait trois produits, qu'il a nommés *résinone*, *résinéone* et *résinéine*.

On emploie le goudron sous une infinité de formes : en Amérique, on en prépare un vin et une bière ; en France, on emploie surtout l'eau et le sirop à l'intérieur, les pommades et les glycérolés à l'extérieur.

Eau de goudron

Pr.: Goudron de bois. . . . . 100 gram.

Mettez dans un vase, lavez à eau tiède et jetez les eaux de lavage, et ajoutez :

Eau de fontaine. . . . . 5,000 gram.

Faites macérer, et remplacez par de nouvelle eau au fur et à mesure de la consommation jusqu'à ce que l'eau cesse d'être sapide.

Capsules de copahu et de goudron (RICORD, FAVROT)

Pr.: Baume de copahu. . . . . : . . . . 220 gram.
Goudron de Norwége. 20
Magnésie calcinée. 18

Mêlez. Laissez durcir et divisez en 400 capsules que l'on recouvre de gélatine. A prendre quinze fois par jour.

Glycérolé goudronné (BOUCHUT)

Pr.: Glycérolé d'amidon. . . . . 15 gram.
Précipité rouge. 1
Goudron végétal. 15

Mêlez. En frictions contre l'eczéma.

Dragées de goudron

Mélangez à froid le goudron de Norwége avec le quinzième de son poids de magnésie. Laissez en contact quinze jours à la cave. Mêlez de nouveau, roulez en dragées, et faites dragéifier. On y ajoute quelquefois du fer ou du quinquina.

Pommades au goudron

	BENCK.	ÉMERY.	DEVERGIE.	DESCHAMPS.
Pr.: Axonge.	15	15	10	500
Goudron.	3	2	1 à 10	100
Cérat.	»	15	»	»
Soufre.	8	»	»	»
Eau de Cologne.	»	»	1	»

Chauffez au bain-marie pendant une heure et demie et filtrez.

Beck emploie cette pommade contre la lèpre ; Émery contre le psoriasis.

Le sirop de goudron est fait par simple solution de deux parties de sucre dans une d'eau de goudron. On fait aussi des tablettes de goudron : on prépare un mucilage avec de l'eau de goudron et de la gomme adragante, et on ajoute quantité suffisante de sucre pour faire une pâte à tablettes.

Glycérolé de goudron (Guibert)

Pr.: Goudron. . . . . 1 à 4 gram
Glycérine. : . . 8

Contre les affections squameuses.

Glycérolé d'amidon goudronné (Bouchut)

Pr.: Glycérolé d'amidon. . . . . 20 gram.
Goudron. . . . . 2 à 8

Mêlez.

FUMIGATIONS PERMANENTES AU GOUDRON

Cayol proposait de mettre dans les chambres des malades plusieurs assiettes contenant du goudron, et que l'on pouvait chauffer au besoin. Sales-Girons a imaginé un petit appareil contenant du goudron, que le malade place au-devant de sa bouche et qu'il porte d'une manière permanente : de sorte qu'avant de pénétrer dans les poumons, l'air inspiré est obligé de lécher la surface sur laquelle est étendu le goudron. Sales-Girons pense que ce petit appareil détermine une sorte de diète respiratoire, et que le goudron empêche l'action oxydante de l'air sur le sang et ses effets irritants sur le tissu pulmonaire. Il se base, pour appuyer son opinion, sur un fait fort singulier et parfaitement constaté aujourd'hui, c'est que la vapeur de goudron empêche le phosphore de luire à l'obscurité ; mais on sait que les vapeurs d'iode, de brome, d'éther, d'alcool, d'essence de térébenthine, etc., produisent les mêmes effets : et rien ne prouve d'ailleurs que la phosphorescence du phosphore soit due à un phénomène d'oxydation ; et ce qui paraît faire supposer le contraire, c'est qu'il cesse d'être lumineux dans l'oxygène pur.

Depuis longtemps en Angleterre, depuis quelques années à Naples et dans certaines villes du Nord, et seulement depuis quelques mois à Paris, on a traité la coqueluche des enfants par l'inhalation des produits qui se dégagent des résidus des épurateurs des usines à gaz. Notre expérience personnelle et celles qui ont été faites par H. Royer à l'hôpital des Enfants nous permettent d'affirmer l'inefficacité de ce moyen, et nous ajoutons qu'il ne serait pas du tout sans danger ; en effet, la chaux des épurateurs retient, outre les goudrons et autres produits empyreumatiques, de l'acide sulfhydrique, et le mélange de sciure de bois et de sulfate de fer absorbe des goudrons, et surtout de l'ammoniaque. Or, toutes ces combinaisons formées sont assez instables ; il en résulte que ces résidus d'épurateurs exposés à l'air dégagent tout à la fois divers produits empyreumatiques, de l'hydrogène sulfuré et de l'ammoniaque, et la proportion de ce dernier gaz est telle, que si on ne prenait pas des précautions indispensables, on pourrait bien, tout en voulant guérir les enfants de la coqueluche, leur donner une bronchite.

RÉSINÉONE DE GOUDRON

La résinéone de goudron, ou *tar oil* des Anglais, est une huile essentielle, liquide, incolore, obtenue par Pérairé dans la distillation du goudron : elle jouit des mêmes propriétés que le goudron lui-même ; elle distille entre 78 et 148°, tandis que la *résinone* passe à la distillation vers 70° et la *résinéine* vers 250°.

WOOD-OIL OU GURJUM BALSAMUM

Sous ces deux noms on emploie beaucoup, en Angleterre et en Allemagne, un baume que l'on trouve dans le commerce et qui est produit, dit-on, par *dipterocarpus trinervis*, etc. On s'en sert pour remplacer le copahu contre les blennorrhagies ; on fait surtout usage de l'huile essentielle à la dose de 10 à 30 gouttes trois ou quatre fois par jour.

HUILE DE CADE

L'huile de cade est une huile pyrogénée infecte, provenant de la distillation des vieux troncs du genévrier oxycèdre, *juniperus oxycedrus* L., qui croît dans le midi de l'Europe ; mais l'huile de cade vraie est rare ; on lui substitue le plus souvent l'*huile fausse*, extraite du goudron.

Bazin, Alph. Cazenave, Devergie, Gibert, Serre d'Alais, etc. ont constaté la supériorité de l'huile de cade sur le goudron dans un grand nombre de maladies de la peau, telles que le favus, le lupus, les acnés, les eczéma, le pityriasis, l'ichthyose, le psoriasis, la gale, le lichen agrius, etc. Dans les campagnes, c'est le spécifique de la gale des animaux, et surtout de celle du mouton.

L'huile de cade a été rarement employée à l'intérieur ; cependant on en a fait quelquefois usage, à la dose de 15 à 20 gouttes, comme anthelmintique : c'est surtout pour l'usage externe qu'elle est usitée ; on suit les mêmes doses et les mêmes formules que pour le goudron.

Pilules à l'huile de cade (Bazin)

Pr. : Huile de cade. . . . .   5 gram.
Acide arsénieux.   0,05
Extrait de douce amère.   8

On dissout à chaud l'acide arsénieux dans q. s. d'eau, on réunit le tout, on ajoute q. s. d'axonge, et on divise en 80 pilules.

CAOUTCHOUC

Nous n'avons à nous occuper ici du caoutchouc qu'au point de vue purement médical ; nous renverrons à l'article *Agglutinatifs*, pour tout ce qui est relatif aux applications chirurgicales de cette précieuse substance.

Le caoutchouc est produit par un grand nombre de plantes, et plus particulièrement par la *siphonia elastica* Persoon, *siphonia cachuchu* Schreb. et Wild., *jatropha elastica* L., *hevea Guianensis* Daub., de la famille des Euphorbiacées ; du *ficus elastica*, des Artocarpées ; il vient de Para, du Brésil, de la Guyane, etc.

Le caoutchouc a été préconisé avec excès contre les maladies de poitrine. On l'administre en solution dans l'essence de térébenthine rectifiée, la benzine ou les huiles de pétrole légères d'Amérique. C'est Haller (de Presbourg) et Hannon (de Bruxelles) qui ont beaucoup vanté le caoutchouc dans la phthisie pour combattre la diarrhée et les sueurs. Malheureusement les essais tentés tant en France qu'à l'étranger n'ont donné que des résultats nuls.

Électuaire de caoutchouc térébenthiné (Hannon)

Pr. : Caoutchouc dissous dans l'essence de térébenthine.   1 gram.
Rob de sureau.   30
Essence d'amandes amères. . . . .   3 gouttes.

On peut élever la dose de caoutchouc jusqu'à 5 et 6 grammes, à prendre une à trois cuillerées à café par jour, dans le traitement de la phthisie.

Pilules de caoutchouc

Boudet conseille de râper le caoutchouc en poudre fine, et de réduire cette poudre en petites masses, que l'on peut ensuite envelopper d'un peu de farine et d'eau.

Leroy (de Bruxelles) conseille de tirer le caoutchouc en lanières et de les couper en petits cubes de 4 à 5 millimètres de côté ; on les enveloppe ensuite de pâte comme le fait Boudet ; nous avons préparé des pilules de caoutchouc en traitant la matière déchiquetée par quelques gouttes d'huile légère de pétrole (hydrure de caproylène de Cahours et Pelouze) et agitant fortement.

On obtient ainsi une pâte fort facile à rouler en pilules.

NAPHTALINE

La naphtaline, naphtalène, ou hydrure de naphtile, découverte par Garden en 1820, dans le goudron de houille, étudiée par Faraday et surtout par Laurent, se forme dans la distillation des houilles, dans celle du benzoate de chaux, dans la préparation du noir de fumée, etc., etc.

La naphtaline cristallise en lames rhomboïdales incolores, minces, ressemblant à de l'acide borique ; dissoute dans l'éther, elle cristallise en cristaux très-nets et très-gros : elle possède une odeur goudronneuse, une saveur âcre, brûlante, aromatique ; elle ne dissout pas dans l'eau froide, peu dans l'eau bouillante ; elle est soluble dans l'alcool, surtout dans l'éther et les huiles essentielles. Son point de fusion est à 79° ; elle bout à 217° ; elle est représentée par $C^{20}H^8$.

Mise sur la langue, elle a une saveur âcre, chaude et désagréable ; elle détermine la toux, et produit un vif sentiment de chaleur dans la bouche et le pharynx.

La naphtaline a été employée, sur les conseils de Dupasquier, comme un stimulant bronchique, dans les catarrhes pulmonaires des vieillards ; à l'intérieur elle a été conseillée comme vermifuge. Rossignon la regarde comme un succédané du camphre ; Émery l'a employée contre un grand nombre d'affections de la peau.

Looch de naphtaline (DUPASQUIER)

Pr. : Looch blanc. . . . . 125 gram.

Naphtaline. . . . . 50 centigram. à 1 gram.

F F. A. un looch. — A prendre par cuillerées.

Pommade de naphtaline (ÉMERY)

Pr. : Naphtaline. . . . . 2 gram.

Axonge. 30

Mêlez. — Employée dans les mêmes cas que la pommade au goudron.

Eau-de-vie à la naphtaline (ROSSIGNON)

Pr. : Naphtaline . . . . 1 gram.

Eau-de-vie à 58° C. 39

Faites dissoudre. — Peut remplacer l'eau-de-vie camphrée.

GRAISSES RÉSINIFIÉES

Les corps gras rancissent facilement, s'acidifient et deviennent alors âcres et irritants ; leur conservation à l'état frais, surtout celle de l'axonge, est extrêmement difficile ; lorsqu'on prépare certaines pommades avec des graisses rances, outre l'action irritante qu'elles exercent sur les parties où on les applique, elles peuvent produire des décompositions chimiques lorsqu'on les mélange avec certains sels, et il en résulte un médicament tout autre que celui qui a été prescrit ; il serait impossible de préparer de la pommade à l'iodure de potassium blanche avec de l'axonge rance, parce qu'il se forme alors un savon et qu'une proportion plus ou moins grande d'iode est mise en liberté.

Pour obvier à ces inconvénients, on a proposé d'ajouter à l'axonge certaines matières résineuses en faible proportion. Voici quelques formules.

Graisse benzinée ou toluinée (DESCHAMPS)

Pr. : Benjoin ou résidu de baume de tolu pulvérisé. 20 gram,

Axonge récente. 500

Chauffez au bain-marie pendant deux ou trois heures et filtrez. Cette graisse est blanche ; elle a une odeur très-agréable ; on peut également l'obtenir par l'axonge et la teinture de tolu. On chauffe au bain-marie pour chasser l'alcool ; si on chauffait à feu nu, la graisse serait colorée ; pour la graisse toluinée, on se sert de la résine, résidu du sirop de tolu.

Graisse populinée

Pr. : Axonge récente. . . . . 5,000 gram.
Bourgeons de peupliers. 500
Eau 250

Chauffez doucement jusqu'à dissipation de l'humidité. Passez et agitez jusqu'à refroidissement.

La graisse alliacée, quelquefois aussi employée, s'obtient en chauffant au bain-marie de l'ail pilé avec de l'axonge.

La paraffine dont nous parlerons au chapitre des Émollients, jouit de la propriété d'empêcher les graisses de rancir : aussi, pourra-t-elle recevoir d'utiles applications en parfumerie et en pharmacie.

Art. II. — EXPECTORANTS FOURNIS PAR LE RÈGNE MINÉRAL

HUILE DE NAPHTE

On confond souvent, à tort, l'asphalte, le pétrole, le naphte, le bitume, le malthe, etc., quoique toutes ces substances jouissent de propriétés à peu près identiques ; l'huile de naphte proprement dite est un liquide bitumineux, très-fluide, transparent, jaune clair, d'une odeur très-forte, très-inflammable ; d'ailleurs ses propriétés varient avec son degré de pureté ; elle est insoluble dans l'eau, soluble dans l'alcool, l'éther et les huiles fixes et volatiles.

L'huile de naphte a été employée contre les affections de poitrine. Quoique très-vantée dans le siècle dernier, elle est à peine usitée aujourd'hui. Ernest Cloquet, médecin du schah de Perse, et Andréyosky, médecin de l'armée russe, ont vanté cette huile à la dose de 10 à 20 gouttes contre la diarrhée des cholériques. On l'administre dans un demi-verre de vin blanc.

Avant d'employer l'huile de naphte, il faut la purifier. On l'agite dans un flacon avec une solution de carbonate de potasse concentrée ; puis on lave à grande eau.

L'huile de naphte s'administre dans des potions à la dose de 10 à 20 gouttes contre les catarrhes, 1 à 4 gouttes comme antispasmodique, 10 gouttes à 5 grammes comme anthelminthique, 5 à 30 gouttes comme antidiarrhéique. Pour masquer la saveur désagréable du naphte, on l'associe aux sirops aromatiques. A l'intérieur, on l'emploie comme la naphtaline, aux mêmes doses et dans les mêmes cas.

Mixture de naphte opiacé (Hastings)

Pr.: Naphte rectifié. . . . . 32 gram.
Laudanum de Sydenham. 8

15 gouttes, trois fois par jour avec du sucre, dans de l'eau sucrée ou dans un sirop, dans les catarrhes et contre la phthisie pulmonaire.

MÉDICINAL NAPHTA

Sous le nom de *medicinal naphta*, les Anglais ont beaucoup vanté, depuis plusieurs années, un naphte particulier. D'après le docteur Hastings, on désignerait sous ce nom, en Angleterre, un nombre considérable de corps qui n'auraient d'autres propriétés communes que leur volatilité et leur combustibilité ; on distingue avec soin les naphtes médicinaux de ceux qui ne le sont pas.

Les huiles de naphte proprement dites sont des mélanges de plusieurs carbures d'hydrogène, tandis que le medicinal naphta se rapprocherait, par sa composition, de l'éther méthylique $= C^3H^5O$, puisqu'on le représente par C^3H^5O, et, en doublant cette formule, on aurait l'acétone $= C^6H^6O^2$.

En 1854, Durand-Fardel fit connaître qu'il avait employé le médicinal naphta avec succès contre le catarrhe pulmonaire ; il conseillait en même temps de se tenir en garde contre l'enthousiasme des Anglais, qui le vantaient contre la phthisie pulmonaire. Cayol et Sales-Girons sont arrivés aux mêmes conclusions ; mais, avant tout, il faudrait dissiper les doutes qui existent sur la nature de ce produit et s'assurer s'il s'agit de l'acétone ou méthyl-acétyle.

HUILE DE PÉTROLE

Les huiles de pétrole sont très-abondantes dans diverses contrées du monde ; celles que l'on emploie aujourd'hui dans l'industrie viennent de l'empire des Birmans, province de Rangoon, de Pensylvanie et du Canada. Par distillation on obtient des huiles lourdes et des essences légères. Le point d'ébullition de celles-ci varie de 14° à 120°. L'huile la plus abondante a été étudiée et décrite par Pelouze et Cahours, sous le nom d'*hydrure de caproylène*. On les emploie dans les mêmes cas que l'huile de naphte. Voici une formule très-employée en Amérique sous le nom de *British oil* :

Pr.: Essence de thérébenthine. . . . . 250 gram.
Huile de lin. 250
— de succin. 125
— de genévrier. 125
Pétrole des Barbades. 90
— d'Amérique (seneca oil). 50

ANTIMOINE

Parmi les préparations antimoniales employées comme expectorantes nous signalerons le kermès de Cluzel, qu'on emploie à la dose de 10 à 50 centigrammes ; l'oxyde blanc d'antimoine et l'antimoine diaphorétique lavé, que l'on fait prendre dans un looch blanc ou dans des potions, à la dose de 50 centigrammes à 2 grammes.

On confond souvent l'*antimoine diaphorétique* avec l'*oxyde blanc d'antimoine*. Quoiqu'il existe réellement peu de différence entre les effets thérapeutiques de ces deux corps, ils sont bien loin d'avoir la même composition, et on ne doit, dans aucun cas, les substituer l'un à l'autre. L'oxyde blanc d'antimoine a pour composition Sb^2O^3, tandis que l'antimoine diaphorétique lavé des pharmacies est un biantimoniate de potasse $KO,^2Sb^2O^5 + 6aq$.

ANTRAKOKALI

Ce composé de charbon et de potasse, proposé en 1837 par Polya (de esth) contre les maladies de la peau, adopté à cette époque avec un ertain empressement, est à peu près inusité aujourd'hui, depuis surtout ue Sigmund (de Vienne) a assuré n'en avoir retiré aucun avantage.

On obtient l'antrakokali simple en mêlant 160 parties de charbon de ouille porphyrisé avec 192 parties de potasse en solution concentrée et n évaporant à siccité, en agitant constamment.

Antrakokali sulfuré. On mêle 16 grammes de soufre avec le charbon e terre et on fait dissoudre dans la potasse caustique indiquée, et on père comme nous l'avons dit plus haut.

On employait l'antrakokali en poudre, en pilules et sous forme de ommade au vingtième (Gibet).

FULIGOKALI

Deschamps a proposé sous le nom de fuligokali un mélange de otasse caustique et de suie.

Fuligokali simple

Pr. : Potasse caustique. . . . .   20 gram.
Suie brillante.   100

Faire bouillir, pendant une heure, dans quantité suffisante d'eau dis-illée ; étendre d'eau filtrée. Faire évaporer à siccité. Réduire en poudre t conserver dans des flacons secs.

Fuligokali sulfuré

Pr. : Fuligokali simple. . . . .   60 gram.
Potasse caustique.   14
Soufre.   4

Chauffer le soufre et mêler à la potasse avec un peu d'eau. Lorsque le oufre est dissous, ajouter le fuligokali. On évapore et on fait dessécher.

CHAPITRE IX

MÉDICATION ANTHELMINTHIQUE

Les Anthelminthiques sont des médicaments qui sont employés pour tuer et expulser les vers intestinaux. On appelle plus spécialement vermicides ceux qui détruisent les vers, et vermifuges ceux qui les expulsent sans les tuer. Parmi les premiers, ceux qui sont purgatifs sont à la fois vermicides et vermifuges; de sorte que ceux-ci doivent figurer seulement à la classe des anthelminthiques.

Art. I. — ANTHELMINTHIQUES FOURNIS PAR LE RÈGNE VÉGÉTAL

FOUGÈRE MALE

Le rhizome de la fougère mâle (*nephrodium filix mas* Rich., *polypodium filix mas* L.) est caractérisé par un *indusium* réniforme, adhérent par son échancrure, qui recouvre chaque petit groupe de capsules; ceux-ci sont disposés en séries linéaires autour de la fronde et de ses divisions. Le rhizome a été analysé par Morin et les bourgeons par Peschier (de Genève).

On préfère, en général, la souche de fougère mâle récente. On l'emploie en infusion à la dose de 20 grammes pour un litre d'eau bouillante: la poudre s'administre à la dose de 40 à 50 grammes, ce qui vaut beaucoup mieux. On fait prendre ensuite de l'huile de ricin; car le principe actif de la fougère mâle étant insoluble dans l'eau et soluble seulement dans l'éther et moins dans l'alcool, il en résulte que l'infusion est une préparation à peu près inerte.

L'huile éthérée de fougère mâle est administrée sous des formes diverses à la dose de 2 à 4 grammes; on la prépare en épuisant les rhizomes de la fougère pulvérisés avec de l'éther et faisant évaporer au bain-marie pour recueillir l'éther; c'est une huile noire, épaisse, d'une odeur éthérée mêlée à celle de la fougère, soluble dans l'éther, peu soluble dans l'alcool froid; elle s'y dissout à chaud.

L'extrait de fougère se prépare avec l'alcool à 80° C., quoique Peschier conseille de le préparer avec les bourgeons récents de fougère mâle; à Genève même on n'emploie que les rhizomes frais.

On nourrit pendant deux ou trois jours les malades avec des potages maigres; on les purge la veille et on administre les pilules suivantes.

Pilules tæniafuges

Pr.: Huile éthérée de fougère. . . . .   2 gram.
Mucilage et poudre de fougère . . . .   Q. S.

Pour 10 bols : — à prendre à jeun, à une heure d'intervalle ; on boit la décoction de fougère, et on administre dans la journée 40 grammes l'huile de ricin.

Remède de madame Nonffer

La veille, faire manger une panade ; — le matin, 12 grammes de poudre de racine de fougère délayée dans 190 grammes de tisane de fougère : deux heures après, les bols suivants :

Calomel
Scamonée   } ãã. . . . . 5 décigram.
Gomme-gutte
Confection d'hyacinthe. . . . . Q. S.

Faire 3 bols, 1 pour les enfants, 2 pour les personnes délicates, 3 pour les adultes à un quart d'heure de distance.

Trousseau et Pidoux conseillent : le premier jour, diète lactée sévère ; le deuxième jour, 4 grammes d'huile de fougère (extrait de résineux éthéré), en 4 doses à un quart d'heure d'intervalle ; le troisième jour, 4 grammes d'extrait comme la veille ; après la dernière dose, 0 grammes de sirop d'éther en une seule fois ; demi-heure plus tard, looch blanc avec 3 gouttes d'huile de croton.

La fougère commune (*pteris aquilina*) est substituée, l'été, à la balle d'avoine pour coucher les enfants ; ils sont là plus au frais, et l'odeur qui s'exhale les préserve, dit-on, des affections vermineuses.

OSMONDE ROYALE

L'Osmonde royale (*osmunda regalis*) a été préconisée par P. Simon, Heindenreich, pour la cure radicale des hernies simples : quoiqu'on accorde, avec raison, peu de confiance à cette méthode, nous croyons devoir la faire connaître : on fait digérer pendant huit jours, dans 500 grammes de vin, 8 grammes de rhizome de fougère, et on fait boire en deux fois ; en même temps on fait boire deux petites cuillerées de poudre de la même plante, et on applique, sur l'orifice de la tumeur, des compresses imbibées d'une décoction préparée d'après la formule suivante :

Pr.: Racine de tormentille. . . . . 60 gram.
Noix de galle.
Racine de calamus aromaticus } ãã. 30
Eau. 1,000

Faire bouillir 6 minutes et ajouter :

Alcool. 100

On maintient les compresses avec une ceinture et quelquefois on les imbibe d'une solution de sel ammoniaque à deux centièmes.

RACINE DE GRENADIER

Contre le tænia on préfère l'écorce *fraîche* de la racine de grenadier sauvage. Grisolle recommande, lorsqu'on ne peut pas se procurer l'écorce fraîche, de faire macérer 24 heures celle du commerce dans l'eau et de faire bouillir ensuite : un pharmacien de Paris, Lesage, préconise la racine du Portugal, Cadet-Gassicourt celle d'Afrique ; Legendre dans un excellent travail a fait voir que le succès était certain lorsqu'on administrait convenablement l'apozème de grenadier.

TÆNIAFUGES ABYSSINS

Les Tæniafuges tiennent une grande place dans la matière médicale abyssinienne ; et on comprendra sans peine qu'il doit en être ainsi, puisque tout le monde dans ce pays, hommes, femmes et enfants sont atteints du tænia : ce qui s'explique par la quantité considérable de viande de porc crue ou peu cuite dont font usage les habitants de ces contrées. Nous empruntons aux travaux de Wilhelm Schimper[1] et aux excellentes thèses de A. Courbon, chirurgien de la marine[2] et E. Fournier[3], les détails intéressants que nous allons donner sur les remèdes abyssins.

MUSENNA

Le mesenna, musenna, que Aubert Roche nomme *bisenna* et Ant. Petit et Ach. Richard[4] appellent *besenna*, est désigné sous les noms de *mesana* en amhara, et de *besanna* en tigré.

Aubert Roche fait venir le mesenna du *juniperus Virginiana* L., et ajoute qu'on le prend incorporé à du miel, auquel il communique un goût de térébenthine agréable[5]. Ach. Richard le rapporte à une légumineuse indéterminée qu'il désigne sous le nom de *besenna anthelminthica*; le docteur Courbon a rapporté le premier les fleurs et les fruits de cette plante. On a reconnu que c'était une légumineuse de la tribu des Acaciées ou Mimosées, qui devait être rangée à côté de l'acacia de la haute Égypte, *acacia lebbek* D. et *albizia lebbek* Benth, et on lui a donné le nom d'*albizia anthelminthica*.

---

[1] *Médicaments employés en Abyssinie contre le ver solitaire.*

[2] *Observations topographiques et médicales recueillies dans un voyage à l'isthme de Suez, sur le littoral de la mer Rouge et en Abyssinie.* Paris, 1861.

[3] *Des ténifuges employés en Abyssinie.* Paris, 1861.

[4] *Ventamen floræ Abyssinicæ.* Parisiis, 1847, vol. 1, page 253.

[5] *Bulletin de l'Académie de médecine.* Paris, 1841, t. VI, p. 493.

Courbon a trouvé l'arbre qui produit le mesenna dans tous les points de l'Abyssinie d'une moyenne élévation, à Mahiyo dans le Tarenta, sur la route de Halay à Massouab ; il est commun autour de Dixah et d'Hébo ; on le rencontre surtout dans le Samen.

C'est l'écorce que l'on emploie. Gastinel, professeur de chimie à l'école de médecine du Caire, a reconnu qu'elle contenait une grande quantité de gomme, et un principe particulier analogue aux alcaloïdes, se présentant sous la forme d'une poudre blanche, se combinant aux acides.

La poudre d'écorce de mesenna est administrée à la dose de 40 à 60 grammes ; les Abyssins la délayent dans l'eau. Ils la mêlent à la farine pour en faire du pain ; ils la mélangent au beurre, au miel, pour en faire des boulettes que l'on prend le matin, trois heures avant le repas ; aucune fonction n'est troublée : dans la soirée on rend des fragments de tænia ; mais en général ce n'est que le lendemain, le matin ou le soir, que le ver est expulsé comme broyé dans une selle séro-muqueuse ; les jours suivants on évacue encore quelques fragments de tænia.

D'Abbadie, à son retour du voyage qu'il fit en Abyssinie, en 1848, rapporta du mesenna qu'il remit au docteur Pruner-Bey, qui en constata l'efficacité et le fit connaître en Europe. D'après Gastinel, l'infusion de 30 grammes d'écorce réussit parfaitement : cependant ce remède a échoué entre les mains de plusieurs chirurgiens de marine ; mais il est vrai que la dose qu'ils donnaient (15 à 20 grammes) est regardée comme insuffisante. D'Abbadie préfère le mesenna au cousso, parce que celui-ci, dit-il, est un purgatif drastique qui détermine des nausées, qui peut produire des effets dysentériques graves, quelquefois mortels, et que d'ailleurs il n'effectue jamais une guérison radicale.

Le cousso ne détermine jamais, en France du moins, des purgations dysentériques ; les nausées qui suivent quelquefois son administration sont sans importance, et elles sont d'ailleurs également déterminées par le mesenna. Le cousso, bien administré, expulse complètement le tænia ; mais, en France, toute discussion à cet égard serait inutile, puisque le mesenna ne se trouve que dans le commerce, et que le cousso y est assez abondant.

COUSSO

Le *cosso* ou *cousso*, en amhara, et *habi*, en tigré, nommé aussi par Brayer *cotz* ou *cabotz*, et que l'on écrit quelquefois en français *cusso* et *kousso*, est produit par le *brayera anthelminthica* Kunth., *hagenia anthelminthica* Lam., *Bankhsia Abyssinica* Bruce, de la famille des Rosacées, tribu des Spiréacées.

Le *brayera anthelminthica* est un bel arbre que l'on trouve en Abyssinie, sur tout le plateau éthiopien, dans les provinces du Samen, du Lasta, du Gojam et du Golta ; on emploie les inflorescences à dose de 30 à 35 grammes ; les indigènes le prennent réduit en poudre délayée dans divers liquides, ou dans de l'eau. On ressent, après l'avoir pris, une grande âcreté, des nausées, du malaise et du dégoût ; une heure après l'administration, on a une selle ordinaire ; une heure plus tard une selle liquide, et quatre ou cinq heures après, le tænia est expulsé sous forme d'un peloton blanchâtre.

Les Abyssins prennent le cousso tous les deux mois, le matin à jeun ; ils ne font leur premier repas qu'après l'expulsion du ver.

Ils administrent souvent le cousso délayé dans une sorte de bière (bouza), faite avec une herbe qu'ils désignent sous le nom de teff (*poa Abyssinica* L.) ; en France, on le fait prendre délayé dans de l'eau tiède ; nous y avons fait ajouter quelquefois, surtout pour les enfants, le jus d'un citron ; il donne ainsi moins de nausées. Mentel, pharmacien à Paris, a eu l'idée de granuler la poudre, et de recouvrir les petit granules, de sucre ; on l'avale ainsi plus facilement, mais il faut en prendre une dose double ou triple.

Hannon (de Bruxelles)[1] a employé avec succès le cousso à faible dose, 1 à 10 grammes, contre les ascarides lombricoïdes, chez les enfants, soit en fusion, soit délayé dans de l'eau tiède.

Le cousso était employé depuis longtemps en Angleterre, en Allemagne, en Hollande et en Belgique, lorsque, en 1840, Aubert-Roche[2] le présenta à l'Académie de médecine. Des observations recueillies par Delpech et Henri Gueneau de Mussy dans le service de Chomel[3], puis d'autres publiées par Martin Solon[4], des observations diverses qui parurent dans divers journaux suivies toutes de succès établirent son efficacité ; il est aujourd'hui définitivement admis dans la matière médicale comme le tæniacide le plus certain dans ses effets.

L'analyse chimique du cousso laisse encore beaucoup à désirer, malgré les nombreux travaux dont il a été l'objet. Viale et Latini ont trouvé dans le cousso un produit ammoniacal, qu'ils ont proposé d'appeler *agénate d'ammoniaque* ; mais ils n'ont pas isolé et caractérisé l'acide *agénique*, ni déterminé si c'était le principe actif.

D'après Stromeyer, le cousso contient une résine amère, du tannin et un alcali végétal nommé *cossine* ou *coussine*. Wittstein, qui en a fait

---

[1] *Presse médicale belge*, 1852.

[2] *Mémoires de l'Académie de médecine*. Paris, 1841, t. IX, p. 689. — Rapport sur ce mémoire, *Bulletin de l'Académie de médecine*. 1841, t. VI, page 492.

[3] *Bulletin de l'Académie de Médecine*, 1847, t. XII, page 690.

[4] *Bull. général de thérapeut.*, 1850, t. XXXVIII, p. 299 et suiv.

'analyse complète[1], n'y a trouvé rien de particulier qu'une résine âcre, amère. C. Willing en a isolé une huile volatile, une résine ayant une saveur amère et astringente et l'odeur de l'huile, et une essence dont 'odeur rappelle celle des fleurs.

Paveri a extrait du cousso une matière qu'il nomme *koussine* ou *tæniine*, qui a été étudiée par A. Vée, et qui ne nous paraît pas être un principe immédiat.

SAORIA — SOARIA

Schimper nomme ce ténifuge Saoria. D'après Courbon, c'est Soaria qu'il faut dire; c'est le *Mæsa picta* Hochst, *Mæsa lanceolata* Forsk. etc. Cet arbrisseau, de la famille des Myrtacées, ne se trouve que sur des points du plateau éthiopien qui sont situés à 2,000 mètres au moins au-dessus du niveau de la mer. C'est le fruit frais ou desséché que l'on em ploie; on le réduit en poudre et on l'incorpore à de la bouillie de fro ment; la dose est de 32 à 44 grammes. D'après Schimper, il agirait aussi sûrement que le cousso; il purge; il tue et expulse le tænia, n'exerce aucune action sur la santé; il est moins rare en Abyssinie que le cousso, et plus rare, au contraire, en France.

Strohl, agrégé à la Faculté de médecine de Strasbourg, a décrit le saoria; d'après Courbon, il n'existerait pas dans toutes les parties de l'Abyssinie, comme on l'a dit à tort. Ce fruit est une drupe ovoïde, de couleur jaune verdâtre, du volume du poivre; sa saveur est aromatique, huileuse et astringente; c'est, d'après Schimper, un des meilleurs tæ niafuges; il colore l'urine en violet. Voici, d'après Strohl, comment on l'administre.

La veille, régime modéré; une soupe le soir; le matin, 30 grammes de saoria en infusion ou délayée dans un liquide sucré ou non. C'est à tort qu'on l'a fait prendre dans de la purée de lentilles ou de farine de froment: on calme les nausées, s'il y en a, par de légères infusions aromatiques; deux heures après surviennent des selles liquides, dans les quelles on trouve le tænia mort. S'il n'y a pas purgation, on administre rait l'huile de ricin; régime doux le jour et le lendemain; au cas où la tête n'est pas expulsée, on doit recommencer quatre jours plus tard.

D'après Apoiger, auteur d'un travail sur les fruits du saoria, l'extrait éthéré des semences constituerait un tæniacide très-efficace.

TATZÉ

Le Tatzé ou Zarech a été décrit par Schimper; on désigne sous ce nom le fruit d'une Myrsinée (*Myrsina Africana* L.), qui croît dans dif-

---

[1] Buchner's *Repertorium* für die *Pharmacie* zweite Reih. Band XVIII. S. 367.

férentes parties de l'Afrique et surtout en Abyssinie, à 3,000 mètres au-dessus du niveau de la mer; il a la grosseur du genévrier; c'est une drupe monosperme par avortement, à noyau crustacé, d'une couleur rougeâtre, moins aromatique et moins huileuse que celle du saoria, mais plus âcre et plus astringente.

On l'administre délayé dans l'eau à la dose de 15 à 24 grammes au plus; on réduit les fruits secs en poudre; il est plus répandu que le saoria, mais il provoque quelquefois des vomissements, jamais des coliques; il produit rarement des accidents généraux et même la purgation; il rend l'urine très-foncée; si l'effet purgatif n'est pas produit, on administre deux ou trois heures après de l'huile de ricin.

HABI-TSALIM

L'Habi-tsalim, improprement appelé *abitzélim* par Quantin-Dillon et *Happe-zélim* par W. Schimper, est le nom en tigré du *jasminum floribundum* R. Br.; il est commun dans toute l'Abyssinie et se nomme *Temballal*, en amhara; c'est une plante sarmenteuse ressemblant beaucoup au *jasminum officinale* L. (Courbon). On trouve souvent en Éthiopie une autre espèce de jasmin, le *jasminum Abyssinicum* R. B., qui diffère du précédent par sa corolle, qui est violacée en dehors, au lieu d'être blanche, par les dents de son calice, qui sont longues et sétacées au lieu d'être courtes et obtuses; les Abyssins emploient indifféremment les deux comme tæniafuges. Ils mêlent les feuilles aux jeunes pousses de *l'ouera* ou *aulé olea chrysophilla* Lamk. On pile une poignée du mélange entre deux pierres; on en fait une pâte avec un peu d'eau, et on fait avaler cette pâte semi-liquide. Ce remède réussit bien.

HABI-TCHOGO

L'Habi-tchogo, appelé improprement *Abats jogo* par Aubert Roche, *Jabbe-tseuhukko* par Wilhelm Schimper, et *Mitchamitgho* par Achille Richard, a pour nom véritable *Habi-tchogo* en tigré, et *Metchametcko* en amhara. Ce sont les bulbes que l'on emploie; la plante qui les fournit a été regardée comme une orchidée par Ant. Petit, et par Duméril et Mérat comme voisine de l'*ixia bulbocodium* L.; mais il est démontré que ce sont les bulbes de l'*oxalis anthelminthica* A. Rich.; la racine est terminée par un tubercule de la grosseur d'une châtaigne; les feuilles sont radicales trifoliées, du milieu desquelles s'élève une hampe couronnée de fleurs purpurines. On fait prendre les bulbes écrasées à la dose de 60 grammes, mêlés à diverses boissons, ou bien on les croque. Ce remède agit presque aussi bien que le cousso, mais ce n'est, en général, que quatre heures après son administration que le tænia est expulsé.

BELBELTA

Le belbelta est appelé *bolbilda* par Wilhelm Schimper et *bilbella* par Quantin-Dillon, nom qui, en abyssin, veut dire petite clochette, grelot; son véritable nom est *belbelta*[1]. Cette plante appartient à la famille des Amarantacées; c'est le *celosia Adoensis* Hochst, *celosia trigyna* L., *achryranthes decumbens* Forsk., *lestibudesia trigyna* R. Br.; d'après Schimper, ce sont les feuilles, les fleurs et les fruits qu'on emploie contre le tænia; tandis que pour Ferret et Galinier, ce sont les semences pilées. Suivant ces derniers auteurs, c'est un remède dangereux qui détermine de vives douleurs. Il est inconnu en France.

ROMAN

Le roman est le nom en tigré, en amhara et en ghéeze (ancienne langue des Abyssins) du grenadier, *punica granatum* L. En Abyssinie comme chez nous, c'est l'écorce de la racine que l'on emploie, mais elle est peu usitée.

Wilhelm Schimper range encore parmi les tæniafuges abyssins l'*angogo*, fruit d'une plante non encore déterminée, et l'*ogkert* qui serait la racine du *silene macrosole?* Hochst, Caryophyllées; mais il est peu connu, et, d'après Courbon, le mot *ogkert* n'existe pas dans la langue éthiopienne.

KAMALA

Kamala est un mot hindoustan adopté par les Européens pour désigner une poudre rouge qui provient du *rottlera tinctoria*, qui est employée en Orient pour teindre la soie; les Indiens la considèrent comme d'une chaude nature, et ils l'administrent comme anthelminthique à faible dose; ils l'emploient aussi contre les maladies de la peau.

Daniel Hanbury nous a fait connaître le kamala, qu'il avait vu à Aden[2]; il a été aussi décrit par Dorvault et Guibourt.

Le kamala est décrit par Roxburgh[3]; la plante qui le produit appartient à la famille des Euphorbiacées; elle est commune dans les montagnes de l'Inde; on la trouve aux Philippines, en Chine, dans l'Australie septentrionale, dans le sud de l'Arabie; on cueille le fruit en février et mars; la poudre qui le recouvre constitue le kamala.

Le kamala est d'une belle couleur rouge; il est en poudre fine ve-

---

[1] Ferret et Galinier, *Voyage en Abyssinie*. Paris, 1847, tome

[2] *Journal de pharmacie*, juin 1855. *Note sur l'origine et les propriétés de cette poudre.*

[3] *Plants of the coast of Corommandel*. London, 1798, volume II, pl. 168.

loutée ; il brûle à la flamme d'une bougie ; il est inodore et peu sapide ;
il est soluble en partie dans l'alcool et dans l'éther.

Anderson a extrait du kamala une substance particulière, insoluble
dans l'eau, peu soluble dans l'alcool froid, très-soluble dans l'alcool
bouillant et dans l'éther, qu'il a nommé *rottlérine*; il y a trouvé en
outre des matières colorantes, résineuses, albumineuses, de la cellulose
et des sels.

Le docteur Mackinnon, chirurgien directeur du *Medicinal Establish-
ment*, au Bengale, qui a le premier et souvent employé le kamala, dit
que c'est un remède efficace contre le tænia, et d'un usage plus certain
que la térébenthine et le cousso. La dose est de 12 grammes pour un
sujet vigoureux, et de 6 à 8 grammes pour un sujet faible.

On reproche au kamala de déterminer des nausées considérables ; le
ver est rendu mort à la troisième ou à la quatrième selle qui suit l'administration du remède; on est quelquefois obligé d'administrer l'huile de
ricin ou de croton.

Sur quatre-vingt-quinze cas d'administration du kamala, recueillis par
Anderson, on ne compte que deux insuccès; C. A. Gardon a confirmé
les faits de Mackinson et Anderson.

Le kamala est très-employé par les Arabes d'Aden. On l'administre
intérieurement contre la lèpre et pour faire disparaître les rousseurs et
les boutons.

Le kamala a été employé avec succès à Londres par A. Leared et à
Dublin par William Moore : nous l'avons administré trois fois à des
enfants et deux fois sans succès. Germain Sée, lorsqu'il était à l'hôpital
des Enfants malades, n'a pas été plus heureux que nous.

Teinture alcoolique de kamala (ANDERSON)

Pr.: Kamala. . . . . 180 gram.
Alcool rectifié. 580

Faites macérer deux jours et filtrez. — Dose, 4 à 16 grammes dans
un peu d'eau aromatique. — Anderson lui attribue une action plus certaine et plus douce que celle de la poudre; elle occasionne plus rarement
des nausées et des coliques.

DOLICHOS PRURIENS

POILS A GRATTER

Les gousses du *dolichos pruriens* sont recouvertes de petits poils
fauves très-irritants qui déterminent, lorsqu'on les applique sur la peau,
une vive démangeaison. Ce sont ces poils que Chierici a expérimentés
contre la tuberculose pulmonaire, et il les a trouvés un excellent fébrifuge
à la dose de 20 à 40 centigrammes pour les enfants, et 60 centigrammes

à un gramme pour les adultes. On administre après un purgatif. Les poils agiraient mécaniquement, d'après Chierici, et ne détermineraient ni douleurs ni coliques.

D'après l'action que ces poils exercent sur la peau on doit douter des résultats annoncés.

SPIGÉLIE ANTHELMINTHIQUE

La spigélie anthelminthique, *spigelia anthelmia* L., et non *anthelminthica*, *brinvilliers*, et non *brinvillière*, Gentianées, est introduite depuis longtemps dans la matière médicale; elle nous vient de l'Amérique du Sud, du Brésil, de Cayenne; elle est commune aux Antilles. On la dit très-vénéneuse ; on ajoute même qu'un papillon et une chenille qui vivent sur cette plante sont eux-mêmes venimeux ; toutefois elle perd la plus grande partie de ses propriétés par la dessiccation, car on l'emploie beaucoup en Amérique contre les vers intestinaux ; elle est peu usitée en France. Ses feuilles desséchées sont d'un vert foncé, d'une odeur analogue à celles des racines d'arnica et de pyrèthre; leur saveur est àcre et amère ; elle est rare dans le commerce.

Bonnewyn considère la spigélie comme le remède par excellence pour détruire les vers intestinaux. Elle répugne quelquefois aux enfants ; mais c'est là un faible inconvénient. On ne l'emploie pas à cause de la difficulté que l'on a à se la procurer.

Décoction de spigélie anthelminthique (BONNEWYN)

Pr. : Spigélie finement découpé. . . . .   52 gram.

Faites bouillir dans un vase couvert pendant un bon quart d'heure dans suffisante quantité d'eau de pluie pour obtenir 192 à 250 grammes de colature, et après décantation on ajoute 32 à 64 grammes de sirop de fleurs de pêcher ou de mûres.

Sirop de spigélie (MOUCHON)

Pr. : Spigélie en poudre grossière. . . . .   250 gram.
Eau de fontaine. . . . .   1,000 gram.
Sirop de sucre..   1,000

Mettez d'abord en contact, pendant quatre heures environ, la poudre de spigélie et un poids égal au sien d'eau bouillante que vous maintiendrez à peu près au même degré de température dans un vase clos; déplacez dans un appareil convenable, à l'aide de l'eau restante, toujours entretenue au degré d'ébullition, pour épuiser complétement la poudre, puis faites concentrer l'hydrolé avec le sirop pour ramener le tout au poids de 1,000 grammes.

CHENOPODIUM ANTHELMINTHICUM

Dans les États-Unis d'Amérique, on substitue au *semen-contra* le *chenopodium anthelminthicum* pour expulser les lombrics. Voici la formule du dispensaire de New-York :

Pr. : Huile de chénopode. . . . . 10 gouttes.
Sirop simple. . . . . 50 gram.

A prendre trois cuillerées à café de ce sirop, deux ou trois jours de suite; puis on administre un purgatif. Les formulaires américains ne disent pas ce que c'est que cette huile de chénopode ; il est probable que c'est une huile obtenue par digestion.

GRAINES DE COURGES

Les espèces et les variétés de courges ou citrouilles sont très-nombreuses; on ne sait pas si toutes jouissent des mêmes propriétés.

D'après les renseignements qui m'ont été fournis par le docteur Jourdanet, qui a longtemps habité le Mexique, les graines de citrouille sont employées dans ce pays depuis longtemps contre les vers intestinaux et contre le tænia; mais on ne sait pas quelle est l'espèce qui est le plus souvent employé. Des essais faits en France, à Bordeaux par plusieurs médecins, à Paris par M. le docteur Debout, feraient supposer que les graines de toutes les citrouilles jouissent des mêmes propriétés.

Le tænia est fort commun à Mexico. Jourdanet a eu souvent l'occasion d'employer la graine de citrouille contre cet entozoaire.

Voici comment il en faisait usage :

Il prenait 60 grammes de graines fraîches ; après les avoir mondées de leur écorce (épisperme), il les réduisait en pâte granuleuse. Cette pâte, délayée dans un verre d'eau, était prise à jeun, en une seule dose. Deux heures après l'administration de ce remède, il faisait prendre au malade 40 grammes d'huile de ricin. Généralement, le ver était expulsé à la première selle.

Le résultat est d'autant mieux assuré que l'on a pris soin d'y préparer le malade par trois jours de diète et par un purgatif pris la veille de l'administration du tæniafuge.

Tous les médecins qui ont employé les graines de citrouille s'accordent à dire qu'il faut employer l'émulsion avec le marc en suspension. Debout a fait dragéifier les amandes. Nous les avons vu employer avec succès contre les ascarides lombricoïdes à la dose de 25 à 50 grammes ; les enfants les mangent avec plaisir. Voici d'autres modes d'administration.

Électuaire de courges (REIMONENG)

Pr. ; Graines de courges. . . . . 40 gram.

Huile de ricin } āā. 30
Miel commun }

Mondez les graines, réduisez-les en pâte; ajoutez l'huile et le miel. — A prendre en une seule fois dans un verre de lait. — Deux heures après, on administre, dans un verre d'eau froide, le mélange suivant :

Pr. : Huile de ricin }
Miel commun } āā. . . . . 50 gram.
Jus de citron }

Le malade doit s'abstenir de manger et de quitter la chambre jusqu'à l'expulsion du tænia.

En 1820, Mongeny, médecin de Cuba, publia des observations qui démontraient l'efficacité de la pâte de Courge contre le tænia; Brunet et Lamothe ont confirmé, depuis, les faits cités par Mongeny; le tænia est rendu entier et roulé sur lui-même, et non par fragments comme avec les autres tæniafuges. A Bordeaux, on emploie souvent la pâte suivante :

Pâte de courges (BRUNET)

Pr. : Amandes de Courges. . . . . 45 gram.
Sucre blanc. 45

Pilez dans un mortier jusqu'à réduction en pâte grossière, à prendre en une seule dose. On fait prendre ensuite 180 grammes de miel en trois doses.

ANGÉLINE

Dans le commerce de la droguerie, au Brésil, on désigne sous le nom d'angéline la graine d'un arbre qui croît abondamment dans l'Amérique du Sud; c'est la *Geoffræa vermifuga* de Martius, *diadelphia decandrica* L., de la famille des Légumineuses; Marcgrave et Pison lui donnent le nom d'*andira Hai* ou *arriba*; le docteur Arruda le désigne sous la dénomination de *Skolemora Fernambucensis*. On connaît d'autres espèces désignées sous le nom d'*andira*, le *Geoffræa inermis, andira racemosa*. D'après Emmanuel Lopez, pharmacien à Rio-Janeiro, les écorces et les semences de ces plantes sont de puissants anthelminthiques,

L'angéline s'emploie à Rio-Janeiro en poudre ou en infusion. La dose est de 5 centigrammes à 1 gramme; on l'associe quelquefois au calomel.

La semence d'angéline est longue de 5 centimètres; elle est ovoïde, allongée; sa surface est terne et peu profondément sillonnée; elle est jaune pâle, les cotylédons sont blanc grisâtre, entièrement desséchés, compactes, durs, difficiles à pulvériser; leur saveur est amère et irritante. Elle est très-rare en France.

SANTONINE — ACIDE SANTONIQUE (C⁵⁰H¹⁸O⁶)

C'est Kahler, pharmacien à Dusseldorf, qui découvrit la santonine dans le *semen-contra* en 1830; elle fut étudiée plus tard par Alims Trommsdorf, Oberdoerffer, Liébig, Merk, Guillemette, Calloud, etc. Aujourd'hui, elle est considérée comme un des vermifuges les plus précieux. Le nom d'*acide santonique* lui conviendrait mieux, car elle sature parfaitement les bases.

Le santonine se présente sous la forme de cristaux incolores quand ils sont purs; ceux du commerce sont légèrement jaunâtres, inodores, fusibles à 151°, volatils, jaunissant à la lumière; ils sont solubles dans l'eau, l'alcool et l'éther. Elle forme avec les bases des sels cristallisables, chauffée avec de l'alcool, de l'eau et un alcali. Le liquide devient rouge, et, par refroidissement, le sel formé cristallise en aiguilles soyeuses, d'abord rouge cramoisi, mais qui deviennent bientôt blanches. Les santonates sont décomposables à l'ébullition.

La santonine doit être administrée avec prudence et à faible dose. Spengler, d'Herborn et plusieurs autres médecins ont cité des cas d'empoisonnement produits par cette substance. Le docteur Spencer Wells assure que, passé 25 centigrammes, il survient, du côté de la rétine, des phénomènes visuels assez curieux; les malades voient tous les objets colorés en vert ou en jaune; les urines sont elles-mêmes fortement colorées en jaune. Cette perturbation dans la vision est très-fréquente, et elle a été constatée par tous les médecins qui ont employé le semen-contra ou la santonine. Phipson l'attribue à une oxygénation de la santonine dans le sang et à sa transformation en *santonéine;* Mauthner (de Vienne) a noté qu'elle augmentait la sécrétion urinaire; Witteke a constaté chez plusieurs personnes, après l'administration de la santonine, que les objets rouges étaient vus orange et les bleus verts; ces troubles de la vision sont d'ailleurs passagers.

La santonine est souvent fraudée par l'acide borique, et, ce qui est plus grave, elle a été accidentellement mêlée à la strychnine; ce mélange ne peut être considéré comme une fraude, car la strychnine coûte cinq ou six fois plus cher que la santonine; il n'en est pas moins résulté des cas d'empoisonnement rapidement mortels; la santonine pure ne détermine que des accidents passagers, et encore lorsqu'on dépasse la dose de 5 à 20 centigrammes chez les enfants, et celle de 30 à 40 centigrammes chez les adultes. On l'administre mêlée à du sucre pulvérisé ou sous une des formes suivantes.

La santonine n'est pas le seul principe actif du semen-contra; l'huile

 essentielle a une action presque aussi intense, mais elle est moins facile
à administrer.

Au point de vue chimique, la santonine peut être placée dans le
groupe des glycosides; sous le rapport thérapeutique, nous pensons,
avec Guibourt, qu'elle n'est pas aussi active qu'une dose correspondante
de semen-contra; elle coûte d'ailleurs beaucoup plus cher.

D'après E. Rose, la santonine ne mérite pas la réputation de substance vénéneuse qu'on lui a faite; il a pu en prendre jusqu'à 1 gramme
sans éprouver d'action fâcheuse; son action diurétique est très-prononcée; elle constipe et augmente la production des gaz intestinaux; la tête
est prise d'une manière particulière; il y a un grand abattement, un
narcotisme prononcé, auquel E. Rose attribue la teinte jaune ou verte
avec laquelle tous les objets sont vus; ce serait à une cécité partielle
ou passagère pour certaines couleurs, analogue au daltonisme, que serait
dû cet état plus ou moins permanent, et non une coloration des milieux
de l'œil.

D'après le même auteur, l'huile essentielle est vénéneuse et non
vermifuge.

Martini et Guépin ont administré la santonine contre l'amaurose,
dans la dernière période des iritis, des irido-choroïdites et des choroï-
dites à exsudations plastiques; mais dans ces cas il faut l'employer avec
prudence. On arrive à en faire prendre 2 grammes en cinq jours.

Gaffard a proposé d'employer une *santonine* brune, impure, obtenue
par un procédé qu'il a décrit; nous préférons encore la poudre de
semen-contra; si tant est qu'on veuille employer la santonine, il vaut
certainement bien mieux faire usage d'un principe bien défini.

Dragées de santonine (GARNIER)

Pr.: Santonine pure. . . . .   50 gram.
 Sucre. 950

F. S. A deux mille dragées qui contiendront chacune 25 milligrammes
de santonine, deux à six pour les enfants.

Tablettes de santonine (CALLOUD, MIALHE)

Pr.: Santonine pulvérisée. . . . .   4 gram.
 Sucre blanc pulvérisé. 150
 Gomme adragante pulvérisée.   2

F. S. A. cent quarante-quatre tablettes. — Chaque tablette contient
2 centigrammes et demi de santonine. — A prendre deux à six par jour.

ESSENCE DE TÉRÉBENTHINE

L'essence de térébenthine est un excellent vermicide; elle doit être
employée très-rectifiée; mêlée avec l'éther, elle constitue le *remède de*

Durante contre les calculs biliaires. On a proposé de remplacer dans cette formule l'éther par le chloroforme. Tous ces mélanges tuent et expulsent parfaitement les vers, même le tænia: le meilleur mode d'administration consiste à les faire prendre dans des capsules vides en gélatine que l'on trouve toutes faites dans le commerce.

Mixture tæniafuge

Pr.: Essence de térébenthine ⎫
     Huile de ricin   ⎬ ãã . . . .   50 gram.
     Miel blanc   ⎭
     Jaunes d'œufs . . . .   N° 3.

Mêlez exactement; à prendre par doses fractionnées dans l'espace d'une heure ou d'une heure et demie.

SUIE

Trousseau considère la suie comme un des vermicides les plus puissants et les plus utiles pour tuer les ascarides qui siégent à l'extrémité de l'intestin on donne alors le lavement suivant:

Décoction de suie

Pr.: Suie . . . .   60 gram.
     Eau 1,000

Faire bouillir une demi-heure; passez avec expression. Employée en lotions trois ou quatre fois par jour contre les dartres. — On peut employer aussi la pommade suivante:

Pr.: Axonge . . . .   60 gram.
     Suie tamisée   15

Quant aux strongles et aux vers qui habitent l'estomac et l'intestin grêle, on fait prendre la préparation suivante.

Café anthelminthique (TROUSSEAU)

Pr : Suie pulvérisée   ⎫
     Café torréfié pulvérisé ⎬ ãã . . . .   8 gram.
     Eau bouillante 125

Faites infuser. Passez après refroidissement et sucrez à volonté.

ART. II. — ANTHELMINTHIQUES FOURNIS PAR LE RÈGNE MINÉRAL.

Il faut distinguer les médicaments qui expulsent les vers de ceux qui les tuent, c'est-à-dire les vermifuges des vermicides : les premiers, rarement employés, sont les purgatifs salins; les seconds, plus importants, comprennent l'étain, les mercuriaux et les préparations arsénicales.

ÉTAIN

C'est la limaille d'étain que l'on employait autrefois comme vermicide; aujourd'hui, elle est à peu près abandonnée; on a cependant proposé la préparation suivante:

Électuaire stanno-mercuriel

Pr. : Étain pur } āā. . . . . 2 gram.
     Mercure }

On amalgame l'étain à chaud ; on pulvérise après refroidissement et on ajoute:

Miel blanc. . . . . 100 gram.

A prendre par cuillerées à bouche chez les adultes et par cuillerées à café, trois à quatre, pour les enfants : l'emploi de ce mélange n'est pas toujours sans dangers.

ACIDE ARSÉNIEUX

Les acides arsénieux et arsénique, les arsénites et les arséniates solubles tuent les ascarides lombricoïdes et vermiculaires. On les administre surtout en lavements.

Lavement vermifuge

Pr. : Acide arsénieux. . . . . 1 centigram.
     Eau distillée. . . . . 150 gram.

Pour un lavement à administrer froid. — Dans le cas d'ascarides lombricoïdes, on fait des lotions avec cette solution.

L'acide arsénieux étant transformé facilement en trisulfure d'arsenic au contact du gaz sulfhydrique et des sulfures de l'intestin, nous préférons la solution suivante, qui résiste mieux à ces actions décomposantes.

Lavement arséniaté

Pr. : Arséniate de soude pulvérisé. . . . . 2 centigram.
     Eau. . . . . 150 gram.

Pour un lavement. — Nous ferons remarquer que cette solution, quoique plus forte en apparence, l'est réellement moins, puisque l'arséniate de soude renferme près de 60 pour 100 d'eau, de la soude et cinq équivalents d'oxygène ; tandis que dans la formule précédente il n'y a réellement que de l'arsenic combiné avec trois équivalents d'oxygène.

MERCURIAUX

Tous les mercuriaux tuent les vers; Bouchardat a constaté que l'iodure double de mercure et de potassium — $KIHgI^2$ était un poison.

terrible pour les animaux inférieurs ; Trousseau a fait l'application de ces faits à la destruction de vers intestinaux : d'ailleurs le sublimé corrosif ou bichlorure de mercure tue parfaitement les vers, et tous les médecins savent que les tablettes vermifuges du Codex ont pour base le calomel.

Lavement vermifuge (Trousseau)

Pr : Calomel . . . . 0,25 gram.
Mucilage de graine de lin 125

Mêlez et administrez en lavements contre les ascarides lombricoïdes.

Lavement anthelminthique

Pr. : Iodure double de mercure et de potassium . . . . 0,05 gram.
Eau 125

Pour un lavement.

Autre

Pr. : Sublime corrosif . . . . 0,01 gram.
Iodure de potassium 0,03
Eau 120

Faites dissoudre. — Pour un lavement contre les lombrics et les oxyures vermiculaires.

Suppositoire anthelminthique

Pr. : Iodure double de mercure et de potassium . . . . 0,05 gram.
Beurre de cacao 8

Dissolvez le sel dans un peu d'eau et incorporez-le dans le beurre de cacao fondu. — Coulez au moment de la solidification. — Contre les oxyures vermiculaires. On laisse le suppositoire à demeure.

L'emploi de ce suppositoire et des lotions avec les solutions iodo-mercurielles sont bien préférables aux onctions d'onguent mercuriel double autrefois employées.

CHAPITRE X

MÉDICATION ALTÉRANTE

Les médicaments altérants impriment une modification profonde dans l'économie animale, loin de produire des effets passagers et fugaces ; ils apportent des changements notables dans la composition des liquides, d'où il résulte des aptitudes fonctionnelles nouvelles ; ils agissent souvent comme analeptiques ou reconstituants ; d'autrefois ils liquéfient le sang et les humeurs diverses ; ils les rendent moins propres à l'acte de la nutrition, à fournir des matériaux aux phlegmasies aiguës ou chroniques ; ils s'opposent à la formation de nouveaux tissus ; ils agissent alors comme *altérants* ou *antiplastiques*.

Sous l'influence des altérants, l'économie est très-modifiée ; leur usage intempestif ou l'excès dans leur emploi peut déterminer des accidents de la plus haute gravité ; ils peuvent imprimer à la constitution un véritable état cachexique, aussi redoutable dans quelques cas que la maladie à laquelle on les a opposés.

Les médicaments altérants appartiennent presque tous au règne minéral ; ils sont peu nombreux : on y compte les alcalins, les arsénicaux, les iodés, les préparations bromurées, les mercuriaux, les préparations d'or et de platine. Si quelques-uns d'entre eux sont tirés du règne végétal, ce n'est le plus souvent que parce qu'ils renferment un des éléments chimiques que nous venons de nommer.

Les altérants étant des agents thérapeutiques puissants, seront nécessairement opposés à des maladies ou à des lésions qui ont laissé des traces profondes dans l'économie ; c'est ainsi que les *alcalins* sont le plus souvent employés comme *diluants, dissolvants, antiplastiques, liquéfiants, désobstruants*, etc., contre la *goutte*, les *calculs vésicaux* ou autres, dans le rhumatisme, etc., et toutes les fois qu'il s'agira de diminuer la crase du sang. Le brome, l'iode et leurs préparations sont regardés comme d'excellents moyens de combattre le vice scrofuleux, aussi quelques auteurs les ont-ils placés dans un groupe spécial qu'ils ont nommé *antiscrofuleux* ou *antistrumeux*, ce qui ne les empêche pas d'agir aussi comme les précédents, comme *liquéfiants, désobstruants, diluants*, etc. Mais quelquefois aussi ils produisent des effets divers et peuvent être de véritables reconstituants. Enfin les mercuriaux, les sels d'or et de platine sont le plus souvent opposés à la syphilis, aussi leur a-t-on donné le nom d'antisyphilitiques.

De tous ces médicaments, les alcalins sont sans contredit les plus importants par le rôle spécial qu'ils jouent dans l'économie vivante ; ils sont aussi nécessaires à la production des phénomènes d'endosmose, de combustion, de digestion, de sécrétion, que l'oxygène est nécessaire à la respiration.

Art. I. — ALTÉRANTS FOURNIS PAR LE RÈGNE VÉGÉTAL

FUCUS VESICULOSUS

Toutes les plantes marines appartenant à la famille des Algues contiennent de l'iode ; c'est dans les fucus *vesiculosus* et *saccharinus* que Courtois a trouvé ce précieux métalloïde ; un grand nombre de *fucus* servent d'aliments dans certains pays pauvres, notamment en Irlande, en Écosse, en Norwége, à Madagascar, dans l'Inde, etc. ; nous citerons comme étant employés à cet usage les F. *amansii* Lamoureux, *ciliatus* Gmel., *coralloïdes* Porret, *digitatus* L., *dulcis* Gmel., *edulis* Wilh., *esculentus* L., *muricatus* Gmel., *serratus*, etc.

Le fucus vésiculeux ou *chêne marin, laitue marine*, est extrèmement commun sur toutes les côtes d'Europe. Il en existe un nombre considérable de variétés qui, d'après Thuret, paraissent être des hybrides du *fucus vesiculosus* et du *fucus serratus* ; c'est même dans ces deux plantes que l'hybridité des algues aurait été le mieux constatée ; quoi qu'il en soit, le fucus vésiculeux est extrêmement mucilagineux ; on peut en séparer par l'éther un principe odorant sous forme d'une huile fluide.

Autrefois employé en médecine par Gaubius, Baster et d'autres contre le cancer et les scrofules, il était à peu près abandonné, lorsque dans ces derniers temps on a voulu en faire un spécifique contre l'obésité ; le charbon de ce fucus était connu sous le nom de *poudre de chêne marin*, d'*éthiops vegétal ;* on a cherché à substituer au fucus vésiculeux, ou du moins à introduire dans la thérapeutique, d'autres espèces qui très-certainement produiraient les mêmes effets ; tels sont : le *laminaria saccharina*, le *fucus lichenoïdes*, ou mousse de Jafna, ou de Ceylan, lichen de Ceylan ou amylacé, etc.

A l'époque où Piorry et Chartroule préconisèrent les fumigations internes d'iode au moyen de cigarettes contre la phthisie, Cadet-Gassicourt proposa de faire des cigares de varech, tantôt seul, tantôt associé au stramonium. Pour cela on divise la plante en très-petits fragments que l'on fait dessécher, puis on les roule en cigarettes, qu'il faut avoir le soin de fumer très-lentement, et de garder la fumée longtemps dans la bouche sans l'avaler. Les cigarettes de *fucus vesiculosus* ne sont pas faciles à faire.

Le *fucus vesiculosus*, préconisé par Duchesne-Duparc [1] contre la olysarcie, est surtout employé en poudre ou en infusions. D'Annecy ropose de préparer l'extrait de la manière suivante : faire sécher au oleil le fucus vésiculeux, le réduire en poudre et l'épuiser par déplace-ent par l'alcool à 54°, filtrer les liquides, distiller et évaporer en con-istance pilulaire.

Pilules de fucus vésiculosus (D'ANNECY)

Pr. : Extrait de fucus vésiculeux. . . . . 30 gram.
     Poudre de fucus vésiculeux. 5

Mêlez et faites des pilules de 25 centigrammes, que l'on roule dans la poudre de cannelle, à prendre trois par jour et progressivement jus-qu'à vingt-quatre.

Duchesne-Duparc emploie le *fucus vesiculosus* contre l'obésité, soit en décoction, soit en poudre.

Le *fucus amylaceus* a été employé avec succès par le professeur Al-bert (de Bonne), sous la forme de gelée, lorsqu'on veut alimenter les ma-lades ou les convalescents, lorsqu'il y a tendance à l'irritabilité du côté des voies digestives, chez les tuberculeux et les scrofuleux surtout, dans les diarrhées inflammatoires qui se montrent dans les convalescences du typhus et de la dysenterie.

Bols iodés (BOINET)

Poudre d'éponge et de plantes marines (*fucus vesiculosus*), parties égales qu'on pétrit avec du miel.

On forme des boulettes grosses comme des noyaux d'abricot. On mâche ces bols et on les suce jusqu'à ce qu'ils aient perdu leur saveur, auquel cas on les remplace, contre le goître, les affections scrofuleuses et toutes les maladies qui réclament l'usage de l'iode. On peut les aro-matiser et les préparer sous forme de dragées.

Boinet fait encore entrer les fucus et les éponges dans d'autres prépa-rations iodées.

POUDRE DE VIEUX BOIS

Devergie apprécie beaucoup la poudre de vieux bois comme poudre de toilette, pour les hypersécrétions, les excoriations qui s'observent chez l'homme et chez la femme après l'acte du coït, pour les intertrigos des parties génitales, du pli des aines, des plis des seins, des aisselles, contre les démangeaisons produites par les sécrétions dans les affections eczé-mateuses, impétigineuses, etc.; sous le nom de *poudre de vieux bois*, les pharmaciens délivrent presque toujours le lycopode, ce qui est, nous le croyons, sans inconvénient.

[1] *Du fucus vesiculosus*, 2ᵉ édition Paris, 1863.

CALENDULA ARVENSIS

Les fleurs et la plante du *souci des vignes* (*calœndula arvensis*) de la famille des synanthérées sont souvent employées, en Allemagne, comme antiscrofuleux dans les plaies scrofuleuses, la cardialgie, les vomissements chroniques, etc., etc. On les emploie en infusion à la dose de 30 gram. pour un litre d'eau; on fait aussi grand usage du suc que l'on prépare par expression et filtration à froid; la dose est de 100 à 200 grammes.

DROSERA

Les *drosera rotundifolia* et *longifolia*, de la famille des Droséracées, étaient autrefois employées dans l'hydropisie et les maladies de poitrine; on les a vantés, dans ces derniers temps, contre la phthisie; ce sont des plantes communes aux environs de Paris. Quoique nous espérions peu dans ce moyen, nous croyons qu'il est du devoir de tous les médecins d'essayer tous les médicaments proposés contre cette terrible maladie.

Le docteur Curie emploie ce remède contre les tubercules pulmonaires sous la forme d'alcolature et à la dose progressive de 20 à 200 gouttes et plus. Il a constaté qu'on pouvait, sans autre inconvénient que celui de la saveur forte du médicament, porter la dose à 500 gouttes dans vingt-quatre heures.

Vingt gouttes par jour suffisent souvent pour obtenir une guérison durable, lorsque la maladie est dans la première période et qu'il y a absence de fièvre et de complications. Mais une dose plus considérable agit plus rapidement; et lorsque la maladie est plus avancée, elle devient indispensable. La dose moyenne, celle qui devra être généralement employée, parait être de 150 gouttes.

Il faut quelquefois peu de temps pour obtenir de l'amélioration sous le rapport de l'oppression, de la toux, des crachats et des douleurs de poitrine, quelquefois même sous le rapport de certains signes stéthoscopiques; toutefois il faut, en général, deux ans de traitement continu pour que ceux-ci soient convenablement modifiés.

Curie range ce remède dans la classe des remèdes *homœopathiques*, par la raison que l'ayant administré à des chats, au nombre de trois, il a produit, chez ces animaux, des tubercules pulmonaires, cette expérimentation ne faisant d'ailleurs que confirmer la tradition.

Comme Curie a pu le donner à ces animaux à une dose correspondant à 35 grammes d'alcolature pendant deux ans, sans les tuer, il en conclut que le remède peut s'employer à fortes doses, sans qu'on ait à craindre d'accidents subits[1].

[1] Dr Curie, *Note à l'Institut*, septembre 1861. — *Note à l'Académie de*

Nous exposons les faits rapportés par M. Curie sans commentaires, nous contentant d'en appeler à l'expérimentation.

POUDRE D'ÉPONGES

L'éponge officinale (*spongia officinalis*), préparée à la cire et à la ficelle, employée en chirurgie, est quelquefois remplacée, pour dilater les plaies et les trajets fistuleux, par la racine de gentiane et par la laminaire digitée, dont nous allons dire quelques mots.

Les éponges calcinées, ou pour mieux dire *torréfiées*, sont quelquefois encore employées comme fondantes et résolutives contre le goître : la poudre d'éponges, introduite dans la thérapeutique comme absorbant pour les pansements d'après Pichot et Malapert, jouirait de propriétés désinfectantes.

D'après Beyran, ancien médecin de l'hôpital impérial de Constantinople, on l'emploie en Turquie empiriquement.

LAMINARIA DIGITATA

La laminaire digitée (*laminaria digitata*), algues, est une plante très-abondante sur les côtes de l'Océan ; on la trouve surtout sur les rochers en Normandie et sur les rivages anglais ; elle est d'un usage populaire pour dilater les trajets fistuleux, et elle peut remplacer avec avantage l'éponge à la cire et à la ficelle employée aux mêmes usages. La partie de la plante employée se présente sous la forme de petits cylindres 20 à 25 centimètres de longueur, de la grosseur d'une plume d'oie ; ils sont noirs à l'extérieur et ressemblent à une gousse de vanille ; ils sont très-fragiles lorsqu'ils sont secs ; leur cassure est nette : mis à macérer dans l'eau, ils se gonflent lentement, sextuplent de volume et dilatent progressivement les trajets fistuleux.

C'est sur le général Garibaldi que la laminaire digitée a été expérimentée scientifiquement, sur la recommandation de Wilson, chirurgien de Glasgow, qui avait eu l'occasion de l'employer plusieurs fois ; elle produisit de très-bons effets ; depuis lors, plusieurs chirurgiens français ou étrangers l'ont employée avec succès ; on met un, deux, ou un plus grand nombre de cylindres, selon le diamètre de la plaie que l'on veut dilater ; on racle les cylindres pour enlever l'enveloppe noire qui les recouvre, puis on les fait macérer quelques minutes dans l'eau tiède avant de les appliquer.

médecine, août 1862. — Heermann, *Diss. de rore solis*. Erfurt, 1715. — Sigisbeeck, *Diss. de rorella*, Wittenberg 1616.

Art. II. — ALTÉRANTS FOURNIS PAR LE RÈGNE MINÉRAL.

Nous plaçons l'iode, le brome et leurs préparations dans les altérants, quoique nous reconnaissions que, dans certains cas, et administrés avec prudence, ils agissent plutôt comme reconstituants. L'iode et le brome ont été quelquefois aussi employés comme caustiques ; quoique nous plaçions ces sortes de médicaments dans une section spéciale de la classe des irritants, nous parlerons ici des usages de l'iode comme caustique afin de ne point scinder son histoire.

Les alcalis et les sels alcalins agissent évidemment comme antiplastiques ; administrés en excès, ils déterminent souvent un état général qu'on a avec juste raison appelé cachexie alcaline ; employés le plus souvent comme fondants et lithontriptiques, ils agissent alors comme de véritables altérants ; mais d'autres fois aussi on les emploie comme anti-acides ; leur action est, pour ainsi dire, dans ces cas, toute chimique ; nous réunirons cette médication à celle des altérants.

Quant aux mercuriaux et aux préparations d'or et de platine, que quelques auteurs placent dans les médicaments spécifiques, et dont ils font la classe des antisyphilitiques, nulle part, à notre avis, ils ne sauraient être mieux placés que dans les altérants.

MÉDICATION IODÉE

Les formules qui ont l'iode ou ses préparations pour base sont innombrables ; nous donnerons ici les principales, et nous renverrons les lecteurs aux travaux de Boinet[1] qui a le plus constitué à faire avancer l'histoire thérapeutique de l'Inde, à Dorvault[2], Coindet, Lugol, Duroy, etc.

Nous ne ferons que signaler les propriétés antiseptiques de l'iode, constatées par Magendie, nous proposant, au chapitre des *désinfectants*, de faire connaître les formes sous lesquelles l'iode a été employé comme désinfectant et modificateur des plaies.

IODE NAISSANT

Lorsqu'on mélange en proportions convenables une solution d'iodure de potassium avec une autre solution d'iodate de potasse, en présence d'une liqueur acide, il en résulte de l'iode libre et de la potasse qui est saturée par l'acide en présence. L'équation suivante rend parfaitement compte du phénomène, en effet :

$$IO^5KO, + ^5IK = I^6 + ^6KO$$

[1] Boinet, *Iodothérapie ou de l'emploi médico-chirurgical de l'iode.* Paris, 1855.

[2] Dorvault, *Iodognosie ou Monographie chimique, médicale et pharmaceutique de l'iode et de l'iodure de potassium.*

En dehors de la présence d'un acide, la décomposition n'aurait pas lieu, puisque l'iode se combine directement avec la potasse, en effet :

$$I^6\,{}^oKO = IO^5KO + {}^5KI$$

Berthé, vers 1846, avait publié un procédé de dosage de l'iode dans les iodures alcalins, basé sur cette réaction parfaitement connue. C'est à cet iode ainsi mis en liberté que l'on a voulu attribuer des propriétés merveilleuses et particulières ; sans doute l'état naissant des corps est le plus convenable aux combinaisons chimiques, mais personne n'avait jusqu'à présent attribué aux corps dans ces conditions, des propriétés thérapeutiques spéciales. L'Académie de médecine, dans sa séance du 28 janvier 1862, a rejeté de pareilles prétentions[1].

Nous ne connaissons pas le travail qui a été présenté à l'Académie sur l'iode naissant ; mais, d'après la lecture du rapport dont il a été l'objet, nous croyons qu'on a commis une grande erreur en confondant avec l'état naissant des corps, les transformations isomériques que certains de ces corps peuvent éprouver sous l'influence de la chaleur, de la lumière, de l'électricité et de bien d'autres agents. Un exemple fera mieux comprendre notre pensée :

Le bioxyde de baryum soumis à l'action de la chaleur, et traité par l'acide sulfurique, dégage, dans les deux cas, de l'oxygène *naissant ;* mais le premier est *inactif,* c'est-à-dire qu'il n'altère pas le mercure et l'argent, et qu'il ne déplace pas l'iode des iodures ; tandis que le second est *actif,* c'est-à-dire qu'il se combine au mercure et à l'argent, qu'il bleuit le papier imprégné d'iodure de potassium et d'amidon (Houzeau), il possède en un mot toutes les propriétés de l'oxygène *ozonisé* ou *électrisé,* signalées par Van Marum en 1785, étudiées et étendues par Schœnbein en 1840, et plus tard par Marignac, de la Rive, etc. Il ne faut donc pas confondre comme on le fait les corps *ozonisés* ou *électrisés* avec *l'état naissant.* Nous venons de voir en effet que l'oxygène pouvait être à l'état naissant et non *ozonisé* ou *inactif ;* tout comme on pouvait rendre *actif* ou *ozonisé* par l'électricité de l'oxygène *non naissant ;* comme on pourrait ramener le même oxygène *ozonisé* à l'état ordinaire par une température de 250° à 300°.

ALIMENTATION IODÉE

Considérant l'iode comme un aliment et non plus comme un médicament, Boinet a cherché sous quelle forme il conviendrait mieux de l'administrer ; celle qui lui a paru la meilleure est la forme qui nous est présentée par la nature, aussi a-t-il cherché à administrer l'iode tel qu'on le trouve dans les végétaux, combiné avec les plantes qui en con-

[1] Voir *Bulletin de l'Académie de médecine,* t. XXVII, p. 566.

tiennent en plus grande quantité. Employé ainsi à faible dose, d'une manière presque insensible, mais continue, il a des effets très-avantageux et très-remarquables : il ne trouble pas les fonctions digestives, comme il arrive toujours lorsqu'on administre les préparations iodiques telles que la pharmacie nous les propose. Sous la forme où Boinet l'emploie, il se prête avec facilité aux convenances, au goût, aux caprices mêmes des malades, puisqu'on peut l'associer facilement à tous les aliments, à toutes les boissons et à toutes les pâtes.

Pour administrer l'iode d'après ces préceptes et suivant ses vues, Boinet a donc recours aux aliments et aux boissons d'un usage journalier. Le pain ordinaire, le pain d'épice, les gâteaux, les biscuits, le chocolat, le café, le lait, le vin, la bière, les sirops, les pâtes, les bonbons, sont les principaux excipients qu'il choisit et que préfèrent les malades, surtout les enfants, qui peuvent en faire usage sans se douter qu'ils prennent un médicament. Ces aliments iodés, en même temps qu'ils sont très-économiques, sont d'un usage général et servent à peu près partout à la nourriture de chaque jour. « Les aliments et les boissons dont les personnes se servent en santé, doivent être utilisés pour le cas de maladie[1]. »

Eau iodée simple

Pr. : Teinture d'ode. . . . . 15 gram.
Tannin. 0,50

5 à 6 gouttes deux fois par jour, dans un verre d'eau pure ou sucrée, ou additionnée d'un sirop au goût du malade, ou d'eau de Seltz.

Eau iodo-ferrée

Pr. : Teinture d'iode. . . . . 15 gram.
Tannin. 0,50

5 à 6 gouttes dans un verre d'eau dans lequel on ajoute une cuillerée à bouche de la préparation suivante :

Eau distillée. . . . . 250 gram.
Tartrate de fer ammoniacal. 4

On peut sucrer, aromatiser, et ajouter soit de l'eau de Seltz, soit un sirop quelconque.

On peut prendre deux verres par jour de cette eau iodo-ferrée, qui remplace merveilleusement l'iodure de fer.

Pain iodé

Le pain iodé, les biscuits, les gâteaux, le pain d'épice, etc. se préparent, soit en ajoutant, dans la pâte dont on se sert pour ces diverses prépara-

---

[1] Hippocrate, *OEuvres complètes*, trad. Littré, tome VI, p. 249.

tions, de la poudre de plantes marines, de celles qui sont les plus riches en iode, comme le *fucus vesiculosus* par exemple, et parmi les produits animaux la poudre d'éponge, etc., soit en boulangant la farine avec de l'eau iodée naturelle, ou des sels iodifères. La poudre doit être finement pulvérisée, et pour chaque pain de 2 kil. Boinet fait mettre de 5 à 10 grammes de poudre. Cette addition n'apporte aucune modification dans le pain, et ceux qui en font usage ne se douteraient pas de sa composition, si on ne les prévenait. De cette manière se trouve résolu le problème de la médication iodique par l'alimentation. C'est là en effet la meilleure voie à suivre, dans le traitement préservatif et curatif des maladies chroniques qui demandent l'usage de l'iode.

Vin iodé naturel, préparé par fermentation

Boinet a eu recours à un procédé qui, à son avis, atteint bien le but qu'il s'était proposé, c'est-à-dire donner une préparation iodée naturelle.

Au moment des vendanges, on prend du raisin mûr qu'on ne fait pas égrapper, à cause du tannin et des sels que renferment la grappe, qui d'ailleurs sert à conserver le vin et aide à la fermentation. Dans une cuve en bois on place une épaisse couche de raisin, une couche de poudre de plantes marines (*fucus vesiculosus*), puis une nouvelle de raisin, puis une nouvelle couche de poudre, et ainsi de suite jusqu'à ce que la cuve soit remplie. On recouvre le tout d'une couche de menue paille, pour le mettre à l'abri du contact de l'air et favoriser la fermentation. Alors commence la grande et capitale opération du cuvage. Puis au bout de quinze à vingt jours, lorsque le vin paraît bon à tirer, c'est-à-dire lorsque la fermentation est achevée et que le sucre du raisin a été changé en alcool et en acide carbonique, on le fait mettre dans des tonneaux, en le préservant autant que possible du contact de l'air. On presse ensuite le moût, et le jus qui s'écoule est ajouté dans les futailles; enfin on procède pour le reste comme pour le vin ordinaire. Dans ce vin ainsi préparé, l'iode est si intimement combiné qu'il est presque insensible à l'action des réactifs, et qu'il s'y trouve à l'état latent, comme dans les préparations iodées où l'on ajoute du tannin.

Nous avons constaté, par expérience, que le vin iodé de Boinet était très-agréable à prendre : la saveur de plantes marines très-prononcée qu'il présente est loin d'être désagréable, on s'y habitue facilement : les enfants le boivent avec plaisir. D'après les essais faits à l'hôpital des Enfants, nous avons remarqué qu'il excitait l'appétit.

C'est, selon Boinet, de toutes les préparations iodées connues jusqu'à ce jour, la meilleure, la plus naturelle, la plus facile à administrer et celle qui s'assimile le mieux. La dose est pour les adultes de deux ou trois cuillerées à bouche par jour, et pour les enfants de deux ou trois cuillerées à café. On l'administre dans le vin ordinaire en mangeant, au déjeuner et au dîner.

Lait iodé

Dans une tasse de lait de vache, de chèvre ou d'ânesse, ajouter de 5 à 10 gouttes de la préparation suivante :

Pr. : Teinture d'iode. . . . . 15 gram.
Tannin. 0,50

Ou bien faire bouillir dans 1 litre de lait 5 ou 6 grammes de poudre de *fucus vesiculosus*, ou de poudre d'éponge.

Dans toutes les affections scrofuleuses, tuberculeuses, ou lympha-tiques.

Biscuit iodé

Pr. : Poudre de *fucus vesiculosus*. . . . . 30 gram.
Iode pur. 1
Tannin. 0,50

Méléz exactement cette poudre à la pâte à biscuit, quantité suffisante ; pétrissez la masse et étendez-la à l'aide d'un rouleau, puis divisez-la en 100 parties de 10 grammes chacune. Chaque biscuit contient un peu plus d'un centigramme d'iode. On peut en prendre cinq ou six par jour.

Bière iodée

Ajouter dans la bière, telle qu'on la prépare ordinairement, et au moment où on la fait, pour une quantité de 25 litres, 250 grammes de poudre de *fucus vesiculosus*.

Boisson iodée

Pr. : Teinture d'iode. . . . . 2 gram.
Tannin. 0,25
Eau. 1,000

Une cuillerée à bouche deux fois par jour. On peut couper cette bois-son avec le vin, en mangeant, au déjeuner et au dîner. Pour les enfants, une cuillerée à café. Suspension pendant huit jours tous les mois.

Nous préférons le vin iodé natur l dans les engorgements chroniques de la prostate, de la glande mammaire, des ganglions lymphatiques, dans les affections cutanées chroniques, dans les scrofules, la syphilis constitutionnelle, le cancer.

Café iodé

Versez dans une tasse de café noir, sucré ou non, de 5 à 10 gouttes de teinture d'iode additionnée de tannin ; en ajoutant du lait au café, on a du café iodé, et cette préparation est d'autant plus avantageuse que le lait est composé de substances qui ont la propriété de dissoudre l'iode, telles que le butyrum, le caséum et le petit-lait ou sérum. C'est une préparation agréable et commode pour tout le monde, surtout pour les enfants.

Voici la formule :

Pr.: Teinture d'iode. . . . .   15 gram.
Tannin.   0,50

5 à 10 gouttes, une fois par jour, soit dans le café au lait au déjeuner, soit dans le café noir à la fin du repas, soit dans le lait, si l'on ne veut prendre que cette substance.

Chocolat iodé en tablettes

Pr.: Teinture d'iode. . . . .   2 gram.
Tannin.   0,25
Chocolat.   500

Une demi-tasse par jour. — Préparez comme le café.

Boinet préfère le chocolat préparé avec les poudres marines, et de la manière suivante :

On broie le cacao, et on le mélange, au moment où l'on fait le chocolat, avec la poudre de *fucus vesiculosus*. On met par 1,000 grammes de pâte de chocolat 50 grammes de poudre de *fucus*.

On divise en tablettes de 30 grammes, dont on prend cinq ou six par jour.

BADIGEONNAGES, APPLICATIONS TOPIQUES D'IODE

Depuis que Boinet recommande cette manière d'employer l'iode, ou ses composés, elle a été très-souvent mise en usage dans un grand nombre de maladies. Les composés iodiques qui ont été employés ont varié suivant les effets que l'on désirait obtenir ; ils étaient plus ou moins actifs. Le but de leurs applications est d'appeler à l'extérieur une irritation ou une inflammation interne, de permettre l'absorption d'une certaine quantité d'iode et enfin, dans des cas nombreux, de modifier les surfaces irritées, enflammées et ulcérées.

Voici les différentes formules de Boinet.

Solution iodée ordinaire

Pr.: Teinture d'iode du Codex. . . . .   100 gram.
Iodure de potassium.   4

Solution plus concentrée et par conséquent plus active

Pr.: Teinture d'iode. . . . .   100 gram.
Iodure de potassium.   10
Iode pur.   10

On peut encore augmenter l'activité de la solution en y ajoutant une plus grande quantité d'iode pur, et arriver à la solution caustique, qui se formule de la manière suivante :

Pr. : Teinture d'iode. . . . . 50 gram.
Iodure de potassium, } ãã. 25
Iode pur

Un pinceau, un tampon de charpie, une petite éponge fixée à un manche, servent à pratiquer ces badigeonnages sur les parties où l'on désire les appliquer. Boinet a indiqué les effets locaux de la teinture d'iode ordinaire ou concentrée, appliqué en badigeonnages soit sur la peau, les muqueuses ou les plaies, etc. A chaque badigeonnage qu'on fait une fois par jour, et qu'on répète pendant 3 ou 4 jours, 5 ou 6 jours, c'est-à-dire jusqu'à ce que le malade accuse de la chaleur, de la cuisson et que la desquamation de la peau commence, on applique 3 ou 4 couches de teinture d'iode coup sur coup, et on recouvre les parties badigeonnées d'un simple linge ou d'un morceau de flanelle. Alors on cesse les badigeonnages pendant plusieurs jours et jusqu'à ce que toute douleur ait complétement cessé ou qu'un nouvel épiderme se soit reformé ; puis on y revient de la même manière.

Dans les derniers temps, on a ajouté à ces solutions iodées de la glycérine ou d'autres mélanges plus ou moins inertes. Boinet a expérimenté toutes ces préparations modifiées ; elles sont loin d'être aussi actives et aussi efficaces que les solutions iodées *seules*; la glycérine, par sa nature grasse et onctueuse, diminue, dit-il, l'action de l'iode.

Les maladies contre lesquelles ces badigeonnages sont employés avec succès sont les affections chroniques de la poitrine, comme les bronchites, les tubercules, l'asthme, et dans les angines, les laryngites, etc.

On les emploie très-efficacement contre les épanchements séreux de toute nature, dans l'œdème, les infiltrations du tissu cellulaire, l'hydarthrose, les gonflements inflammatoires, les inflammations des articulations, de la plèvre, du péritoine, aiguës ou chroniques ; les névralgies, les engorgements ganglionnaires, le carreau, le goître, les tumeurs de toute nature.

Leur efficacité est incontestable dans les nombreuses inflammations de la peau et du tissu cellulaire ; ils arrêtent l'érysipèle, l'angéoleucite, et font avorter les pustules de la variole. Leur avantage n'est pas moins marqué dans les dermatoses chroniques, la teigne, l'acné, dans le lupus, dans les ulcérations et les taches de la cornée, les ophthalmies scrofuleuses, purulentes, dans les granulations palpébrales, les inflammations diphthériques de la gorge et des amygdales ; les inflammations, les ulcérations de l'urèthre, du vagin, du col de l'utérus, qu'elles soient aiguës ou chroniques, simples ou purulentes, spécifiques ou non, en éprouvent des effets très-avantageux. Pour badigeonner l'urèthre, le vagin ou le col de l'utérus, on se sert d'un petit pinceau, d'une éponge, ou tout simplement d'un tampon de charpie imbibée de la solution dont on veut faire usage; et si on veut agir plus fortement sur les parties enflammées ou ulcérées et les modifier plus profondément, on peut laisser en place, pendant quelques heures, le tampon de charpie ou l'éponge, qu'on a eu soin d'attacher par un fil, afin de le retirer plus facilement et sans être obligé de réappliquer le spéculum.

Ces applications topiques de l'iode ont surtout des effets remarquables dans les plaies de mauvaise nature, dans les ulcères de toute espèce, etc.; elles ont de plus l'avantage de rendre les cicatrices plus unies.

Poudre iodée contre le goître

Éponge brûlée. 2 gram.
Azotate de potasse ⎫
Coraline pulvérisée ⎬ āā. 10
Sucre blanc ⎭

Mêlez et divisez en dix doses, en prendre cinq par jour, dans quelques cuillerées de vin blanc.

Sachet iodé résolutif

Pr. : Sel ammoniac. . . . . 30 gram.
Iode en poudre. 0,50
Brome. 0,25
Amidon en poudre. 50

Mêlez.

On peut administrer de l'iode dans tous les sirops; il suffit, pour dissoudre ce métalloïde d'une manière complète, d'ajouter 0,10 centigrammes de tannin par once de sirop.

Sirop iodé antiscorbutique et antiscrofuleux

Pr.: Sirop de gentiane, ⎫
— de quinquina, ⎬ āā. . . . . 300 gram.
— de fleur d'oranger, ⎭

Tannin, ⎫
Teinture d'iode, ⎬ āā. 5

Mêlez. — 3 à 6 cuillerées par jour, dans une tisane quelconque.

Dans tous les sirops médicamenteux qui contiennent du tannin, comme les sirops, antiscorbutique de quinquina, de saponaire, de raifort, etc., on obtient un sirop iodé en ajoutant par 30 grammes de sirop dix gouttes de teinture d'iode, et pour que l'assimilation de l'iode y soit plus complète, on y ajoute quelques grains de tannin.

Ces sirops sont faciles à administrer chez les enfants, comme chez les grandes personnes. Ils sont utiles dans toutes les affections scrofuleuses, lymphatiques, syphilitiques, dans le rachitisme, la carie des os, certaines dermatoses chroniques.

Huile de foie de morue iodée

Toutes les huiles iodées proposées jusqu'à ce jour sont de mauvaises préparations, qui ne peuvent remplacer l'huile de foie de morue.

Dans un flacon d'huile de foie de morue de 500 grammes on ajoute une cuillerée à café de teinture d'iode additionnée de tannin; et si l'on veut administrer une huile de foie de morue iodée et ferrugineuse, on ajoute à chaque cuillerée d'huile de foie de morue, au moment de la prendre, une cuillerée à café d'une solution de tartrate de fer ammoniacal, 4 grammes sur 250 d'eau.

Emplâtre fondant et calmant iodé

Pr. : Emplâtre de Vigo. . . . . 16 gram.
Extrait de belladone, } ãã. 4
— de ciguë,
Iode en poudre très-fine. 1

Mêlez et étendez sur de la peau ou de la toile.

Contre les engorgements squirrheux, les sarcocèles et les tumeurs de nature douteuse, syphilitiques ou cancéreuses.

La composition de cet emplâtre peut donner naissance à un iodure de mercure, ou même à un biodure; mais jamais il ne nous a paru être suivi d'effets fâcheux.

Pilules contre les affections cancéreuses

Pr. : Savon médicinal. . . . . 4 gram.
Gomme ammoniaque. 2
Iodure de fer. 1
Bromure de fer. 0,50
Poudre de ciguë. } ãã. 1,50
— d'aconit,

Divisez en pilules de 0,20. — 2 à 4 de ces pilules par jour ; les continuer pendant longtemps, six mois au moins.

Pommade contre les maladies chroniques de la peau, le psoriasis, l'acné

Axonge. . . . . 30 gram.
Proto-iodure hydrargyré. . . . . 2 à 4

Suivant l'action plus ou moins forte qu'on veut produire. Cette pommade est excellente encore contre les engorgements glandulaires chroniques, cancéreux.

Lavement iodé

Pr. : Eau. . . . . 150 à 200 gram.
Poudre d'amidon. . . . . deux cuillerées à bouche.
Teinture d'iode. . . . . 1 gram.
Tannin. 0,20

On peut augmenter la dose de la teinture et la porter jusqu'à 10 et à 12 grammes. Dans les dysenteries chroniques et les ulcérations de l'intestin.

Autre formule

Pr. : Teinture d'iode. . . . . 15 à 25 gram.
Iodure de potassium, ⎰
Tannin,   ⎱ āā. 0,25
Gomme arabique. 15
Eau de riz.. . . . . 150 à 200
Laudanum. . . . . 10 gouttes.

Pour un lavement qu'on renouvelle deux fois dans les vingt-quatre heures. C'est surtout quand il y a du ténesme qu'on y ajoute du laudanum.

Pâte de jujubes, de lichen, de guimauve, de réglisse iodés.

On prépare ces pâtes en ajoutant de la teinture iodo-tannique, de manière que chaque morceau de pâte contienne environ un ou deux milligrammes d'iode.

On peut en prendre jusqu'à dix morceaux par jour.

Gargarismes iodés

Pr. : Eau distillée, ou toute décoction émolliente qu'on
croira devoir préférer. . . . . 500 gram.
Teinture d'iode. . . . . 10 :
Tannin. 0,25

Pour combattre la salivation mercurielle, les ulcères syphilitiques de la bouche, de la langue et de la gorge.

Cette solution peut être reniflée dans le cas d'ozène, dont elle enlève la fétidité. Les badigeonnages avec la teinture d'iode sont encore meilleurs et produisent des effets plus prompts contre toutes ces lésions.

Lavement dans les affections intestinales

Pr. : Iode. . . . . 1 gram.
Huile d'olive 30

Mêlez. — Pour un lavement contre la dysenterie.

Sachet contre le goître (Reveil)

Pr.: Chlorhydrate d'ammoniaque. . . . . 50 gram.
Iodure de potassium. 0,50
Poudre d'iris. 50

Mêlez et enfermez dans de la ouate, que l'on dispose en cravate et que l'on fait porter le plus longtemps possible. Tous les cinq ou six jours, on ajoute une nouvelle quantité d'iode. Agit très-bien, dans le goître exophthalmique surtout.

Inhalations iodées

Pr.: Eau. 250 gram.
Iodure de potassium. 0,50
Teinture d'iode. . . . . 5 gouttes.
Mêlez. — En inhalation contre l'hépatite et les scrofules.

Liqueur iodée (Lugol)

Pr.: Eau distillée. . . . . 100 gram.
Iode. 0,60
Iodure de potassium. 1,20
Mêlez. — A la dose de 6 à 8 gouttes, dans un verre d'eau sucrée.

Réactif de la quinine (Bouchardat)

Pr.: Iode. . . . . 10 gram.
Iodure de potassium. 20
Eau. 500

Mêlez. — Ce réactif précipite la quinine à l'état d'iodure de potassium et de quinine; le précipité obtenu mis en contact avec une lame de zinc, on obtient de l'iodure de zinc et de l'iodure de potassium ; et l'alcaloïde mis en liberté peut être isolé par filtration, lavé et caractérisé. On peut d'ailleurs, par le poids de l'iodure double, connaître celui de la quinine.

Cônes iodés (Corbel-Lagneau)

Pr.: Iode. . . . . 5 gram.
Poudre de guimauve. 40
Sel de nitre. 35
Alcool. Quantité suffisante pour dissoudre l'iode.

Ajoutez le sel de nitre à la poudre de guimauve, formez une pâte au moyen de l'eau et faites des cônes égaux que l'on fait sécher. Pour l'iodure de soufre, même formule; on y peut ajouter un peu de benjoin. Ces cônes sont des imitations des trochisques dont la formule a été donnée par Langlebert.

Trochisques d'iode et d'iodure de mercure (Langlebert)

Pr.: Braise pulvérisée. . . . . 20 gram.
Azotate de potasse pulvérisé et sec. 5

Mêlez entièrement, passez au tamis fin et ajoutez :

Iode ou proto-iodure de mercure..   10

Mêlez de nouveau en triturant. Réunissez en masse avec un mucilage très-léger de gomme adragante, et divisez en vingt trochisques, contenant chacun 50 centigrammes d'iode ou d'iodure ; faites sécher rapidement au soleil ou à l'étuve et conservez dans un flacon bouché. — Pour fumigations.

Collyre iodé

Pr. : Eau de roses. . . . .   125 gram.

Teinture d'iode.   1

Tannin.   0,10

Dans les kératites, les ophthalmies scrofuleuses, les taches de la cornée, cinq ou six fois par jour. On peut ajouter quelques gouttes de laudanum ou du sulfate d'atropine, s'il y a douleur vive. Mais mieux vaut toucher les pustules, les ulcérations, les taches de la cornée avec un pinceau très-fin trempé dans de la teinture d'iode.

INJECTIONS IODÉES

De toutes les applications de l'iode la plus importante sans contredit, celle qui a rendu les plus grands services, est celle que l'on a faite de la solution alcoolique, ou de la solution aqueuse dans l'iodure de potassium, comme topique excitant.

Les effets locaux excitants et même irritants de la teinture d'iode placent ce médicament parmi les agents les plus importants de la médication homœopathique ou substitutive.

Lugol avait sans doute entrevu les propriétés détersives et antiseptiques de l'iode ; mais c'est Boinet qui a fait connaître cliniquement la modification particulière qu'exerce cet agent sur les tissus affectés de suppuration, précisé l'action modificatrice de l'iode sur les plaies de mauvaise nature, insisté sur la propriété que possède l'iode de tarir la sécrétion du pus, d'enlever les mauvaises qualités aux produits sécrétés par les plaies. C'est Duroy, pharmacien de Paris, qui a démontré expérimentalement les effets et le mode d'action de l'iode [1].

Voici quelles sont les conclusions de Duroy :

1° L'iode est un puissant antiseptique ; il arrête et prévient la fermentation putride ; il manifeste cette propriété envers les solides et les humeurs de l'organisme animal, même en présence de l'air.

2° Il se combine chimiquement aux matières animales (chair, sang,

[1] Voir Rapport de Chatin à l'Académie de médecine, le 16 août 1854 (*Bulletin de l'Académie*, tome XIX, Paris, 1854, p. 1603).

albumine, lait, etc.), sans altérer sensiblement leurs formes ; il se comporte de même en s'unissant au gluten.

3° Il a une affinité plus forte pour les substances protéiques que pour l'amidon.

4° Contrairement à l'opinion assez généralement reçue, l'iode élémentaire pur ou en solution aqueuse à l'aide de l'iodure de potassium fluidifie les liquides animaux, et le sang en particulier, ainsi que l'avait déjà constaté Poiseuille.

5° Mais comme l'alcool, son dissolvant ordinaire, produit en injections a coagulation du pus, et que le coagulum pourrait s'opposer à la pénétration du médicament dans toute l'étendue des trajets fistuleux, il serait préférable de se servir, au lieu de teinture alcoolique d'iode, d'une solution aqueuse avec parties égales d'iodure de potassium.

6° Il serait rationnel de tenter l'application interne et externe de l'iode dans les empoisonnements miasmatiques, dans les maladies épidémiques et putrides (choléra, fièvre jaune, typhoïde, pourriture d'hôpital, gangrène, etc.). Ne pourrait-il pas combattre l'action des venins et des virus ?

D'après Brainard et Greene, et d'après les recherches de Alvarez Reynoso, le brome et l'iode neutralisent l'action du venin du crotale et celle du curare, et que, d'après nos expériences, ces deux corps neutralisent aussi les effets du vaccin et du pus chancreux.

Nous renverrons aux traités spéciaux de thérapeutique, et en particulier à l'excellent ouvrage de Boinet, pour l'étude des effets physiologiques et thérapeutiques de l'iode et l'exposé des beaux travaux de Coindet, Lugol [1], Rilliet, Chatin [2], Brera de Padoue, Janson, d'Angelot, etc.

C'est Velpeau qui le premier a fait usage en France des injections iodées [3] ; Martin (de Calcutta) les employa en même temps ; plus tard Boinet, Borelli (de Turin) Jobert de Lamballe, Abeille [4], etc., les employèrent avec succès dans des cas divers.

C'est Velpeau qui le premier a expérimenté en grand la teinture d'iode en injections dans la tunique vaginale. Il est vrai toutefois qu'elles avaient été indiquées par O'Brien en 1838, et par Oppenheim en 1839. Velpeau résume ainsi les expériences de 1843 :

[1] *Mémoire sur l'emploi de l'iode dans les maladies scrofuleuses, et sur l'emploi des bains iodurés*, etc. Paris, 1829-1831.

[2] *Bulletin de l'Académie impériale de médecine*, 1860, tome XXV, pages 422 et 497 à 536. — *Ibidem*, tome XXVIII, pages 571 et suiv.

[3] *Des injections médicamenteuses dans les cavités closes*. Paris, 1845. — *Recherches sur les cavités closes*. Paris, 1843.

[4] *Mémoire sur les injections iodées*. Paris, 1849. — *Des injections iodées dans le traitement des abcès*. Paris 1854.

« Il me paraît prouvé, dit Velpeau :

« 1° Que la teinture d'iode provoque, avec autant de certitude qu'aucun autre liquide, l'inflammation adhésive des cavités closes;

« 2° Que cette teinture expose moins que le vin à l'inflammation purulente;

« 3° Qu'elle favorise manifestement la résolution des engorgements simples qui compliquent les hydropisies;

« 4° Qu'infiltrée dans le tissu cellulaire, elle peut ne pas amener l'inflammation gangréneuse. »

Plus tard Velpeau injecta l'iode dans beaucoup d'autres cavités closes, closes normales ou accidentelles, que ces cavités renfermassent de la sérosité ou bien même du sang ou du pus plus ou moins altéré, mais liquide.

Velpeau a injecté la teinture d'iode étendue d'eau dans la synoviale du genou, dans les sacs herniaires communiquant avec la grande cavité péritonéale.

Injection iodée (VELPEAU)

Pr. : Teinture d'iode. . . . . 500 gram.
     Eau distillée. 100
Mêlez.

La teinture d'iode doit être récemment préparée. D'après Mialhe, elle précipite alors par son mélange avec l'eau les 17/18 d'iode; quelques médecins, et entre autres Mialhe, ont considéré cette précipitation d'iode comme un inconvénient, et notre collègue propose de filtrer la solution; mais les chirurgiens en général se préoccupent peu de cette précipitation, et quelques-uns la regardent comme salutaire. Ajoutons que la teinture d'iode, en vieillissant, perd la propriété d'être précipitée par l'eau; elle précipite d'autant moins qu'elle est plus ancienne. Traitée par les feuilles d'argent, elle est décolorée, et il reste un liquide incolore contenant une proportion d'autant plus grande d'éther iodhydrique que la teinture est plus ancienne; c'est cet éther qui s'oppose alors à la précipitation de l'iode par l'eau.

Solution pour injections iodées (GUIBOURT)

Pr. : Iode. . . . . 5 gram.
     Iodure de potassium. 5
     Alcool à 95° C. 5
     Eau. 100

F. S. A. — Dans certains cas, Boinet, Jobert de Lamballe, etc., font usage de la teinture d'iode plus ou moins concentrée, surtout lorsqu'il s'agit d'injecter de petits kystes. Avec Duroy, et pour les raisons qu'il a si bien exposées, nous préférons l'usage des solutions aqueuses.

La composition de ces injections varie suivant les cavités où on les injecte et suivant les effets qu'on veut produire.

Les injections dans le péritoine doivent être moins concentrées; Boinet les compose de la manière suivante :

Pr. : Eau distillée.. . . . . 100 gram.
    Teinture d'iode. 10
    Iodure de potassium. 2
    Ou tannin. 0,20

Dans les blennorrhagies chroniques, les flueurs blanches, le catarrhe utérin.

Pr. : Teinture d'iode. . . . . 50 gram.
    Iodure de potassium. 4
    Eau distillée. 50

Dans les kystes de l'ovaire, les abcès de toute espèce, l'hydrocèle, les hydarthroses, etc.

Pr. : Teinture d'iode. . . . . 100 gram.
    Tannin ou iodure de potassium.. 4

Dans les kystes et les abcès déjà injectés et qui exigent des injections répétées, dans les fistules à l'anus, les trajets fistuleux, pour les vaginites et les ulcérations du col de l'utérus. Cette préparation doit être employée plutôt en badigeonnages qu'en injections.

En 1821, Bretonneau avait conseillé les injections de teinture d'iode dans l'ascite; mais le danger de cette pratique était trop évident; elle fut abandonnée en 1847.

Les injections iodées ont été encore appliquées avec le plus grand succès au traitement des kystes de l'ovaire, aux abcès par congestion, aux fissures de l'anus, aux abcès avec décollement; on les a introduites dans le sac herniaire, etc.

IODURE DE POTASSIUM

Les badigeonnages d'iode ont pris, grâce aux travaux de Boinet, une importance considérable en thérapeutique ; on les emploie dans les maladies de la peau, dans les maladies des membranes muqueuses, dans la syphilis, mais c'est surtout l'iodure de potassium que l'on emploie à l'intérieur dans ce dernier cas : l'iode a encore été employé dans les kératites ulcéreuses ou granuleuses, etc.

Lavements iodés (DELIOUX DE SAVIGNAC)

Pr. : Teinture alcoolique d'iode . . . . 10 à 20 gram.
    Iodure de potassium. . . . . 1 à 2
    Eau. 200 à 250

)n vide d'abord l'intestin au moyen d'un lavement émollient, puis on ninistre le lavement iodé. Contre la dysenterie chronique.

Topique contre les engelures (Van den Corput)

Pr.: Collodion élastique . . . . : . . . . 10 gram.
Iode. 1

Paites dissoudre. En applications, au moyen d'un pinceau, sur les en-
ures, même ulcérées.

Solutions iodurées pour boisson (Lugol)

	N° 1	N° 2	N° 3
Pr.: Iode	25 milligr.	5 centig.	7 centigr.
Iodure de potassium.	75	10	125 milligr.
Eau distillée.	250 gram.	250 gram.	250 gram

l'iodure de potassium ioduré n'est pas une combinaison définie : le
ure de carbone en sépare l'iode libre.

PRÉPARATIONS IODO-TANNIQUES

Buche paraît le premier avoir eu l'idée d'associer l'iode avec le
nin; mais comme, dans la formule qu'il publia, il entrait de l'iodure
potassium, ce n'est pas lui qui le premier a constaté les propriétés
olvantes du tannin pour l'iode. En 1851, Debauque[1] formula cette
puverte nettement; plus tard, Socquet et Guillermond firent con-
re trois formules iodo-tanniques.

our préparer les solutions iodo-tanniques, on peut employer non-
ement le tannin, mais encore toutes les substances qui en renfer-
it; c'est ainsi qu'on s'est servi de l'extrait de ratanhia, préparé dans
ide; et Boinet avait depuis longtemps constaté les bons effets de
ociation de l'iode avec le sirop de quinquina.

l'étude chimique des préparations iodo-tanniques est toute à faire;
ne sait rien de positif sur leur nature. La solution iodo-tannique
é employée en injections dans les conduits recouverts d'une mem-
ne muqueuse, tels que l'urèthre, le vagin. On les emploie dans les
givites scorbutiques. La solution iodo-tannique iodurée a été employée
me caustique dans les ulcérations utérines, celles des gencives, l'é-
llement des dents; on a proposé de l'appliquer sur les vésicatoires
idés, pour faire absorber l'iode; on l'a administrée en injections dans
grandes surfaces séreuses, comme le péritoine, l'hydrocèle, les
eurs enkystées, etc.; dans les fistules, les abcès froids. Barrier (de
n) l'injecte dans les varices, et a constaté ses effets coagulants.

e sirop iodo-tannique de Socquet et Guillermond est une bonne pré-
tion d'un beau rouge, limpide; son goût est agréable; il contient

6 centigrammes d'iode par 50 grammes; il doit être préparé dans des vases en terre ou en fonte émaillée. On fait dissoudre l'iode dans le moins possible d'alcool, et on mélange avec la solution aqueuse d'extrait de ratanhia ; on laisse opérer la réaction dans un matras pendant quelques heures, on sépare par filtration le dépôt pulvérulent qui s'est formé, on le lave avec de l'eau pour lui enlever tout l'iode qu'il peut céder, on réunit les colatures, et on concentre à la vapeur sur une assiette. Lorsque la liqueur est suffisamment concentrée, on ajoute le sirop.

Voici les formules iodo-tanniques proposées par Guillermond Socquet :

Sirop iodo-tannique

Pr. : Iode. . . . . 2 gram.
 Extrait de ratanhia. 8
 Eau et sure, ãã Q. S. pour faire un sirop. . . . 1,000

L'extrait de ratanhia doit être entièrement soluble.

Solution iodo-tannique neutre normale, pour usage externe

Pr. : Iode. . . . . 5 gram.
 Tannin. 45
 Eau. 1,000

Filtrez, et, par une évaporation ménagée, ramenez à 1,000 grammes ; il faut que la solution ne bleuisse pas le papier amidonné.

Solution iodo-tannique iodurée

Pr. : Tannin. . . . . 10 gram.
 Iode. 5
 Eau. 90

Achevez la dissolution par trituration, et achevez-la à l'aide d'une douce chaleur, dans un matras de verre, au bain-marie : cette solution sert à toucher les ulcères utérins et les ulcérations de la bouche.

Sirop iodo-tannique (PERRENS)

On prend 25 grammes de teinture d'iode, contenant 2 grammes d'iode ; d'autre part, on fait une solution alcoolique avec 10 grammes de tannin de galle, très-pur ; on mêle, et on ajoute 500 grammes de sirop de sucre ; on porte à l'ébullition ; quatre ou cinq bouillons suffisent pour décolorer le sirop et expulser l'alcool ; ce sirop contient 4 grammes d'iode par kilogramme ; il n'a pas la saveur âcre et irritante de l'iode, mais il conserve celle du tannin.

IODURE D'AMIDON

Collin et Gaultier de Claubry ont les premiers constaté la propriété que possède l'amidon de prendre une belle coloration bleue au contact de l'iode libre; mais ces chimistes ont laissé beaucoup à faire à leurs successeurs pour l'étude de cette combinaison, tant au point de vue chimique que sous le rapport thérapeutique.

Il existe plusieurs combinaisons d'iode et d'amidon; pour l'étude chimique de ce composé nous renverrons aux travaux de Guibourt, Lassaigne, Langlois, Duroy, Deschamps (d'Avallon), Personne, etc.

En 1837, Buchanam (de Glascow) proposa l'iodure d'amidon en poudre et en tisane, contre la scrofule, la syphilis et certaines maladies de la peau.

Poudre d'iodure d'amidon (BUCHANAM)

Pr.: Iode. 1 gram.
Amidon. 24
Eau. Q. S.

Triturez et laissez sécher, dose 20 à 50 centigrammes et plus.

Tisane d'iodure et d'amidon

Pr.: Amidon. . . . . 20 gram.
Eau bouillante. 1,000
Sirop de gomme. 60
Teinture d'iode. 10

Iodure d'amidon (BONNEWYN)

Pr.: Amidon. . . . . 52 gram.
Eau distillée. . . . . Q. S. pour délayer.
Iode. . . . . 1 à 10

Dissous dans :
Alcool. 20

Mêlez.

Quesneville signala le premier l'iodure d'amidon soluble préparé avec l'amidon désagrégé ; Magnes-Lahens (de Toulouse) proposa de torréfier l'amidon, et de le mélanger avec un dixième d'iode délayé dans un peu d'eau; en exposant ce mélange à la température du bain-marie pendant quelques heures, on obtient un iodure d'amidon soluble ; Magnes-Lahens a constaté que l'iode hâtait la désagrégation de l'amidon; Soubeiran proposa de préparer l'iodure d'amidon avec l'amidon nitrique.

Iodure d'amidon soluble (SOUBEIRAN)

Pr.: Amidon nitrique. . . . . 9 gram.
Eau. 2
Iode. 1

On humecte l'amidon avec l'eau; on ajoute l'iode par petites parties dans un mortier en porcelaine, et on maintient dans un matras au bain-marie jusqu'à ce que l'iodure soit devenu complétement soluble dans l'eau, ce qui exige une heure et demie de digestion.

On obtient ainsi un mélange variable d'iodure d'amidon et d'iodure de dextrine, sous la forme d'une poudre noire, très-fine : ce corps est variable dans sa composition, aussi croyons-nous avec Soubeiran qu'il doit être repoussé de la thérapeutique.

Sirop d'iodure d'amidon (Soubeiran)

Pr.: Amidon nitrique. . . . .   56 gram.
Iode en poudre.   4,50
Eau.   520
Sucre.   1,040

On met l'amidon nitrique dans un mortier en porcelaine, l'iode dans un tube bouché avec un peu d'éther, on mélange et on ajoute peu à peu de l'éther jusqu'à dissolution complète de l'iode. On mélange à l'amidon et on maintient au bain-marie pendant plusieurs heures jusqu'à dissolution complète de l'iodure d'amidon ; on remplace alors l'eau évaporée et on ajoute le sucre. Un gramme de ce sirop étendu de 2,500 parties d'eau donne une liqueur sensiblement bleue. Ce sirop contient à peu près 2 1/2 grammes d'iode par kilogramme. Une portion est à l'état d'acide iodhydrique, dont il est impossible d'empêcher la formation. D'ailleurs, il est très-désagréable à prendre. Deschamps (d'Avallon) a fait une étude très-approfondie des préparations d'iodure d'amidon [1].

A. Bertherand a employé l'iodure d'amidon dans les pneumonies chroniques avec induration lobulaire.

IODOFORME (C^2H^{I3})

L'iodoforme ou *carbide d'iode* (*iodure de formyle, iodure de carbone, iodure de méthyle biiodé*) a été découvert par Sérullas en 1822 ; plus tard Dumas fit connaître sa composition, et ses relations avec l'acide formique ; Bouchardat publia des observations très-intéressantes sur ce médicament et modifia sa préparation.

L'iodoforme, peu employé en France, est très-souvent prescrit en Allemagne ; il contient 90 pour 100 d'iode ; Bouchardat, Moretin Humbert et A. Maître l'ont présenté comme la meilleure préparation iodée. Glower l'a préconisé contre les maladies de la peau ; il l'emploie à l'intérieur à la dose de 5 à 10 centigrammes sous forme de pilules, et pour pommade il se sert du mélange suivant :

Pr.: Cérat simple. . . . .   30 gram.
Iodoforme.   4

En frictions contre le goître. — Coxwell et Galtier ont préconisé l'iodoforme contre les affections scrofuleuses, le goître, l'aménorrhée et les affections cancéreuses.

[1] *Manuel de pharmacie et de l'art de formuler*, 1856.

Lichtfiel a recommandé le chloroforme dans les engorgements glandulaires et dans les maladies de la peau, telles que le prurigo, la lèpre, l'impétigo et la gale ; d'après Righini, l'iodoforme possède des propriétés anesthésiques, mais à un degré inférieur au chloroforme et à l'éther ; Bouchardat a signalé ses propriétés stupéfiantes : il exerce sur les sphincters un effet anesthésique local tel, que le malade n'a plus le sentiment de la défécation ; aussi l'a-t-on asssocié au beurre de cacao sous forme de suppositoires pour être introduits dans l'anus, dans les cas de fissure à l'anus, de ténesme, d'hémorrhoïdes, etc.

Moretin et Humbert reconnaissent à l'iodoforme toutes les propriétés de l'iode sans en avoir les graves inconvénients ; il est vrai que ceux-ci ont été très-exagérés, et qu'en administrant le médicament pendant le repas on diminue singulièrement les chances d'irritation ; mais d'après les auteurs que nous venons de nommer, l'iodoforme aurait des propriétés spéciales, calmantes : ce serait un anesthésique local qui agirait très-bien contre les affections névralgiques.

Les cigarettes d'iodoforme de Hardouin ont une saveur douce qui n'a rien de désagréable ; elles exercent une action sédative et anesthésique sur les muqueuses de la bouche et du pharynx.

Cigarettes iodoformiques (HARDOUIN)

Pr.: Mucilage de semences de coings. . . . . 5,00 gram.
Iodoforme. 1,20

Ajoutez quelques gouttes d'alcool, mêlez, et, à l'aide d'un pinceau, étendez sur une feuille de papier blanc sans colle, et on divise en 12 cigarettes de 5 à 6 centimètres de longueur, puis on recouvre d'un papier sans colle coloré pour empêcher la volatilisation de l'iode.

Iodoforme (FILHOL)

Pr.: Carbonate de soude cristallisé. . . . . 2 gram.
Iode. 1
Alcool. 2
Eau. 10

On fait dissoudre le sel dans l'eau, on ajoute l'alcool, et on projette l'iode peu à peu ; par refroidissement on obtient l'iodoforme des eaux mères ; traitées par une nouvelle quantité de carbonate de soude et d'alcool, en chauffant à 60 ou 80°, et, faisant passer un courant de chlore, il se dépose de nouveaux cristaux d'iodoforme. On peut recommencer le traitement ; lorsque l'iodoforme cesse de se produire, on peut en retirer l'iode ; on obtient ainsi 40 à 50 pour 100 d'iodoforme.

L'iodoforme se présente sous la forme de belles paillettes brillantes nacrées, douces au toucher, jaunes ; leur odeur très-pénétrante est caractéristique et se rapproche de celle du safran ; il est volatil, insoluble

dans l'eau, soluble dans l'alcool, l'éther, l'alcol de bois, les huiles grasses
et volatiles, le sulfure de carbone, etc.; à 108° il se sublime et se décompose à 120°, en donnant de l'iode, de l'acide iodhydrique et laissant
un résidu de charbon.

L'iodoforme tue les animaux à dose plus faible que l'iode; il détermine un grand abattement, des vomissements, des convulsions, etc.
4 grammes suffisent pour tuer un gros chien; il n'exerce aucune action
irritante; on croit qu'il augmente la sécrétion urinaire.

Bouchardat propose le procédé suivant pour obtenir l'iodoforme :

Pr.: Iode. . . . . 100 gram.
     Bicarbonate de potasse. 100
     Eau. 750
     Alcool. 250

Mêlez le tout dans un flacon placé dans un bain d'eau, élevez successivement la température pour favoriser la réaction. La liqueur étant décolorée, ajoutez 25 parties d'iode; chauffez de nouveau, renouvelez
l'addition de l'iode tant que les liqueurs se décoloreront; quand vous
aurez un peu dépassé le terme, que les liquides ne changeront plus par
la chaleur, ajoutez quelques gouttes de solution de potasse ou de soude
caustique pour décolorer les liqueurs, filtrez, lavez le précipité produit,
qui consistera uniquement en lames cristallines d'iodoforme d'une belle
couleur citrine. Les liqueurs évaporées donnent une grande quantité de
cristaux d'iodure de potassium ou de sodium.

Ce procédé donne en iodoforme le sixième du poids de l'iode employé.

Tablettes d'iodoforme (BOUCHARDAT)

Pr.: Iodoforme. . . . . 1 partie.
     Sucre. 15
     Mucilage de gomme. . . . . Q. S.
     Essence de menthe. 1

Pour des pastilles de 1 gramme, de 1 à 12 par jour.

Pilules d'iodoforme (BOUCHARDAT)

Pr.: Iodoforme. . . . . 2 gram.
     Extrait d'absinthe. . . . . Q. S.

Pour 36 pilules, 3 par jour dans les engorgements lymphatiques, le
goître, l'aménorrhée.

Suppositoire (A. MAITRE ET MORETIN)

Pr.: Beurre de cacao. . . . . 50,00 gram.
     Iodoforme. 1,20

Faites fondre le beurre de cacao au bain-marie, ajoutez l'iodoforme
pulvérisé, et faites 6 suppositoires.

Sachet résolutif (Van den Corput)

Pr.: Carbonate d'ammoniaque. . . . . 4 gram.
Iodoforme. 1
Poudre d'iris. 8

Mêlez et renfermez dans un sachet en linge ou en forte toile.

Papier hygiénique iodoformé (Righini)

Pr.: Amidon. . . . . 16 gram.
Eau. . . . . Q. S.

Faites une pâte molle, à chaud, et ajoutez :

Iodoforme. . . . . 8 gram.

Étendez sur un papier buvard, et coupez par bandes de dix centimètres. On emploie ce papier comme antiseptique dans les ateliers, les hôpitaux, etc.

Nous croyons peu à l'efficacité du moyen proposé par Righini ; l'iodoforme, qui résiste à l'action de l'acide sulfurique, résistera bien mieux à celle de l'acide carbonique à l'air ; d'un autre côté, supposant que l'iode fût mis en liberté, il se combinerait avec l'amidon.

Liniment iodoformé

Pr.: Alcool à 56° C . . . . 50 gram.
Savon animal. 4
Iodoforme. 1

Faites dissoudre au bain-marie, filtrez dans un flacon qui sera rapidement refroidi.

IODURE D'ARSENIC (AsI^5)

L'iodure d'arsenic, [très-préconisé contre les maladies de la peau, et surtout contre la lèpre, employé par Biett, comme caustique, dans les maladies tuberculeuses de la peau, s'obtient, d'après Sérullas, en fondant ensemble, et faisant volatiliser ensuite, un mélange de 1 partie d'arsenic pulvérisé et de 5 parties d'iode ; ou bien, d'après Mörer, en faisant dissoudre 4 grammes d'iode dans 120 grammes d'alcool, et faisant passer un courant d'hydrogène arsénié, ajoutant de l'iode de temps en temps, on obtient des tables hexagonales.

Pommade d'iodure d'arsenic (Thomson)

Pr.: Iodure arsénieux. . . . . 0,10 gram.
Graisse benzinée. 19,90

Mêlez. — Pour frictions contre la lèpre, l'impétigo, etc.

Liqueur d'iodure double de mercure et d'arsenic = AsI^5, HgI

IODO-ARSÉNITE DE MERCURE (LIQUEUR DE DONAVAN) LIQUOR HYDRIODATIS ARSENICI ET HYDRARGYRII

Pr.: Arsenic pur . . . . 0,40 gram.

Mercure. 1,00
Iode. 3,25
Alcool. 5,00

Triturez ensemble, jusqu'à ce que la masse soit desséchée et qu'elle soit devenue rouge pâle, versez dessus :

Eau distillée. . . . . 192,00 gram.

Ajoutez :

Acide iodhydrique. 1,50

Et faites bouillir.

Donavan, Osbrey, Taylor et d'autres l'ont mise en usage pour combattre certaines affections cutanées rebelles ; ils l'ont employée aussi dans des cas graves d'ophthalmies scrofuleuses, aux doses de 5, 10, 20, 30 gouttes de liqueur, dans de l'eau sucrée, deux fois par jour, en augmentant graduellement la dose jusqu'à 4 grammes.

Donavan employait encore la potion suivante :

Pr. : Liqueur d'iodure d'arsenic et de mercure. . . . . . 8 gram.
Eau distillée. 100
Sirop de gingembre. 15

Mêlez et divisez en quatre flacons. — A prendre de une demi à une dose, matin et soir.

Soubeiran propose la formule suivante :

Pr. : Biiodure de mercure. . . . . 1 gram.
Iodure d'arsenic. 1
Eau distillée. 98

Mêlez. — A prendre un à deux grammes, dans de l'eau sucrée, une à deux fois par jour.

Iodo-arsénite de mercure (Pedrolli)

Pr. : Iodure d'arsenic. . . . . 0,20 gram.
Eau distillée. 125,00

Faites dissoudre dans un matras, à une douce chaleur, et ajouter :

Biiodure de mercure. . . . . 0,40 gram.
Iodure de potassium. . . . . 1 et plus.

Filtrez, et conservez dans un flacon en verre noir. — Dose, 4 gouttes, et on augmente de 2 gouttes tous les jours, jusqu'à 80 à 100 gouttes. On l'emploie contre les ulcères phagédéniques, dans certaines syphilides cutanées et osseuses rebelles.

La formule suivante [1] diffère par les quantités d'iodure mises en contact.

[1] *Bull. de thérap.*, t. XLIII, p. 365.

Pr.: Iodure d'arsenic. . . . . 1,75 gram.
Biiodure de mercure. 1,75
Eau distillée. 250,00

Broyez le biiodure avec 15 grammes d'eau, et, lorsque la solution est opérée, ajoutez le reste de l'eau, chauffez jusqu'à ébullition, et filtrez.
— On obtient ainsi une solution, mais on ne précise pas son état de concentration, ce qui est un défaut.

IODURE DE SOUFRE (S²I)

L'iodure de soufre est une préparation très-anciennement connue, mal définie, et il est probable que l'iode et le soufre se combinent en plusieurs proportions.

Iodure de soufre soluble (CAILLETET)

Pr.: Monosulfure de sodium. . . . . 5 gram.
Iode. 4,75
Eau. . . . . Q. S.

Chauffez doucement dans une capsule, faites évaporer jusqu'à pellicule, laissez refroidir, et enfermez dans un vase bien sec. Il est évident que ce composé renferme un iodosulfure de sodium, et non pas *seulement* un iodure de soufre. Ce sel est très-hygrométrique, très-soluble dans l'eau, peu dans l'alcool, moins dans l'éther, soluble dans les huiles.

Il résulte des recherches de Lebaigue que ce produit est un mélange de polysulfure et d'iodure de sodium.

Pilules d'iodure de soufre (DEVERGIE)

Pr.: Iodure de soufre. . . . . 1 gram.
Soufre
Huile d'amandes douces } āā. . . . . Q. S.
Gomme arabique

Mêlez et divisez en 100 pilules, renfermant chacune un centigramme d'iodure. Une à cinq par jour, comme modificateur spécifique contre l'eczéma.

Pommade à l'iodure de soufre (BURGRAVE)

Pr.: Iodure de soufre. . . . . 1,20 gram.
Beurre frais. 30,00
Essence de menthe. . . . . 4 gouttes.

Mêlez. — En frictions contre les syphilides et les autres manifestations syphilitiques de la peau.

Huile à l'iodure de soufre (VÉZU)

Pr.: Soufre lavé. . . . . 00,25 gram.
Huile d'amandes douces. 15,00

Introduisez dans un flacon de verre, chauffez au bain-marie jusqu'à solution.

D'autre part :

Iode. 90,80
Huile d'amandes douces. 15,00

Dissolvez à froid, mélangez les deux dissolutions, chauffez doucement et filtrez. On emploie cette huile de la manière suivante :

Pr.: Huile d'iodure de soufre ci-dessus. . . . . 50 gram.
Huile d'amandes. 270

Mêlez. — A prendre une à trois cuillerées à bouche par jour.

IODURE D'AMMONIUM — IODHYDRATE D'AMMONIAQUE
$$(AzH^3, IH = AzH^4 I)$$

L'iodhydrate d'ammoniaque jouit de toutes les propriétés de l'iodure de potassium, seulement il est plus excitant et on l'emploie à plus faible dose. On l'obtient en décomposant l'iodure de fer par le sulfhydrate d'ammoniaque ; on peut obtenir de même les iodures de baryum et de calcium, que l'on a plus spécialement préconisés comme antiscrofuleux ; mais ces sels se décomposent facilement.

IODURE DE ZINC (ZnI)

L'iodure de zinc est un sel parfaitement défini, très-stable, qui agit comme l'iodure de potassium, mais qui doit être employé à dose beaucoup plus faible, parce qu'il conserve les propriétés irritantes des sels de zinc ; il est préférable à l'iodure de plomb, car il est plus soluble. On l'obtient par combinaison directe du zinc avec l'iode, au contact de l'eau. La dose, pour la pommade, est de un vingtième d'iodure.

IODURE DE CADMIUM (CdI)

L'iodure de cadmium est un très-beau sel, blanc, nacré, très-brillant, très-soluble, inaltérable à l'air, et forme, avec les corps gras, des pommades très-blanches, qui ne colorent pas au contact de l'air, et qui n'ont pas l'action irritante des pommades iodurées.

Pommade à l'iodure de cadmium (GARROD)

Pr.: Iodure de cadmium. . . . . 2 gram.
Axonge. 8

Mêlez. Cette pommade réduit rapidement les engorgements glanduleux. L'iodure de cadmium est plus stable que ceux de potassium et de plomb ; la pommade est moins irritante.

IODURE MANGANEUX (MnI)

Deschamps (d'Avallon) obtient ce sel en neutralisant une solution d'acide iodhydrique par du protocarbonate de manganèse hydraté ; par évaporation rapide, et en ayant soin de maintenir l'ébullition, on obtient un iodure rose, très-soluble. Burin du Buisson prépare ce sel en décomposant une solution d'iodure de baryum par du sulfate de protooxyde de manganèse, et faisant évaporer à l'abri du contact de l'air, en présence de la chaux vive [1].

IODURE DE POTASSIUM (KI)

L'iodure de sodium jouit des mêmes propriétés que celui de potassium ; il est cependant considéré comme moins actif ; il est d'ailleurs tout à fait inusité. Le meilleur mode d'administration de l'iodure de potassium est celui de solution aqueuse, de potion, ou mêlé à des sirops.

Potion antiémétique (EULENBERG)

Pr. : Eau. . . . . 120 gram.
Teinture d'iode. . . . . 10 gouttes.
Iodure de potassium. . . . . 5 décigr.
Sirop de sucre. . . . . 50 gram.

Solution atrophique (MAGENDIE)

Pr. : Iodure de potassium. . . . . 15 gram.
Sirop de guimauve. 50
Eau de laitue. 250
— de fleurs d'oranger. 5
Teinture de digitale. 10

Une cuillerée à café, matin et soir.

Solution iodurée (FURNARI)

Pr. : Iodure de potassium. . . . . 4,00 gram.
Iode. 0,15
Eau. 500,00

Une cuillerée à bouche, matin et soir, dans un verre de tisane de houblon. Contre l'ophthalmie scrofuleuse.

Sirop ioduré

Pr. : Iodure de potassium. . . . . 10 gram.
Sirop d'écorces d'oranges. 200
Eau. . . . . Q. S.

Faites dissoudre et mêlez. — Par cuillerées à bouche, jusqu'à six.

Biscuit d'iodure de potassium (DORVAULT)

Pr. : Iodure de potassium. . . . . 10 gram.
Pâte à biscuit (brisé maigre). . . . . Q. S.
Eau. . . . . Q. S.

Pour dissoudre l'iodure.

[1] *Mémoire sur l'existence du manganèse dans le sang humain et sur la réparation de quelques nouveaux produits pharmaceutiques.* Lyon, 1852.

Mêlez et divisez à l'emporte-pièce. — 100 biscuits d'environ 10 grammes chacun ; de 1 à 10 biscuits par jour.

Pilules d'iodure de potassium (DORVAULT)

Pr. : Iodure de potassium. . . . . 5 gram.
     Poudre de guimauve. 5
     Sirop simple. . . . . Q. S.

F. S. A. 100 pilules. — On les enduira légèrement de sirop simple, on les roulera ensuite dans une boîte sphérique, dans un mélange pulvérulent à P. E., aromatisé, *ad libitum*, de gomme, d'amidon et de sucre, et à deux reprises. — A prendre de 10 à 20 pilules par jour.

Soluté chloro-bromo-ioduré (DESCHAMPS)

Pr. : Chlorure de sodium. . . . . 10 gram.
     Bromure de sodium. 2
     Iodure de potassium. 1
     Eau. 467

A prendre 15 grammes dans un grand verre d'eau ordinaire.

Lotion chloro-bromo-iodurée (DESCHAMPS)

Pr. : Chlorhydrate d'ammoniaque. . . . . 20 gram.
     Bromure de potassium. 10
     Iodure de potassium. 1
     Eau. 150

Mêlez. — En lotions dans les engorgements scrofuleux, l'hydarthrose.

Pilules bromo-iodurées (LUNIER)

Pr. : Iodure de potassium. . . . . 1,20 à 1,80 gram.
     Bromure de potassium. . . . . 1,20 à 1,80
     Poudre de gentiane. 2,00
     Sirop. . . . . Q. S.

Pour 60 pilules. — A prendre 2 à 3 par jour.

Solution bromo-iodurée (LUNIER)

Pr. : Iodure de potassium. . . . . 40 à 60 centigr.
     Bromure de potassium. . . . . 40 à 60
     Extrait de gentiane. . . . . 1 gram.
     Eau (20 cuillerées à bouche). 200

En prendre 2 à 3 cuillerées à bouche par jour.

Saponé à la glycérine

Pr. : Glycérine à 30°. . . . . 1000 gram.
     Savon animal pulvérisé. 50
     Iodure de potassium. 150

Faire dissoudre au bain-marie, verser dans un mortier chauffé, agiter et ajouter essence d'amandes amères 2 grammes.

Oléo-stéarate de quinine et de soude à la glycérine (TUIRAULT)

Pr.: Stéarate de quinine. . . . .   4 gram.

Savon animal. . . . .

Glycérine.   32

Faites fondre, versez dans un mortier chauffé et ajoutez :

Essence d'amandes amères. . . . .   6 gouttes.

Emplâtres d'iodure de potassium (Pharm. de Londres)

Pr.: Iodure de potassium. . . . .   30 gram

Oliban pur.   180

Cire.   24

Huile d'olives.   8

Fondez l'oliban et la cire dans l'huile à une douce chaleur, ajoutez l'iodure de potassium dissous dans un peu d'eau et agitez jusqu'à parfait refroidissement : comme fondant dans les engorgements scrofuleux et autres.

IODURE DE PLOMB (PbI)

Introduit dans la thérapeutique en 1831 par Cottereau et Verdé-Delisle, expérimenté par Guersant père et Lisfranc, étudié chimiquement par O. Henry et Caventou, l'iodure de plomb est considéré comme un des résolutifs les plus efficaces : on l'obtient en décomposant un sel soluble de plomb à l'état neutre, acétate ou nitrate (Boudet) par un iodure soluble ; le plus souvent on se sert de l'iodure de potassium. Gaffard a proposé l'iodure de fer; Criqueloin, l'iodure de calcium, et Hurault a prouvé qu'il y avait avantage à employer le nitrate de plomb et l'iodure de calcium : il est indispensable qne les sels employés soient bien neutres, car sans cela l'iodure obtenu est jaune pâle et il contient de l'oxy-iodure de plomb.

Lisfranc employait avec succès la pommade à l'iodure de plomb dans les engorgements utérins; Lebert la prescrit contre les engorgements partiels de la glande mammaire, et Ricord contre les engorgements syphilitiques. L'iodure de plomb ne s'emploie guère qu'en pommade, à la dose de 2 à 4 grammes pour 30 d'axonge. Nous croyons avec Devergie qu'on a beaucoup exagéré les propriétés de cette préparation ; elle irrite peu la peau, mais c'est un résolutif très-médiocre.

IODURES DE MERCURE

Les deux iodures de mercure (Hg^2I), ou protoiodure vert jaunâtre, et le biiodure (HgI), d'un beau rouge vif, sont des médicaments très-actifs que l'on emploie tous les jours contre les accidents primitifs et secondaires de la syphilis et contre les affections syphilitiques de la peau. Le mode d'administration le plus simple est celui de pilules ; on les fait de

5 centigrammes à 1 centigramme, et on peut porter la dose progressivement jusqu'à 5 et 10 centigrammes par jour; pour s'opposer à la salivation, on leur associe l'extrait d'opium et non la thridace, qui est tout à fait inactive.

IODURE DE CHLORURE MERCUREUX (HgI,HgCl)

En 1836, Planche et Soubeiran étudièrent l'action de l'iode sur le protochlorure de mercure ; ils conclurent qu'il se formait uniquement du biiodure et du bichlorure de mercure ; dix ans plus tard, en 1847, Boutigny désigna le sel obtenu par l'action de l'iode sur le calomel sous le nom très-impropre d'iodure de chlorure mercureux; il le considéra comme moins actif que le biiodure et le bichlorure et plus actif que le protochlorure et le protoiodure.

Boutigny a publié deux formules : dans l'une, la proportion d'iode est de 1 équivalent pour 2 de calomel : elle donne, dit-il, le *protoiodure de chlorure mercureux;* dans l'autre, la proportion d'iode est double : elle donne le biiodure de chlorure mercureux ; l'un et l'autre s'obtiennent en chauffant lentement le calomel dans un matras et ajoutant l'iode par petites portions.

D'après Boudet, le prétendu sel de Boutigny aurait la composition suivante, et on pourrait et même on devrait l'obtenir par le mélange de deux sels :

> Pr. : Biiodure de mercure, 1 équiv. ou . . . . 62,6 gram.
> Bichlorure de mercure, 1 équiv. ou. 37,4

Perrens a établi que les produits de l'action de l'iode sur le calomel étaient mal définis : d'après lui, le premier sel de Boutigny est un mélange de calomel, de bichlorure et de biiodure de mercure, et le second est un mélange de bichlorure et de biiodure de mercure.

Gobley, afin d'arriver à un produit toujours identique dans sa composition, a proposé le procédé suivant :

> Pr. : Calomel à la vapeur. . . . . 5,95 gram.
> Iode. 1,98

On réduit l'iode en poudre et on le mélange au calomel ; on porte au fond d'un matras à l'aide d'un entonnoir en papier et on chauffe au bain de sable ; on fait fondre lentement, on réitère la fusion deux ou trois fois : on obtient un produit verdâtre, qui à l'air devient rouge. Mais le procédé de Gobley, de même que ceux qui ont été indiqués par Boutigny, donne des produits très-variables dans leur composition, selon que l'on a plus ou moins chauffé ; aussi préférons-nous le mélange que propose Boudet, et que nous avons fait connaître.

Les premières applications thérapeutiques des chloroiodures de mercure datent de 1842 ; elles ont été faites par F. Rochard et publiées par lui dans un Mémoire présenté à l'Académie des sciences en 1846. Les premiers succès ont été observés dans le traitement de la couperose, et plus tard F. Rochard étendit l'application de ce sel au traitement des affections cutanées et scrofuleuses. Devergie a vu l'érysipèle de la face et du cuir chevelu suivre l'application de la pommade au chloroiodure de mercure ; d'après ce médecin, cette pommade ne guérit pas la couperose, mais elle amène une amélioration notable ; il l'a employée avec succès dans le traitement de l'acné chronique.

F. Rochard a encore préconisé l'emploi de l'iodure de chlorure mercureux dans le traitement du sycosis et des engorgements du col utérin avec ou sans ulcération.

Pilules d'iodure de chlorure mercureux

Pr. : Iodure de chlorure mercureux. . . . . 0,25 gram.
  Gomme arabique. 1
  Mie de pain. 9
  Eau de fleurs d'oranger. . . . . Q. S.

F. S. A. 100 pilules, 1 à 3 par jour ; chacune contient 2 milligrammes et demi d'iodure.

Pommade d'iodure de chlorure mercureux

Pr. : Iodure de chlorure mercureux pulvérisé. . . . . 0,75 gram.
  Axonge récente. 60

Mêlez.

F. Rochard prépare sa pommade au vingtième, mais il fait remarquer que les doses varient avec le degré de sensibilité des individus. Il se développe toujours, sur les parties frictionnées, de la chaleur et de la cuisson ; il faut prendre de grandes précautions pour éviter les accidents d'inflammation cutanée, qui d'ailleurs ne sont que très-passagers, et qui, d'après F. Rochard, ne se manifestent que lorsque la pommade est timidement employée.

La poudre de Malin résulte d'un mélange de 1/12 de grain d'iode et de 1/2 grain de calomel.

La poudre de Schartz est composée de : iode, 5 centigrammes ; calomel et poudre de digitale, de chacun, 40 centigrammes.

Chloroiodure de mercure (DANNECY)

Pr. : Iode pur. 25 gram.
  Alcool à 92°. 200

Dissolvez. — D'autre part :

  Protochlorure de mercure. . . . . 50 gram.

Mettez le chlorure dans un ballon, chauffez au bain-marie d'eau bouil-

18.

lante ; ajoutez peu à peu la solution d'iode en agitant ; jetez sur un filtre et lavez à l'alcool.

IODURE DOUBLE DE MERCURE ET DE POTASSIUM (KI,²(Hgl)

Un équivalent d'iodure de potassium en dissolution concentrée dissout à chaud trois équivalents de biiodure de mercure par le refroidissement; il se précipite un équivalent de biiodure de mercure, et il reste en solution un sel formé de KI,²(Hgl). Ce sel découvert par P. Boullay cristallise en aiguilles *jaune de soufre*; il est déliquescent ; l'on dit à tort qu'il se décompose lorsqu'on le dissout dans l'eau; sa solution constitue un des meilleurs réactifs des alcaloïdes. On obtient l'iodure double de mercure et de potassium par le procédé suivant :

Pr. : Iodure de potassium. . . . . 100 gram.
      Biiodure de mercure. 250
      Eau. 100

Chauffez dans un matras jusqu'à dissolution, faites cristalliser par refroidissement; concentrez les eaux mères.

Thévenot, pharmacien à Dijon, propose le moyen suivant :

Pr. : Mercure. 8 parties.
      Iode. 10
      Iodure de potassium. 13
      Eau. 32

Triturez le tout dans un mortier en porcelaine pendant 20 minutes ; on verse ensuite l'eau goutte à goutte; lorsque la solution est complète, on fait cristalliser.

La solution d'iodure double de mercure et de potassium, pour réactif des alcaloïdes, s'obtient par le procédé suivant :

Pr. : Bichlorure de mercure. . . . . 15,546 gram.
      Iodure de potassium. 49
      Eau distillée. . . . . Q. S.

pour obtenir un litre à + 15°.

Winckler, de Planta, Richenan, Valser préparent ce réactif par l'iodure de potassium et de biiodure de mercure. D'après F. Mayer, la formule que nous donnons est préférable ; 1 centimètre cube de cette solution précipite :

1/10000	d'équivalent	d'aconitine.	0,0267 gram.
1/20000	—	d'atropine.	0,0145
—	—	de narcotine.	0,0213
—	—	de strychnine.	0,0167
—	—	de brucine	0,0253
—	—	de vératrine.	0,0269
1/30000	—	de morphine.	0,0200

1/20000	—	de conine.	0,0416
1/40000	—	de nicotine.	0,0405
1/60000	—	de quinine.	0,0108
—	—	de cinchonine.	0,0102
—	—	de quinidine.	0,0120

L'iodure double de mercure et de potassium a été surtout employé par Puche, Gibert, etc. Les principales formes d'administration sont celles de sirops de pommade et de gargarisme ; la dose est de 10 centigrammes par jour.

Sirop (Boutigny, Gibert)

Pr. : Biiodure de mercure. . . . .   1 gram.
    Iodure de potassium.   50
    Eau.   50

Dissolvez, filtrez et ajoutez :

    Sirop de sucre blanc.   2,400

30° froid.

25 grammes représentent 1 centigramme de biiodure de mercure et 50 centigrammes d'iodure de potassium.

Sirop d'iodhydrargyrate d'iodure de potassium

Pr. : Iodhydrargyrate d'iodure de potassium. . . . . .   1 gram.
    Teinture de safran.   10
    Sirop de sucre.   489

Mêlez. — 25 à 100 grammes par jour, dans une tisane appropriée dans les maladies syphilitiques anciennes. 25 grammes renferment 5 centigrammes d'iodure double.

Sirop antisyphilitique composé (Puche)

Pr. : Iodhydrargyrate d'iodure de potassium. . . . . .   1 gram.
    Iode.   1
    Iodure de potassium.   20
    Sirop de coquelicot.   473
    Eau.   5

Mêlez. — 25 à 100 grammes, dans les affections tertiaires compliquées d'accidents secondaires chez les individus à constitution lymphatique.

Pilules (Puche)

Pr. : Biiodure de mercure ⎱
    Iodure de potassium ⎰ āā. . . . .   4 décigr.
    Sucre de lait. . . . .   3 gram.
    Sirop de gomme. . . . .   Q. S.

Mêlez et faites 32 pilules ; 1 à 4 par jour.

Pilules (GIBERT)

Pr. : Biiodure de mercure. . . . . 0,10 gram.
Iodure de potassium. 5,00
Gomme arabique pulvérisée. 0,50
Miel. . . . . » . . . . Q. S.

Pour 20 pilules; 2 le matin, à jeun.

Pommade (PUCHE)

Pr. : Iodhydrargyrate d'iodure de potassium. . . . . . 4 gram.
Axonge. 100

Mêlez.

Pommade (DESCHAMPS)

Pr. : Biiodure de mercure. . . . . 0,40 gram.
Iodure de potassium. 1,00
Eau. 1,50
Huile d'amandes. 1,50
Graisse benzinée.. 16,00

IODO-MORPHINE 4($C^{34}H^{19}AzO^6,I^6$)

L'iodo-morphine se présente sous la forme de flocons bruns; Bouchut a employé une préparation qui doit renfermer l'iodo-morphine.

Depuis longtemps on a employé la teinture d'iode contre le rhumatisme chronique des jointures et contre la phthisie en applications locales; Bouchut, le premier, l'a indiquée comme topique et comme révulsif dans les névralgies superficielles; la teinture d'iode morphinée peut être employée dans le même but à titre de révulsif et de sédatif.

Teinture d'iode morphinée (BOUCHUT)

Pr. : Teinture d'iode. . . . . 15 gram.
Sulfate de morphine. 2

Bien qu'une partie de la morphine soit décomposée, il se forme un nouveau corps, l'iodo-morphine probablement, doué de propriétés narcotiques, et des phénomènes de somnolence se produisent en même temps que la cessation de la douleur.

IODHYDRATE DE MORPHINE $C^{51}H^{40}AzO^6,HI$)

Ce sel s'obtient par double décomposition de l'iodure de potassium et de sulfate de morphine, ou bien, d'après Deschamps, par la saturation directe de l'acide iodhydrique étendu d'eau, au moyen de la morphine; on fait cristalliser.

Pommade d'iodhydrate de morphine ioduré (BURGGRÆVE)

Pr. : Iodure de potassium. . . . . 3 gram.
Iodhydrate de morphine. 1
Axonge. 40

Mêlez. — En frictions, matin et soir.

IODURE D'IODHYDRATE DE MORPHINE ($C^{34}H^{19}AzO^6,HI,I$)

Ce sel s'obtient en précipitant un sel de morphine par l'iodure de otassium ioduré (Bouchardat); on maintient le mélange pendant une eure à 60°, on décante, on lave le précipité et on fait sécher.

Pilules

Pr.: Iodure d'iodhydrate de morphine. . . . .   1 gram.
Conserve de roses. . . . .   Q. S.
Pour 20 pilules, une chaque soir.

IODURE DE QUININE ($C^{20}H^{12}AzO^2IH$) et IODURE DE CINCHONINE
$C^{20}H^{12}AzO,IH$)

D'après Thompson, ces deux composés s'obtiennent par combinaison directe de l'iode, de la quinine et de la cinchonine à équivalents égaux; on ajoute de l'eau dans la proportion de 30 pour 1 d'iodure; on obtient ainsi des composés mal définis, d'un aspect résinoïde, inodores, insipides, solubles dans l'alcool, mais insolubles dans l'eau; ces composés ont besoin d'être mieux étudiés au point de vue clinique et chimique.

IODURE D'IODHYDRATE DE STRYCHNINE ($C^{44}H^{24}Az^2O^8,IH,I$)

Bouchardat a obtenu ce sel en versant une solution d'iodure ioduré de potassium dans une solution de sel de strychnine; il se forme un précipité floconneux marron, que l'on sèche et que l'on reprend par l'alcool à 85° bouillant; par refroidissement on obtient des cristaux d'iodure d'iodhydrate de strychnine, qui se présentent sous la forme d'aiguilles demi-transparentes, d'un rouge rubis foncé, solubles dans l'alcool et dans l'éther, insolubles dans l'eau. — D'après Bouchardat, ce sel agit comme la strychnine, mais il est moins actif, et son action se prolonge plus longtemps.

IODURE DE ZINC ET DE MORPHINE ($ZnI,C^{34}H^{19}AzO^6,IH$)

Ce sel s'obtient en faisant bouillir 1 gramme d'iodure d'iodhydrate de morphine avec 50 grammes d'eau, et 10 grammes de limaille de zinc; on filtre bouillant, et on obtient des cristaux aiguillés radiés; on regarde ce sel comme calmant et antispasmodique.

Pilules

Pr.: Iodure de zinc et de morphine. . . . .   0,10 gram.
Poudre de guimauve.   1,00
Miel. . . . .   Q. S.
Pour 10 pilules, contre les gastralgies et les affections nerveuses.

IODURE DE ZINC ET DE STRYCHNINE ($ZnI,C^{44}H^{24}Az^2O^8IH$)

Ce sel est recommandé par Bouchardat comme un bon succédané de la strychnine contre les névroses et surtout contre l'épilepsie; on l'obtient en chauffant pendant plusieurs jours de l'eau, de l'iodure d'iodhydrate de strychnine et du zinc, et on filtre les liqueurs chaudes; le sel cristallise par le refroidissement en aiguilles d'un blanc éclatant, et agit comme la strychnine, mais à doses doubles. Il est soluble dans l'eau et l'alcool.

IODURE DOUBLE DE MERCURE ET DE MORPHINE
$(Hgl, C^{34}H^{10}AzO^6IH)$

Bouchardat, qui a découvert ce sel, l'obtient en traitant par l'alcool bouillant parties égales de biiodure de mercure et d'iodhydrate de morphine; on obtient par le refroidissement des cristaux blanc jaunâtre, presque aussi actifs que le biiodure de mercure.

Pilules (BOUCHARDAT)

Pr. : Iodure double de mercure et de morphine. . . . 1 gram.
Poudre de réglisse 2
Miel. Q. S.

Pour 100 pilules. — Chacune contient 1 centigramme d'iodure double; une chaque jour dans la syphilis constitutionnelle.

IODURE DE FER ET DE QUININE $(IFe, C^{20}H^{12}AzO^2, IH)$

D'après de Smedt, ce sel s'obtient en traitant l'iodure de baryum par du sulfate de quinine; et en combinant l'iodure de quinine obtenu à équivalents égaux avec le protoiodure de fer, on obtient des cristaux aiguillés jaunes, solubles dans l'eau, l'alcool et l'éther.

Voici les formules proposées par de Smedt:

Pilules

Pr. : Iodure de fer et de quinine. . . . . 1 gram.
Miel. 1
Poudre de guimauve. . . . . Q. S.

Pour 12 pilules, qu'on enduit d'une couche résino-balsamique.

Sirop

Pr. : Sucre blanc. . . . . 180 gram.
Eau distillée. 120
Iodure de fer et de quinine. 1

50 grammes de ce sirop contiennent 1 décigramme d'iodure.

ACIDE IODHYDRIQUE (HI)

L'acide iodhydrique en dissolution dans l'eau a été proposé par Huet contre les affections strumeuses; on le fait respirer mélangé à l'eau dans la proportion de 12 à 20 gouttes pour un verre de liquide : il est très-rapidement absorbé. On trouve dans tous les traités de chimie le procédé que l'on suit pour préparer cet acide; Murdoch emploie sous le nom d'acide iodhydrique le mélange suivant :

Pr. : Acide tartrique. . . . . 13,20 gram.
     Iodure de potassium. 15,50

Dissolvez séparément dans 16 grammes d'eau distillée, mêlez et agitez. Filtrez pour séparer le bitartrate de potasse formé, puis on ajoute de l'eau pour avoir 200 grammes de liquide, 10 à 40 gouttes dans un verre d'eau, pour boire ou pour inhalations.

ÉTHER ÉTHYL-IODHYDRIQUE (C^4H^5I)

Cet éther a été préconisé, dans ces derniers temps, contre les affections strumeuses ; on en mêle 10 à 20 gouttes avec de l'eau et on fait respirer. Il est très-diffusible et très-actif; il produit rapidement l'ivresse iodique. On l'obtient le plus souvent en distillant de l'alcool saturé de gaz iodhydrique.

IODATE DE POTASSE (KO,IO^5) — IODATE DE SOUDE (NaO,IO^5)

Demarquay et Gustin ont proposé de substituer l'iodate de potasse au chlorate dans les diverses affections de la muqueuse buccale; la dose de sel administrée varie de 25 centigrammes à 1 gramme 50 centigrammes. Ils ont donné ce sel avec succès dans la diphthérite, la stomatite mercurielle et gangréneuse.

BROME (Br)

L'analogie du brome avec l'iode l'a fait employer par Andral, J. Fournet, Puche, etc., dans tous les cas où l'iode était indiqué. On a constaté qu'il était plus irritant et plus vénéneux que l'iode; aussi est-il aujourd'hui à peu près abandonné.

Cependant Magendie et Pourché (de Montpellier) se sont bien trouvés de l'emploi du brome dans les affections scrofuleuses. Glover et Horing ont confirmé ces bons résultats.

Ozanam croit avoir trouvé dans le brome le spécifique des angines pseudo-membraneuses, croup, muguet; il croit que ce corps exerce une désagrégation moléculaire sur les fausses membranes. Malgré les 14 observations qu'il rapporte, toutes suivies de guérison [1], nous pouvons affirmer, par l'expérience que nous en avons faite, qu'encore cette fois Ozanam s'est fait illusion.

Lowig a employé le brome comme désinfectant. Duflos propose comme telle une eau bromurée obtenue avec une goutte de brome pour une once d'eau :

---

[1] *Gazette médicale de Paris*, 1856, n° 584.

A l'intérieur, le brome s'emploie à la dose de 2 à 20 gouttes dans des potions ou dans l'eau ; à l'extérieur, à la dose de 10 gouttes à 4 grammes.

Potion bromée (OZANAM)

Pr. : Eau bromée. . . . . 5 à   0,50 gram
    Potion gommeuse. . . . . : 150,00

Mêlez. — Conservez à l'obscurité. — A prendre dans la journée contre le croup, le muguet etc.

L'eau bromée s'obtient ainsi :

Pr. : Brome   } ãã. . . . . 0,10 gram.
    Bromure de potassium }
    Eau distillée. 100,00

BROMURE DE POTASSIUM (KBr)

Le brome existe dans un grand nombre d'eaux minérales. Combiné au potassium, au sodium, au calcium et surtout au magnésium, c'est à lui que l'on attribue les bons effets des eaux de Nauheim, de Hombourg, de Kreuznach, d'Ischl, de Salins (Jura) et de Salies (Basses-Pyrénées).

Le bromure de potassium produit des phénomènes physiologiques assez singuliers : outre les troubles de la vue et de l'ouïe que l'on a constatés, outre l'affaiblissement de la mémoire et de l'intelligence, on éprouve encore un sentiment d'ivresse et une somnolence suivie d'une anesthésie partielle ou générale ; le contact d'une solution de bromure de potassium sur le voile du palais suffit pour rendre celui-ci insensible ; on peut alors titiller la luette, toucher le fond du pharynx, les amygdales, sans provoquer le moindre mouvement de déglutition. Huette, qui a le premier observé ces faits, ajoute que la conjonctive participe de cette insensibilité ; on peut utiliser cette propriété en chirurgie et surtout pour la laryngoscopie ; on s'est même demandé si l'on ne pourrait pas arracher les dents sans douleur à l'aide du bromure de potassium. Huette, Rames et Puche ont parfaitement étudié l'action physiologique du bromure de potassium ; ils ont employé ce sel contre les accidents tertiaires sans obtenir de bons effets ; Ricord est arrivé aux mêmes résultats. Mais Huette et Puche ont constaté que ce médicament calmait les érections physiologiques, et Thielmann a fait une heureuse application de cette propriété anti-érective dans le traitement des blennorrhagies accompagnées d'orgasme vénérien ; plusieurs médecins ont constaté cette propriété et en ont tiré bon parti.

Ozanam emploie le bromure de potassium contre les affections pseudomembraneuses ; Landolfi propose le chlorure de brome contre le cancer ; il applique un caustique composé des *chlorures de zinc*, d'*antimoine*, d'*or* et de *brome* ; ce n'est, comme on le voit, qu'une modification de la pâte de Canquoin, et les expériences faites à la Salpêtrière avec le caustique Landolfi n'ont produit aucun résultat satisfaisant.

Pilules antiscrofuleuses (WERNECK)

Pr.: Iodure de fer. . . . .   4 gram
Bromure de sodium.   2
Extrait de réglisse. . . . .   Q. S.

Pour des pilules de 12 centigrammes, une matin et soir.

Pilules (POURCHÉ)

Pr.: Bromure de potassium. . . . .   0,50 gram.
Lycopode.   1,00
Sirop de sucre. . . . .   Q. S.

Pour 6 pilules, 2 à 8 par jour.

Poudre (PUCHE)

Pr.: Bromure de potassium. . . . .   12 gram.
Sucre en poudre   6

En 12 paquets, un toutes les deux heures, contre le priapisme.

Pommade (POURCHÉ)

Pr.: Bromure de potassium. . . . .   4 gram.
Axonge.   30

Mêlez. — 2 à 3 frictions par jour.

Caustique Landolfi (modifié par QUEVENNE)

Pr.: Chlorure de zinc
— d'antimoine (proto-) ⎫
— d'or   ⎬ ãã. . . . .   5 gram.
— de brome   ⎭
Farine de froment. . . . .   20 gram.
Eau.   18

Mêlez.

BROMURE DE FER (FeBr, et Fe^{2}Br^3)

Il existe deux bromures de fer correspondant aux oxydes; Magendie les a préconisés; aujourd'hui ils sont peu usités. Aux États-Unis, on les a employés dans le traitement des dartres, des scrofules, des adénites aiguës et chroniques, de l'érysipèle et de l'aménorrhée. Le docteur David Alter (de Freeport) a proposé le protobromure contre la phthisie; Lunier l'administre sous la forme de pilules, de potion, en solution dans l'huile, dans du chocolat; la dose est de 5 à 25 centigrammes.

Dillwyn-Parrish propose la solution suivante, qui est employée à la dose de 20 à 40 gouttes trois fois par jour

Solution normale de bromure de fer (PARRISH)

Pr. : Brome. . . . . 10,00 gram
Fil de fer (de clavecin). 4,25
Eau distillée. 140,00
Sucre. 90,00

Opérez comme pour la solution d'iodure de fer.

Pilules (MAGENDIE)

Pr. : Bromure de fer pulvérisé. . . . . 2 gram.
Conserve de roses. 2
Gomme. . . . . Q. S.

Pour 50 pilules, 2 matin et soir.

Potion (MAGENDIE)

Pr. : Looch blanc. . . . . 155,00 gram.
Bromure de fer. 0,05
Sirop de menthe. 50,00

À prendre par cuillerées à bouche.

BROMURE DE PLOMB (PbBr)

Le bromure de plomb s'obtient par double décomposition d'un sel de plomb et du bromure de potassium; il a été peu employé.

Pilules pour combattre les érections (VAN DEN CORPUT)

Pr. : Bromure de plomb }
Extrait de belladone } āā . . . . 2 à 5 centigram.
Lupuline. 5

Pour 1 pilule en faire 6 semblables, 2 à 3 par jour, dans les uréthrites ou les balano-posthites accompagnées d'érections douloureuses. Van den Corput a employé ces pilules avec le plus grand succès dans les cas où les chancres siégeant sur le frein ou sur le prépuce, la cicatrisation est retardée par suite des tiraillements ou des éraillures que déterminent les érections.

BROMURES DE MERCURE (Hg²Br et HgBr)

Ces deux bromures ont été employés dans les maladies syphilitiques par Biett, Magendie, Ricord et Cazenave.

Le protobromure s'obtient par double décomposition d'un protosel de mercure et du bromure de potassium, et mieux, par combinaison directe au contact de l'alcool: il est blanc; chauffé, il se volatilise en aiguilles jaunes qui blanchissent par refroidissement; il s'altère à la lumière.

Le deutobromure s'obtient en sublimant un mélange à parties égales de brome et de mercure; il cristallise en aiguilles et est soluble dans l'eau, l'alcool et l'éther ; il est volatil, très-vénéneux et très-irritant.

Les bromures de mercure ont été préconisés par Werneck, Prieger et Höring contre les affections syphilitiques, contre les maladies de la peau invétérées, et surtout les teignes faveuses ; quoique peu employés en France, nous indiquerons les principales formules proposées :

Pilules (GRÆFE)

Pr. : Bromure de mercure (proto-). . . . .   1 gram.
Extrait de réglisse. . . . .   Q. S.

Pour faire 60 pilules, 5 pilules par jour.

Solution

Pr. : Deutobromure de mercure. . . . .   0,05 gram.
Eau distillée.   60

20 gouttes par jour, augmenter progressivement.

BROMOFORME (C^2HBr^3)

Le bromoforme correspond à l'iodoforme ; on l'obtient de la même manière : il a été peu employé ; il paraît jouir des mêmes propriétés, mais il est irritant.

CHLORATE DE POTASSE (KO,ClO^5)

Stuart-Cooper et Bouchardat [1] ont établi que, dans la plupart des sels, l'action physiologique est proportionnelle à la quantité de la base. Les recherches de Socquet, sur l'action du chlorate de potasse, dans le traitement du rhumatisme articulaire aigu, ont confirmé cette règle et démontré les effets contra-stimulants de ce sel ; aussi quelques auteurs le placent-ils, dans les sédatifs, à côté de la digitale ; d'autres le comptent au nombre des diurétiques ; nous préférons le ranger parmi les altérants, parce que c'est comme tel qu'il agit dans le plus grand nombre des cas.

Fourcroy admettait que certaines substances oxydantes cédaient leur oxygène aux tissus animaux ; c'est ainsi que plusieurs médicaments ont été employés comme reconstituants et comme excitants dans les maladies syphilitiques, le scorbut, le typhus, etc.

Plusieurs auteurs, parmi lesquels nous citerons Wittmann, J. Rollo, Garnett (de Glasgow), Thomas (de Salisbury). etc., ont contribué à propager l'usage du chlorate de potasse. Odier (de Genève) l'employa le premier à haute dose (10 grammes), dans les cas d'ictère simple, liés à des engorgements hépatiques. Il fut, plus tard, employé par quelques

---

[1] Mémoire sur l'action des chlorure, bromure et iodure de potassium.

médecins, contre les ecchymoses, les contusions violentes, les névralgies faciales, etc.

En 1847, Hunt reconnut l'efficacité du chlorate de potasse dans la gangrène de la bouche. West l'employa avec succès contre la stomatite ulcéreuse ; Sayle et Tedeschi l'appliquèrent contre les ulcères atoniques.

Partant de cette idée que le chlorate de potasse était un oxygénant, Simpson prescrivit le chlorate de potasse dans les derniers temps de la grossesse, dans les cas d'hémorrhagie placentaire, pour fournir de l'oxygène au fœtus.

C'est surtout dans certaines stomatites que le chlorate de potasse a été justement recommandé par Chanal (de Genève), Jacquet (de Lyon), Herpin (de Genève), Blache, Demarquay ; et, en 1856, E. Isambert[1] en établit, d'une manière précise, la valeur thérapeutique.

Aujourd'hui, il résulte des recherches de Herpin (de Genève), Blache, Demarquay, Alf. Fournier, Lasègue, etc., que le chlorate de potasse agit parfaitement dans la stomatite mercurielle ; il exerce non-seulement une action curatrice, mais encore une action prophylactique ou préservatrice ; ses effets se manifestent dès le troisième jour, et ils ne contrarient en rien ceux du mercure, employé concurremment.

Quoiqu'on emploie souvent le chlorate de potasse contre l'angine couenneuse et le croup, les résultats obtenus ne sont pas des plus satisfaisants ; mais dans l'angine simple, comme dans les aphthes et le muguet, il agit parfaitement bien ; on l'a même employé contre le scorbut.

Le chlorate de potasse s'obtient en faisant passer un courant de chlore dans une solution concentrée de potasse caustique ; Calvert propose de faire passer le même gaz dans une solution de potasse de 1,11 de densité, et contenant 102,53 de potasse pure pour 1,000 d'eau, d'y ajouter 6 équivalents de chaux vive, de chauffer à 50°, et de faire passer un courant de chlore jusqu'à saturation, en élevant graduellement la température à 90°.

Potion au chlorate de potasse (Ballantini)

Pr.: Eau gommée. . . . . 60 gram.
Sirop de limon. 40
Chlorate de potasse. 2

Contre la fièvre typhoïde. — A prendre, par cuillerées à bouche, dans la journée ; augmenter la dose de 1 gramme tous les deux jours, sans dépasser 6 grammes ; mais alors il faut augmenter les proportions d'eau, car on serait à peu près dans les limites de solubilité du sel ; de plus, on applique sur l'abdomen des compresses imbibées du liquide suivant :

[1] Thèse inaugurale, Paris, 1856.

Pr.: Eau. . . . . 1000 gram.
    Chlorate de potasse. 32
    Acide chlorhydrique. 10

Dans ce mélange, il doit se dégager des traces de chlore.

Opiat au chlorate de potasse (DETHAN)

Pr.: Phosphate de chaux en poudre. . . . . 1000 parties.
    Crème de tartre. 500
    Alun. 125
    Chlorate de potasse. 500
    Iris en poudre. 500
    Carmin
    Miel   } ãã. . . . . Q. S.
    Essence de menthe }

Pour un opiat ou cullotoire. — Contre les ulcérations de la bouche et les ulcérations en général. — Dethan a cherché à faire une spécialité des préparations de chlorate de potasse; nous ne voyons pas du tout quel rôle doivent jouer, dans l'opiat précédent, le phosphate de chaux et la crème de tartre.

Tablettes au chlorate de potasse (DETHAN)

Pr.: Sucre en poudre. . . . . 800 parties.
    Chlorate de potasse. 200
    Eau aromatique   } ãã. . . . . Q. S.
    Gomme adragante }

Mêlez et faites des tablettes de 1 gramme, contenant, chacune, 20 centigrammes de sel. — A prendre de 10 à 20 pastilles, dans la stomatite mercurielle, l'amygdalite, les affections diphthéritiques, les ulcères scorbutiques, etc. Ce sont ces pastilles que Dethan annonce sous le nom de *Pastilles au sel de Berthollet.* Le chlorate de potasse agit surtout par son contact immédiat, et nullement par suite de son absorption. Une pareille forme est donc au moins inutile.

Solution contre l'ozène (HENRY)

Pr.: Chlorate de potasse. . . . . 5 gram.
    Eau. 150

Aspirez fréquemment par le nez,

Poudre contre l'ozène (DEBOUT)

Pr.: Sous-nitrate de bismuth. . . . . 10 gram.
    Chlorate de potasse. 1

Mêlez. — Pour priser.

L'expérience nous a appris que le chlorate de potasse n'était pas désinfectant, et qu'il était sans action dans l'ozène et l'otorrhée.

Bouchut a employé la solution de chlorate de potasse dans le traitement des ulcères scrofuleux, tout en continuant la médication interne.

Barthez a employé, avec quelque succès, les instillations de la solution de chlorate de potasse, dans la trachée, après l'opération de la trachéotomie; on peut aussi faire évacuer des fausses membranes, ce que l'on n'obtient pas avec l'eau seule.

Brown administre la solution à 4 grammes sur 150 grammes, dans la leucorrhée avec ulcérations, dans les ulcérations du col, etc. Cette méthode ne réussit que lorsque la maladie est bornée au vagin et au col.

Potion contre la gangrène de la bouche

Pr.: Chlorate de potasse. . . . . 2 gram.
Sirop de sucre. 10
Eau 50

A prendre, dans les vingt-quatre heures, par petites cuillerées.

Solution contre les cancroïdes

Pr.: Eau. . . . . 600 gram.
Chlorate de potasse 15
Acide chlorhydrique. . . . . 10 gouttes
Teinture d'opium. . . . . 8 gram.

Mêlez. — Pour lotions permanentes. — On connaît plusieurs cas de cancroïdes guéris par l'application locale de la solution de chlorate de potasse. Bergeron, médecin de l'hôpital Sainte-Eugénie, le premier a constaté des cas de guérison d'épithélioma par des fomentations permanentes à l'aide d'une solution de chlorate de potasse; d'autres succès observés chez l'homme ont été cités par le Dr Milon et par le Dr W. Cooke (de Londres) et pour les animaux, trois cas ont été publiés par Leblanc, un chez le cheval (administration à l'intérieur) et deux chez le chat.

Topique désinfectant (Martinet)

Pr.: Chlorate de potasse. . . . . 10 gram.
Glycérine. 90

Mêlez. — D'après nos expériences, les propriétés désinfectantes du chlorate de potasse sont à peu près nulles.

Solution contre la stomatite mercurielle (Herpin)

Chlorate de potasse. . . . . 2 à 4 gram.
Sirop de limon ou de framboise 30
Eau 150

A prendre par cuillerées.

Collyre au chlorate de potasse (Coizeau)

Chlorate de potasse. . . . . 10 gram.
Eau. 100

Contre les ophthalmies catarrhales aiguës, accompagnées de muco-pus abondant.

Potion contre les accidents de la dentition (BENAVENTE)

Pr. : Chlorate de potasse. . . . .   6 gram.
  Eau. 100
  Sirop de gomme. 30

Une cuillerée à café tous les quarts d'heure.

La solution de chlorate de potasse à 5 centièmes a été proposée contre la fétidité de l'haleine; nous l'avons mainte fois employée sans succès, tandis que la solution de permanganate de potasse au millième n'a jamais manqué son effet.

Potion contre les ulcères phagédéniques (SAYLE)

Pr. : Chlorate de potasse. . . . .   2 gram.
  Iodure de potassium. 10
  Eau. : . . 200

A prendre par cuillerées à bouche dans la journée.

Nos expériences nous ont appris que la solution de chlorate de potasse au millième était un poison violent pour les plantes; nous avions espéré détruire par ce moyen le *trychophyton*, *l'herpes tonsurans*, etc. Nos essais n'ont eu, jusqu'à présent, aucun résultat satisfaisant.

CHLORATE DE SOUDE (NaO,ClO^3)

Le chlorate de potasse est peu soluble dans l'eau, elle en dissout environ, à froid, 8 pour 100 de son poids; le chlorate de soude, au contraire, est plus soluble, aussi l'a-t-on proposé pour remplacer le sel de potasse, lorsqu'on veut l'administrer à dose plus élevée. N. Guéneau de Mussy a constaté qu'il produisait les mêmes effets; cependant, en général, on s'accorde pour le regarder comme moins actif; on le préfère pour le traitement local des cancroïdes, des ulcères phagédéniques, parce qu'il est possible de l'obtenir en solution plus concentrée.

Ajoutons que J. B. V. Laborde a recommandé l'emploi du chlorate de potasse en gargarisme dans le traitement des gengivites chroniques avec ou sans pyorrhée dentaire. Nous avons, dans ce cas, employé avec succès le collutoire suivant :

Pr. : Chlorate de soude pulvérisé. . . . .   20 gram.
  Glycérine. 20
  Teinture de myrrhe. . . . . 10 gouttes.

Mêlez pour frictions sur les gencives.

ALCALIS ET ALCALINS

La potasse, la soude et l'ammoniaque trouveront leur place dans le chapitre de la *Médication irritante;* nous plaçons, au contraire, dans les altérants les alcalins et les sels à réaction alcaline, tels que les carbonates et les sels à base alcaline et à acide organique qui sont brûlés et transformés en carbonates dans l'économie animale ; administrés à petite dose, ils sont essentiellement altérants ; à doses plus élevées, ils deviennent purgatifs, et nous y reviendrons lorsque nous traiterons des *évacuants.*

Le sang est toujours alcalin, mais il l'est dans une certaine mesure ; il départit aux sécrétions diverses ses propriétés spéciales ; celles-ci sont les unes alcalines, comme la salive, la bile, le suc pancréatique ; les autres sont acides, tels sont les urines, la sueur, le suc gastrique ; augmenter l'alcalinité du sang, c'est naturellement changer la composition des sécrétions, qui deviendront plus alcalines ou neutres. La présence des acides étant une des conditions de la digestion stomacale des aliments, il n'est pas indifférent de neutraliser ces acides ; la présence des alcalis dans le sang facilite la combustion des aliments carbonés, absorbés par suite de l'acte de la digestion, tels que les sucres, les graisses, l'alcool, etc.; augmenter ou diminuer cette alcalinité, c'est amener forcément des changements dans les fonctions et des mutations dans la composition des organes. Aussi les alcalis administrés intempestivement pendant longtemps ou en excès déterminent un amaigrissement considérable avec faiblesse générale, état que l'on désigne sous le nom de *cachexie alcaline.*

BICARBONATE DE SOUDE (NaO,^{2}CO^2)

Le carbonate neutre de soude n'est employé que pour usage externe, principalement sous la forme de bain ; la dose est de 125 à 500 grammes; il est bien démontré aujourd'hui que les urines peuvent devenir *alcalines,* après un *bain acide,* et rester acides après un *bain alcalin;* il y a là une question de température et d'activité de la combustion qui a besoin de recevoir de nouveaux éclaircissements.

Le bicarbonate de soude est employé en solution, en poudre ou sous la forme de tablettes ; la dose est de 25 centigrammes à 2 grammes par jour; il fait la base de ces boissons que les Anglais emploient si souvent sous le nom de *soda-water* et de *soda-powder;* ils emploient surtout beaucoup aujourd'hui le bicarbonate de soude granulé effervescent, dont l'administration est si commode, si élégante et si agréable. Nous recommandons cette forme médicamenteuse à l'attention des médecins.

Potion alcaline contre le pyrosis (PIORRY)

Pr.: Bicarbonate de soude. . . . .   5 gram.
Eau.   45

Sirop de fleurs d'oranger. 30
Essence d'anis. . . . . 1 goutte.

A prendre en une seule fois.

Soda-Water

	POUR UN LITRE.	POUR UNE BOUTEILLE
Pr. : Bicarbonate de soude.	1,6 gram.	1,1 gram.
Eau gazeuse à 5 vol..	1 litre	625,0

Cette eau est employée comme digestif.

Soda-Powders
POUDRE GAZIFÈRE SIMPLE.

Pr. : Acide tartrique.. 16 gram.
Bicarbonate de soude. 24

On divise séparément chacune de ces poudres en 12 parties égales,
et on enveloppe l'acide dans un papier blanc et le bicarbonate dans du
papier bleu ; on dissout chacun de ces paquets dans un verre d'eau et on
prend pendant l'effervescence ; il y a un léger excès de bicarbonate de
soude. Cependant la boisson a une saveur alcaline agréable.

Le 20 avril 1847, Chevallier fit à l'Académie de médecine un rapport[1]
duquel il résultait que l'appareil gazogène Briet et Mondollot est très-
commode pour fabriquer l'eau gazeuse artificielle ; voici quelles sont les
proportions d'acide et de bicarbonate de soude à employer[2]:

		PRESSION MAXIMUM.	SE RÉDUISANT PAR L'AGITATION.
Pr. : Acide tartrique.	20 gram.	6 atmosph.	5,6 atmosph.
Bicarbonate de soude.	24		
Acide tartrique.	50	7	4,5
Bicarbonate de soude.	56		
Acide tartrique.	45	9	5,5
Bicarbonate de soude.	54		

On peut remplacer l'acide tartrique par une proportion équivalente de
bisulfate de potasse ou de soude ; et au lieu de séparer les deux sels,
C. Le Perdriel les réunit en un sel granulé effervescent que l'on mesure
dans le bouchon au moment de préparer l'eau gazeuse.

Sucre de Vichy (TROUSSEAU)

- Pr. : Bicarbonate de soude.. . . . . 10 gram.
Sucre pulvérisé. 200

[1] *Bulletin de l'Académie impériale de médecine.* Tome XII, page 592 et
suiv.
[2] Consultez A. Legrand, *Sur l'eau de Seltz et la fabrication des boissons gazeuses*, Paris, 1861.

Mêlez. — A prendre par demi et par cuillerées à café; ce sucre remplace très-bien les tablettes de Vichy et ne coûte-pas aussi cher.

CITRATE DE SOUDE (NaO)^3,C^{12}H^{5}O^{11},11HO)

Les citrates alcalins, c'est-à-dire ceux de potasse de soude et de lithine, sont des purgatifs doux à la dose de 50 à 60 grammes, mais à dose faible, 25 centigrammes à 2 grammes; ils doivent être considérés comme altérants et employés comme tels dans le but de modifier les sécrétions; on les emploie surtout lorsqu'on craint la cachexie alcaline.

Nous avons parlé ailleurs du citrate de lithine effervescent, si employé en Angleterre contre la diathèse urique; on peut aussi employer dans les mêmes cas le citrate de soude granulé effervescent, qui se dose et s'administre de la même manière.

BICARBONATE DE POTASSE, CITRATE

Le bicarbonate de potasse et le citrate de potasse sont peu employés; ils jouissent des mêmes propriétés que les sels correspondants de soude.

Le citrate d'ammoniaque a été proposé par Prout contre certaines formes de la maladie de Bright. Meade, chirurgien de l'infirmerie du Brandford, a employé ce sel avec succès pour calmer l'irritation de la vessie; voici sa formule :

Pr. : Sesquicarbonate d'ammoniaque. . . . . 4 gram.
      Acide citrique. . . . . − 0,75
      Eau. 162,00

Mêlez. — A prendre une cuillerée à bouche trois ou quatre fois par jour; sucrez à volonté.

SESQUICARBONATE D'AMMONIAQUE (AzH³)²,2HO,(CO²)³

Le sesquicarbonate d'ammoniaque est le seul carbonate de cette base employé en médecine; c'est un altérant énergique, agissant aussi comme diaphorétique; on l'administre dans tous les cas où l'ammoniaque est indiqué. On le vante contre le croup et surtout la scarlatine, les convulsions de la dentition; Bouchardat le prescrit dans la glycosurie.

Potion contre la coqueluche (Strohl)

Pr. : Carbonate d'ammoniaque. . . . . 60 gram.
      Eau. 180
      Sirop d'althéa. 50

Mêlez. — A prendre une cuillerée à bouche toutes les heures; proposée aussi contre la diarrhée abondante. Cette potion a été expérimentée sans succès dans les deux cas à l'hôpital des Enfants malades : la dose de sel ammoniacal devrait être, à notre avis, réduite à 7 ou 8 grammes.

Pilules de carbonate d'ammoniaque contre les bronchites chroniques
(Dr WILLIAMS)

Pr. : Gomme ammoniaque . . . . 0,50 gram.
Poudre d'ipécacuanha pulvérisé 0,12
Chlorhydrate de morphine 0,5
Carbonate d'ammoniaque 0,50
Mucilage de gomme . . . . Q. S.

Mêlez. — Pour 10 pilules enrobées de tolu dissous dans le chloroforme, 1 le soir.

CHLORHYDRATE D'AMMONIAQUE (AzH³,HCl)

Le chlorhydrate d'ammoniaque est un poison assez énergique; il détermine souvent des accidents graves lorsqu'il est administré sans précaution ; à l'intérieur, il agit comme stimulant ; on l'a employé contre les affections de poitrine, les ophthalmies scrofuleuses. A l'extérieur, c'est un bon sédatif et résolutif; il agit très-bien dans les inflammations superficielles, les kystes, les tumeurs indolentes; on l'applique en poudre sur les ulcères de mauvaise nature.

Vin résolutif

Pr. : Vin rouge . . . . 500 gram.
Chlorhydrate d'ammoniaque 10

Faites dissoudre. — Pour lotions et fomentations contre les engorgements et les tumeurs indolentes.

Solution contre les engorgements de l'utérus (GUÉPIN)

Pr. : Eau . . . . 500 gram.
Chlorhydrate d'ammoniaque 6

Une cuillerée à café matin et soir, dans une infusion de tilleul sucrée.

Solution antiscrofuleuse (GUÉPIN).

Pr. : Eau . . . . 300 gram.
Chlorhydrate d'ammoniaque 6
Iodure de potassium 10

A prendre par cuillerées à bouche dans de la tisane de houblon contre les scrofules.

Pommade résolutive (GUÉPIN)

Pr. : Iodure de plomb . . . . 1 gram.
Chlorhydrate d'ammoniaque 2
Axonge 50

Mêlez. — En frictions contre les engorgements lymphatiques.

Autre pommade résolutive (Guépin)

Pr. : Axonge. . . . . 50 gram.
Chlorhydrate d'ammoniaque. 4
Camphre pulvérisé. 1

Mêlez. — Contre les engorgements scrofuleux chroniques et indolents.

Pommade irritante (Guépin)

Pr. : Carbonate d'ammoniaque. . . . . 5 gram.
Camphre pulvérisé. 1
Axonge. 50

Mêlez. — Contre les engorgements lymphatiques.

Gargarisme résolutif (Béral)

Pr. : Eau. 820 gram.
Hydromel. 50
Sesquicarbonate d'ammoniaque. 5

Contre les engorgements des amygdales.

CHLORURE DE BARYUM (BaCl)

Quoique certains auteurs aient rangé le chlorure de baryum dans les contra-stimulants, nous le plaçons dans les altérants ; il agit comme le chlorure de calcium, mais il est plus actif ; on les a beaucoup vantés, l'un et l'autre, contre les scrofules. La dose est de 5 à 15 centigrammes ; on augmente de 5 centigrammes tous les deux jours.

Emploi du chlorure de baryum (Mongiardini)

Pr. : Chlorure de baryum pur. . . . . 4 gram.
Eau. 20

A prendre depuis 4 gouttes jusqu'à 50 gouttes par jour, dans une cuillerée d'eau sucrée ou dans une tisane. Contre les affections scrofuleuses et la blépharoblennorrhée.

Pr. : Chlorure de baryum. . . . . 0,10 gram.
Eau. 180.00

A prendre une cuillerée à café de trois en trois heures.

Pr. : Chlorure de baryum. . . . . 0,50 gram.
Eau. 180,00

A prendre 4 gouttes matin et soir.

Collyre

Pr. : Chlorure de baryum. . . . . 0,60 gram.
Eau. 50,00
Mucilage de coing. 2,00
Laudanum de Rousseau. 2,00

Verser quelques gouttes dans la gouttière palpébrale, dans les mala-
ies scrofuleuses des yeux.

Potion antiscrofuleuse

Pr. : Chlorure de baryum. . . . . 1 décigr.
    Eau distillée.. . . . . 200 gram.
    Sirop de sucre. 50

Mêlez. — A prendre par cuillerées à café, 3 à 4 par jour.

Solution de chlorure de baryum (SICHEL)

Pr : Chlorure de baryum. . . . . 2 gram.
    Eau distillée. 15

10 à 15 gouttes dans un verre d'eau sucrée, dans les ophthalmies
crofuleuses et autres affections strumeuses.

Pilules de chlorure de baryum (WALSCH)

Pr. : Chlorure de baryum. . . . . 1 gram.
    Mucilage de gomme adragante } āā. . . . . . . Q. S.
    Poudre de guimauve

Mêlez et faites 200 pilules. A prendre 3 par jour et augmenter suc-
essivement jusqu'à 20, même à plusieurs reprises et après le repas ;
vec ces précautions, l'emploi du chlorure de baryum ne présente aucun
convénient.

OXYDES ET SELS DE CUIVRE

Les préparations de cuivre sont très-vénéneuses ; lorsqu'on les fait
rendre à l'intérieur, elles sont vomitives et irritantes : on les a admi-
istrées contre certaines névroses ; à l'extérieur, elles sont caustiques.

Le cuivre métallique à l'intérieur a été préconisé contre l'épilepsie ;
n l'administre sous forme de pilules que l'on prépare au moyen de la
ie de pain; on se sert surtout du cuivre réduit par l'hydrogène, qui est
rès-divisé et très-actif. Le professeur Hope (de Bâle) a vanté son em-
loi à l'extérieur sous forme de pommade contre les engorgements
landulaires. Rademacher, en Allemagne, a remis son usage en hon-
eur.

Le docteur Merey a présenté l'ammoniure de cuivre en solution
omme un spécifique de la danse de Saint-Guy ; il a été vanté contre les
phthalmies. Le carbonate de cuivre est souvent employé contre les
évralgies et surtout les névralgies faciales, par Elliotson, Rey, Richmont,
utchison, etc.

On a reconnu depuis longtemps les propriétés vomitives du sulfate de
uivre, dont on tire un grand parti en Angleterre; mais, d'après Mavel,
odefroy et Trousseau, il jouirait d'une certaine spécificité dans le croup,
la dose de 10 à 40 centigrammes.

Les sels de cuivre ont joui de la réputation d'être anti-épileptiques ; on on les emploie très-peu aujourd'hui.

Poudre contre le croup (PERDIGUIER)

Pr. : Sulfate de cuivre non effleuri. . . . . 2 décigr.
Sucre en poudre. . . . . : 6

Mêlez et divisez en 2 paquets. A prendre dans un peu d'eau ; administrer un second paquet si les vomissements se font attendre plus de cinq minutes.

Potion contre le croup (GODEFROY)

Pr. : Sulfate de cuivre. . . . . 0,10 gram.
Sirop de fleurs d'oranger. 25,00
Eau distillée de tilleul. 100,00

prendre de dix en dix minutes, par cuillerées à bouche, jusqu'à production des vomissements.

OXYDE D'ARGENT (AgO)

L'oxyde d'argent hydraté est une poudre vert olive, très-lourde, peu soluble dans l'eau, souvent réductible. A Londres, d'après Boiland, le carbonate d'argent est souvent vendu pour l'oxyde.

L'oxyde d'argent agit sur le système nerveux ; il noircit les selles, il colore la peau, mais ce dernier effet est nié par quelques auteurs ; il exerce, dit-on, une action spéciale sur le système capillaire utérin, et possède, en vertu de cette action, des propriétés antihémorrhagiques.

Très-vantées par les médecins anglais contre les maladies débilitantes, entre autres les ménorrhagies, les affections gastriques, les préparations d'argent, à part le nitrate, sont peu employées en France.

On a beaucoup vanté l'oxyde d'argent contre l'épilepsie. Trousseau préfère employer le chlorure, puisque, en résumé, c'est la transformation qu'éprouve l'oxyde.

CHLORURE D'ARGENT (AgCl)

C'est surtout comme anti-épileptique que le chlorure d'argent a été employé ; peu usité autrefois, il a été remis en honneur par Trousseau, qui l'a administré contre les affections nerveuses en général, et i a été aussi très-préconisé par Kopp, Kœchling, Serres, Sicard, Mialhe etc. Dissous dans l'ammoniaque, on l'a vanté contre la syphilis ; à l dose de 1 à 2 centigrammes, on le fait prendre contre la mélancolie e l'hydropisie, contre le vertige nerveux, etc.

Le chlorure d'argent s'emploie en pilules à la dose de 1 milligramm à 5 centigrammes et au-dessus, puisque Trousseau l'a porté jusqu'à 1 gramme 50 centigrammes, sans qu'il ait noté le moindre accident.

IODURE D'ARGENT (AgI)

L'iodure d'argent, qui, comme le chlorure, s'obtient par double dé-
omposition, jouit des mêmes propriétés et a été administré aux mêmes
oses et de la même manière, et dans les mêmes maladies que lui. Très-
anté contre la syphilis, Ricord a démontré son inefficacité.

Pilules d'iodure d'argent (MIALHE)

Pr.: Nitrate.. . . . .   1 gram.
Iodure de potassium.   2
Amidon.   3
Gomme arabique.   1
Eau. . . . .   Q. S.

Pour 100 pilules, à prendre comme les précédentes.

Pommade d'iodure d'argent (DESCHAMPS)

Pr.: Axonge benzinée. . . . .   20,00 gram.
Iodure d'argent.   0,40

IODURE D'ARGENT ET DE POTASSIUM (AgI,KI)

D'après P. Boullay, l'iodure d'argent, en se dissolvant dans l'iodure
e potassium, formerait deux sels doubles, l'un que l'on obtient en fai-
nt dissoudre l'iodure d'argent en excès dans l'iodure de potassium, est
eutre; il cristallise en aiguilles blanches isolées; c'est celui que nous
ons formulé plus haut et qui est le seul employé.

L'iodure d'argent (AgI.²KI) s'obtient en dissolvant le précédent
ns l'iodure de potassium; il se prend en masse cristalline qui bleuit à
ir.

Pilules (DESCHAMPS)

Pr.: Iodure d'argent. . . . .   0,05 gram.
— de potassium.   1,0
Guimauve pulvérisée.   1,0
Sirop.   Q. S.

Mêlez pour 10 pilules.

Pommade (DESCHAMPS)

Pr.: Iodure d'argent. . . . .   0,50 gram.
— de potassium.   1,00
Eau.   4,00
Graisse benzinée.   7,00
Huile d'amandes.   0,50

Triturez les deux iodures dans l'eau et ajoutez la graisse et l'huile.

Soluté pour l'usage externe (DESCHAMPS)

Pr.: Iodure d'argent. . . . .   1 gram.

— de potassium.   2
  Eau.   2
Mêlez en triturant.

MERCURIAUX

Les préparations mercurielles doivent être placées au premier rang parmi les médicaments altérants.

Voici quelques formules nouvelles :

MERCURE MÉTALLIQUE
Pommade résolutive

Pr. : Onguent mercuriel double } āā . . . . 10 gram.
 — populéum

Pour frictions contre les engorgements scrofuleux, les tumeurs hémorrhoïdales, etc.

Pommade altérante

Pr. : Onguent mercuriel double. . . . . 50 gram.
 Extrait alcoolique de belladone.   4

Mêlez. — En frictions contre les tumeurs enflammées, les péritonites, dans l'amaurose, etc.

BIOXYDE DE MERCURE (HgO)

Le bioxyde de mercure, ou précipité rouge, est employé seulement à l'extérieur contre les ophthalmies, soit sous forme de pommades ou d poudre, à la dose de 1 à 25 centigrammes.

PROTOCHLORURE DE MERCURE (Hg²Cl)

Le protochlorure de mercure par sublimation n'est pas employé ; celui qui est obtenu à la vapeur, ou calomel à la vapeur, est d'un usage fréquent. Le précipité blanc, ou protochlorure de mercure, par précipitation, est réservé à l'usage externe ; il ne faut pas le confondre avec l précipité blanc de Lemery, précipité blanc de Prusse ; chlorure ammoniaco-mercuriel (Soubeiran) ; précipité blanc ammoniacal (Guibourt) ; oxydo-chlorure de mercure ammoniacal (Thenard) ; chloro amidure de mercure (Kane), obtenu en précipitant par l'ammoniaqu une solution de sublimé corrosif.

Le calomel ou protochlorure de mercure, administré par la méthod de Law, est un des altérants les plus énergiques que l'on connaisse dont la thérapeutique a tiré le meilleur parti.

Calomel par la méthode de Law

Pr. : Calomel à la vapeur. . . . . 0,10 gram.
 Sucre pulvérisé. 4,00

Mêlez avec soin, et divisez en 20 paquets égaux.

A prendre à l'intérieur, un paquet toutes les heures, pour produire une cachexie mercurielle générale, jusqu'à gonflement des gencives et salivation intense, dans la péritonite aiguë, la pleurésie, la péricardite, l'iritis, la laryngite aiguë syphilitique, la dysenterie, le rhumatisme synovial, l'hyperémie cérébrale, les convulsions des enfants, comme purgatif léger dans l'angine diphthéritique, pharyngo-trachéale, pour tuer les vers, etc. A l'extérieur, pour priser en forme de tabac, au début du coryza aigu ou dans le coryza chronique, l'ozène; insufflé dans l'oreille, dans l'otite et l'otorrhée; à la surface des plaies sanieuses, dans la pourriture d'hôpital, la diphthérite cutanée, la dyphthérite cantharidienne; dans l'œil, dans les ophthalmies chroniques.

Poudre à poudrer (Trousseau)

Pr. : Précipité blanc. . . . . 5. gram.
  Amidon parfumé (poudre à poudrer). 100

Mêlez. — Pour tuer les poux de tête, du corps et du pubis, et contre le pityriasis du cuir chevelu.

Poudre pour pansements (Reveil)

Pr. : Précipité blanc
  Sabine en poudre récente } āā. . . . . parties égales.

Pour saupoudrer les chancres indurés; on lave avec le vin aromatique, plus tard on emploie le précipité blanc ou le calomel pur.

BICHLORURE DE MERCURE (HgCl)

SUBLIMÉ CORROSIF

Il y a nécessité de diviser les préparations dans lesquelles entre le sublimé corrosif en plusieurs sections. Il faut distinguer : 1° Les préparations dans lesquelles le sublimé corrosif a toute son action (liqueur de Van Swieten); 2° celles dans lesquelles l'action du sublimé corrosif est légèrement augmentée par son association avec les chlorures alcalins, et plus spécialement avec le chlorhydrate d'ammoniaque; 3° les composés dans lesquels l'action du sublimé est très-augmentée par l'addition de l'acide cyanhydrique ou de tous les corps qui peuvent en former; ce cas s'applique surtout au calomel; 4° les préparations dans lesquelles le sublimé corrosif perd une partie de son action par l'addition de substances extractives (pilules de Dupuytren, sirop de Cuisinier additionné); 5° celles qui sont plus profondément modifiées par leur combinaison avec les substances albuminoïdes; 6° enfin les composées dans lesquelles le sublimé corrosif est détruit par des réactions chimiques (eau phagédénique jaune).

La liqueur de Van Swieten est une solution de sublimé corrosif au millième.

Solution pour lotions (Reveil)

Pr. : Bichlorure de mercure. . . . . 0,25 gram.
Eau de Cologne. 1000,00

Une cuillerée à café dans un verre d'eau pure, pour lotions contre les poux de tête, du corps, du pubis; contre les dartres, la mentagre; en lavements contre les ascarides lombricoïdes et vermiculaires; deux à quatre cuillerées à bouche de la même solution dans un verre d'eau *très-chaude* en lotions, contre le prurit de la vulve.

Bains de sublimé simple

	ADULTES.	ENFANTS.
Pr. : Bichlorure de mercure. . . .	8 à 20 gram	2 à 8 gram.
Alcool.	100	100

Pour un bain ordinaire.

Bains de sublimé composé

Pr. : Bichlorure de mercure	8 à 20 gram.	2 à 8 gram.
Chlorhydrate d'ammoniaque.	30	20
Eau.	200	200

Faites dissoudre pour un bain.

Contre les syphilides, les affections chroniques de la peau, dans le rhumatisme chronique avec gonflement des extrémités articulaires.

Liqueur de Van Swieten modifiée (Mialhe)

Pr. : Bichlorure de mercure. . . . . 0,40 gram.
Chlorhydrate d'ammoniaque. 1,00
Chlorure de sodium. 1,00
Eau distillée. 500,00

D'après Mialhe, cette préparation, quoique contenant moins de sel d mercure que la liqueur de Van Swieten, possède la même action; elle n cause pas de douleurs épigastriques.

Liqueur mercurielle (Mialhe)

Pr. : Eau distillée. . . . . 500,00 gram.
Sel marin. 1,00
Sel ammoniac. 1,00
Blanc d'œuf. . . . . N° 1
Sublimé corrosif. 0,30

On bat le blanc d'œuf dans l'eau distillée, on filtre, on fait dissoudre les trois sels et on filtre de nouveau. Cette liqueur contient 2 centigrammes de sublimé par 30 grammes ou 1 centigramme par cuillerée à bouche. D'après Mialhe, elle présente le sublimé dans un état de combinaison analogue à celui que revêtent les préparations mercurielles, au moment où elles exercent sur l'économie leur action générale ou dynamique.

Pilules chloro-mercuriques (MIALHE)

Pr. : Bichlorure de mercure.................... 0,50 gram.
Chlorure de sodium.................... 2,00
Amidon.................... 5,00
Gomme arabique.................... 1,00
Eau distillée.................... Q. S.

Mêlez et faites 50 pilules, à prendre comme les pilules de Dupuytren et dans les mêmes cas.

Pommade chloro-mercurique (MIALHE)

Pr. : Bichlorure de mercure.................... 4 gram.
Sel ammoniac pulvérisé.................... 8
Axonge.................... 30

Broyez ensemble les sels, et ajoutez l'axonge.

Emplâtre chloro-mercurique (MIALHE)

Pr. : Chlorure mercurique (sublimé).................... 1 gram.
Chlorhydrate d'ammoniaque.................... 2
Cire blanche.................... 18
Résine élémi purifiée.................... 50

Faites fondre la cire et la résine, agitez, et lorsque le mélange est presque froid, ajoutez les sels préalablement broyés ensemble, remuez jusqu'à refroidissement ; peut remplacer l'emplâtre de Vigo.

Lotion cosmétique (REVEIL)

Pr. : Bichlorure de mercure.................... 0,10 gram.
Sel ammoniac.................... 2,00
Alcool.................... 15,00
Eau distillée d'amandes amères.................... 15,00

Dissolvez et ajoutez :

Émulsion d'amandes amères.................... 500,00

Pour lotions dans le pityriasis, l'acné, l'eczéma chronique, les éphélides.

Lotion antéphélique (HARDY)

Pr. : Eau distillée.................... 250,00 gram.
Sulfate de zinc.................... 2,00
Acétate de plomb.................... 2,00
Sublimé corrosif.................... 0,50

dissous dans

Alcool.................... Q. S.

Cette solution, formulée depuis longtemps par le docteur Alfred Hardy, est vendue et annoncée sous le nom de *Lait antéphélique* ; mais dans certains cas on supprime le sublimé.

Eau de Guerlain

Pr. : Bichlorure de mercure. . . . . 0,10 gram.

Eau distillée de laurier-cerise ou de feuilles de
    pêcher. . . . . 1000,00 gram.

Extrait de saturne. 125,00

Teinture de benjoin. 15,00

Alcool. 60,00

Mêlez. — Contre les taches de rousseur.

CHLORURE DOUBLE DE MORPHINE ET DE MERCURE
$(HgCl,C^{34}H^{19}AzO^6ClH)$

Ce sel s'obtient en mélangeant des dissolutions de chlorhydrate de
morphine et de sublimé corrosif ; le précipité obtenu, repris par l'eau
bouillante, cristallise par le refroidissement ; il est peu soluble dans l'eau
froide, très-soluble dans l'alcool ; il contient 28 de sublimé et 72 de
chlorhydrate de morphine ; il est employé contre les affections syphilitiques et surtout pour calmer les douleurs nocturnes.

Pilules

Pr. : Chlorure double de mercure et de morphine. . . . . 1 gram.

    Poudre de réglisse. 2

    Sirop de gomme. . . . . Q. S.

Pour 72 pilules, prendre une matin et soir, en élevant ensuite la
dose.

CHLORURE DOUBLE DE MERCURE ET DE QUININE
$(HgCl,C^{20}H^{12}AzO^2,HCl)$

Ce sel s'obtient en dissolvant séparément, dans le moins d'eau possible, le sublimé corrosif et le chlorhydrate de quinine : on mêle les liqueurs et le sel double cristallise.

C'est Dermott (de Dublin) qui a le premier indiqué la préparation de
ce sel ; il a été très-vanté par Hamilton dans le traitement des maladies
rebelles de la peau, telles que le lupus, les syphilides tuberculeuses et
ulcéreuses.

Dose, 25 milligrammes à 5 centigrammes, deux ou trois fois par jour,
en pilules associé à l'opium.

CYANHYDRARGYRATE D'IODURE DE POTASSIUM $(CyHg,IK)$

Ce sel, découvert par Caillot, s'obtient en précipitant une solution
de cyanure de mercure par l'iodure de potassium ; en opérant à chaud
on obtient, par le refroidissement, de belles paillettes blanches nacrées,
solubles dans l'eau chaude et insolubles dans l'éther ; par l'évaporation
à l'air libre on observe un petit nuage rouge.

OLÉO-STÉARATE DE MERCURE

L'oléo-stéarate de mercure a été proposé par Jeannel et Monsel comme evant remplacer avec avantage les préparations mercurielles ; ce comosé s'obtient par double décomposition ; Venot (de Bordeaux), qui l'a xpérimenté, en a obtenu les meilleurs résultats.

Pilules d'oléo-stéarate de mercure (Venot)

Pr. : Oléo-stéarate de mercure. . . . . 25 milligram.
Beurre frais. 12
Savon amygdalin. . . . . 8 centigr.
Racine de réglisse. 5

Mêlez pour une pilule.

Pommade bordelaise

Pr. : Oléo-stéarate de mercure. . . . . 1 partie.
Axonge fraîche. 4
Essence d'amandes amères. . . Q. S. pour aromatiser.

Pour remplacer l'onguent mercuriel.

Pommade mercurielle (Planche)

Pr. : Mercure coulant. . . . . 50 gram.
Huiles d'œufs . . . . 20 gouttes.

Triturez fortement dans un mortier et ajoutez :

Beurre de cacao. 50

Pour remplacer l'onguent mercuriel.

L'onguent mercuriel du Codex rancit rapidement et produit souvent de vives irritations ; la formule suivante donne une pommade qui se fait acilement et qui se conserve très-bien :

Pommade mercurielle (Reveil)

Pr. : Mercure coulant. . . . . 500 gram.
Huiles d'œufs. 10

Agitez fortement dans un mortier et ajoutez après division :

Axonge. . . . . 400 gram.
Paraffine. 60
Glycérine. 50

Faites fondre la paraffine dans la glycérine et ajoutez peu à peu au nélange mercuriel. Cette pommade renferme autant de mercure que 'onguent napolitain du Codex.

FUMIGATIONS MERCURIELLES (Langlebert)

Les fumigations mercurielles sont employées depuis longtemps contre les maladies de la peau. Le docteur Langlebert a proposé de les pratiquer par les moyens suivants, imités des clous fumants ou pastilles du sérail :

Trochisques au cinabre

Pr. : Poudre fine de charbon de braise. . . . . 100 gram.
  Cinabre en poudre. 50
  Benjoin pulvérisé. 2
  Mucilage clair de gomme adragante. . . . . Q. S.

Mêlez et divisez en 25 trochisques, que l'on fait sécher lentement. Employés contre les affections syphilitiques secondaires.

Pour les fumigations au proto-iodure, on aspire les vapeurs au moyen d'un cornet en papier.

Cônes au cinabre pour fumigations

Pr. : Cinabre. .20 gram.
  Poudre de guimauve. 20
  Sel de nitre. 40
  Eau. . . . . Q. S.

Faites une pâte ferme, que l'on divise en dix cônes que l'on fait sécher lentement.

Cigarettes mercurielles (TROUSSEAU)

Pr. : Protonitrate de mercure. . . . . 1 gram.
  Eau distillée. 2
  Acide nitrique. 1

On dissout le sel dans l'eau acidulée et on en imbibe un papier non collé de 0m,20 sur 0m,15. On fait sécher et on roule en cigarettes, qu l'on fume plusieurs fois par jour en aspirant lentement la fumée : dans les phlegmasies syphilitiques du pharynx et du larynx, dans la laryngite chronique ordinaire.

Thierry a proposé de préparer ces cigarettes en étendant sur du papier sans colle, à l'aide d'un pinceau, une *solution titrée* de bichlorure de mercure, et l'on fait sécher, puis on étend une solution de potasse également titrée, équivalant à la quantité de sublimé corrosif employé ; il en résulte du bioxyde de mercure hydraté ; le papier est séché de nouveau, et l'on fume en cigarettes comme les précédentes.

Pommade contre l'eczéma chronique (MIALHE)

Pr. : Axonge récente. . . . . 40 gram.
  Turbith nitreux. 2
  Extrait d'opium. 1

Dissolvez l'extrait dans un peu d'eau, ajoutez le turbith, puis l'axonge, et incorporez jusqu'à parfaite homogénéité.

PRÉPARATIONS ARSÉNICALES

Localement, les arsénicaux sont des irritants actifs ; absorbés, ils sont abord excitants, mais ils déterminent plus tard une vive sédation avec rampes et refroidissement des extrémités ; ils doivent être employés avec les plus grandes précautions. Nous avons dit, page 176, comment on s'employait dans les fièvres intermittentes ; nous n'avons qu'à faire connaître les formules dans lesquelles on les administre contre la chorée rebelle, la phthisie, le catarrhe pulmonaire, pour prévenir les furoncles, dans l'angine de poitrine et contre les congestions apoplectiques.

On trouve dans tous les formulaires la composition des liqueurs de Fowler, de Pearson, etc. Le dosage de la liqueur de Fowler par gouttes présente toujours quelque danger. Devergie a proposé cette solution pour la remplacer.

Solution arsénicale (DEVERGIE)

Pr. : Acide arsénieux. . . . . 0,10 gram.
Carbonate de potasse. 0,10
Eau distillée. 500,00
Alcoolat de mélisse composé. 0,50
Teinture de cochenille. . . . . Q. S. pour colorer.

Chaque gramme contient *un cinq-millième* ou *deux dix-millièmes* de gramme d'acide arsénieux, à prendre à la dose de 1 à 20 grammes par jour en augmentant progressivement ; il vaut mieux, en général, administrer les arsénicaux en mangeant, ils sont mieux supportés.

ARSÉNIATE DE SOUDE (2NaO,HO,AsO⁵,26HO)

Ce sel renferme près de 60 pour 100 d'eau, il cristallise parfaitement.

Potion contre la chorée (H. ROGER)

Pr : Arséniate de soude. . . . . 1 milligram.
Potion gommeuse. . . . . 125 gram.

Mêlez. — Contre la chorée ; à prendre par cuillerées à bouche, d'heure en heure ; on augmente progressivement la dose et on peut aller jusqu'à 10 milligrammes dans les vingt-quatre heures.

Pour l'administration de l'arséniate de soude dans les fièvres intermittentes, voir aux fébrifuges.

Sirop d'arséniate de soude (BOUCHUT)

Pr. : Arséniate de soude. . . . . 5 à 0,10 gram.
Eau. . . . . 1,00 :
Sirop de sucre. 500,00

Faites dissoudre le sel et mêlez. — A prendre une à trois cuillerées par jour, contre la scrofule des parties molles.

Solution pour inhalations (RÉVEIL)

Pr. : Arséniate de soude cristallisé. . . . . 10 milligram
Eau. . . . . 1 litre.

Faites dissoudre et administrez sous forme d'inhalations, à l'aide d'
pulvérisateur Lüer, dans les affections syphilitiques de la gorge, d
pharynx et du larynx. En irrigations, à l'aide du même appareil, contr
les plaies scrofuleuses atoniques : c'est un moyen puissant et qui nou
a toujours parfaitement réussi.

Cigarettes arsénicales (TROUSSEAU)

Pr. : Eau. . . . . 10 gram.
Arséniate de soude. 1

Dissolvez et imprégnez avec la solution 1,000 feuilles de papier
cigarettes, que l'on fait sécher ensuite, et que l'on roule avec du taba
ou toute autre substance. — Chaque feuillet de papier renferme 1 milli
gramme d'arséniate de soude; on prépare de la même manière des ci
garettes mercurielles en substituant à l'arséniate de soude 1 gramme d
bichlorure de mercure.

ARSÉNIATE D'AMMONIAQUE (2AzH,³HOAsO⁵+6Aq)

Liqueur arsénicale (BIETT)

Pr. : Arséniate d'ammoniaque. . . . . 4 décigram.
Eau distillée. . . . . 200 gram.

Des 12 gouttes à 4 grammes, dans la plupart des maladies de la peau

ARSÉNIATE DE FER (2FeO,HO,AsO⁵)

Pilules d'arséniate de fer (BIETT)

Pr. : Arséniate de fer. . . . . 0,15 gram.
Extrait de houblon. 4,00
Poudre de guimauve. 2,00
Sirop de fleurs d'oranger. . . . . Q. S.

Pour 48 pilules ; chacune contient 3 milligrammes d'arséniate. — Une
par jour.

Pilules antisquameuses (DUCHESNE-DUPARC)

Pr. : Arséniate de fer. . . . . 50 centigram.
Poudre de gomme arabique. . . . . Q. S.
Eau. . . . . Q. S.

Pour 100 pilules. — 1 à 20, progressivement, contre les dartres fur-
furacées.

ARSÉNIATES DE MERCURE

L'arséniate de protoxyde et l'arséniate de bioxyde de mercure, ainsi
que les arsénites des mêmes bases, peuvent s'obtenir par double décom-

osition ; ils ont été peu expérimentés, et nous ne connaissons sur ce
ijet que les essais faits en 1852, par Bernutz, à l'hôpital de Lourcine,
ui obtint de bons résultats de l'emploi de ces sels dans les affections
yphilitiques de la peau ; de nouveaux essais seraient nécessaires.

PRÉPARATIONS D'OR

Les préparations d'or, très-vantées par Chrestien, Niel, Legrand, etc.,
ontre les affections syphilitiques, sont peu employées aujourd'hui ; ce
nt de poisons corrosifs très-actifs ; elles doivent être administrées
vec grande modération.

Les préparations aurifères, employées le plus fréquemment, sont le
rchlorure d'or et le chlorure d'or et de sodium, ou chloro-aurate de
ude ; c'est surtout en frictions sur la langue et sur les gencives qu'on
ministre ces sels, après les avoir mélangés avec une poudre inerte,
lle que le lycopode, ou la poudre d'iris épuisée par l'alcool.

Quant à l'or en poudre, au pourpre de Cassius, à l'iodure, au cyanure,
sulfure et aux oxydes d'or, ils sont tout à fait inusités.

PRÉPARATIONS PLATINIQUES.

Il en est de même des préparations platiniques proposées par M.
ïer, pour remplacer les sels d'or ; on les administrait aux mêmes
ses, c'est-à-dire de 1 à 12 milligrammes.

CHAPITRE XI

MÉDICATION ANTIPHLOGISTIQUE
OU ÉMOLLIENTE

Les émollients appartiennent tous aux règnes végétal ou animal; on pourrait les diviser de la manière suivante : 1° Les manières gommeuses et mucilagineuses; 2° les matières amylacées ou féculentes; 3° les matières sucrées et analogues; 4° les matières albumineuses et géla-tineuses; 5° les graisses et les huiles ou leurs dérivés. C'est cette marche que nous suivrons.

Art. Ier. — ÉMOLLIENTS GOMMEUX ET MUCILAGINEUX

HIBISCUS ESCULENTUS

Toutes les plantes de la famille des Malvacées sont riches en princip mucilagineux; l'*hibiscus esculentus*, dont les fruits sont connus e Turquie, leur pays originaire, sous le nom de *gombo*, y est très-reche ché comme aliment; ce sont les très-jeunes capsules que l'on emploie elles servent à préparer des potages mucilagineux.

Della Sudda a proposé les racines de cette plante pour remplace celles de guimauve; quoique plus ligneuse, elle peut être employée au mêmes usages, lorsqu'elle est jeune.

Les fruits de l'*hibiscus esculentus* ou *gombo* sont aussi désignés sou le nom de *nafé d'Arabie*; ils sont la base du sirop et de la pâte de naf d'Arabie, qui renferment en outre des fleurs de coquelicot : de sor que ces préparations, qui sont l'objet d'une spécialité pharmaceutiqu pourraient être remplacées avec avantages par le sirop de guimauve la pâte de gomme arabique du Codex.

MAUVE MUSQUÉE

La mauve musquée, *malva moschata*, Malvacées, est peu mucilagi neuse; ses fleurs présentent une odeur de musc assez prononcée, ma peu diffusible. D'après le docteur Bonnet, cette plante formerait la ba des bonbons laxatifs de Duvignau.

TYPHA

Les *typha latifolia*, L., et *angustifolia*, L., massette ou masse d'ea sont des plantes que l'on trouve abondamment dans nos marais; le rhi

ome, que l'on mange dans certains pays, est riche en fécule, d'après
Raspail et Lecoq.

Les aigrettes ou poils qui accompagnent les typhas forment un duvet
doux et soyeux que l'on a utilisé dans certaines industries; on a proposé
récemment de les appliquer en guise de charpie pour le pansement de
certaines plaies et plus particulièrement pour les engelures ulcérées, les
brûlures; elles sont peu employées.

BOUILLON-BLANC

Le bouillon-blanc, *verbascum thapsus*, famille des Scrofularinées,
tribu des Verbascées, fournit les fleurs à la matière médicale; elles sont
considérées comme expectorantes; on en a extrait un principe mal
défini, que l'on a nommé *verbascine*, et auquel le charlatanisme a attribué des propriétés merveilleuses.

Les feuilles de bouillon-blanc sont très-mucilagineuses; on a proposé de les utiliser bouillies dans l'eau sous forme de cataplasmes, dans
tous les cas où les émollients sont indiqués.

ART. II. — ÉMOLLIENTS AMYLACÉS OU FÉCULENTS

Les substances féculentes et les fécules employées en médecine sont
extrêmement nombreuses; on peut en général, sans inconvénient, les
substituer les unes aux autres. Elles servent surtout à faire des cataplasmes, parce qu'elles absorbent une grande quantité d'eau et qu'elles
entretiennent longtemps l'humidité sur les parties sur lesquelles on
les applique; à l'intérieur, elles sont quelquefois utilisées en décoction
sous forme de tisanes, comme calmantes et émollientes dans les cas
d'inflammation intestinale; on les administre aussi en lavements.

PANICUM MILIACEUM

Le *panicum Italicum* L., millet en épis, ou millet des oiseaux, petit
mil, panic, panis, est originaire des pays chauds de l'Europe, où il est
annuel; ses graines sont petites, nombreuses, luisantes, jaunâtres,
ovoïdes; dans certains pays, comme dans le Nivernais, les landes de
Gascogne, etc., le millet sert d'aliment; on le fait bouillir soit avec de
l'eau, du sel, du beurre ou du lard, soit dans du lait. Les anciens Gaulois,
en Campanie, en préparaient une espèce de brouet avec de l'eau et du
sel; on l'emploie encore sous cette forme en Espagne et en Italie; on
en fait une sorte de pain.

Le *panicum miliaceum* L., mil, millet, millet à panicule, est originaire de l'Inde. A Java, on le nomme *jawa-wut*; il présente des grains
plus gros que le précédent; il sert d'aliment surtout en Afrique; on le

mélange quelquefois au sorgho; à Pondichéry, on en fait des bouillies, des gâteaux, des soupes.

On prépare avec la farine de ces deux fruits une purée qui a été proposée récemment et très-employée en Allemagne contre la diarrhée.

ERIGERON CANADENSE

L'*erigeron Canadense*, comme son nom l'indique, est originaire d Canada; il appartient à la famille des Synanthérées. Il est tellement propagé en France qu'on peut certifier qu'il n'y a pas de lieu où i n'existe; il croît dans les endroits sauvages, secs et arides, dans le terrains sablonneux.

Le professeur Duportal (de Montpellier) avait proposé la farine fait avec les akènes de cette plante pour remplacer la farine de lin dans le cataplasmes. Son abondance permettrait cette application, si la récolte des fruits, qui sont très-petits, n'était pas aussi difficile.

DEXTRINE $(C^{12}H^{10}O^9HO)$

La dextrine est un produit de transformation de l'amidon qui jouit des propriétés physiques et thérapeutiques des gommes; si, dans un grand nombre d'industries on la substitue à la gomme, on pourrait faire la même substitution dans plusieurs applications thérapeutiques ou pharmaceutiques. C'est ce qu'ont fait un grand nombre de distillateurs et confiseurs, qui l'emploient pour remplacer la gomme dans le sirop; mais cela est une fraude; et voici, d'après Roussin, comment on la reconnaît:

On prend dans un tube fermé 4 à 6 grammes de sirop à essayer et on l'étend de vingt fois son volume d'eau; on ajoute au mélange 6 gouttes de persulfate de fer bien neutre et on agite fortement; le sirop de gomme se prend en masse gélatineuse dans cette circonstance, tandis que le sirop de dextrine reste liquide.

Art. III. — ÉMOLLIENTS SUCRÉS ET ANALOGUES

Tout le monde connaît les sucres et leurs nombreuses applications en pharmacie; le sucre de canne est à peu près le seul employé; on se sert cependant du miel, qui renferme un sucre analogue à la glycose de fécule. Nous n'avons à signaler dans ce groupe que deux substances nouvelles.

DULCINE

La dulcine, ou *manne de Madagascar*, est une substance sucrée dont l'origine est inconnue; elle se présente sous la forme de masses, en rognons de grosseur variable, d'un blanc jaunâtre à l'extérieur, blanche et cristalline à l'intérieur ; elle est sans action sur la lumière polarisée. On suppose qu'elle découle d'un arbre à la manière de la manne.

Jaquelin, qui l'a étudiée, lui a donné le nom de dulcine pour rappeler sa saveur douce et fade ; Laurent la nommait dulcose, nom que Berthelot a consacré au sucre particulier extrait de cette substance brute ; la dulcine et la dulcose n'ont reçu aucune application.

TRÉHALA

Le tréhala est une coque mi-amylacée et mi-sucrée commune en Orient, où son usage est très-répandu ; elle sert à faire des potages ; elle nous vient de la Syrie ; ce sont des coques creuses blanchâtres de la grosseur d'une olive, fabriquées par un insecte de l'ordre des Coléoptères, section des tétramères, nommé *larinus nidificans* (Guibourt).

Le tréhala ou tricala a été envoyé à l'exposition universelle de 1855 par Della Sudda ; il a été étudié par Guibourt et par Berthelot ; cette substance est décrite par le frère Ange (de Toulouse) [1] sous le nom de *schakar* et de *ma-ascher* ; la matière agglomérée blanche sucrée qui forme le tréhala est appelée, par les Persans, *schakar-tigal*, ce qui veut dire *sucre de nids*.

Le *larinus nidificans* (Guibourt), *larinus subrugosus* (Chevrolat), est un coléoptère tétramère de la famille des Rhynchophores, voisine des Charançons ; il est oblong, noir, et porte une trompe saillante ; les antennes sont attachées vers le milieu de cette dernière, les élytres recouvrent tout l'abdomen ; ils sont oblongs, aussi larges que le corselet, terminés par une pointe mousse un peu recourbée ; leur surface est marquée de deux lignes ponctuées qui partent du bord antérieur et vont se joindre, avant d'être arrivées à l'autre extrémité (Moquin-Tandon).

A la température ordinaire, l'eau gonfle le tréhala, mais il ne se dissout qu'imparfaitement ; il forme une bouillie épaisse que l'iode colore.

Berthelot a trouvé, dans le tréhala de la gomme, un amidon particulier, un sucre nouveau cristallisable, analogue au sucre de canne, mais plus stable, qu'il a nommé *Tréhalose*.

Art. IV. —ÉMOLLIENTS ALBUMINEUX ET GÉLATINEUX

Les matières albumineuses et gélatineuses constituent d'excellents émollients ; on les emploie tantôt seules, tantôt associées à diverses substances qui en facilitent l'emploi.

[1] *P. a macopée persane.*

LAIT

Le lait est souvent donné comme émollient; le *petit-lait* ou sérum du lait est souvent employé à l'intérieur comme rafraîchissant ; dans le voisinage des grandes fromageries de la Suisse et du Dauphiné, on a institué une médication par le petit-lait et les bains de petit-lait. Cette méthode n'est pas encore suffisamment expérimentée pour qu'on puisse se prononcer sur sa valeur.[1]

Nous avons déjà dit notre avis sur les médications par le lait d'animaux entraînés, auxquels on a fait prendre certains médicaments, tels que l'iodure de potassium, les mercuriaux, etc.; le lait de chèvre et celui d'anesse conviennent particulièrement aux personnes faibles, délicates, et surtout aux enfants. Le lait d'animaux auxquels on fait prendre du sel marin a été proposé pour alimenter les phthisiques.

Le *Kumiss* est une boisson fermentée que les Tartares préparent avec du lait de jument.

Lait antidiarrhéique

Pr. : Lait de vache, frais. . . . . 200 gram.
Eau de chaux. . . . . de 10 gouttes à   4

On fait boire ce mélange aux enfants atteints de diarrhée chronique : c'est un excellent moyen; dans le pyrosis, les gastralgies, on fait prendre du lait additionné d'une faible dose de bicarbonate de soude.

Eau albumineuse

Pr. : Blancs d'œufs. . . . . N° 4
Eau. . . . . 950 gram.
Eau de fleurs d'oranger. 50

Battez ensemble, passez à travers un linge et sucrez à volonté. — A prendre par verrées dans la journée contre la diarrhée des enfants, dans es phlegmasies intestinales chroniques, dans l'albuminurie, l'anasarque, dans les convalescences et les empoisonnements par les sels de cuivre e de mercure.

JUSÉE DES TANNEURS

La jusée des tanneurs est le liquide dans lequel on a fait macérer les peaux des animaux au contact du tan pulvérisé pour les transformer en cuir. Barruel a fait avec ce liquide un sirop et un extrait, que l'on pourrait tout aussi bien placer dans les toniques et les expectorants.

100 grammes de jusée de veau donnent deux grammes d'extrait sec; on a proposé d'en faire des pilules renfermant chacune 8 centigrammes

---

[1] Voyez Carrière, *les Cures de petit-lait et de raisin en Allemagne et en Suisse.* Paris, 1860, in-8.

'extrait ; le sirop est fait avec une solution aqueuse d'extrait, dans les proportions de 10 centigrammes pour 30 grammes de sirop. Ces préparations ont été préconisées dans la phthisie, les scrofules, le rachitisme et les cas d'affaiblissement général.

Art. V — ÉMOLLIENTS GRAS ET HUILES

Tous les corps gras, frais, ne renfermant aucune substance irritante, ont émollients; voici quelques formules nouvelles.

Cold-Cream

Pr. : Huile d'amandes douces. . . . . 150 gram.
  Blanc de baleine. 35
  Cire blanche. 15
  Eau de roses. 30
  Eau de Cologne. 8
  Teinture de benjoin. 1

Faites fondre le blanc de baleine et la cire dans l'huile, ajoutez l'eau de roses, battez jusqu'à réduction en crème et ajoutez l'eau de Cologne et la teinture de benjoin ; cette préparation rancit facilement ; nous préférons la formule suivante, qui donne un produit qui se conserve plusieurs années.

Pr. : Huile d'amandes. . . . . 300 gram.
  Blanc de baleine. 40
  Paraffine. 30
  Cire blanche. 30
  Eau de roses. 100
  Teinture de benjoin. 4

Faites fondre, mêlez l'eau de roses et la teinture, filtrez, mélangez et battez jusqu'à refroidissement.

Graisse émolliente (PIORRY)

Pr. : Graisse de veau. . . . . 60 gram.
  Beurre de cacao. 6
  Huile d'olives. 30

Mêlez. — Faites fondre et passez. — Employée en onctions contre es ermites en général (engelures, etc., etc.) ; dans les cas d'hémorrhoïes, on introduit profondément cette pommade dans le rectum.

PARAFFINE $(C^{48}H^{50})$

La paraffine (parum affinis) tire son nom de son indifférence pour es autres corps; elle est extraite des goudrons de houille, et des produits de la distillation, des schistes et des pétroles américains ; c'est un magnifique produit en belles lames nacrées fusibles à 43°, volatil sans décomposition.

C'est un corps gras, doux et émollient ; en masse elle a l'aspect du blanc de baleine. C'est Arrault, pharmacien, qui le premier en France a proposé l'emploi de la paraffine en parfumerie. Elle sert à la préparation des pommades et onguents pharmaceutiques, qu'elle empêche de rancir.

DIKA ou PAIN DE DIKA

Cette substance formée par les semences, broyées et agglomérées, du *mangifera Gabonensis*, Térébenthacées, Anacardées, vient du Gabon ; l'arbre se nomme *Oba* au Gabon ; elle figurait à l'exposition de 1855.

Ce produit est très-abondant ; il est probable qu'il est appelé à recevoir de nombreuses applications ; il se présente sous la forme de pains en cône tronqué, du poids de 3 à 4 kilogrammes ; il a un peu l'aspect du benjoin amygdaloïde, c'est-à-dire que ce sont de petites masses blanchâtres, enchâssées dans une gangue rouge brunâtre ; il a une odeur prononcée de cacao ; on en extrait par l'ébullition ou par l'éther 75 à 80 pour 100 d'une graisse analogue au beurre de cacao.

PISTACHES

Les pistaches ou semences du *pistacia vera*, de la famille des Térébenthacées, renferment une huile grasse considérée comme émolliente et expectorante ; on en fait des émulsions avec de l'eau que l'on emploie dans les mêmes cas que celles des amandes douces.

GLYCÉRINE ($C^6H^8O^6$)

Découverte par Schléle, qui l'a désignée sous le nom de *principe doux des huiles*, introduite dans la thérapeutique par Cap, la glycérine doit être considérée comme une des plus belles conquêtes de la thérapeutique ; connue depuis bientôt un siècle, tout à fait inusitée jusqu'en ces derniers temps, elle a pris depuis peu d'années, en médecine, en chirurgie, en pharmacie, en hygiène et en industrie, une importance telle que sa consommation, qui était nulle il y a quinze ans, dépasse aujourd'hui plus de 100,000 kilogrammes par an.

Cette grande extension dans la consommation de la glycérine doit être attribuée aux améliorations importantes qui ont été apportées dans la fabrication des bougies stéariques, par Richard, A. Tilghman et surtout par Price et Ce (de Londres).

Reproduite artificiellement par Wurtz en 1857, combinée avec les acides de manière à effectuer la synthèse des corps gras naturels, par Berthelot, la glycérine a été l'objet de travaux chimiques importants, de la part de Wurtz et Berthelot, et étudié dans ses applications par

Cap[1], Garop et Surun[2] et Demarquay[3], qui a résumé l'histoire médicale et surtout chirurgicale de la glycérine.

100 parties de glycérine dissolvent (Surun) :

Brome. . . . . en toute proportion.
Iode. . . . . 1,90 gram.
Soufre. 0,10
Phosphore. 0,20
Bromure de potassium. 25,00
Proto-bromure de mercure. . . . . insoluble.
Iodure de potassium. . . . . 40 gram.
— de zinc. 40
Proto-iodure de fer. . . . . en toute proportion.
Iodure de plomb. . . . . insoluble.
Proto-iodure de mercure. . . . . »
Bi-odure de mercure. . . . . »
Sulfure de carbone. . . . . »
Monosulfure de sodium. . . . . en toute proportion.
Persulfure de potassium. . . . . 25 gram.
Cyanure de potassium. 52
— de mercure. 27
Chlorhydrate d'ammoniaque. 20
Chlorure de sodium. 20
— de baryum. 10
— de zinc. 50
— d'antimoine (proto-). . . . . en toute proportion.
— de fer (per-). . . . . id.
— de mercure (bi-). . . . . 7,50 gram.
— — (proto-). . . . . insoluble.
Chlorate de potasse. . . . . 5,50 gram.
Hypochlorate de potasse et de soude. . . . en toute proportion.
Acide arsénieux. . . . . 20 gram.
— arsénique. 20
Arséniate de soude et de potasse. 50
Acides sulfurique, azotique, phosphorique, chlorhydrique, acétique, tartrique, citrique, lactique, en toute proport.
Acide chromique. . . . . décomposé.
— oxalique. . . . . 15 gram.
— borique. 10
— benzoïque. 10

---

[1] *Mémoire sur la glycérine et de ses applications aux diverses branches de l'art médical.* In-8. — *Des glycérolés médicinaux,* 2e mémoire (*Journal de pharmacie et de chimie*, 1854).

[2] Surun, *Thèses de l'École de pharmacie,* 1862.

[3] Demarquay, *De la Glycérine, de ses applications à la chirurgie et à la médecine,* Paris. 1865 In-8.

Acide urique. . . . . insoluble.
Ammoniaque, potasse et soude . . . . . en toute proportion.
Carbonate de soude. . . . . 98 gram.
Bicarbonate. 8
Carbonate d'ammoniaque. 20
Urée. 50
Borate de soude. 60
Alun. 40
Sulfate de fer (proto-). 25
— de zinc. 35
— de cuivre. 50
Azotate d'argent dans la glycérine pure. . en toute proportion.
Bichromate de potasse. . . . . est décomposé.
Permanganate de potasse. . . . . *id.*
Acétate neutre de plomb. . . . . 2000 gram.
— de cuivre. 10,00
Émétique. 5,50
Tartrate de potasse et de fer. 8,00
Lactate de fer. 16,00
Tannin. 50,00
Quinine et cinchonine. 0,50
Sulfate de quinine. 2,75
— de cinchonine. 6,70
Codéine . . . . en toute proportion.
Morphine. . . . . 0,45 gram.
Chlorhydrate de morphine. 20,00
Atropine. 5,00
Sulfate d'atropine. 35,00
Strychnine. 0,25
Sulfate de strychnine. 22,50
Brucine. 2,25
Vératrine. 1,00

Les gommes, les sucres, les matières colorantes, les sucs végétaux, l'alcool, les teintures, les extraits, les savons, la créosote, certaines matières azotées, l'albumine de l'œuf sont solubles dans la glycérine.

Sont insolubles : le chloroforme, l'éther, les huiles fixes et volatiles, le camphre, la benzine, les acides gras, les résines.

Glycérolés divers

Glycérine . . . . 100 gram.
Monosulfure de sodium 10
ou Persulfure de potassium. 10
— Cyanure de mercure. 1
— — de potassium. 1
— Acide arsénieux. 1

— Potasse caustique. 1
— Hypochlorite de soude. 10
— Chlorate de potasse. 2
— Protosulfate de fer. 10
— Extrait de saturne. 10
— Acétate de morphine. 1
— Sulfate de strychnine. 1
— Laudanum de Sydenham. 10
— Eau-de-vie camphrée. 100
— Extrait de ciguë. 10
— Suc de belladone. 50
Coaltar. 10

Glycérolé caustique (H. Roger et Reveil)

Pr.:	FORT.	MOYEN.	FAIBLE.	TRÈS-FAIBLE.
Glycérine.	100	100	100	100 gram.
Soude à l'alcool pulvérisée	50	25	12	6

Ces diverses solutions sont employées avec succès à l'hôpital des Enfants malades pour détruire les fausses membranes dans le croup et 'angine couenneuse. Nous avons donné ailleurs [1] des formules de solutions pour bains glycérinés à l'hydrofère; malgré l'opinion contraire qui a été exprimée, nous persistons à dire que la glycérine mêlée à l'eau facilite l'absorption des substances médicamenteuses par la peau.

Glycérolé au sulfate de cuivre (DE GRAEFE)

Pr. : Glycérolé d'amidon. . . . . 5 gram.
Sulfate de cuivre pulvérisé. . . . . 1 à 5 centigr.

contre les conjonctivites granuleuses; ou,

Glycérolé d'amidon. . . . . 15 gram.
Bichlorure de mercure. . . . . 1 à 1 centigr.

(Sichel) contre les blépharites, les kératites ulcéreuses, l'iritis sénile, et l'ophthalmie syphilitique.

Glycérolé d'amidon. . . . . 10 gram.
Bioxyde de mercure . . . . 15 à 30 centigr.

(De Graefe et Wecker) dans les mêmes cas ; ou,

Glycérolé d'amidon. . . . . 10 gram.
Iodure de potassium . . . . . . 5 centigram. à 1

ou bien

Brome ou iode 1

[1] Annuaire pharmaceutique pour 1865.

Glycérolé phosphoré

Pr.: Glycérine . . . . 100,00 gram.
Phosphore. 0,10

Glycérolé au chlorate de potasse (E. L. MARTINET)

Pr.: Chlorate de potasse en poudre. . . . . 10 gram.
Glycérine. 100

Mêlez. — Proposé comme désinfectant.

Glycérolé au collodion

Pr.: Collodion. . . . . 6 gram.
Glycérine. 8

Mêlez. — Contre les engelures et les plaies résultant de brûlures.

Collyres à la glycérine

Foucher, agrégé à la faculté de médecine et chirurgien des hôpitaux,
a le premier employé la glycérine comme excipient des collyres; voici
quelles formules il propose :

Pr. : Glycérine pure. . . . . 20 gram.
Borax pulvérisé. . . . . 50 centigr.
Ou : Sulfate de zinc. . . . . 10 à 25
— — de cuivre. . . . . 10 à 50
— Tannin. . . . . 25 centigram. à 1 gram.
— Laudanum de Sydenham. . . . — à 2
— Teinture d'iode. . . . . — à 2
— Iodure de potassium. . . . . . 50 — 2
— Calomel. . . . . — à 5
— Alun. . . . . 50 — 1
— Extrait de ratanhia. . . . . . . 50 — 2
— Perchlorure de fer. . . . . . . 50 — 5
— Pierre divine. 50
— Nitrate d'argent. . . . . . . 0,05 — 0,25

Collyre au sublimé (FOUCHER)

Pr.: Glycérine. . . . . 20 gram.
Bichlorure de mercure. . . . . 1 à 5 centigr.
Laudanum de Sydenham. . . . . 1 gram.

Ces collyres diffèrent un peu par les proportions de ceux que Foucher
a publiés il y a quatre ans[1]; mais les formules que nous donnons ici
nous ont été transmises par Foucher lui-même.

Dans les blépharo-conjonctivites chroniques Foucher se sert de crayons
ainsi composés pour toucher les parties affectées :

[1] *Bulletin de thérapeutique*, 1860. Tome LIX, p. 113.

Crayons collyres (Foucher)

Gomme adragante ⎫
Tannin   ⎬ ãã. . . . . 4 gram.
Mie de pain   ⎭

Glycérine. 2 gram.

Faire un mucilage épais avec la glycérine et la gomme, ajouter le tannin, puis la mie de pain frais ; la glycérine a pour but d'empêcher es crayons de devenir friables.

Gargarisme glycériné (Marotte)

GARGARISME ÉMOLLIENT

Pr. : Glycérine. . . . . 30 gram.
     Eau. . . . . Q. S.

On peut ajouter à ce gargarisme 4 grammes d'alun de borax ou de tannin pour faire des gargarismes astringents.

Glycérolé rosat (Surun)

Pr. : Glycérine. . . . . 600 gram.
     Roses de Provins. 100

Employé dans l'eau pour gargarismes pour remplacer le miel rosat.

Collutoire boraté (Blache).

Pr. : Glycérine. . . . . 30 gram.
     Borax pulvérisé. . . . . 8 à 15

Matice prescrit des collutoires avec un gramme et plus de nitrate ide mercure, de sublimé, ou d'acide chlorhydrique pour 30 grammes e glycérine.

Glycérolé de mercuriale (Surun)

Pr. : Suc de mercuriale. . . . . 500 gram.
     Glycérine. . . . . : 500

On chauffe lentement, on passe au blanchet pour séparer la chlorophylle et l'albumine coagulée, et on ramène par la chaleur à 500.

Glycérolés pour lavements

LAVEMENT ÉMOLLIENT (Surun)

Pr. : Glycérine. . . . . 60 gram.
     Eau ou décoction émolliente. . . . . Q. S.

LAVEMENT LAXATIF

Pr. : Glycérolé de mercuriale. . . . . 60 gram.

LAVEMENT IODÉ (Réveil)

Pr. : Glycérine. . . . . 60 gram.

Tannin. 4

Iode. 10

Ce dernier lavement remplace avantageusement les lavements iodés
que Delioux emploie contre la dysenterie.

GLYCÉROLÉS SOLIDES

Glycérolé d'amidon

	SIMON DE BERLIN.	GRASSI.	SCRUN.
Pr.: Glycérine.	5	150	85
Amidon.	1	10	5
Eau.	»	»	10

Chauffez dans une capsule en porcelaine jusqu'à consistance d'empois
épais ; on peut à la rigueur se passer de l'eau, mais elle facilite l'hydratation de l'amidon. Sous l'influence de la chaleur longtemps prolongée l
glycérolé d'amidon acquiert une odeur désagréable.

Lorsque les principes que l'on veut employer sont solubles dans l
glycérine, il vaut mieux employer les solutions et la glycérine pour ex
cipient. Lorsqu'ils sont insolubles, on doit préférer le glycérolé d'ami
don : celui-ci nous paraît devoir remplacer, dans le plus grand nombr
des cas, l'axonge, le cérat et autres excipients des pommades ; il n'a pas
comme eux, l'inconvénient de rancir et d'irriter la peau, il se conserv
indéfiniment, et peut être enlevé facilement par des lavages à l'eau ;
enfin il ne fond pas au contact de la peau chaude et ne se répand pa
en dehors des lieux où on l'a appliqué.

Verrier propose de remplacer l'axonge dans l'onguent mercuric
double par le glycérolé d'amidon,

Glycérolés divers

Pr.: Calomel.	4 gram.
Glycérolé d'amidon	30
Ou Précipité blanc.	20 !

On prépare de même les glycérolés de soufre, d'oxyde de zinc, d
carbonate de plomb.

Ou Précipité rouge	1
Ou Laudanum de Sydenham.	2 à 4 gram.

On peut remplacer le laudanum de Sydenham par celui de Rousseau,
par les teintures d'opium, de belladone, de ciguë, l'alcoolature d'aco
nit, etc.

Glycérolé au goudron (LECOQ)

Pr.: Glycérine.	50 gram.
Amidon.	5
Goudron.	2

On fait bouillir la glycérine et l'amidon jusqu'à consistance d'empois,
uis on ajoute le goudron pur.

Autre (Bouchut)

Pr. : Glycérolé d'amidon. . . . . 15 gram.
Goudron pur. . . . . : . . 1 à 4 gram.

Quelquefois on ajoute du laudanum de Sydenham à ce glycérolé. Nous
référerions une solution aqueuse d'extrait d'opium.

Gelée et lotion de glycérine (Stratin)

Pr. . Gomme adragante. . . . . 8 à 15 gram.
Eau de chaux. 120
Glycérine purifiée. 50
Eau distillée de roses. 100

Faites une gelée molle. — Contre les écorchures, les excoriations, les
ssures du mamelon, des lèvres, des mains.

Pommade de glycérine au tannin

Pr. : Glycérolé d'amidon. . . . . 25 gram.
Tannin. 5

Mêlez.

Pour l'usage pharmaceutique, surtout pour la préparation des collyres,
faut employer exclusivement la glycérine obtenue par le procédé ex-
loité par la maison Price et C⁰ (de Londres), c'est-à-dire par la vapeur
'eau surchauffée, ou bien celle qui a été redistillée et purifiée par un
es nombreux procédés indiqués. La bonne glycérine doit être incolore
t inodore, transparente ; elle doit marquer 28 à 50° à l'aréomètre de
umé ; sa densité doit être de 1,25 à 1,26 ; à 1,24 elle contient,
après Wilson, 94 pour 100 de glycérine anhydre ; elle ne doit pas agir
r la teinture de tournesol ni surtout la décolorer, ce qui indiquerait
présence du chlore employé pour la blanchir ; la solution de nitrate
'argent et les sels de plomb ne doivent ni la précipiter ni altérer sa
uleur ; elle ne doit pas être colorée par l'hydrogène sulfuré. On trouve
uvent dans le commerce des glycérines renfermant les sels de l'eau et
us rarement du *chlore* ou du *plomb*.

NITRO-GLYCÉRINE-GLONOÏNE

Ce produit résulte de l'action de l'acide azotique sur la glycérine ; elle
t analogue à la *xyloïdine*, à la *pyroxyline*, etc. ; d après Field
ady, elle serait très-efficace contre les douleurs névralgiques à doses
esque homœopathiques. Mais Fuller et Harley ont reconnu que les
opriétés toxiques de cette substance avaient été très-exagérées, et
lpian a confirmé ces dernières observations.

GÉLOSE ET CUBILOSE

D'après P. Bories les nids d'hirondelles salanganes, dont les Chinoi
sont si friands, sont formés d'une espèce de lichen, l'*alectoria luteol*
(Bory de Saint-Vincent), qui croît abondamment sur les arbres des îl
de l'Archipel indien, et d'une quantité variable de mucus sécrété par le
glandes salivaires de l'oiseau : les nids du commerce sont débarrassé
du lichen et réduits à la partie sécrétée.

La mousse du Japon, qui est un excellent émollient, n'est pas pré
parée avec le nid de salangane, mais avec une algue du genre *gelidium*
Payen en a extrait une matière gélatineuse spéciale qu'il a caractérisé
et décrite sous le nom de *gélose*. Quant à la matière gélatineuse du ni
lui-même, Payen l'a décrite sous le nom de cubilose du mot *cubile*
parce qu'elle est produite par la salangane pour faire le nid sur lequel
elle élèvera ses petits.

ALUMINE ET SILICE GÉLATINEUSES ($Al^2O^3 + Aq - SiO^3 + Aq$)

Lorsqu'on traite une solution de sulfate d'alumine ou de sulfate d'alu
mine et de potasse ou d'ammoniaque par une dissolution d'un carbonate
alcalin, on obtient un dégagement d'acide carbonique et un précipité
d'alumine gélatineuse.

Lorsqu'on décompose du silicate de potasse ou de soude (liqueur de
cailloux, verre soluble) par un acide, on obtient encore un précipité
formé de silice gélatineuse tenant une grande quantité d'eau combinée

On a récemment proposé d'employer ces hydrates gélatineux sous
forme de cataplasmes comme émollients : on pourrait même produire
ces précipités au sein de liquides gommeux, albumineux, amylacés ou
gélatineux, et augmenter ainsi les propriétés émollientes de ces nou
veaux cataplasmes ; l'avenir nous dira quelle est la valeur de ces nouveaux médicaments.

Cataplasmes en vessie (CH. DE CHANGE)

Dans les panaris, les phlegmons de la main, du poignet ou du pied
on place le topique mou ou liquide dans une vessie de porc largemen
ouverte, et on attache le pourtour de l'ouverture sur le membre ; l'éva
poration se faisant à peine, la matière ne se dessèche pas ; on la ré
-chauffe à volonté en immergeant la vessie dans l'eau chaude ; ce mod
de pansement peut rendre de très-grands services.

CHAPITRE XII

MÉDICATION IRRITANTE

Tout agent qui, mis en contact avec nos tissus, ou qui, placé à distance, irrite et enflamme les parties, est un irritant ; avec Trousseau et
Pidoux, nous définissons la *médication irritante* « la science des effets
physiologiques de ces médicaments et les rapports de ces effets physiologiques avec les indications thérapeutiques qu'ils sont appelés à
remplir. »

La médication irritante est divisée en quatre sections : médication
irritante, substitutive, transpositive, spoliative et excitative.

Cette division est toute thérapeutique : les agents de cette médication
peuvent être plus ou moins énergiques ; de là une classification toute
simple des irritants, que nous adopterons, et nous les distinguerons en
rubéfiants, *vésicants* et *caustiques*, tout en reconnaissant que la limite
entre chaque groupe n'est pas bien tranchée, et que la durée de l'application peut influer sur l'intensité des effets produits, de sorte qu'un
rubéfiant maintenu longtemps au contact des parties pourra devenir
vésicant ou caustique, tandis que ceux-ci, à leur tour, appliqués peu de
temps ou dilués dans des matières qui en diminueront la force, pourront
déterminer la simple rubéfaction.

Art. I. — RUBÉFIANTS

AGAVE AMERICANA

PALMIERS

On emploie, au Mexique, en médecine vétérinaire, comme révulsif
cutané, le suc frais des feuilles grasses de l'agave. Les Indiens en font
usage sur eux-mêmes dans le même but. Ce suc produit sur la peau une
vive rougeur avec des démangeaisons cuisantes autour de taches proé-
minentes comme dans l'urticaire. La séve fermentée de cette plante sert
à fabriquer la boisson favorite des Mexicains, nommée *pulqué*. L'usage
immodéré de cette boisson occasionne sur la peau l'apparence de ce
même exanthème, qui souvent devient très-rebelle à l'usage des meilleurs moyens employés pour le combattre. Le principe irritant dont
l'action est si active sur la peau par le contact immédiat, est susceptible
de produire le même phénomène après son absorption par les voies
digestives. Mais ce principe, très-peu abondant dans la séve qui donne le

pulqué, existe surtout dans le suc de la feuille. Il pourrait être utilisé en médecine dans tous les cas où il serait opportun de porter sur la peau un excès de vitalité (Dr Jourdanet).

MOUTARDE NOIRE

La moutarde noire, qui est la base des sinapismes, n'est presque jamais employée à l'intérieur, en France, du moins. Voici cependant une formule proposée pour combattre l'ascite consécutive aux fièvres intermittentes.

Tisane de moutarde (van Buyn)

Pr.: Graine de moutarde non concassée. . . . . . .   50 gram.

Faire bouillir une minute dans

Petit lait   1000

Passez ; à prendre par verres dans la journée.

ESSENCE DE MOUTARDE (C^{8}H^{5}Az^{2}S^2)

L'essence de moutarde, et l'essence d'ail C^{6}H^{5}S qui en dérive, sont des rubéfiants extrêmement énergiques qui peuvent produire la vésication. Voici quelles sont les formules sous lesquelles on prescrit la première, car l'essence d'ail n'est pas usitée.

Révulsif de moutarde (Fauré)

Pr.: Essence de moutarde. . . . .   1 gram.
Alcool à 66° C..   20

Mêlez et filtrez — On applique ce liquide sur de la flanelle.

Pommade rubéfiante (van den Corput)

Pr.: Essence de moutarde. . . . .   2 gram.
Axonge.   50

Mêlez. — Pour frictions.

Bain rubéfiant (Reveil.)

	ADULTES.	ENFANTS.
Pr.: Essence de moutarde.	10 gram.	4 gram.
Alcool à 85°.	200	100
Lessive des savonniers.	2 goutt.	1 goutt.
Émulsionnez et ajoutez :		
Eau.	250 litres.	100 litres.

On plonge le malade dans de l'eau tiède (30° à 33°); on ajoute le mélange rubéfiant et on couvre la baignoire avec un grand linge. Ces bains doivent être de très-courte durée; ils sont employés toutes les fois qu'il s'agit d'exciter la peau, de hâter la circulation, d'augmenter la chaleur animale, comme dans la période algide du choléra, dans les convulsions

rolongées des enfants, à la dernière période, etc. A défaut d'essence
e moutarde, on peut la remplacer par 500 grammes de farine fraîche
our les enfants et 1000 grammes pour les adultes.

THAPSIA

Le *thapsia garganica*, de la famille des Ombellifères, qui croît abon-
amment en Algérie, fournit une résine très-irritante qui a été préco-
isée par Reboulleau et A. Bertherand pour remplacer l'huile de croton.
e Perdriel en prépare un taffetas qui agit sans produire de vives cou-
urs et le prurit désagréable de l'huile de croton. Appliqué longtemps,
e taffetas produit de petites éruptions miliaires qui déterminent une
ive dérivation.

TARTON-RAIRE

L'écorce de tarton-raire, produite par le *Passerina tartonraira* de la
amille des Daphnacées, connu vulgairement sous les noms de *gros re-
ombel* et de *trintanelle malherbe*, a été proposée par Hetet, professeur
l'école de médecine navale à Toulon, pour remplacer le garou. La pom-
ade préparée avec cette écorce est beaucoup plus active que celle du
arou.

AMMONIAQUE

L'ammoniaque étendue d'eau et les vapeurs ammoniacales sont des
ubéfiants énergiques dont il est facile de graduer l'intensité d'effet par
on mélange avec les corps gras, etc., ou par une application peu-pro-
ngée. Nous nous bornerons à donner les formules d'eaux sédatives,
ouvent employées.

Eau sédative (RASPAIL)

	N° 1.	N° 2.	N° 3.
Pr. : Ammoniaque liquide à 22°.	60 gr.	80 gr.	100 gr.
Alcool camphré.	10	10	10
Sel marin.	60	60	60
Eau..	1000	1000	1000

Faites dissoudre à froid.

Quelques auteurs ont formulé des eaux contre la migraine, qui sont
lus ou moins aromatisées, et que l'on a calquées sur les formules de
aspail. Le n° 3 convient aux personnes qui ont la peau dure et calleuse
t aux animaux ; le n° 2 sert pour les piqûres d'animaux venimeux, et
e n° 1 est celle qu'on emploie le plus souvent comme rubéfiant contre
es douleurs, la migraine ; elle est même souvent trop active pour les
nfants et pour les personnes à peau extrêmement délicate. On doit
lors l'étendre de plus ou moins d'eau.

Sels de Preston pour flacon

Pr.: Sesquicarbonate d'ammoniaque. . . . .   1800 gram.

Arrosez avec ammoniaque pure (0,880 de densité)   900

Laissez en contact pendant huit jours en vase clos, en ayant le soin de remuer de temps en temps; laissez le tout dans un endroit très-frais pendant un mois; pulvérisez et mettez dans un flacon pour l'usage.

Pour garnir un flacon on le remplit de sel et on y ajoute q. s. de la liqueur suivante :

Pr.: Essence de lavande. . . . . fl 16 gram.
    Teinture de musc.. . . . . fl 16
    Essence de bergamote. . . . . fl   8
     —   de girofle. . . . . fl   4
     —   de rose. . . . . 10 goutt.
     —   de cannelle.   5
    Ammoniaque liquide à 25°. . . . . fl 1625

Agiter au moment de s'en servir.

Nous rappelons que le signe fl signifie que les substances doivent être mesurées et non pesées.

VÉGÉTAUX ET ANIMAUX URTICANTS

Plusieurs plantes, et principalement celles qui appartiennent au genre *urtica,* sont armées de poils qui déterminent de vives démangeaisons, et dont la thérapeutique a tiré quelquefois parti.

Certains animaux jouissent des mêmes propriétés; nous allons en signaler quelques-uns.

Les chenilles de plusieurs *bombyces* ou *papillons de nuit,* appelées aussi *processionnaires,* telles que le *phalæna processionea* Lin., et le *pityocampe, bombyx pitiocampa* God., qui vivent en société sur les chênes, les pins, etc., ont le corps couvert de poils qui déterminent sur la peau une irritation urtiquée dont Trousseau avait proposé depuis longtemps de tirer parti toutes les fois qu'il serait utile de produire à la peau une déviation érythémateuse. Les anciens connaissaient les insectes vésicants : Dioscoride les appelle *Eutoma,* Pline *Erucæ.* Ces phénomènes d'urtication par les insectes ont été signalés par Réaumur, Charles Bonnet, Charles Morren, etc. On cite encore, comme le produisant, le bombyce du chêne, *phalæna quercus* Lin., une *liparis, Liparis auriflua* Ochsen, et une *lithosia, Lithosia caniola* Fab. qui habite les murs. Borkhausen croit que l'action des processionnaires se portant sur les poumons et sur le tube digestif pourrait déterminer la mort[1].

Les *actinies* et les *méduses* ou *orties de mer* peuvent aussi produire

---

[1] Moquin-Tandon, *Zoologie médicale,* 2e édit., 1862, page 219.

des phénomènes d'urtica'ion au moyen de liqueurs âcres que ces animaux sécrètent. Moquin-Tandon cite encore une *cyanée* de Pondichéry, *medusa* (*cyanea*), *caliparea* Reyn., le *physalie rougeâtre*, *physalia pelagica* Bosc., le rhizostome d'Aldrovande *rhizostoma Aldrovandi* Pér., et celui de Cuvier, *R. Cuvierii* Pér.

Art. II. — VÉSICANTS

Les vésicants ou épispastiques sont les irritants qui, appliqués pendant quelque temps, déterminent la vésication, c'est-à-dire l'accumulation d'une certaine quantité de sérosité sous l'épiderme et la formation de ce qu'on appelle des phlyctènes.

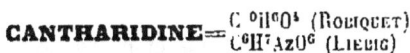

CANTHARIDINE$= \begin{array}{l} C^{0}il^{6}O^{4} \text{ (Roiquet)} \\ C^{6}H^{7}Az^{}O^{6} \text{ (Liebig)} \end{array}$

La cantharidine a été découverte par Robiquet; elle possède une action vésicante très-prononcée d'après Bretonneau; ses effets aphrodisiaques sont presque nuls; c'est un poison violent. Elle est très-difficile à obtenir. Œttinger (de Munich) a proposé de préparer un taffetas de cantharidine pour remplacer les emplâtres aux cantharides.

Pommade vésicante (Soubeiran)

Pr. : Axonge. . . . . 50 gram.
Cantharidine pulvérisée. 0,05

Mêlez.

Collodion cantharidal (Hisch)

Pr. : Cantharides pulvérisées. . . . . 500 gram.
Éther sulfurique. 500
— acétique. 90

Épuisez par déplacement et prenez

Éthérolé précédent. . . . . 60 gram.
Pyroxyline (co ton-poudre). 1,25

Faites dissoudre. — Étendez au moyen d'un pinceau sur les parties que l'on veut vésiquer.

Éther cantharidal (Etlinger)

Pr. : Cantharides en poudre. . . . . 1 gram.
Éther sulfurique. . . . . . : 2

Faites digérer pendant trois jours et exprimez. On peut épuiser dans le petit appareil à pompe de Berjot.

Taffetas et papier vésicant ou cantharidal

Ou étend de la marcelline sur un métier ou du papier sur une planche bien unie; on les enduit à deux reprises d'une solution aqueuse de colle de poisson. Après siccité complète, on y ajoute la liqueur cantharidée suivante :

Pr. : Éther cantharidal }
Éther sulfurique } ãã . . . . 40 gram.
Térébenthine cuite }
Colophane } ãã 10

Faites fondre la colophane et la térébenthine, agitez ; et lorsqu'elles sont presque froides, ajoutez les éthers, et à l'aide d'un pinceau étendez successivement trois couches.

L'application des vésicatoires à l'aide du collodion cantharidal est plus prompte et plus facile ; elle dispense de toutes sortes de bandages ; elle peut se faire sur toutes les parties du corps ; elle est moins douloureuse ; elle donne une vésication plus profonde et provoque un écoulement plus abondant ; elle ne détermine pas de cystite cantharidienne.

Le collodion cantharidal peut servir surtout pour appliquer les vésicatoires linéaires que Piorry a proposé de placer tout autour des points enflammés dans l'érysipèle.

L'application et le mode de pansement des exutoires ont reçu de la part de Le Perdriel, Albespeyres, Fumouze, Baget, Ancelin, etc., etc., des perfectionnements importants. Voici des formules souvent employées :

Mouches de Milan

	LOURADOUR.	MÉNIER.	MOUCHON.
Pr.: Résine élémi.	125 gram.	500 gram.	
Styrax liquide.	135	700	
Cire jaune.	150.	700	250
Camphre.	50	160	
Cantharides en poudre fine	550	1400	250
Poix de Bourgogne. . .	»	1500	250
Galipot.	»	400	
Essence de lavande. . . .	»	6	4
Essence de thym..	»	»	250
Axonge..	»	»	4
Térébentine	»	»	64

Faites fondre à une douce chaleur les résines, l'axonge et la cire; ajoutez les térébenthines (styrax, térébenthine), puis les cantharides, à l'aide d'un tamis; maintenez à un feu doux pendant une demi-heure; retirez du feu, agitez jusqu'à refroidissement presque complet, et incorporez le camphre finement pulvérisé ; continuez d'agiter jusqu'à refroidissement complet.

Vésicatoire camphré très-actif (MIALHE)

Pr. Cantharides pulvérisées. . . . . 400 gram.
Axonge $\Big\}$ ãã. 25
Suif de veau
Poix blanche. 50
Cire jaune $\Big\}$ ãã. 100
Éther sulfurique
Camphre. 40

Faites macérer les cantharides et le camphre dans l'éther; faites fondre les corps gras, agitez et ajoutez l'éther cantharidal lorsque la masse sera presque froide.

Papier épispastique

	N° 1.	N° 2.	N° 3.
Pr.: Cantharides en poudre . . .	6	10	15
Axonge.	75	75	75
Cire blanche.	25	25	25

Mettez l'axonge et les cantharides dans un poêlon sur le feu avec de l'eau, et chauffez en agitant continuellement; on passe, on laisse refroidir pour séparer l'eau, on fait fondre de nouveau, on ajoute la cire, et on étend sur du papier.

Pommade épispastique au garou (GUIBOURT)

	FAIBLE.	MOYEN.	FORT.
Pr.: Extrait éthérique de garou.	12,5	15	20
Alcool rectifié.	40	50	60
Axonge.	360	360	360
Cire blanche.	40	40	40

Faites fondre et mêlez.

Pommade épispastique à l'huile de croton

Pr.: Axonge fraîche.. . . . . 22 gram.
Cire blanche. 2
Huile de croton. 6

Faites fondre l'axonge et la cire, et incorporez l'huile. — Cette pommade est vésicante et beaucoup trop active pour être employée pour faire suppurer les vésicatoires.

INSECTES VÉSICANTS

Les insectes vésicants ou épispastiques sont des animaux coléoptères de la tribu des Hétéromères. Ils forment neuf genres; les quatre principaux se distinguent de la manière suivante :

Ailes	normalement développées.	Antennes	filiformes.		1° Cantharide.
			claviformes . .	onze.	2° Mylabre.
			articles. . . .	neuf.	3° Cérocome.
	nulles.				4° Méloé.

Moquin-Tandon y ajoute les insectes des genres *hycleus*, *decatoma*, *lydus*, *œnas* et *tetraonix*[1].

CANTHARIDES

Les cantharides officinales sont souvent attaquées et détruites par l'*anthrène des musées*, par le *ptinus* et les *dermestres*. On mêle souvent aux cantharides des *cétoines dorées*, des *callichromes musqués*, et des *chrysomèles* (Emmel.).

Nous signalerons encore parmi les cantharides qui pourraient être substituées à la cantharide ordinaire, la *cantharide douteuse, lytta dubia* (Olivier), *cantharis dubia* (Fabricius) du midi de la France; la *cantharide pointillée* de Montevideo, *lytta adspersa* (Klug.), *epicauta adspersa* Déj., qui vit sur la betterave; la cantharide de Syrie, *lytta Syriaca* Fab.; celle des moissons, *lytta segetum*, qui vient d'Arabie; la cantharide à points enfoncés, *epicauta cavernosa* Reiche, et la veuve, *lytta vidua* Klug. (*cautina vidua* Déj.), l'une et l'autre des environs de Montevideo.

MYLABRES

Plusieurs mylabres sont employés comme vésicants. A Pondichéry on emploie le *mylabre indien*; on s'en sert dans les Indes et en Allemagne, peu en France.

Voici les caractères distinctifs de quatre principales espèces de mylabres, d'après Moquin-Tandon[2].

Élytres	avec bandes	jaune d'ocre	première bande	interrompue. 1° Mylabre de la chicorée.
				entière. 2° Mylabre variable.
		brun rougeâtre. 3° Mylabre du Sida.		
	avec des points. 4° Mylabre bleuâtre.			

CÉROCOME

La cérocome de Schœffer, *cerocoma Schœfferi* Fab., est commun dans les Graminées, les Ombellifères et les Synanthérées; il a été employé comme succédané de la cantharide.

MÉLOÉS

Ces insectes sont voisins des mylabres et des cantharides. Lorsqu'on les irrite, il sort de chaque genou une liqueur visqueuse de couleur de

---

[1] *Éléments de Zoologie médicale*, 2ᵉ édition, 1862.

[2] *Éléments de Zoologie médicale*, 2ᵉ édition, Paris, 1862, p. 118.

gomme-gutte, d'une odeur violacée ou ambrée, qui est très-âcre et très-irritante.

Voici les caractères distinctifs des principaux méloés.

Antennes	épaisses	au milieu (noir violet) . . .	1° Méloé proscarabé.
		au sommet (noir mat) . . .	2° Méloé rugueux.
	filiformes	entier (noir verdâtre). . .	3° Méloé varié.
	au sommet	échancré (noir mat avec des bandes rouges)	4° Méloé maïal.

HUILE DE NOIX D'ACAJOU

La noix d'acajou, *cassuvium pomiferum* L., *anacardium occiden-ale* L., est produite par un arbre commun aux Moluques, aux Indes, u Brésil, aux Antilles ; le péricarpe contient un suc huileux qui a été proposé pour ronger les cors, les vieux ulcères, et comme vésicant ; malheureusement, comme l'huile de croton, il détermine des vésications isolées ; il est peu employé.

AMMONIAQUE

L'ammoniaque caustique est employée avec succès lorsqu'on veut produire une vésication rapide et lorsqu'on craint l'action des cantharides ur la vessie, comme chez les enfants et chez les vieillards.

La pommade de Gondret, qui est préparée avec parties égales de corps gras (suif et axonge) et d'ammoniaque caustique à 25°, déterminent rarement la vésication immédiate ; on préfère employer un des moyens suivants :

Un morceau de linge lié plusieurs fois est appliqué sur une pièce de monnaie plus grande ; il est imbibé d'ammoniaque caustique ; on applique dix minutes et on enlève l'appareil ; l'épiderme soulevé est détaché à l'aide d'un linge rude ; la surface ainsi obtenue possède un grand pouvoir absorbant qui a été utilisé surtout dans la méthode endermique.

On peut encore remplir de ouate une cupule en fer-blanc ; on l'arrose avec l'ammoniaque à 25° et on applique comme ci-dessus.

Vésicatoire ammoniacal (DESCHAMPS)

Pr. : Graisse benzoïnée.	15 gram.
Huile d'amandes.	5
Ammoniaque à 25°.	15

Faites comme pour la pommade de Gondret.

MARTEAU DE MAYOR

La vésication au moyen du marteau de Mayor se fait facilement ; on plonge dans l'eau bouillante un marteau en fer à large tête ; puis on

l'applique quelques secondes sur la partie que l'on veut vésiquer. O
enlève ensuite l'épiderme soulevé.

TARTRE STIBIÉ
Sparadrap stibié (MIALHE)

Pr.: Poix blanche. . . . . 40 gram.
Colophane. 20
Cire jaune. 20
Térébenthine. 3
Huile d'olive. 5
Tartre stibié pulvérisé. 10

F. S. A. — Ce sparadrap a l'inconvénient de produire des pustule
indélébiles, et il y a déjà longtemps que Le Perdriel prépare un *spara
drap de poix de Bourgogne* par incorporation ; nous préférons à ce
préparations irritantes le *sparadrap* de thapsia, qui agit très-bien
détermine seulement des éruptions miliaires et ne donne lieu à aucu
accident d'absorption, ce que l'on doit craindre avec les préparation
stibiées.

Art. III. — CAUSTIQUES

On désigne sous le nom de caustiques des agents, qui, mis en contac
ou à une faible distance d'une partie animale, en altèrent et détruisent
l'organisation; les plus actifs mortifient les parties, forment des escha
res, d'où le nom d'*escharotiques*; d'autres, plus faibles, sont dit
cathérétiques.

Les caustiques servent à produire la cautérisation ; on divise les cau
tères en *actuels*, qui brûlent immédiatement et peuvent agir à distance,
par exemple le fer rouge, et en *cautères potentiels*, qui n'agissent qu'à
contact et détruisent les parties en vertu de leur action chimique : c'est d
ceux-ci que nous avons à nous occuper.

On distingue plusieurs sortes de cautérisations : 1° la *cautérisation
inhérente*, qui agit vivement et désorganise profondément ; 2° la *cauté
risation napolitaine*, qui incise la peau et cautérise les tissus sous
jacents; 3° la *cautérisation transcurrente* qui se fait superficiellemen
de manière à ne pas désorganiser toute l'épaisseur du derme ; 4° la
cautérisation lente, au moyen des moxas; 5° la *cautérisation objective*,
qui consiste à placer à distance une source de calorique.

IODE

Le caustique d'iode n'est autre chose qu'une solution de ce métalloïd
dans l'iodure de potassium. La proportion d'iode peut varier selon qu
la cautérisation doit être plus ou moins profonde.

ACIDE AZOTIQUE

ı cautérisation transcurrente par l'acide azotique, conseillée dans
aralysies et dans d'autres cas, se pratique de la manière suivante :
ı prend un tube en verre de 0ᵐ,005 de diamètre, effilé à l'une de
extrémités. On y introduit de l'amiante de manière qu'une portion
celle ci fasse pinceau à l'extrémité effilée. Le tube est ouvert par
rc bout; on introduit de l'acide azotique monohydraté, ou tout
ı caustique liquide, et à l'aide de ce pinceau inaltérable on pratique
utérisation.

Caustique au papier

Pr.: Acide azotique monohydraté . . . . Q. V.
 : Papier blanc de soie . . . . Q. S.

ır faire une pâte homogène que l'on applique sur les parties que
veut cautériser.

ACIDE SULFURIQUE

Caustique sulfo-safranique (VELPEAU, RUST)

Pr.: Acide sulfurique monohydraté . . . . 20 gram.
 : Safran pulvérisé 10

llez. — Dans les affections cancéreuses ou cancroïdes on étend cette
avec une spatule en os sur la partie que l'on veut cautériser, en
hes de 2 à 4 millimètres sans dépasser les limites du mal.

Caustique sulfo-carbonique (RICORD)

Pr.: Acide sulfurique monohydraté . . . . 20 gram.
 : Charbon végétal en poudre fine . . . . Q. S.

ır faire une pâte homogène : ce caustique, moins cher que le pré-
ıt, n'est pas aussi homogène; il laisse couler son acide. Ricord
lait ce caustique *pâte d'amandes douces*. On a proposé de rem-
r, dans le caustique sulfo-safranique, la poudre de safran par celle
glisse ou de guimauve, qui agissent mieux que le charbon.

NITRATE DE POTASSE

Caustique moxa au charbon (BONNEFOND)

Ir.: Gomme adragante . . . . 5 gram.
 : Poudre de charbon végétal 15
 : Nitrate de potasse 2

ites un mucilage épais, ajoutez les poudres et réduisez en pâte
ogène jusqu'à consistance convenable; on roule en cylindres, de plu-
s calibres. On fait sécher : pour employer les cylindres on les en-

flamme à une de leurs extrémités, et on applique allumé sur la pa
que l'on veut cautériser.

ACIDE CHROMIQUE (CrO³)

Cet acide est un oxydant très-énergique ; il détruit et désorganise
pidement les tissus.

On l'obtient en décomposant à chaud 100 parties de bichromate
potasse dissous dans l'eau, par 150 parties d'acide sulfurique; l'a
chromique cristallise par refroidissement en beaux cristaux, rouge v

La solution d'acide chromique a été employée avec succès cou
caustique par le docteur Heller, le professeur Sigmund (de Vie
Marshall (de Londres) Bairion, Ure, etc.

Solution d'acide chromique (MARSHALL)

Pr.: Acide chromique. . . . . 5 gra
   Eau distillée. 15

Contre les végétations des organes génitaux. — Heller emploie le
souvent une solution à parties égales..

BICHROMATE DE POTASSE (KO,²CrO³)

Il existe un trichromate de potasse qui s'obtient, d'après Mitscher
en traitant le bichromate par un excès d'acide azotique.

Le bichromate de potasse est en beaux cristaux prismatiques, anhy
d'une couleur rouge orangé, solubles dans 10 parties d'eau froide,
solubles dans l'eau bouillante, insolubles dans l'alcool.

Préconisé contre la syphilis à l'intérieur, le bichromate ne fo
aucun résultat satisfaisant et a été abandonné.

Cumin et Puche l'ont employé en solution contre les végétation
philitiques : on emploie le plus souvent les solutions suivantes :

Solution de bichromate de potasse

	FAIBLE.	FORT.
Pr.: Eau distillée.	100	100
Bichromate de potasse.	4	8

La solution faible s'emploie contre les végétations et pour hât
cicatrisation des ulcères; la solution concentrée contre les condylô

Topique contre les verrues (BLASCHKO)

Pr. : Bichromate de potasse. . . . . 0,10 gra
   Axonge. 15,00

Mêlez intimement ; très-efficace.

Moxas au bichromate de potasse

Pr.: Eau distillée. . . . . 16 gra
   Bichromate de potasse. 1

Imprégnez du papier joseph avec cette dissolution, faites sécher et roulez en cylindre ; ce papier brûle facilement et a une douce chaleur.

A l'intérieur, le bichromate de potasse est un poison violent; à dose faible il est altérant et peut devenir vomitif.

CHLORURE DE ZINC
Pâtes escharotiques de canquoin

	N° 1.	N° 2.	N° 3.	N° 4.
Pr.: Chlorure de zinc.	50 gram.	50 gram.	50 gram.	50 gram.
Farine de froment .	60	90	125	155

Faites une pâte dure avec de l'eau et ajoutez le chlorure de zinc en poudre.

Sommé substitue avec avantage le gluten frais à la farine pour la préparation des pâtes de Canquoin ; on obtient ainsi un produit plastique qui ne se liquéfie pas à l'air, qui peut être roulé en cylindres, en pilules ou en plaques. Cocke, de Guy-Hospital, a proposé de limiter l'action du caustique en l'enfermant dans une enveloppe résistante, et le docteur Alex. Ure (de Glasgow) mélange le chlorure de zinc sec et pulvérisé avec du sulfate de chaux anhydre, et réduit en poudre impalpable. On en fait ensuite une pâte comme avec la poudre de Vienne, au moment de l'emploi.

Caustique canquoin antimonial

Pr. : Protochlorure d'antimoine.	50 gram.
Chlorure de zinc.	60
Farine de froment.	160

Faites comme le précédent. — Employé contre les tumeurs cancéreuses.

Caustiques de Filhos

Pr.: Potasse à la chaux.	120 gram.
Chaux vive en poudre.	40

Faites fondre la potasse dans une cuiller de fer à bec et à manche, portez au rouge sombre, ajoutez la chaux finement pulvérisée, par petites portions, en agitant avec une tige de fer; versez dans des tubes en plomb d'un diamètre de 5 millimètres à 1 centimètre, longs de 12 centimètres environ, fermés à leur extrémité inférieure et plongés dans du sable humide; lorsque le caustique est solidifié, on ferme le cylindre de plomb en l'aplatissant avec un marteau ; et conservez dans un tube de verre fermé, contenant de la chaux vive pulvérisée.

Ce caustique est surtout employé pour cautériser le col de l'utérus ; on peut aussi, d'après le conseil de E. Robiquet, augmenter la proportion de potasse, faire fondre à une température plus élevée, couler dans les lingotières en fer et envelopper les crayons de gutta-percha liquéfiée, ou d'une couche mince de cire à cacheter, d'après le procédé proposé par Duméril pour le nitrate d'argent.

Le caustique Filhos est un des meilleurs caustiques que possède l. thérapeutique.

Caustiques à la gutta-percha

Sur les indications de Maunoury (de Chartres) E. Robiquet préparai les caustiques à la gutta-percha de la manière suivante :

Pr.: Potasse à la chaux pulvérisée } ââ. . . . . . . parties égales
Chlorure de zinc pulvérisé }

Chauffez jusqu'à fusion tranquille, coulez en plaques et pulvérise dans un mortier de fer chauffé, passez à travers un tamis en toile métallique et renfermez les poudres ainsi obtenues dans des bocaux bien secs.

D'autre part, on fait fondre la gutta-percha à la température la plus basse possible; par 40 ou 50 grammes on ajoute son poids du mélange de potasse et de chlorure de zinc : si le mélange durcit on le ramolli avec quelques gouttes de cire fondue, et on malaxe de nouveau.

On prépare avec ce mélange des plaques que l'on passe au laminoir et que l'on peut ensuite couper en lanières, en disques de toutes les formes; ou des cylindres qui remplacent ceux de nitrate d'argent, des fils pour les ligatures des tumeurs, des pois, des pastilles pour ouvrir les abcès, poser des cautères, etc.

On trempe ces caustiques dans l'alcool, et on les maintient sur la partie que l'on veut cautériser ; ils ont été l'objet d'un rapport favorable fait par Boudet à l'Académie de médecine [1].

Sommé conseille de ramollir la gutta-percha dans l'alcool bouillant, et on l'incorpore dans un mortier de porcelaine chauffé, avec parties égales de chlorure de zinc, puis on roule la masse en plaques minces à la manière des tablettes; on coupe la plaque en languettes, on roule en cylindres que l'on coupe par fragments plus ou moins longs, que l'on effile à leur extrémité: on conserve dans des flacons à l'émeri à large ouverture contenant de la chaux vive pulvérisée.

Solution de chlorure de zinc caustique (BURNETT)

Pr.: Chlorure de zinc. . . . . 10 gram.
Eau . . . . 50 à 200

Appliquez sur les cancers ulcérés.

[1] *Bulletin de l'Académie de Médecine*, t. XXII, p. 455, 10 mai 1857.

Pâte aux chlorures de zinc et d'antimoine et à l'arsenic (JOLLY)

Pr: Chlorure de zinc. . . . . 4 gram.
— d'antimoine liquide. . . . . 8 gouttes.
Farine de seigle. . . . . 8 gram.
Acide arsénieux. 0,60
Eau. . . . . Q. S.

Pour une pâte molle.

Collodion caustique (MIALHE)

Pr.: Collodion élastique. . . . . 50 gram.
Bichlorure de mercure. 4

Employé pour déterminer une cautérisation circonscrite. On n'a ja-
is observé de phénomènes d'intoxication.

PERMANGANATE DE POTASSE (KO,Mn^2O^7)

On a employé ce sel comme caustique, soit en poudre, soit en solu-
n concentrée; il est moins douloureux que les autres caustiques. Wœ-
Cooke et D. F. Gerwood en saupoudrent les plaies cancéreuses de
uvaise nature; *il faut avoir le soin de prendre le sel exempt de chlo-*
res; on doit le prendre cristallisé deux fois dans l'eau, afin qu'il soit
arrassé de tous sels étrangers: il faut le préparer par le procédé de
ermite et Personne, modifié par Béchamp (de Montpellier). -
mpson (de Londres) a employé ce sel à l'intérieur contre le diabète,
dose de 5 grains, trois fois par jour.

Solutions caustiques au permanganate de potasse (REVEIL)

	FORTE.	MOYENNE.	FAIBLE.
Pr.: Permanganate de potasse.	50	20	10
Eau distillée.	50	75	90

NITRATE D'ARGENT (AgO,AzO^5)

Le nitrate d'argent est un des caustiques les plus énergiques, les plus
caces et les plus usités; tous les médecins connaissent ses usages :
Duméril a proposé d'enduire les crayons de cire à cacheter, pour les
server et surtout lorsqu'on voulait cautériser les trajets fistuleux
s toucher les bords; à l'hôpital des Enfants malades, on fait un fré-
nt usage des crayons suivants pour cautériser les bords libres des
pières et la conjonctive.

Crayons au nitrate d'argent et de potasse

Pr.: Nitrate d'argent } ãã. . . . . parties égales.
— de potasse }

Fondez et coulez.

On emploie aussi, au même hôpital, les solutions suivantes

Solutions de nitrate d'argent

	TRÈS-FORTE. N° 1.	FORTE. N° 2.	MOYENNE. N° 3.	FAIBLE. N° 4.	TRÈS-F IBLE. N° 5.
Pr.: Nitrate d'argent crist.	50 gram.	25 gram.	10 gram.	4 gram.	0,90 gram.
Eau distillée	50	75	90	96	100

Le n° 1 est employé dans l'angine, le croup, les plaies diphthéritiques ; les autres numéros sont surtout employés sous forme de collyres.

Sondes caustiques au nitrate d'argent (LIEBREICH)

On fait usage de sondes pointues, enduites de pierre infernale pour cautériser des petits ulcères (par exemple aux racines des cils) des conduits fistuleux, des canaux fins comme les conduits lacrymaux. Si on veut employer des sondes d'argent, avant tout il faut les rendre moins lisses, en les trempant dans l'acide nitrique. Il est pourtant plus simple de tremper les pointes de fils de fer dans la pierre infernale fondue. Plus on voudra que la couche de caustique soit forte, plus il faudra laisser refroidir la masse fondue.

SULFATE DE BIOXYDE DE CUIVRE (CuO,SO³,5HO)

Ce sel est souvent employé comme caustique; on se sert le plus souvent d'un gros cristal, ou bien on le fond en crayons.

Pâte caustique au sulfate de cuivre (PAYAN)

Pr.: Sulfate de cuivre en poudre fine (vitriol bleu). . . Q. V.
Jaune d'œuf. . . . . Q. S.

Faites une masse de consistance molle, qu'on étend sur de la charpie ou sur un linge.

Crayons au sulfate de cuivre et d'alun (MARIANO, LIOVET)

Pr.: Sulfate de cuivre. . . . . 30 gram.
Sulfate d'alumine. 15

Pulvérisez séparément, mélangez les deux sels, fondez doucement dans une capsule; quand la masse est fondue, mélangez et coulez dans une lingotière.

Liqueur contre le piétin (LASSAIGNE)

Pr.: Vinaigre blanc. . . . . 40 gram.
Sulfate de cuivre. 5
Acide sulfurique à 66°. . . . . Q. S.

Enduire les parties malades avec un pinceau.

NITRATE DE DEUTOXYDE DE CUIVRE (CuO,AzO⁵,4HO)

Ce sel produit les mêmes effets que le sulfate; le docteur William Moore l'a beaucoup préconisé contre les ulcérations de la langue et de la gorge, et autres analogues. Après son application, on recouvre les parties avec de l'huile.

PERCHLORURE D'OR
Caustique de Récamier

Pr. : Perchlorure d'or . . . . 5 centigr.
Eau régale. . . . . 30 gram.

Employé contre les ulcérations syphilitiques. On prépare de même le soluté caustique de chlorure de platine.

Nous avons donné ailleurs, page 525, la formule du caustique de Landolfi.

GAZ DE L'ÉCLAIRAGE

Le gaz de l'éclairage, qui est formé par un mélange de divers hydrogènes carbonés, produit en brûlant une température extrèmement élevée, que le professeur Nélaton a utilisée à la cautérisation ; l'appareil dont se sert ce chirurgien se compose d'une vessie en caoutchouc, que l'on remplit de gaz, et à laquelle on adapte un long tube en cuivre présentant un très-petit pertuis à son extrémité antérieure, et muni d'un robinet que l'on ouvre plus ou moins, selon que l'on veut obtenir une flamme plus ou moins forte ; on peut pratiquer, à l'aide de cet appareil, des cautérisations superficielles ou profondes, à volonté ; il a été surtout appliqué à la cautérisation du col utérin.

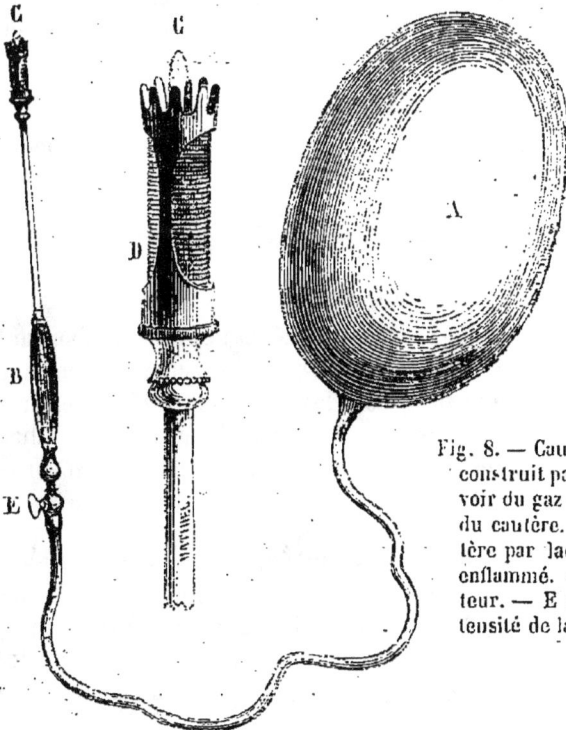

Fig. 8. — Cautère à gaz de Nélaton, construit par M. Mathieu. — A réservoir du gaz en caoutchouc. — B tige du cautère. — C extrémité du cautère par laquelle s'échappe le gaz enflammé. — D capuchon protecteur. — E robinet à modérer l'intensité de la flamme.

CHAPITRE XIII

MÉDICATION ÉVACUANTE

Dans le sens littéral du mot on doit entendre par évacuant tout agent qui détermine une évacuation quelconque, de sorte que les diurétiques, les emménagogues, les sialogogues, les sudorifiques, les épispastiques, les vomitifs, les purgatifs seraient de véritables évacuants. On réserve plus généralement cette expression pour désigner les évacuants du canal digestif, divisée en *vomitifs* et en *purgatifs*.

ART. Ier. — VOMITIFS

Tout médicament qui détermine le vomissement est un vomitif. Nous n'insisterons pas sur les vomitifs employés chaque jour, tels que *l'ipéca-cuanha*, le *polygala*, *l'azarum*, *l'émétique*, les *sulfates de zinc* et de *cuivre*, etc. Il y avait peu de progrès à faire dans cette classe de médicaments, aussi les conquêtes thérapeutiques récentes y sont-elles nulles ou à peu près.

ÉMÉTINE

Découverte depuis longtemps par Pelletier, l'émétine a été quelquefois employée par Magendie sous la forme de tablettes et de sirop, encore se servait-il de *l'émétine brune*, et non du produit pur.

La dose de l'émétine est de 10 à 25 milligrammes.

IRIS FAUX ACORE

L'iris faux acore (*iris pseudo-acorus*) ou glaïeul des marais, abondant dans les fossés aquatiques, dans les ruisseaux, présente un rhizome charnu d'une couleur ferrugineuse, dont les fleurs ont, dit-on, des propriétés vomitives ; on les a proposées pour remplacer l'ipécacuanha ; mais il s'en faut de beaucoup qu'elles agissent aussi bien et aussi sûrement que la racine du Brésil.

NARCISSE DES PRÉS

Le narcisse des prés, *narcissus pseudo-narcissus*, de la famille des Amaryllidées, présente des fleurs jaunes qui fleurissent dans les prés, au printemps. Les bulbes et les fleurs sont quelquefois utilisées dans les campagnes comme vomitives et purgatives. Cette plante n'est pas autrement employée.

SULFATES DE ZINC ET DE CUIVRE

Le sulfate de zinc et le sulfate de cuivre sont d'excellents vomitifs la dose de 30 à 60 centigrammes. On en fait un fréquent usage en Angleterre ; on les emploie très-peu en France.

TANNATE D'ANTIMOINE

Le *tannate d'antimoine* employé est plus spécialement celui que l'on obtient en précipitant une décoction de quinquina par une solution d'émétique ; il a été proposé comme contra-stimulant, à la dose de 20 à 50 centigrammes. Il n'est pas irritant comme l'émétique, et il n'est pas dépourvu d'action comme composé antimonial.

SULFO-ANTIMONIURE DE SOUDE (^{5}NaS,Sb^{2}S^5,18HO)

SEL DE SCHLIPPS

On obtient ce sel en chauffant au rouge, dans un creuset de Hesse, un mélange intime des substances suivantes :

Pr.: Sulfate de soude effleuri. . . . . 8 parties.
'Sulfure d'antimoine. 6
Charbon végétal pulvérisé. 3

On recouvre le creuset d'une brique, et, lorsque la masse est fondue, on soumet le contenu du creuset à l'ébullition dans une capsule de porcelaine, avec une partie de soufre et quantité suffisante d'eau distillée. La liqueur refroidie et filtrée est abandonnée à la cristallisation, qui fournit bientôt des tétraèdres incolores ou faiblement jaunâtres, d'une saveur piquante, avec arrière-goût hépatico-métallique ; il est soluble dans trois fois son poids d'eau. On l'emploie pour remplacer le kermès et aux mêmes doses.

Art. II. — PURGATIFS

On nomme *purgatifs* tous les médicaments qui donnent lieu à des évacuations alvines ; ceux qui agissent peu, sans coliques, sont plus spécialement désignés sous le nom de *laxatifs* ou *minoratifs* ; tels sont les sucres, les miels, les huiles douces, l'huile de ricin, la manne, la casse, le tamarin, les acides végétaux, etc. ; et parmi les sels, la magnésie, le citrate de magnésie, le tartrate de soude, etc. Ceux qui purgent violemment, avec coliques plus ou moins violentes, qui agissent plus spécialement sur le gros intestin, qu'ils congestionnent au point qu'il peut y avoir des selles sanguinolentes, sont appelés *drastiques*, comme l'aloès, le jalap, la scammonée, la gomme-gutte, la bryone, l'agaric blanc, le colchique, la coloquinte, l'élatérium, l'huile de croton, etc. Enfin ceux dont l'activité est moyenne sont appelés *cathartiques*, comme le séné, le nerprun, et surtout les sels neutres à base alcaline.

Cette division des purgatifs est peu importante en elle-même, et elle est souvent très-difficile à faire d'une manière absolue.

RACINES D'ELLÉBORES

Sous le nom vulgaire d'ellébores on désigne plusieurs plantes qui diffèrent essentiellement par leur origine et par leurs effets ; toutes sont plus ou moins purgatives, et c'est pour cette raison que nous les confondons ici, tout en insistant sur la grande importance qu'il y a à distinguer les unes des autres.

L'*ellébore blanc* ou vératre blanc est un drastique des plus violents ; il agit par la vératrine qu'il contient. Il est produit par le *veratrum album*, de la famille des Colchicacées. On a préconisé cette racine contre la goutte, le rhumatisme, et surtout dans la péritonite puerpérale. C'est, dans ce dernier cas, la teinture que l'on emploie à la dose de quelques gouttes. On a aussi employé la poudre d'ellébore blanc à l'extérieur sous les formes suivantes :

Pommade contre la gale

Pr. : Fleur de soufre. . . . . 60 gram.
Poudre d'ellébore blanc. 40
Carbonate de potasse. 120
Savon noir. 120
Axonge. 80
Essence de lavande. 10

Mêlez. — Dose, 15 grammes. Fort employée en Belgique et en Angleterre.

Le *veratrum viride* ou ellébore d'Amérique, commun dans différentes parties des États-Unis et surtout du Canada, ne doit pas être confondue avec l'*elleborus viridis* de la famille des Renonculacées, qui n'est plus employé.

C'est le professeur Tally (de New-Haven) qui a proposé l'emploi de cette racine.

En France, les *veratrum album* et *V. sabadilla* sont seuls connus. Les auteurs ne font que mentionner le *V. luteum* ou *helonias dioica* Pursch, dont les racines grêles et vomitifs forment, d'après le docteur Dana, le vomitif ordinaire des habitants de l'État d'Ohio, dans l'Amérique du Nord.

Coxe [1] dit que le *V. album* Michael, de l'Amérique septentrionale,

---

[1] Coxe, *American Dispensary* 655 *Journal medical and chirurgical of Charleston*, t. XIII.

est le *V. viride* Aiton. Nous serions disposé à croire à l'identité de ces deux plantes, d'autant plus que les fleurs de notre ellébore blanc auraient certainement pu lui valoir le nom de *V. viride*. Quoi qu'il en soit, il serait intéressant d'essayer notre racine dans les cas où le *veratrum* américain a été préconisé : il pourrait se faire que, sans qu'il y eût identité d'origine de ces deux racines, on pût constater une grande analogie d'effets thérapeutiques.

D'après E. Cutter la racine de *V. viride* est bulbeuse, d'une couleur noire. A la base de sa circonférence, et rarement de sa base, rayonnent des radicules transversalement rugueuses, d'un blanc jaunâtre, d'un centimètre de diamètre à leur base, et ayant quelquefois plus de 4 décimètres de longueur. Ces radicules donnent elles-mêmes naissance à un chevelu abondant.

Dans la Nouvelle-Angleterre cette racine est employée pour empoisonner les oiseaux pillards. On ajoute que le principe actif du *V. viride* purge rarement, tandis que la vératrine du *V. album* est un drastique puissant.

Les effets physiologiques du *V. viride* peuvent se résumer ainsi : diminution de la fréquence du pouls et de la respiration, faiblesse avec vertiges, nausées, vomissements, et alors prostration générale avec refroidissement, augmentation des sécrétions et surtout de la salive.

D'après les docteurs Octavius, A. White et W. H. Sorel, la teinture de *veratrum viride* de Norwood, employée de manière à tenir le pouls à un taux très-bas, agit parfaitement contre la fièvre jaune : sur cent quarante et un cas, vingt-quatre traités par le *gelsemium sempervirens*, quinze moururent ; et cent vingt-sept se rétablirent sous le traitement par le *veratrum viride* ; six cas traités à la manière ordinaire, dans les mêmes conditions, trois moururent. Ces résultats méritent toute l'attention des praticiens.

Le docteur W. C. Norwood (de la Caroline du Sud) le professeur Winston, le professeur Carnochen, E. Cutter regardent le *veratrum viride* comme le meilleur sédatif connu jusqu'à ce jour, puisque sous son influence le pouls peut tomber de 140 à 30 par minute, sans que le système nerveux en souffre. On l'administre à hautes doses, de manière à maintenir le pouls entre 55 et 75. Il est très-préconisé dans la pneumonie, la pleurésie, le rhumatisme articulaire aigu, et dans toutes les phlegmasies. C'est, dit le docteur Norwood, le remède par excellence de la fièvre thypoïde. Cette plante est vantée sous la forme de teinture, surtout contre la péritonite puerpérale et les pneumonies franches.

Teinture de veratrum viride (Norwood)

Pr.. Racine de *veratrum viride* concassée . . . . . . 250 gram.
    Alcool à 85°. 500

Dose, quatre à cinq gouttes, et on va en augmentant.

La Société médicale du Tennessee double la quantité d'alcool (250 grammes de racine sèche par litre d'alcool dilué de 0.835 de densité). On opère par déplacement ; dose, 5 à 8 gouttes. Nous préférons la première formule, parce qu'elle se rapproche tout à fait de nos teintures officinales françaises.

Mixture sédative (Norwood)

Pr. : Teinture de *veratrum viride* } āā. . . . . parties égales.
   —   de scille

Dose, quatre à six gouttes, et augmentez par deux gouttes jusqu'à ce que le pouls soit réduit ou qu'il survienne des nausées ou des vomissements. On continue alors, en les diminuant, les doses. Chez les femmes, on commence par trois ou quatre gouttes, et on augmente peu à peu.

Pour les enfants, Norwood propose la formule suivante :

Pr. : Teinture de *veratrum viride*. . . . . 15 gram.
    Sirop de scille. 45

Mêlez. — Pour un enfant de deux à trois ans, la dose est de trois gouttes, et on augmente jusqu'à l'apparition des nausées : s'il y a vomissements, ils peuvent être accompagnés de prostration et de refroidissement général de la surface du corps. En Amérique on y remédie en administrant un opiacé dans de l'eau-de-vie.

GELSEMIUM OU BIGNONIA SEMPERVIRENS

Le genre *Gelsemium* Michaud appartient à la famille des Bignoniacées ; le *G. nitidum* Mich., ou *bignonia sempervirens* Lin., est le jasmin odorant de la Caroline. Le *gelsemium sempervirens* Mich. est une plante qui jouit de propriétés purgatives assez prononcées. Aux États-Unis on la considère comme un spécifique de la fièvre jaune.

ÉCORCE DE BOURDAINE OU BOURGÈNE

Les anciens employaient le liber de l'écorce de bourdaine sous le nom d'écorce d'*aune noir*, comme purgatif. C'est le *rhamnus frangula* Lin. Les paysans se servent depuis fort longtemps des écorces et des fruits pour se purger.

RICIN

Nous devons indiquer un nouveau mode d'administration de l'huile de ricin et faire connaître les propriétés que l'on attribue aux feuilles du *ricinus communis* de provoquer la sécrétion lactée. C'est un remède populaire au cap Vert ; on fait une décoction avec une poignée de feuilles de ricin blanc pour 16 litres d'eau de source ; on baigne les mamelles dans ce liquide, et on applique les feuilles bouillies sur les seins, sous forme de cataplasmes : on continue les fomentations et les cataplasmes jusqu'à ce que le lait paraisse, ce qui a lieu, dit-on, au bout de quelques heures.

On doit, à notre avis, préférer l'huile de ricin préparée à froid à celle du commerce, qui est obtenue par expression à chaud. Nous croyons qu'en général on exagère beaucoup les doses administrées. 4 à 15 grammes suffisent, dans le plus grand nombre des cas, pour purger, et jamais, selon nous, on ne doit recourir aux doses excessives de 100 et 200 grammes, et très-rarement à celles de 40 à 60 grammes. L'huile de ricin émulsionnée et associée au sirop tartrique et à une eau aromatique, celle de menthe, par exemple, est mieux supportée. Dans ces derniers temps on l'a administrée sous forme de gelée associée au blanc de baleine et à la solution de gélatine. Enfin on a beaucoup vanté, pour masquer le goût de cette huile, l'addition d'une goutte d'essence d'amandes amères par 30 grammes ; on a proposé de la remplacer par l'*essence de myrbane* ou *nitro-benzine*. Nous avons vu souvent des malades préférer l'huile pure.

Huile de ricin artificielle (HUFELAND)

Pr. : Huile de pavot blanc (œillette). . . . . 30 gram.
 — de croton. . . . . 1 goutte ou 0,05

Mêlez. — Quoiqu'on attribue à ce mélange les mêmes propriétés qu'à l'huile de ricin véritable, nous croyons qu'il ne peut pas la remplacer.

Sirop émulsif de ricin (MOUCHON)

Pr. : Ricins dépouillés de leur épisperme (amandes). . . 500 gram.
 Eau. 1500
 Eau de menthe. 250
 Sucre. 2500

Opérez comme pour le sirop d'orgeat. Bonne préparation ; agit très-bien.

JATROPHA

La famille des Euphorbiacées fournit encore quelques plantes dont les graines, privées de leur épisperme et exprimées, donnent des huiles plus ou moins purgatives ; nous signalerons le grand pignon d'Inde *jatropha curcas*, le médicinier des nègres, ou noisette purgative, *jatropha multifida* Lin., et le médicinier sauvage, *jatropha gossipifolia* Lin. Notre épurge vulgaire, *euphorbia lathyris*, donne des graines petites dont on extrait une huile purgative qui n'est pas assez employée.

NOIX DE BANCOUL

Les *noix de Bancoul* ou *des Moluques*, ou *kamiri*, sont assez répandues dans le commerce, depuis quelques années ; elles sont fournies par l'*aleurites triloba*, Euphorbiacées. L'amande donne par expression une huile analogue à celle du ricin, et qui, d'après O'Rorke, devrait être administrée de la même manière et aux mêmes doses. Elle produit, dit-on, moins de coliques que les autres purgatifs huileux.

ANDA — ANDA ASU

Les fruits d'anda, *anda asu*, *anda Brasiliensis* Radde, *anda Gomesii*, *aleurites Gomesii*, fournissent une huile très-employée au Brésil ; elle est jaune pâle, transparente, d'une saveur très-faible ; on l'applique sur les brûlures. D'après le docteur Norris (de Pensylvanie) elle est purgative à la dose de cinquante gouttes. D'après le docteur Alex. Ure, au contraire, l'huile d'anda devrait être placée sur la même ligne que l'huile de ricin.

Les amandes sont blanches. D'après Martius, une amande suffit pour purger. Au Brésil on en fait des électuaires avec du sucre, de l'anis et de la cannelle.

NOIX D'ENFER

L'amande de la *noix d'enfer*, fruit du *sapium aucuparium*, Euphorbiacées, fournit une huile purgative.

SOLDANELLE — GLOBULAIRE

Nous ne ferons que signaler la soldanelle, *convolvulus soldanella*, Convolvulacées, commune sur le littoral des mers d'Europe, très-préconisée par Loiseleur-Deslongchamps et la globulaire Turbith, *globularia alypum*, de la famille des Globulariées, qui croit en France, en Italie et en Espagne, vantée comme purgative par le même naturaliste, à la dose de 8 à 20 grammes.

CONCOMBRE

Mentionnons l'*elaterium* ou concombre d'âne, *momordica elaterium*, purgatif drastique des plus violents, peu employé, précisément à cause de sa violence d'action.

Rochet Héricourt a rapporté d'Abyssinie une racine dont il vante l'efficacité contre la rage ; elle a une action purgative, et il dit en avoir constaté les bons effets. La description qu'il donne de cette racine fait supposer qu'il s'agit d'une cucurbitacée purgative. Il y aurait donc lieu d'essayer les préparations de l'élaterium contre cette maladie, dans laquelle tout remède a été jusqu'à présent impuissant.

Sur les indications de Rochet Héricourt, Renault a expérimenté sur quatre chiens présentant les premiers symptômes de la rage, la racine sèche du *cucumis Abyssinica*, les quatre animaux sont morts, et la marche de la maladie n'a été ni arrêtée ni sensiblement modifiée.

SCUTELLAIRE GÉNICULÉE (Dr R. W. Evans)

La scutellaire géniculée, *scutellaria geniculata*, de la famille des Labiées, a été préconisée comme un purgatif léger. On l'emploie contre l'épilepsie.

SUREAU

Le sureau, *sambucus nigra*, fournit à la thérapeutique ses feuilles, qui sont très-employées par les paysans comme purgatives; ses fruits, autrefois employés comme laxatifs, et à peu près abandonnés aujourd'hui; ses fleurs, considérées, comme sudorifiques et expectorantes; et enfin sa seconde écorce ou liber, vantée autrefois par Boerhaave et Gaubius, oubliée longtemps, remise en honneur par Bichat et souvent employée depuis les observations de Martin-Solon

L'écorce de sureau a été vantée principalement contre les hydropisies et les accumulations séreuses en général. C'est surtout le suc dont on fait usage, tantôt seul, tantôt associé à d'autres substances. La dose varie de 50 à 150 grammes ; il détermine quelquefois des purgations violentes et des vomissements dont il n'y a pas lieu de se tourmenter ; il n'en faut pas moins continuer son administration.

Apozème diurétique (van der Bergh)

Pr.. Écorce moyenne de sureau. . . . . 10 gram.
     Baies de genièvre. 30

Faites bouillir dans

     Eau Q. S. pour la colature 400

Ajoutez

     Extrait de genièvre. 5J

A prendre par cuillerées toutes les heures.

Vin diurétique hydragogue

Pr.: Café très-légèrement torréfié et pulvérisé. . . . . . 500 gram
     Vin de Chablis Q. S. pour obtenir par lixiviation. 1000

Ajoutez

     Suc de seconde écorce de sureau. 400

Mêlez et filtrez. — A prendre en six jours par demi-verres. — Diminuer la dose si l'effet purgatif est trop prononcé.

22.

SÉNÉ

Les modes d'administration du séné sont très-nombreux. La médecine anglaise en fait souvent usage sous des formes assez bizarres.

Essence de séné concentrée (Formule anglaise)

Pr.: Folioles de séné. . . . . 64 gram.
Coriandre . . . . } āā . . . . 8 gram.
Gingembre contusé . . . . . . }
Eau bouillante. 350

Laissez infuser pendant une nuit, passez et ajoutez,

Mélasse. 64

Évaporez à 250 grammes.
Ajoutez en dernier lieu.

Teinture de gingembre. . . . . 8 gram.
Alcool. 8
Essence de girofle. . . . . 5 goutt.

Dose, une cuillerée à dessert pour une grande personne; pour les enfants de quatre à six ans, une cuillerée à café.

Confection de séné (Formule anglaise)

Pr. Figues grasses. . . . . 500 gram.
Racine de réglisse coupée. 90

Faites bouillir dans deux litres d'eau, passez avec expression et évaporez jusqu'à ce qu'il ne reste que 800 grammes.

Ajoutez-y

Sucre blanc. . . . . 1000 gram.
Pulpe de pruneaux . . . . }
— de casse . . . . } āā 250
— de tamarins rouges . . }
Poudre de séné. 250
— de coriandre. 128

Mêlez. — Dose, pour les enfants, une cuillerée à café, et pour les adultes une cuillerée à dessert.

Sirop de séné au café

Pr.: Séné. . . . . 150 gram.
Café torréfié. 150
Sirop de sucre. 1000

Épuisez le café et le séné par déplacement avec l'eau bouillante pour obtenir 300 grammes de liqueur ; on mêle au sirop et on fait cuire. — Dose, 30 à 50 grammes comme purgatif. — Le café masque la saveur désagréable du séné.

Médecine noire au café

Pr. : Séné . . . . 10 gram.
Sulfate de magnésie. 15
Café torréfié. 15
Eau. 120

Faites bouillir quelques instants et ajoutez

Sirop de sucre. 50

A prendre en une fois. — Très-agréable.

Café au séné (BAUDELOQUE)

Pr. : Café torréfié en poudre. . . . . 16 gram.
Feuilles de Séné. 16

Faites une infusion à part avec le café et 100 grammes d'eau ; d'autre part, une légère décoction de séné. Mêlez, coupez avec du lait et édulcorez à volonté ; pour les enfants scrofuleux.

BRYONE

La bryone blanche, *bryonia alba*, Cucurbitacées, est un purgatif drastique peu employé.

Le docteur Curie a employé [1] ce remède contre les affections diphthéritiques sous forme d'alcoolature à la dose de huit gouttes dans les vingt-quatre heures dans un verre d'eau, par cuillerée d'heure en heure pour un enfant de quatre ans ; trente et plus pour un adulte.

Curie a constaté que l'affection marchait pendant les douze heures qui suivaient l'administration du remède. A partir de ce moment elle semblait enrayée et ne plus prendre d'extension ; mais dans les cas graves les fausses membranes ne commençaient à se détacher qu'au bout de quarante-huit heures.

Curie classe ce remède parmi les agents homœopatiques, ayant constaté que l'usage prolongé amène la production de fausses membranes. A ce titre, la cantharide devrait, d'après les expériences de Bretonneau, être placée en première ligne.

ART. III. — PURGATIFS : PRINCIPES IMMÉDIATS

Quelques principes immédiats purgatifs, dans certaines circonstances, pourraient être avantageusement substitués aux plantes qui les fournissent.

RÉSINES DE JALAP ET DE SCAMMONÉE PURIFIÉES

Pour obtenir ces résines, on prend la résine de jalap et la scammonée

[1] *Bulletin de la Société homœopathique de France,* mai 1860.

d'Alep du commerce, on les épuise par l'alcool à 85° C. bouillant. On filtre ; la solution alcoolique est mise à bouillir dans un ballon, avec du charbon animal lavé ; on filtre, et par concentration, on obtient les résines pures et blanches, ou tout au plus blondes.

Ces préparations sont bien préférables à la poudre de jalap, et surtout à la scammonée du commerce, dont la composition est extrêmement variable ; en effet on trouve aujourd'hui dans le commerce des scammonées qui renferment de 20 à 80 pour 100 de résine active : or, si la qualité de ces gommes résines est possible à apprécier lorsqu'elles sont entières, cette appréciation devient impossible lorsqu'elles sont pulvérisées ; aussi engageons-nous les pharmaciens à ne jamais les acheter sous cet état ; et nous recommandons aux médecins les *résines purifiées*, dont le dosage est facile, et que les enfants prennent parfaitement dans du lait.

Purgatif à la scammonée (REVEIL).

Pr. : Résine de scammonée.. . . . . 0,25 gram.
Magnésie calcinée. 0,25

Mêlez. — A prendre en une seule fois.

ALOÏNE — ALOÉTINE ($C^{16}H^{14}O^{10}$) (E. ROBIQUET)

Smith et Stenhouse ont extrait de l'aloès un principe qu'ils distinguent de l'*aloétine* de E. Robiquet en ce que celle-ci est amorphe, tandis que la première est cristallisée ; elle est d'un jaune soufre, sa saveur d'abord sucrée devient bientôt amère ; elle est peu soluble dans l'eau froide, mais elle se dissout très-bien dans l'eau bouillante et dans l'alcool ; elle est peu purgative et peu usitée ; il en est de même de l'aloétine.

Delioux préconise comme un excellent cicatrisant et siccatif, la teinture saturée d'aloès ; il en imprègne des plumasseaux de charpie et il les promène ou il les maintient à la surface des plaies. Ces pansements, d'abord un peu douloureux, sont ensuite bien supportés.

Pr. : Aloès succotrin pulvérisé. . . . . 1 partie.
Alcool à 85° C. 2

Faites macérer huit jours en agitant et filtrez.

BRYONINE

Cette matière extraite de la bryone est amorphe, brune, rouge ou d'un blanc rougeâtre ; sa saveur d'abord sucrée devient bientôt amère et styptique ; elle est insoluble dans l'éther, soluble dans l'eau et l'alcool ; l'acide sulfurique la dissout avec coloration bleue, qui passe au vert ; sa solution aqueuse précipite le sous-acétate de plomb, le protonitrate de

mercure et l'azotate d'argent. Poison violent à la dose de 10 à 20 centigrammes ; purgatif drastique à la dose de 1 à 2 centigrammes ; est
inusitée.

CATHARTINE

Ce principe, extrait du séné par Lassaigne et Feneulle, a été isolé de
plusieurs feuilles de plantes du genre cassia ; il est incristallisable, jaunâtre, transparent, amer, soluble dans l'eau et l'alcool, insoluble dans
l'éther : il est peu purgatif et inusité.

La cathartine extraite du nerprun est jaunâtre, amère, cristalline, soluble dans l'eau et l'alcool faible (Hepp de Strasbourg) ; c'est un bon purgatif à la dose de 10 à 20 centigrammes, etc.

Fleury, pharmacien à Pontoise, et Pichon, pharmacien à Aix en
Savoie, ont étudié le nerprun, mais ils n'en ont pas extrait le principe
purgatif : il reste beaucoup à faire sur cette question.

COLCHICHINE

La colchichine a été extraite par Geiger, Pelletier et Caventou du colchique d'automne ; elle cristallise en prismes ou en aiguilles incolores,
ou sous la forme de masse amorphe et transparente ; elle est vénéneuse,
fusible, soluble dans l'alcool, l'eau et l'éther ; l'acide azotique concentré
la colore en violet qui vire au vert olive et au jaune ; l'acide sulfurique
lui communique une teinte brune ; elle forme avec les acides des sels
cristallisables et solubles ; ils sont précipités par le tannin et le bichlorure
de mercure ; elle purge fortement à la dose d'un demi à un centigramme ; elle est inusitée.

COLOCYNTHINE

La colocynthine a été extraite de la coloquinte, par Braconnot. Elle
est amorphe, jaune ou brunâtre, translucide, friable, amère, soluble
dans l'eau, l'éther et l'alcool ; le chlore trouble sa dissolution aqueuse ;
les acides, l'acétate de plomb, la potasse, les eaux de baryte et de chaux
la précipitent : elle est très-active et peu usitée.

ÉLATÉRINE

L'élatérine a été extraite par Zwenger du concombre sauvage, ou *Momordica elaterium* ; cristallise en tables hexagonales, incolores, fusibles, insolubles dans l'eau, peu solubles dans l'éther, très-solubles dans
l'alcool ; se colore en rouge sous l'action de l'acide sulfurique ; se dissout
sans s'altérer au moyen de l'acide azotique ; est un précipité par l'acétate
de plomb et l'azotate d'argent : elle est à la fois purgative et vomitive ;
n'est pas employée.

SCILLITINE

La scillitine, découverte par Vogel dans la scille, a été étudiée par plusieurs chimistes parmi lesquels nous citerons Tilloy, Marais et Mandet; cristallisable, d'une saveur amère, puis douceâtre, soluble dans l'eau et l'alcool, insoluble dans l'éther; est vomitive et purgative: la scille contient environ un pour cent de scillitine (Marais).

L'acide sulfurique dissout la scillitine avec coloration violette; l'acide azotique la dissout avec coloration rouge vif, qui disparaît rapidement; l'acide chlorhydrique concentré ou étendu ne la dissout pas et ne la colore pas. Le tannin précipite ses solutions en jaune pâle; le perchlorure de platine la précipite en jaune, et le perchlorure de fer en jaune orangé.

La scillitine est très-vénéneuse à la dose de 5 centigrammes; elle est à la fois purgative et vomitive et plus tard narcotique; elle est inusitée.

MANNITE (C⁶H⁵O⁴,2HO)

Le principe cristallisable de la manne ou *mannite*, qui est un produit constant de la fermentation visqueuse, se dépose de la solution alcoolique de manne, sous la forme de prismes quadrangulaires anhydres, d'un bel éclat soyeux, d'une saveur agréable et sucrée, fusibles à 160° solubles dans l'eau et dans l'alcool; distillée avec de la chaux, elle donne de la métacétone; elle se combine avec le sel marin et forme un mannitate $= (C^6H^5O^4)^2, NaCl.$

La mannite est sans action sur la lumière polarisée; elle ne fermente pas au contact de la levûre; elle se dissout dans l'acide sulfurique et dans la potasse sans coloration; elle ne réduit pas le réactif de Fehling; tous ces caractères la distinguent du sucre.

La mannite est purgative au même degré que la manne; elle est employée aux mêmes doses; on en fait des tablettes expectorantes.

La manne de Briançon, qui découle de l'*abies laryx*, contient un sucre particulier, que Berthelot a désigné sous le nom de *mellilose*; elle est inusitée, ainsi que la *manne alhagi*, qui découle d'une espèce de sainfoin de l'Asie Mineure, *Hedysarum alhagi*.

ART. IV. — PURGATIFS DU RÈGNE MINÉRAL.

MAGNÉSIE CALCINÉE (MgO)

L'oxyde de magnésium ou magnésie calcinée s'obtient par la calcination du carbonate de magnésie; celle du Codex est complétement privée d'eau; elle peut solidifier jusqu'à 10 parties d'eau avec élévation de température.

La magnésie lourde anglaise, dite de Henry, se présente en petits grains durs, présentant un poids spécifique triple; d'après Pereira on l'obtient en préparant à l'ébullition le carbonate de magnésie qui sert à la préparer, par double décomposition du sulfate de magnésie et du carbonate de soude. On calcine le carbonate au rouge blanc, d'après Colas; on peut la préparer en faisant une pâte ferme avec du carbonate de magnésie et de l'eau, faisant sécher à l'étuve et calcinant au rouge blanc. Enfin d'autres auteurs assurent qu'on l'obtient par la calcination du nitrate de magnésie : quoi qu'il en soit, nous certifions que la magnésie anglaise lourde ne vaut pas la magnésie légère; elle est moins attaquable par les acides.

La magnésie calcinée est employée tantôt seule, tantôt associée à d'autres poudres, comme purgatif léger, et pour absorber les acides de l'estomac contre le pyrosis.

Médecine à la magnésie (MIALHE)

MÉDECINE BLANCHE

Pr. : Magnésie calcinée. . . . . 8 gram.
Eau simple. 40

Faites bouillir quelques minutes en agitant, et ajoutez :

Sucre. 50
Eau de fleurs d'oranger. 20

Passez à travers une étamine à looch : c'est un excellent purgatif.

Lait de magnésie (MIALHE)

Pr. : Magnésie calcinée. . . . . 10 gram.
Eau pure. 80
— de fleurs d'oranger. 10

Broyez la magnésie avec de l'eau, portez à l'ébullition en agitant, passez à travers une étamine à looch; d'après Mialhe ce lait est moins désagréable à prendre que la magnésie calcinée.

CHLORURE DE MAGNÉSIUM (MgCl,6HO)

Ce sel est très-amer et déliquescent; d'après Lebert il est purgatif; il détermine une supersécrétion biliaire et augmente l'appétit; on l'obtient par l'action de l'acide chlorhydrique sur le carbonate de magnésie; et on fait une solution à parties égales d'eau et de chlorure; on donne 30 grammes de cette solution dans une potion pour un adulte, et 10 à 15 grammes pour les enfants.

ACÉTATE DE MAGNÉSIE ($C^4H^3O^3$,MgO)

Ce sel, qui s'obtient par l'action et l'acide acétique pur sur le carbonate de magnésie, cristallise difficilement; il se présente sous un aspect gommeux ; il est extrèmement soluble dans l'eau et dans l'alcool ; Renault (de Paris) l'a préconisé comme purgatif à la dose de 30 grammes, mélangé avec du sirop d'oranges. Ce sel est un peu amer : il agit d'ailleurs comme le tartrate de magnésie.

CITRATE DE MAGNÉSIE (MgO,³,C¹²H⁵O¹¹,14HO)

Le citrate de magnésie est un sel blanc, à peine sapide, très-peu soluble dans l'eau froide ; bouilli dans l'eau, ou chauffé sec, il se dédouble en citrate acide soluble et en citrate basique insoluble ; d'après Soubeiran, on peut le dissoudre dans l'eau bouillante sans qu'il se décompose ; pour cela il faut projeter le sel dans l'eau portée à l'ébullition par petites portions.

Un nombre considérable de formules ont été proposées pour préparer les limonades au citrate de magnésie ; mais ces limonades se conservent très-difficilement, et le sel sec tend à se transformer en citrate basique et à perdre sa solubilité ; nous indiquerons les formules reconnues comme fournissant le meilleur résultat ; mais nous ferons remarquer que les limonades longtemps conservées deviennent amères ; elles éprouvent sans doute une sorte de fermentation analogue à celle que Nicklès, professeur à la Faculté des sciences de Nancy, a si bien étudiée sous le nom de fermentation tartrique : il en résulte très-probablement de l'acétate et peut-être de l'oxalate de potasse ; sels amers et dont l'un, l'oxalate, est vénéneux ; c'est là une question à étudier.

En 1847, une commission, composée de Renaudin et Soubeiran rapporteur, fit un rapport sur la limonade ou citrate de magnésie de Rogé-Delabarre, pharmacien à Anisy-le-Château (Aisne) [1].

Rogé préparait le citrate de magnésie par deux procédés : soit en décomposant le sulfate de magnésie par le citrate de soude, soit, ce qui est plus convenable, en saturant une solution d'acide citrique par de la magnésie, ou du carbonate.

Rogé a trouvé que le citrate de magnésie avait la composition suivante : Acide citrique, 1 proportion, magnésie, 3 proportions, eau, 11 proportions ; lorsqu'il a été desséché dans le vide sec il ne contient que 10 proportions d'eau : en centièmes, il a la composition suivante : acide citrique, 55,3, magnésie, 17,2, eau, 27,5, total 100.

Voici comment Rogé conseille d'opérer :

Pr. : Acide citrique . . . . 500 gram.
　　　 Eau 1000
　　　 Magnésie calcinée 66

---

[1] *Bulletin de l'Académie de Médecine*, tome XII, p. 284, séance du 25 mai 1842.

Laissez réagir, filtrez et ajoutez :

Sirop. 1500

Aromatisez avec l'alcoolat d'oranges ou de citrons, et partagez en dix bouteilles de 750 grammes chacune.

D'autre part on décompose quantité variable de sulfate de magnésie par une solution de carbonate de soude ; on obtient ainsi du carbonate de magnésie qu'on lave et qu'on dissout dans un appareil clos et approprié dans quantité suffisante d'acide carbonique ; cette solution est conservée pour rendre les limonades gazeuses ; on s'en sert pour remplir les bouteilles, et on bouche.

On peut employer une eau magnésienne quelconque à condition que l'on saura la quantité de magnésie qu'elle contient ; elle doit correspondre à 2 grammes de magnésie calcinée, ou à 4,50 de magnésie blanche par bouteille. Chaque bouteille contient 50 grammes de citrate de magnésie, et 2,50 d'acide citrique libre. La quantité de magnésie est sensiblement la même que dans un poids égal de sulfate de magnésie cristallisé, et comme il faut 50 grammes de citrate de magnésie, tandis que 50 à 55 grammes de sulfate de magnésie suffisent, il faut en conclure que le citrate de magnésie est moins purgatif.

Certains fabricants livrent du citrate de magnésie solide, très-difficilement soluble et laissant toujours un résidu plus ou moins considérable ; d'ailleurs les pharmaciens aiment peu à s'en servir ; ils préfèrent, en général, préparer les limonades par la saturation d'une solution d'acide citrique au moyen du carbonate de magnésie, ou de la magnésie calcinée.

L'acide citrique forme avec la magnésie trois sels, contenant chacun un, deux ou trois équivalents de base ; on éprouve quelques difficultés à arriver à une saturation complète et prompte, et leur conservation est très-difficile ; on opère tantôt à chaud, tantôt à froid, et on rend ou on ne rend pas les limonades gazeuses, au moyen de l'acide carbonique.

Les limonades préparées à chaud ne se conservent pas plus de huit jours. Mialhe a remarqué que, si elles ne renfermaient pas une solution d'acide citrique, elles possédaient une saveur terreuse alcaline assez désagréable ; la saturation à froid est beaucoup plus lente et la solution ne se conserve pas mieux ; dans les deux cas elles éprouvent la fermentation visqueuse ; mais l'acide carbonique qu'on y comprime concourt à leur conservation ; nous avons dit plus haut comment Rogé s'y prenait pour les gazéifier. Dal-Piaz, après avoir fait la saturation à chaud, distribue la solution dans des bouteilles, et lorsqu'elle est froide, il achève de remplir avec de l'eau gazeuse. Mais cette méthode exige l'emploi d'un appareil à eau de Seltz, qui est à la portée d'un petit nombre de pharmaciens; mais elle donne des limonades qui se conservent parfaitement.

D'un autre côté, la méthode de Rogé est plus pratique que celle de Dal-Piaz ; F. Massignon propose d'ajouter, dans des bouteilles, du carbonate de magnésie récemment précipité et des cristaux d'acide citrique : ce moyen fournit une très-bonne préparation. E. Robiquet a proposé de rendre les limonades citro-magnésiennes gazeuses au moyen d'une petite quantité de bicarbonate de soude (5 grammes par litre); il résulte des expériences faites par une commission de la Société de pharmacie, composée de Vuaflart, Dal-Piaz et J. Lefort, rapporteur, que ce procédé ne réussit pas bien, et que les limonades ne se conservent pas plus de huit jours; d'ailleurs l'addition d'une petite quantité de citrate de soude change la nature du médicament. E. Robiquet conseille l'emploi du sirop ⬝ de sucre préparé par simple solution à froid; le sirop clarifié au blanc d'œuf contient toujours un peu d'albumine qui concourt à la prompte altération des solutions. Ce fait a été reconnu exact par Jules Lefort et Loriferme.

Cadet-Gassicourt conseille de préparer une solution concentrée et titrée de citrate de magnésie; il l'ajoute à l'eau sucrée, et il met ensuite de l'acide citrique, et du bicarbonate de soude pour rendre l'eau gazeuze. Mais on peut objecter que la solution concentrée de citrate de magnésie cristallise facilement et qu'elle se trouble, ce qui oblige à la filtrer chaque fois qu'on veut s'en servir.

Rabourdin (d'Orléans) et Hurault proposèrent l'emploi du carbonate de magnésie, récemment précipité ; la commission de la Société de pharmacie a adopté le procédé de Lalouette, pharmacien à Tournus.

Lalouette introduit dans une bouteille tout le carbonate de magnésie délayé dans l'eau avec les deux tiers de l'acide citrique ; après douze heures de réaction dans un vase parfaitement bouché, on ajoute le sirop et le reste de l'acide citrique ; celui-ci décompose le bicarbonate de magnésie formé.

Voici maintenant les proportions adoptées par la commission de la Société de pharmacie.

Limonades citro-magnésiennes

	A 30 GR.	A 40 GR.	A 45 GR.	A 50 GR.	A 60 GR.
Pr.: Acide citrique en cristaux.	11	17	20	24	28
Magnésie blanche	12	16	18	21	24

On délaye le carbonate de magnésie avec 250 grammes ou 500 grammes d'eau, selon que l'on veut obtenir une demi-bouteille ou une bouteille de limonade, on l'introduit dans une bouteille en verre résistant, on y introduit l'acide citrique en cristaux. On bouche fortement, et on

ficelle : on conserve ces bouteilles à la cave, et couchées. Au moment de
faire usage de cette solution pour obtenir la limonade, on débouche la
bouteille, et on jette le liquide sur un filtre lavé, et on reçoit sur 60
grammes de sirop non clarifié au blanc d'œuf, auquel on a ajouté 8
grammes d'acide citrique en cristaux; le sirop préserve les cristaux de
l'action du liquide, on achève de remplir avec de l'eau ordinaire et
on bouche; la réaction ne commence que lorsque le sirop est délayé
dans l'eau.

Le carbonate de magnésie destiné à la préparation des limonades citro-
magnésiennes doit être parfaitement pur et exempt de chaux et d'alumine
qu'il contient souvent. Le pharmacien fera bien de préparer lui-même ce
carbonate avec du sulfate de magnésie et du carbonate de soude pulvérisé.

Nous renverrons à notre *Traité de l'art de formuler* pour les
diverses formules de limonades citro-magnésiennes qui ont été con-
seillées.

SELS GRANULÉS PURGATIFS EFFERVESCENTS

On a pu remarquer, à l'exposition de Londres [1], des sels granulés
effervescents, dont l'usage, très-fréquent en Angleterre, commence à se
répandre en France. Les suivants sont le plus souvent employés.

Citrate de magnésie et de soude effervescents; sels de Sedlitz effervescents; sels de Pulna effervescents; sels de Vichy effervescents;
citro-tartrate de soude effervescent; citro-tartrate de potasse et de soude
effervescent.

Nous avons parlé ailleurs des sels de fer, de quininine, de cinchonine et
de lithine effervescents.

Les sels effervescents anglais que nous avons eu l'occasion de préparer
présentaient l'inconvénient de ne pas être parfaitement solubles dans
l'eau. Voici d'ailleurs la formule qui a été publié.

Citrate de magnésie granulaire (Dérer)

Pr. : Bicarbonate de soude. . . . . 360 gram.
    Acide citrique. 20
    — tartrique. 200
    Sulfate de magnésie cristallisé. 72
    Essence de citrons. . . . . 10 gouttes.

On réduit en poudre l'acide citrique et le sulfate de magnésie, on
ajoute l'acide tartrique et le bicarbonate de soude pulvérisés, et on mélange intimement, on chauffe dans une capsule au bain-marie; la masse
devient spongieuse; on bat alors avec une baguette de verre jusqu'à ce

[1] *Annuaire pharmaceutique.* Première année. 1863.

que la masse soit granulée, on ajoute l'essence, on agite fortement et on enferme dans des bocaux bien secs.

Cette préparation, désignée par les Anglais sous le nom de *citrate de magnésie effervescent*, ne contient réellement que de faibles proportions de ce sel ; le nom de sels purgatifs effervescents au citro-tartrate de soude et de magnésie conviendrait mieux.

Citrate de magnésie soluble (DE LETTER)

Pr. : Acide citrique. . . . . 20 gram.
     Magnésie blanche. 12

On pulvérise l'acide et on y mélange la magnésie ; on abandonne au contact de l'air pendant quatre ou cinq jours, on dessèche à 30° et on pulvérise. On conserve la poudre dans des bocaux exactement fermés.

Cette formule, que nous avons exécutée, donne un produit qui n'est pas tout à fait soluble, et qui attire vivement l'humidité de l'air. C. Le Perdriel est parvenu, par un procédé qu'il n'a pas fait connaître, à obtenir ces sels aussi blancs que les produits anglais et tout à fait solubles: de plus, ils n'attirent pas l'humidité.

Les sels granulés effervescents ont été introduits en France par Hebrard et C. Le Perdriel. Ce dernier pharmacien a imaginé un mode de bouchage des flacons, qui permet le dosage exact des sels, et leur parfaite conservation. Chaque dose est de dix grammes à prendre dans un demi-verre d'eau sucrée, à un quart d'heure d'intervalle. Deux doses suffisent pour les enfants, trois pour les adultes, et quatre pour les personnes difficiles à purger ; chaque flacon contient les sels nécessaires à deux purgations d'adultes et à trois purgations d'enfants.

Les sels granulés purgatifs effervescents constituent un mode commode de médication purgative.

TARTRATE DE MAGNÉSIE $(MgO)^2,C^8H^4O^{10},8HO)$

Le tartrate de magnésie est cristallin ; il se dissout dans 122 parties d'eau à + 16°. Le bitartrate $= (MgO),HO,C^8H^4O^{10}$ est soluble dans 52 parties d'eau à + 16° ; c'est surtout ce dernier qui entre dans la composition des limonades. C'est le professeur A. Chevalier qui a proposé le tartrate de magnésie pour remplacer le citrate. J. Aviat recommande la limonade au tartrate comme étant d'une préparation plus simple que celle qui est faite au citrate.

On a proposé de rendre le tartrate de magnésie plus soluble, en y ajoutant un peu d'acide borique. D'ailleurs il s'emploie aux mêmes doses et de la même manière que le citrate ; mais la saveur des limonades au citrate de magnésie est plus agréable. La proportion d'acide citrique est de 6,2 pour 1,85 de magnésie blanche pour une limonade à 10 grammes, et celle de l'acide tartrique, pour la même proportion de magnésie, est de 7 grammes.

Limonade purgative au tartrate de magnésie (GARNIER)

Pr. : Carbonate de magnésie. . . . . 15 gram.
Acide tartrique. 22
Eau 600

Dissolvez, filtrez, édulcorez avec 60 grammes de sirop tartrique; aromatisez au citron ou à l'orange.

TARTRATE DE POTASSE ET DE MAGNÉSIE $(KO,MgO,C^8H^4O^{10})$

Mailliez, pharmacien à Septeuil, assure que ce sel est plus actif que le citrate de magnésie. Sa saveur est assez amère, et saline. Il est très-soluble, ce qui permet son administration sous un petit volume. Gué-rard et Garot, chargés de faire un rapport à la Société de pharmacie sur ce sel, ont reconnu son efficacité. On l'obtient en traitant le bitartrate de magnésie par une solution de carbonate de potasse jusqu'à cessation d'effervescence.

LACTATE DE MAGNÉSIE $(MgO,C^6H^5O^5,4HO$ et $5HO)$

Le lactate de magnésie cristallise en prismes très-solubles dans l'eau et insolubles dans l'alcool; on l'obtient par saturation directe. Il est purgatif, à peine sapide ; on l'emploie comme l'acétate et aux mêmes doses.

CITRATE DE SOUDE $(NaO)^3,C^{12}H^5O^{11},11HO)$

Le citrate de soude cristallise en prismes enchevêtrés, à 100°; ils perdent sept équivalents d'eau ; ils sont très-solubles dans l'eau. On l'obtient par saturation directe. Le citrate acide $(NaO)^2HO,C^{12}H^5O^{11},2HO$, qui est celui que l'on emploie, forme des prismes groupés en étoiles; ils sont solubles dans l'alcool bouillant.

Employé depuis fort longtemps comme sel alcalin altérant et fondant, il a été vanté comme purgatif par Guichon, pharmacien à Lyon ; d'après plusieurs médecins lyonnais et Bouvier, il agit comme le citrate de ma-gnésie.

TARTRATE NEUTRE DE POTASSE $(KO)^2,C^8H^4O^{10})$

Ce sel se présente sous forme de prismes raccourcis. On l'obtient en saturant de la crème de tartre pulvérisée et délayée dans de l'eau par une solution de carbonate de potasse jusqu'à cessation d'effervescence. Il est très-soluble dans l'eau ; il purge à la dose de 10 à 20 grammes. Il est peu sapide.

TARTRATE NEUTRE DE SOUDE (NaO)^2,C^{8}H^{4}O^{10},4HO)

Le tartrate de soude s'obtient par saturation de l'acide tartrique par le carbonate de soude pur. Il est soluble dans cinq parties d'eau froide. Il est purgatif à la dose de 10 ou 12 grammes. Il est à peine sapide.

Limonade purgative (DELIOUX)

Pr.: Bicarbonate de soude $\left.\right\}$ $\tilde{aa}$ . . . . 55 gram.
    Acide tartrique
Eau. 450
Sirop de sucre. 50
Teinture de zestes de citrons. . . . . 10 gouttes.

Mêlez. — Cette limonade est très-purgative ; elle a été l'objet d'un rapport favorable fait à l'Académie de médecine par Bouchardat[1].

PHOSPHATE DE SOUDE (NaO)^2,HO,PhO^5,244q)

Le phosphate de soude des pharmacies contient vingt-cinq équivalents d'eau ou 64,7 pour 100. Il peut cristalliser sous deux formes différentes : l'une est le prisme rhomboïdal droit, l'autre est l'octaèdre à base rectangle (Mitscherlich). C'est un bon purgatif à la dose de 8 à 12 grammes. Sa saveur est légèrement saline, peu prononcée ; on l'a surtout vanté comme purgatif dans les scrofules.

[1] *Bulletin de l'Académie de Médecine*, 1850-1851, tome XVI, p. 1052.

CHAPITRE XIV

MÉDICATION EXCITATRICE OU EXCITANTS DES CENTRES ET DES CONDUCTEURS NERVEUX

On désigne sous le nom d'excitateurs du système nerveux et musculaire, des substances, ou des agents qui agissent sur les centres et les conducteurs nerveux qui président aux contractions des muscles de la vie organique et de la vie de relation.

La médication excitatrice s'obtient par :

1° Les agents du règne végétal, tels que la noix vomique et ses alcaloïdes, l'ergot de seigle, etc., qui modifient les centres nerveux, et c'est en vertu de cette modification que les contractions musculaires s'effectuent ; le curare, qui n'agit pas sur les nerfs de la sensation ni sur les muscles, qui affecte peu la moelle épinière, qui n'a presque pas d'influence sur les troncs nerveux, mais qui paralyse subitement les nerfs du mouvement, ce qui a permis à Cl. Bernard[1] de constater l'excitabilité musculaire admise par Haller, mais non démontrée, et que Longet a constaté depuis plusieurs années par une autre méthode ;

2° Les agents physiques calculables, dont l'action est immédiate et fugace : l'électricité, le galvanisme, l'aimant, l'électropuncture ; le massage et la flagellation qui ont un mode d'action mixte.

Art. I. — EXCITATEURS FOURNIS PAR LE RÈGNE VÉGÉTAL

ANÉMONE PULSATILLE

L'anémone pulsatille, coquelourde, fleur de Pâques, des dames ou du vent, *anemone pulsatilla*, est une petite plante à fleur bleue inodore, qui jouit des mêmes propriétés que l'anémone Sylvie, mais qui est, dit-on, plus active. Elle est considérée par quelques auteurs comme agissant sur le système nerveux ; elle est peu employée en médecine. Les homœopathes font grand usage des olfactions d'anémone contre les maladies du système nerveux.

L'anémone pulsatille a été préconisée contre l'amaurose et les dartres.

---

[1] *Leçons sur les effets des substances toxiques médicamenteuses* Paris, 1851, p. 238 et suiv.

La dose de la poudre est de 20 à 40 centigrammes, l'alcoolature de 2 à 20 gouttes.

Sirop d'anémone pulsatille (Morenon)

Pr. : Suc non dépuré de pulsatille. . . . . 125 gram.
Sucre en poudre grossière. 250

Faites un sirop à froid dans un vase clos pour obtenir 375 grammes de sirop représentant un poids égal de pulsatille fraîche. Ajoutez :

Sirop de sucre. 1125

Filtrez au papier dans un entonnoir couvert.

ASSACOU

L'assacou, produit par par le *hura Brasiliensis*, est considéré par les Brésiliens comme un remède contre la lèpre. Les faits recueillis par le docteur Malcher, et sur lesquels Gibert a fait un rapport à l'Académie de médecine [1], démontrent ses qualités purgatives et vomitives ; il doit être considéré comme un remède puissant. C'est l'extrait que l'on administre à la dose de 1 à 5 centigrammes par jour ; l'écorce est usitée en infusion à la dose d'un gramme pour deux litres d'eau. A dose élevée on l'administre sous forme de bains.

ERGOT DE SEIGLE ET DE FROMENT

On a employé l'ergot de seigle depuis quelques années dans un très-grand nombre de maladies. Le docteur Curie l'a administré contre les invaginations intestinales, à la dose de 1 à 3 grammes dans les vingt-quatre heures, délayé dans un peu d'eau, par cuillerées à bouche d'heure en heure. Généralement on obtient une selle toutes les vingt-quatre heures.

Curie place l'ergot de seigle dans les agents homœopathiques ; il pense qu'il agit en régularisant les contractions et non en augmentant la force.

L'ergot de froment ou blé, signalé depuis longtemps par les naturalistes, n'avait reçu aucune application en thérapeutique lorsque, en 1850, Mialhe [2] constata que les propriétés de l'ergot de blé étaient parfaitement semblables à celles de l'ergot de seigle, et que ces produits étaient identiques. En janvier 1855, le docteur Granclement [3], dans une thèse soutenue à la faculté de médecine de Paris, consigna comme seul fait nouveau, que Gauthier-Lacroze, pharmacien à Clermont-Ferrand, avait vu que l'ergot de blé se conservait mieux que celui de seigle. Ce fait

[1] *Bulletin de l'Académie de médecine,* Paris, 1848, t. XIV, p. 114.
[2] *Union médicale,* 15 juin 1850.
[3] *De l'ergot de blé.* Thèse in-4, 21 pages.

est parfaitement exact; mais Granclement commet une erreur lorsqu'il dit que l'ergot de blé n'est pas plus gros que celui de seigle, et que s'il le paraît, c'est parce qu'il est plus court. Il est certain que le champignon de l'ergot de blé est réellement plus gros. Voici, en effet, quelle est la moyenne de diamètre de dix grains des deux ergots :

	ERGOT DE SEIGLE.	ERGOT DE BLÉ.
Petit diamètre.	0^m,0029	0^m,0041
Grand diamètre.	0 ,0058	0 ,00495

En mars 1860, Gonod fils lut à la Société de médecine de Clermont-Ferrand, une note sur l'ergot de blé.

En 1862, G. Le Perdriel soutint devant l'École de pharmacie de Montpellier une thèse sur le même sujet.

Nous regrettons vivement que Granclement, au sujet du compte rendu que nous avons publié de ce travail [1], ait mal interprété nos intentions, et qu'il se soit cru en droit de nous attaquer d'une manière aussi injuste ; mais comme il s'agit ici d'une question personnelle, nous renverrons le lecteur aux documents publiés.

L'ergot de blé agit comme l'ergot de seigle : il est d'une conservation plus facile, comme l'a démontré Gauthier Lacroze, et il peut rendre de grands services à la thérapeutique.

D'après le docteur Griepenkert, la préparation suivante réussit parfaitement contre la coqueluche.

Pr. : Poudre d'ergot de seigle. . . . . . 1 gramme 50 à 2 gram.

Faites bouillir une demi-heure dans

    Eau. . . . . Q. S.

Pour obtenir

    Colature. . . . . 52 gram.

ajoutez :

    Sucre blanc 48

Mêlez. — Une cuillerée à café toutes les deux heures pour enfant de cinq à sept ans, diminuer ou augmenter la dose selon l'âge.

Dragées contre l'incontinence d'urine (GRIMAUD)

Pr. : Limaille de fer pur. 2,50

    Ergot de seigle pulvérisé. 0,30

    Sucre pour enveloppe. . . . . Q. S.

Pour 10 dragées.

ERGOTINE

L'ergotine a été découverte par Wiggers, en 1831. En 1840, Bonjean

[1] *Annuaire pharmaceutique* pour 1865, p. 239.

prétendit que l'ergot de seigle renfermait deux principes, un poison énergique, l'*huile d'ergot*, et un remède salutaire, l'ergotine.

Les expériences de Bertrand ont confirmé tout ce que Bonjean avait dit relativement à la propriété toxique de l'huile d'ergot, et le docteur Kilian (de Bonn) a employé avec succès l'ergot privé de son huile.

L'ergotine de Wiggers se présente sous la forme d'une poudre brune rougeâtre ; sa saveur est âcre, peu amère, elle est sans action sur les couleurs végétales, elle est insoluble dans l'eau et dans l'éther, soluble dans l'alcool avec coloration rouge brun. Cette ergotine est vénéneuse : 45 centigrammes administrés à un coq ont déterminé des accidents mortels ; elle exerce une action sédative sur la circulation ; aussi Giacomini la place-t-il dans les hyposthénisants vasculaires.

Bonjean a donné le nom d'ergotine à une matière très-complexe : c'est un extrait *aqueux d'ergot de seigle*, *très-hygrométrique*, il est soluble dans l'eau, et insoluble dans l'alcool rectifié et dans l'éther. Sa consistance est variable. Bien antérieurement à Laurent, Berjot (de Caen) préparait de l'ergotine sèche dans le vide ; cette ergotine est plus constante dans sa composition, et plus soluble dans l'eau que l'ergotine obtenue par le procédé de Bonjean.

Les propriétés hémostatiques de l'ergotine ont été vantées par Bonjean, d'après des faits recueillis par les médecins de Chambéry ; d'après Depaul et Nonat, les accidents hémorrhagiques qui suivent l'accouchement ont ont été calmés ou suspendus par l'ergotine dans la plupart des cas. Alph. Guérard, Depaul et la majorité des praticiens pensent au contraire que les effets de l'ergot de seigle sont plus certains que ceux de l'ergotine.

Bonjean a préconisé l'ergotine dans les hémorrhagies internes. Arnal l'a employée dans les affections chroniques de l'utérus. Rillet et Lombard constatèrent ses bons effets contre la dysenterie, contrairement à l'opinion de Flourens, Redzius, etc., concernant les propriétés hémostatiques de cet extrait. Germain Sée a établi que l'ergotine ne produisait sur les hémorrhagies externes qu'une action passagère insuffisante, que son action était identique à celle de l'ergot et moins certaine.

L'ergotine s'emploie à la dose de 1 à 5 centigrammes, sous forme de pilules, de potion, de sirop ; la solution pour usage externe se prépare au dixième.

CAULOPHYLLUM THALICTROÏDES (Micu.)
COHOST BLEU

D'après Bentley, les rhizomes du *caulophyllum thalictroïdes* ou cohost bleu, ou *leontice thalictroïdes* L., sont employées par les peuplades de l'Amérique du Nord pour faciliter l'accouchement, à la dose de un à deux grammes; le principe actif nommé *caulophyllin* est une matière résineuse qui se dépose lorsqu'on traite la teinture alcoolique par l'eau ; il s'emploie à la dose de un à cinq centigrammes.

Les rhizomes sont longs de plusieurs pouces, ils sont ramifiés, et présentent l'aspect général de la serpentaire ; coupés transversalement, ils présentent deux couches, chacune d'un blanc jaunâtre, séparées par un tissu brun foncé.

NIELLE DES BLÉS

D'après Malapert, professeur à l'École de médecine et de pharmacie de Poitiers, les graines de la nielle des blés, *agrostemma githago* L., *lychnis githago* Lamk, Caryophillées, mélangées à la farine qui sert à faire du pain, peut être la cause d'accidents mortels. Le principe toxique de la nielle serait la *saponine*, si commune dans les autres Caryophyllées : elle déterminerait des convulsions tétaniques : ces faits ont besoin d'un nouvel examen ; d'après Schulze, le principe actif de la nielle des blés serait une matière particulière qu'il a désignée sous le nom d'*agrostemmine*.

IBERIS AMARA

D'après Williams, l'*iberis amara* jouirait de la propriété de modérer la violence des battements du cœur et de les régulariser : ce sont les graines que l'on emploie à la dose de 5 à 15 centigrammes, on les mêle avec un peu de crème de tartre, afin de diminuer le goût nauséeux de ces graines ; elles déterminent quelquefois des nausées, des éblouissements et de la diarrhée ; ces faits méritent vérification.

IGAZURINE

Il paraît résulter d'expériences nouvelles que l'igazurine est constituée par un mélange de plusieurs alcalis organiques ; d'ailleurs elle n'a reçu aucune application en thérapeutique.

NOIX VOMIQUES, BRUCINE

Les noix vomiques, *strychnos nux vomica*, ont reçu de nombreuses applications en thérapeutique ; nous renverrons à notre *art de formuler* pour les formes nouvelles sous lesquelles on l'a administrée ; nous en dirons de même de la brucine.

STRYCHNINE

Nous croyons que le médecin doit formuler chaque fois qu'il veut ordonner des alcaloïdes énergiques. Les sels de strychnine ont été employés avec succès contre certaines paralysies et contre la chorée. Trousseau a formulé un sirop de sulfate de strychnine qu'il a employée contre la chorée ; ce sirop est extrêmement actif, il a besoin d'être employé avec de grandes précautions. Il serait prudent de réduire la dose à un cinquième de celle qui est prescrite, c'est-à-dire à 5 centigrammes pour 500 grammes.

L. Gosselin emploie contre la mydriase le mélange suivant :

Pr. : Sucre pulvérisé. . . . . 1 gram.
       Sulfate de strychnine. 0,10

Insuffler dans l'œil tous les deux jours d'abord, plus tard tous les jours.

PICROTOXINE $(C^{10}H^6O^4)$

La picrotoxine, extraite de la coque du Levant par Boullay et analysée par Opperman, est souvent employée en Allemagne dans les mêmes cas que la strychnine, elle est moins active ; elle cristallise en prismes quadrilatères incolores, inodores, inaltérables à l'air, très-amers, solubles dans l'eau, l'alcool et l'éther.

CURARE

Le curare est un poison violent que préparent des peuplades sauvages voisines de l'Orénoque, du Rio Négro et des Amazones ; quoiqu'il soit connu depuis longtemps, on ne sait rien de très-positif sur sa composition. D'après Humboldt, ce serait l'extrait aqueux d'une plante appartenant à la famille des Strychnées ; cette liane porte le nom de *Bejuco de Mavacure*. Martins l'attribue au *strychnos Guianensis* ; Richard Schumburg croit que c'est le *strychnos toxicaria* ; Goudot et Waterton disent qu'on y ajoute le venin retiré des vésicules à venin des serpents les plus dangereux ; Alvarez Reynoso donne une formule qui comprend un certain nombre de plantes vénéneuses, et donne des détails fort curieux sur sa préparation.

La curarine, extraite du curare par Boussingault et Roulin, et étudiée par Pelletier et Pétroz, se présente en masses solides translucides, jaune pâle, très-hygrométriques, solubles dans l'eau et l'alcool, insoluble dans l'éther, a une saveur amère, présente une réaction alcaline, forme avec les acides des sels incristallisables, est coloré en rouge par l'acide azotique concentré et en laque carminé par l'acide sulfurique.

On a cru pendant longtemps que le curare n'était pas absorbé par les muqueuses ; aujourd'hui on sait que cette règle souffre quelques exceptions : ainsi le curare est absorbé par la muqueuse bronchique et par la muqueuse rectale du lapin.

Claude Bernard [1] a vu que le curare était sans action sur les organes

---

[1] Bernard, *Leçons sur les substances toxiques et médicamenteuses.* Paris, 1857.

de la circulation, et qu'il n'enlevait pas au sang ses aptitudes physiologiques : il abolit les manifestations du système nerveux, et laisse intact le système musculaire, ce qui a permis de prouver que la contractilité musculaire et l'irritabilité des nerfs moteurs sont deux propriétés distinctes ; il laisse intacts les nerfs sensitifs, les muscles et tous les autres tissus de l'organisme.

Le sulfocyanure de potassium détruit la contractilité musculaire sans affecter primitivement le système nerveux, tandis que la strychnine abolit les fonctions des nerfs du sentiment, et laisse intacts les nerfs moteurs et le système musculaire (Cl. Bernard).

Alvarez Reynoso a reconnu que le chlore et le brome décomposent le curare et neutralisent ses effets ; l'iode l'altère sans le détruire ; l'acide azotique agit faiblement sur lui ; l'acide sulfurique ne l'attaque pas, mais il s'oppose à son absorption en contractant et raccornissant les vaisseaux et les tissus. Enfin l'iodure et le bromure de potassium retardent l'action du curare sur l'économie animale [1].

Quoique le curare soit un des poisons les plus terribles que l'on connaisse, on l'applique au traitement de quelques maladies promptement mortelles. C'est ainsi que (Vella de Turin), aujourd'hui professeur à l'université de Modène, a traité un tétanos traumatique par les injections sous-cutanées faites avec la solution de curare ; des rémissions ont été constatées, mais on ne sait pas quelle est la quantité de curare qui a été employée. Manec a observé un second cas d'administration du curare dans un tétanos aigu ; l'insuccès a été complet. Chassaignac a publié une troisième observation comprenant une guérison, mais il s'agissait d'un tétanos chronique qui, on le sait, guérit quelquefois par les autres moyens thérapeutiques. Il est donc impossible de dire si le curare peut combattre les accidents tétaniques et s'il possède des propriétés opposées à celles de la strychnine.

Nous avons vu employer à l'hôpital des Enfants malades le curare dans un cas d'hydrophobie sur un enfant de quinze ans. Cinq milligrammes de curare furent injectés en trois fois ; des rémissions furent parfaitement constatées et les accidents de suffocation disparurent à peu près pendant deux heures ; la solution employée était ainsi dosée :

Pr. : Curare. 0,050 gram.
Eau distillée. 25

50 centigrammes de cette solution ou 10 gouttes représentent un milligramme de curare ; on injecte 10 gouttes chaque fois à l'aide de la seringue de Pravaz et mieux avec celle de Lüer ; on répète l'injection

[1] *Recherches naturelles, chimiques et physiologiques sur le Curare.* Paris, 1855.

plus ou moins souvent selon l'intensité des accidents ; on peut en même temps donner à l'intérieur un milligramme de curare toutes les demi-heures.

Thiercelin a employé le curare contre l'épilepsie confirmée ; la dose administrée a été de 3 à 5 centigrammes par jour, employés sur un vésicatoire en pleine suppuration, les accidents ont été très-amendés, l'état général s'est amélioré, mais la guérison a été incomplète.

Tous les curares n'ont pas la même composition et ne possèdent pas les mêmes propriétés ; il sera donc indispensable, toutes les fois que l'on voudra faire usage de ce poison, de l'essayer sur des animaux pour déterminer sa force, et de l'employer avec la plus grande prudence. Depuis les expériences de Follin et Gintrac, le curare a beaucoup perdu de son importance thérapeutique.

Art. II. — EXCITATEURS FOURNIS PAR LES AGENTS PHYSIQUES.

Nous les étudierons, vu leur importance, dans des chapitres spéciaux : nous renvoyons au chapitre *Électrothérapie* pour le galvanisme, l'électricité, l'électropuncture ; au chapitre *Applications magnétiques et métalliques*, pour l'aimant, les aiguilles, l'acupuncture, l'acupressure et l'akidopeirastique ; au chapitre *Kinésithérapie*, pour le massage et la flagellation.

CHAPITRE XV

ÉDICATION NARCOTIQUE OU STUPÉFIANTE

On donne le nom de stupéfiants aux médicaments qui agissent sur es centres et les conducteurs nerveux, qui abolissent ou diminuent les onctions du système nerveux : on les dit *calmants* lorsqu'ils font cesser u modèrent la douleur ; *narcotiques*, lorsqu'ils procurent le sommeil ; *hypnotiques*, s'ils provoquent un sommeil léger ; enfin, on réserve l'expression de *stupéfiants* pour ceux qui ont une action plus prononcée, qui diminuent la sensibilité, l'intelligence ou le mouvement.

Les agents *anesthésiques* ne sont, à proprement parler, que des stupéfiants, mais nous les étudierons à part dans le chapitre XVI ; ils se distinguent d'ailleurs par leur action plus prompte et plus fugace.

Sydenham disait que sans opium il renoncerait à pratiquer la médecine : il n'est pas, en effet, de médicament plus employé. Son histoire hérapeutique comprendrait tout le cadre nosologique , car il n'y a pas e maladie dans laquelle cette précieuse substance n'ait été administrée, et un grand nombre de lésions ont été heureusement modifiées ar les opiacés.

A côté de l'opium se placent les Solanées vireuses, et en tête la beladone, qui, mieux connue aujourd'hui qu'autrefois, rivalise avec l'opium our les services qu'elle rend à la médecine et à la chirurgie ; puis iennent les ciguës, l'aconit, etc., qui ont reçu de si nombreuses applications.

ART. I. — STUPÉFIANTS FOURNIS PAR LE RÈGNE VÉGÉTAL

ACONIT

Toutes les plantes du genre *aconitum* jouissent à peu près des êmes propriétés, mais l'*aconitum napellus* L. est à peu près le cul employé.

Il n'y a peut-être pas dans toute la matière médicale une plante sur aquelle les influences climatériques et la culture aient plus d'action ; ais malheureusement nous savons peu de chose sur ces questions si intéressantes, dont la chimie pourrait nous rendre compte si elle était plus souvent et mieux consultée, et dont la thérapeutique et la pharmacologie tireraient un si grand profit. L'expérience chimique et physiologique nous a appris que l'aconit des jardins était très-peu actif mais nous ne pourrions affirmer s'il est exact, comme on l'a prétendu que l'aconit des montagnes était plus actif que celui des plaines ; conten tons-nous donc de dire que la plante des jardins doit être repoussé des usages médicaux.

Quelle est l'époque de l'année ou de leur vie à laquelle les plantes son les plus actives, et aussi à quel organe végétal faut-il avoir recours pour obtenir le maximum d'action ? (Hirtz de Strasbourg)[1] a fait sur ce suje un travail intéressant dont nous allons donner la substance.

L'extrait de racine d'aconit est à celui des feuilles comme 25 : 1

—	de belladone	—	5 : 1
—	de semences de ciguë	—	20 : 1
—	— de digitale	—	10 : 1
—	— de jusquiame	—	10 : 1
—	— de stramonium	—	65 : 1

D'après ce qui précède, il faudrait substituer tantôt les semences tantôt les racines aux feuilles généralement employées ; les médecin. auraient ainsi des médicaments plus efficaces et plus constants dan. l eurs effets ; car il importe de remarquer que pour les semences du moins, on serait obligé de les récolter toujours à la même époque, c'est à-dire à la maturité, tandis que pour les feuilles, et surtout pour celle. des plantes bisannuelles, comme la digitale, par exemple, la composi tion et les effets produits varient suivant que ces feuilles ont été récol tées à la première ou à la seconde année, au commencement ou à l: fin ; mais une pareille substitution ne saurait être faite qu'autant qu'ell serait générale ; il faudrait donc qu'elle fût adoptée par le Codex ; or avant d'en venir à cette réforme radicale, de nouvelles recherches sont indispensables ; depuis longtemps déjà nous avons appelé sur ces fait toute l'attention de nos confrères : notre voix a été peu entendue.

Quoique moins actif que l'opium, la belladone et le datura, l'aconit est un médicament énergique appelé à rendre de grands services, il agit sur la peau et sur les muqueuses, il est employé dans toutes les mala- dies où l'activité des fonctions cutanées et muqueuses est pervertie, sur tout dans le rhumatisme articulaire aigu, les catarrhes, la grippe, etc.

La poudre et l'extrait aqueux d'aconit doivent être abandonnés comme inactifs ; la teinture est infidèle ; il en est de même de l'extrait alcoo- lique ; l'alcoolature est une excellente préparation.

---

[1] *Nouveau Dictionnaire de médecine et de chirurgie pratiques.* Paris, 1864, tome I, p. 570 et suivantes.

Alcoolature d'aconit

Pr. : Feuilles fraîches d'aconit $\Big\}$ āā. . . . . parties égales.
Alcool à 88° C

Contusez-les feuilles et faites macérer huit jours. Passez et filtrez.

Alcoolature de racine d'aconit (Bouchardat)

Pr. : Racine fraîche d'aconit contusée $\Big\}$ āā. . . . . parties égales.
Alcool à 80 C.

Faites macérer quinze jours en vase clos et filtrez.

Sirop d'aconit (Genest de Servières)

Pr. : Alcoolature de feuilles d'aconit. . . . . 1 gram.
Sirop de sucre de tolu ou de fleurs d'oranger. . . 10

Mêlez. A prendre une à quatre cuillerées à bouche par jour.

L'alcoolature de racines d'aconit ne doit être délivrée que sur indication spéciale du médecin.

Potion contre l'enrouement

Pr. : Sirop de sucre. . . . . 50 gram.
Eau. 160
— distillée de fleurs d'oranger. 10
Alcoolature de feuilles d'aconit. 1

Mêlez. A prendre une gorgée toutes les heures. Excellente contre l'enrouement des chanteurs.

Pilules contre la goutte

Pr. : Sulfate de quinine. . . . . 3 gram.
Extrait alcoolique d'aconit. 1
— de semence de colchique. 0,50
— alcoolique de belladone. 0,20

Mêlez et divisez en 20 pilules. A prendre une à quatre par jour. Nous avons souvent employé ces pilules avec succès dans la convalescence du rhumatisme articulaire aigu, et pendant les accès de goutte.

ESSENCE D'AMANDES AMÈRES ($C^{14}H^6O^2$)

L'essence d'amandes amères ou hydrure de benzoïle $= C^{14}H^5O^2,H$, est un poison extrêmement violent, surtout lorsqu'elle est brute, c'est-à-dire mélangée avec des quantités variables et quelquefois assez grandes d'acide cyanhydrique. Elle n'est pas employée en médecine ; on peut très-bien la remplacer par l'eau distillée d'amandes amères ou de laurier-cerise ; aussi n'approuvons-nous pas l'emploi qui a été proposé de cette essence pour masquer l'odeur et la saveur de l'huile de ricin.

L'infidélité de composition chimique et d'action des composés cyaniques, celle surtout du cyanure de potassium, nous ont fait depuis longtemps émettre le vœu que ce sel fût banni de la thérapeutique. Les fréquents empoisonnements accidentels dont il a été la cause sont la justification de notre désir ; d'abord l'emploi du cyanure de potassium est borné aujourd'hui à peu près à des usages topiques ; mais encore dans ces cas il est souvent irritant : il détermine des phlyctènes, et par suite il peut être absorbé et empoisonner.

Depuis plusieurs années nous avons remplacé le cyanure de potassium par la préparation suivante.

Cataplasme calmant d'amandes amères (Reveil.)

Pr.: Tourteau d'amandes amères pulvérisé. . . . . . . Q. S.

Faites avec de l'eau tiède un cataplasme que l'on appliquera entre deux linges fins ou dans de la mousseline, sur le front contre la migraine, il réussit très-souvent ; contre les névralgies, il soulage quelquefois ; dans les adénites douloureuses, les abcès douloureux, il calme toujours les douleurs après un quart d'heure d'application ; primitivement il est légèrement rubéfiant et nous l'avons employé plusieurs fois avec succès contre les coliques néphrétiques ; il peut être mis sans danger sur de très-larges surfaces.

Les eaux distillées de laurier-cerise et d'amandes amères ont à peu près la même composition ; la dernière, qui est plus active, est peu employée, parce qu'elle s'altère au contact de l'air, son essence se transforme en acide benzoïque. En Allemagne, on préfère le mélange suivant :

Mixture amygdalique (Liebig et Woelher)

Pr.: Amandes douces . . . . 8 gram.
Eau 1000
Amygdaline 1

Faites avec les amandes douces une émulsion à laquelle on ajoute l'amygdaline (celle-ci pourrait être remplacée par une quantité correspondante d'amandes amères) ; cette mixture, préparée avec 1 gramme d'amygdaline, contiendra 5 centigrammes d'acide cyanhydrique, et 45 à 50 centigrammes d'essence d'amandes amères.

La Société de pharmacie a demandé, avec juste raison, que l'eau distillée de laurier-cerise fût, à l'avenir, titrée ; nous renverrons aux travaux intéressants de Marais, Mayet, Adrian et Plauchud, que nous avons déjà analysés[1].

Plauchud a constaté que l'eau la plus riche était celle qui était obtenue par la distillation à feu nu avec une partie de feuilles pour six d'eau ;

[1] *Annuaire pharmaceutique*, 1863, p. 211.

t que cette eau se conservait parfaitement en vase clos, tandis qu'à l'air
lle perdait bientôt la plus grande partie de son acide cyanhydrique.

CHANVRE — HASCHISCH

Le chanvre employé en médecine est le *Cannabis sativa;* celui qui
ournit le *haschisch* est attribué au *Cannabis indica;* mais presque tous
es botanistes admettent aujourd'hui que ces deux chanvres ne sont
qu'une seule et même plante ; cependant Guibourt fait remarquer que
le *Cannabis indica* acquiert chez nous quatre et cinq mètres de hauteur;
que ses feuilles sont plus souvent alternes et que ses fruits sont plus
petits [1].

Le mot *haschisch* veut dire herbe; il est constitué par les inflorescences du chanvre : celui qui nous vient de l'Inde et de l'Orient est comprimé ; mais on a donné ce nom à l'extrait aqueux de la plante, auquel
on ajoute du beurre et d'autres substances. Le *dawamesch*, employé chez
nous il y a quelques années, est un électuaire fait avec l'extrait gras, du
miel, des pistaches, du musc et des aromates. On y ajoute quelquefois,
dit-on, des cantharides ; l'extrait alcoolique obtenu en épuisant le
haschich par l'alcool à 80° et faisant évaporer, a reçu le nom de *Haschischine.*

Personne a isolé du chanvre deux huiles essentielles : l'une, le
cannabène $= C^{36}H^{20}$ bout à 95°, et l'autre $C^{12}H^{14}$ serait un hydrure
de cannabène, plus une résine très-active, déjà décrit par Smith (d'Édimbourg) ; c'est au cannabène et à la résine ou *cannabine* que le chanvre
doit ses propriétés actives.

La graine de chanvre ou chènevis contient de l'huile fixe, qui a été
proposée récemment à l'intérieur et en frictions contre la galactorrhée.

La résine du chanvre indien est récoltée par un procédé assez singulier. Des hommes, recouverts de vêtements en cuir, parcourent les
champs de chanvre en se frottant contre les plantes; la résine molle
s'attache au cuir, d'où elle est séparée et disposée en petites boulettes
que l'on nomme *churrus, cherris* et *monicea.* En Perse, on l'obtient
en exprimant la plante dans une toile grossière ; la résine adhère au tissu,
d'où on la détache. La plante sèche est vendue aux fumeurs sous le nom
de *gauja, gunjals* et de *bang.*

Les nègres du Brésil, les Hottentots, les mahométans de l'Inde, les
Mahrattes font un grand usage des préparations de chanvre pour se
procurer des rêves agréables ; on présume que le breuvage dont se servait le Vieux de la montagne pour exalter les *haschiscins,* et que le célèbre
Népenthès, dont parle Homère, avaient le haschisch pour base. Son-

---

[1] *Hist. nat. des drogues simples,* 4e édition.

nera l'apporta le premier en France ; il était à peu près oublié, lorsque
Aubert-Roche appela l'attention des médecins sur ces préparations[1].
Parmi les travaux publiés sur le haschisch nous citerons un livre fort
remarquable de Moreau (de Tours)[2], le travail de Decourtive[3], de Gastinel
(du Caire)[4], etc.

Les Arabes nomment *rief* ou *fantasia* la stupeur voluptueuse produite par le haschisch, qui n'a aucun rapport avec celle produite par les
alcools et l'opium.

La haschischine, ou cannabine de Gastinel, s'obtient en faisant un extrait
alcolique du chanvre et épuisant celui-ci par l'eau.

Le haschich et la haschischine ont été surtout employés en France par
Moreau (de Tours), Brierre de Boismont, etc., contre les affections
mentales ; ils ont produit quelquefois de bons résultats ; Clot-Bey ne croit
pas à ces bons effets ; les médecins de Calcutta, O'Brien, Inglis, Kaleigh,
O'Schanghnessy, Clendinning, Ruhbaum, Esdale, ont trouvé les préparations du chanvre utiles dans le rhumatisme articulaire, le tétanos, la
rage, le choléra asiatique, le délirium tremens, les convulsions des enfants. Willemin, dans une épidémie de choléra, en Égypte, a employé la
teinture de cannabine avec succès, à la dose de 12 à 50 gouttes ; Bouchut
recommande la teinture de chanvre dans le phréno-glottissime, ou spasme
de la glotte ; Carrigan l'a conseillée dans la chorée ; Christison l'a trouvée
utile pour augmenter les contractions de l'utérus et hâter l'accouchement. Heer a constaté les bons effets du chanvre dans le rhumatisme, et
Hubbarel dit l'avoir fait prendre avec succès contre les névralgies.

Poudre contre les érections nocturnes

Pr. : Extrait de chanvre indien. . . . . 0,05 gram.
　　　Lupuline. 1,50
　　　Sucre. . . . . Q. S.

Mêlez et divisez en deux doses, à prendre dans la soirée. A notre
avis, il serait prudent de commencer par diviser en quatre doses, et
n'en prendre que deux.

Teinture de cannabine ou haschischine (WILLEMIN)

Pr. : Cannabine. . . . . 1 gram.
　　　Alcool à 90° C. 9

Faites dissoudre et filtrez. Un gramme de cette teinture contient un
décigramme de cannabine ; Lanneau a publié la même formule en qua-
druplant la dose.

[1] *Mémoires de l'Académie impériale de médecine*, Paris, 1841, t. IX.
[2] *Du haschich et de l'aliénation mentale.* Paris, 1845.
[3] Thèse soutenue à l'École de pharmacie.
[4] *Mémoires de l'Institut égyptien.*

Sirop de haschischine alcoolique (Lanneau)

Pr.: Haschischine. . . . . 20 centigr.
Alcool absolu. . . . . 20 goutt.
Sirop simple à 55°. . . . . 40 gram.

Faites selon l'art.

Fumigations de feuilles de chanvre contre la phthisie (Desmartis)

Pr.: Poudre de feuilles de chanvre.. . . . . Q. V.
Amidon. . . . . 60 gram.
Iode ⎫
Aloès succotrin pulvérisé ⎬ āā.. . . . . 2 gram.
Nitrate de potasse ⎭

Mêlez. — Pour fumigations.

Potion antiménorrhagique (Bennet)

Pr.: Teinture de cannabis indica. . . . . 4 gram.
Sirop de sucre. 30
Eau. 200

Mêlez. — Une cuillerée à bouche toutes les six heures.

Potion contre la chorée (Gastinel)

Pr.: Infusion chaude de camomille. . . . . 96 gram.
Sirop de sucre. 35
Teinture de haschischine. . . . . 40 à 50

Le *haschisch* a été essayé, il y a quelques années, sur une très-grande échelle, à la Salpêtrière, contre l'épilepsie, l'hystérie, la chorée ; il a été sans efficacité, excepté chez une jeune fille de vingt-cinq ans atteinte de violents mouvements choréiques ; il n'y a pas eu guérison absolue, mais amélioration équivalant presque à la guérison. On a administré le haschisch à la dose de 5 à 50 centigrammes et la *haschischine* ou résine de 2 à 20 centigrammes.

BELLADONE, STRAMOINE, JUSQUIAME

La belladone, *atropa belladona*, la stramoine ou pomme épineuse, *datura stramonium*, et la jusquiame, *hyosciamus niger*, sont trois plantes de la famille des Solanées que l'on peut employer aux mêmes doses, aux mêmes usages, et dont les préparations se correspondent ; cependant le datura est un peu moins actif que la belladone, et la jusquiame vient bien loin après le datura. Chacune de ces trois plantes contient un alcaloïde particulier dont nous parlerons à la fin du chapitre, en traitant des principes immédiats stupéfiants.

La poudre de belladone (feuilles) est la meilleure préparation de cett
plante, à la condition qu'elle aura été récoltée pendant la floraison, e
que la dessiccation et la pulvérisation (aux 3/4) auront été bien opérées
après la poudre viennent la teinture et l'alcoolature, puis le sirop. Quan
aux extraits, leur valeur comparative n'a pas été étudiée ; on en connai
cinq espèces : 1° extrait de feuilles avec le suc dépuré, c'est celui qui ·
été adopté par le Codex ; il doit être délivré à l'exclusion de tout autre
à moins d'indication spéciale faite par le médecin ; 2° extrait avec le su
non dépuré ; 3° extrait de belladone par l'eau ; 4° extrait alcoolique, qu
est le plus actif ; 5° extrait de baies ou rob, qui n'est pas employé.

La poudre de racine de belladone est très-active, mais elle parai
moins constante dans ses effets que la poudre de feuilles. Les semence
des Solanées sont des médicaments extrêmement énergiques ; on les ·
beaucoup trop négligées.

Les alcoolatures des Solanées vireuses sont d'excellentes préparations
trop peu employées ; voici, d'après Soubeiran, quelle est leur valeu
comparative.

1 partie d'alcoolature de belladone représente 0,08 de belladone sèche.
                                           0,03 d'extrait alcoolique.
1   —   de jusquiame   —   0,07 de jusquiame sèche.
                                             0,15 d'extrait alcoolique.
1   —   de stramonium   —   0,02 de stramonium sec.
                                           0,02 d'extrait alcolique.

Pommade contre la spermatorrhée

Pr. : Poudre de racine de belladone. . . . .   0,25 gram.
     Sucre pulvérisé   5,00

Mêlez et divisez en 25 paquets : un paquet le soir dans la premièr
semaine, deux dans la seconde, trois dans la troisième, quatre dans l
quatrième ; faire en même temps des frictions sur le périnée avec

     Axonge ou glycérine. . . . . :   20,00 gram.
     Extrait alcoolique de belladone.   10,00

ou bien appliquer des suppositoires avec

     Beurre de cacao.   5,00
     Extrait alcoolique de belladone.   0,10

Poudre contre la coqueluche (TROUSSEAU)

Pr. : Poudre de racines ou de feuilles de belladone. . .   0,20
     Sucre pulvérisé.   2,50

Mêlez et divisez en vingt doses : à prendre une matin et soir ; s'il n'y
a pas d'amendement au bout de quelques jours, on porte la dose jusqu'à
5 centigrammes de poudre par dose.

Poudre de Wetzler

Pr. : Poudre de racine de belladone. . . . . 1 gram.
Sucre pulvérisé. 4

Mêlez et divisez en soixante-douze prises : deux à six par jour dans la coqueluche. Nous avons souvent employé les poudres de belladone avec succès contre les douleurs gastralgiques et les crampes d'estomac.

Potion prophylactique de la scarlatine

Pr. : Sirop de sucre.. . . . . 30 gram.
Eau de fleurs d'oranger.. 10
— de tilleul. 100
Teinture de belladone . . . . 8 à 50 goutt.

C'est-à-dire 8 gouttes le premier jour, 10 le second, 14 le troisième, 20 le quatrième, 30 le cinquième ; on s'arrête lorsqu'il survient des phénomènes d'intoxication tels que dilatation de la pupille, rougeur de la face, etc. Ces potions peuvent être préparées par les malades eux-mêmes ; la teinture est mise dans de l'eau sucrée aromatisée, à prendre une gorgée toutes les heures ; pour les enfants, ne pas dépasser 15 gouttes.

Mixtures contre les névralgies dentaires et faciales (MICHEL ANDRÉ)

Pr. : Extrait d'opium ⎫
— de belladone ⎬ ãã . . . . 1 gram.
— de stramonium ⎭
Eau de laurier-cerise. 12

Faites dissoudre ; quelques gouttes sur du coton, dans l'oreille.

Sirop calmant opio-belladoné (DUDAIL)

Pr. : Extrait d'opium. . . . . 0,15 gram.
— de belladone. 0,10
Sirop de capillaire du Canada 90,00

F. S. A. — A prendre par cuillerées à café, trois dans les vingt-quatre heures ; ce sirop agit parfaitement bien. — Nous prescrivons le suivant :

Pr. : Sirop diacode. . . . . 30 gram.
— de belladone. 20
— de capillaire. 50

Dans certains cas nous ajoutons à ce mélange 20 grammes de sirop d'ipécacuanha ; pour les enfants surtout nous préférons le sirop diacode à celui d'opium ; d'ailleurs, pour les adultes, ce sirop peut être porté sans inconvénient à la dose de 2 à 5 cuillerées par jour ; les effets physiologiques de l'opium et de la belladone se détruisent mutuellement, et depuis plus de vingt ans, en Angleterre et en Amérique, où les empoisonnements par l'opium sont si fréquents, on les combat victorieusement par les préparations belladonées.

Poudre contre l'incontinence d'urine des enfants (FAIVRE)

Pr.: Sous-carbonate de fer. . . . .   0,15 gram.
   Extrait de belladone.   0,05
   Noix vomique pulvérisée.   0,05

pour une prise. — Une chaque jour.

Potion préservative de la scarlatine (MARTIN SOLON)

Pr.: Extrait de belladone récemment préparé. . . . .   0,15 gram.
   Eau de cannelle.   50,00

Faites dissoudre et ajoutez :

   Alcool rectifié.   2,00

A prendre autant de gouttes matin et soir que l'enfant a d'années d'âge ; ne jamais dépasser 12 à 15 gouttes. — Le double pour les adultes.

Quoique nous ayons souvent employé et vu employer avec quelque apparence de succès les préparations belladonées comme prophylactiques de la scarlatine, nous ne donnons pas ces formules comme infaillibles.

Pilules contre les érections nocturnes

Pr.: Extrait de belladone. . . . .   0,10 gram.
   Lupuline.   0,60
   Camphre.   0,60

Mêlez pour 10 pilules ; de une à quatre le soir en se couchant.

Pommade antirhumatismale (GUÉRIN)

Pr.: Axonge. . . . .   50 gram.
   Sesquicarbonate d'ammoniaque . . . . . .   2 à   5
   Calomel.   2
   Extrait d'opium.   5
   —   de jusquiame.   6

En frictions sur les articulations ; dans l'arthrite nous préférons le cataplasme de Trousseau, formulé ci-dessous.

Topique sédatif (DIDAY)

Pr.: Extrait de belladone. . . . .   6 gram.
   Laudanum de Sydenham.   5
   Chloroforme.   4

Mêlez.

Topique résolutif contre les épididymites (Diday)

Pr.: Extrait de belladone. . . . .   6 gram.
    Eau.   1
    Teinture d'iode.   6

Cataplasme antiarthritique (Trousseau. 1847)

On fait bouillir q. v. de mie de pain dans de l'eau, de manière à faire un cataplasme; on y ajoute 100 grammes d'alcool camphré. Mêlez, étendez sur un linge et mettez à la surface la mixture suivante :

Pr.: Extrait d'opium.   5 gram.
    — de belladone.   10
    Eau distillée }
    Éther   } ãã.   10

Appliquez sur les parties douloureuses, contre les arthrites rhumatismales et puerpérales; on maintient le cataplasme en place pendant plusieurs jours; on le recouvre de taffetas ciré et de flanelle, et tous les jours on le lève pour l'arroser avec un peu d'alcool camphré et d'eau tiède; ce cataplasme est tout à la fois sédatif et résolutif.

Pastilles contre la bronchite (Bouchut)

Pr.: Beurre de cacao.   5,00
    Extrait d'opium ou de belladone.   0,200
    Sucre pulvérisé. . . . .   Q. S.

Pour faire des pastilles de 15 centigrammes; à prendre 3 à 8 pastilles par jour.

Pilules contre la coqueluche (Bouchut)

Pr.: Extrait de serpolet. . . . .   2 gram.
    Poudre de belladone.   1
    Oxyde de zinc.   1

Mêlez. — Pour 40 pilules, une à six par jour.

Suppositoires belladonés contre les coliques utérines et les hémorrhoïdes douloureuses (Reveil)

Pr.: Cire blanche. . . . .   10 gram.
    Beurre de cacao.   20
    Onguent populéum.   10
    Extrait de belladone (alcoolique).   2
    Glycérine.   15

Faites fondre à doux feu le beurre, la cire et l'onguent ; faites dissoudre, d'autre part, l'extrait de belladone dans la glycérine, incorporez en agitant jusqu'à consistance de cérat; coulez alors dans huit petits moules en papier plongés dans du sable.

REVEIL.   24

Mixture belladonée (Bretonneau)

Pr. : Extrait alcoolique de belladone.. . . . .   50 gram.
Teinture de belladone.   50

Mêlez. — Pour barbouiller tout l'abdomen dans les vomissements incoërcibles des femmes enceintes ; on peut remplacer dans quelques cas la teinture de belladone par l'eau ou par la glycérine.

Les diverses Solanées vireuses sont souvent employées en fumigations contre l'asthme, tantôt seules, tantôt associées entre elles ; nous donnons ici la formule des cigarettes (d'Espic de Bordeaux), dont le brevet est expiré.

Cigarettes d'Espic

Pr. : Feuilles choisies de belladone. . . . .   50 centigr.
    —   de jusquiame   } āā.   15
    —   de stramonium {
    —   de phellandrie aquatique.   15
Extrait gommeux d'opium. . . . . • . .   15 milligr.
Eau de laurier-cerise. . . . .   Q. S.

On sèche les feuilles avec soin, on enlève les nervures, on hache et on arrose avec l'extrait d'opium dissous dans q. v. d'eau de laurier-cerise. Le papier qui sert à faire les cigarettes est préalablement lavé avec la macération des feuilles ci-dessus dans l'eau de laurier-cerise.

Pilules contre l'épilepsie et les maladies mentales (Bretonneau)

Pr : Extrait acqueux de belladone. . . . . : . .   25 milligr.
Poudre de belladone.   25

Pour une pilule ; une pilule par jour le premier mois, deux le second, trois le troisième, etc.

Les enfants épileptiques s'en trouvent bien, et quelques-uns guérissent, moins souvent cependant que quelques médecins se plaisent à le dire.

Quant aux adultes, Moreau (de Tours) a vu leur état s'améliorer ; mais les guérisons sont exceptionnelles ; il n'en connaît qu'un cas bien authentique.

Moreau (de Tours) recommande de surveiller l'usage de la belladone à cause des accidents cérébraux (hébétude, stupeur, hallucinations) qui manquent rarement de survenir si l'on ne s'arrête pas à point.

La jusquiame modère la violence des attaques d'épilepsie, d'hystéri surtout, mais ne guérit pas ; l'aconit donne des résultats nuls ; le stramonium agit comme la belladone, il améliore l'état des malades.; s'il y a guérison il faut toujours faire des réserves. Moreau (de Tours) préfère la belladone.

Cônes au stramonium

Pr. : Feuilles de stramonium pulvérisées. . . . . 40 gram.
Sel de nitre 40
Poudre de guimauve ou lycopode. 10
Eau. . . . . Q. S.

Mêlez, pour dix cônes. — Les cônes à la belladone et à la digitale se préparent de la même manière.

Papier antiasthmatique

Pr. : Feuilles de belladone ⎞
    — de stramonium ⎟ āā . . . . 5 gram.
    — de digitale ⎟
    — de sauge ⎠
Teinture de benjoin. 40
Nitrate de potasse. 55
Eau. 1000

On fait une décoction avec les plantes, on passe, on y ajoute le nitre, et la teinture de benjoin, et on plonge dans le liquide feuille par feuille une main de papier rose buvard; après 24 heures de contact on retire le papier et on fait sécher, on divise par carrés de 10 centimètres de long sur 7 de large qu'on enferme dans des boîtes. Ces tubes antiasthmatiques s'obtiendront en coupant le même papier en lanières de 15 centimètres de longueur, les roulant sur un mandrin de 1 millimètre de diamètre et les arrêtant à la colle.

Cônes à l'opium

Pr. : Opium brut sec et pulvérisé. . . . . 2,50 gram.
Poudre de guimauve ⎞ āā 40,00
Sel de nitre pulvérisé ⎠
Eau. . . . . Q. S.

Pour dix cônes contenant chacun 25 centigrammes d'opium.

CHÉLIDOINE

La chélidoine, *chelidonium majus*, de la famille des Papavéracées, est une plante récemment préconisée contre les affections de la peau; elle fournit un extrait d'une odeur vireuse très-prononcée, dont on se sert, dit-on, ainsi que de celui de glaucie jaune, *glaucium luteum*, pour falsifier l'opium; la chélidoine contient la *chélidonine* et la *chélérythrine*, découverte par Probst et Polex; cette dernière d'après Schiel, serait identique avec la sanguinarine, extraite de la sanguinaire du Canada. Le *glaucium luteum* renferme deux bases particulières découvertes par Probst : ce sont la *glaucine* et la *glaucopicrine*.

L'acide chélidonique $= C^{14}H^2O^{10},5HO$, trouvé par Probst dans la grande chélidoine et étudié par Lerch, cristallise ; il est tribasique. Enfin Probst a extrait des racines et des feuilles de grande chélidoine une matière neutre particulière nommée *chélidoxanthine.*

Alcoolature de chélidoine

Pr. : Suc frais de chélidoine en fleurs
Alcool à 85° C.
} ãã. . . . . parties égales.

Faites macérer huit jours et filtrez. Employée en Allemagne à la dose de 8 à 10 grammes contre les maladies du foie, aiguës et chroniques.

CIGUË

La grande ciguë est la plante officinale ; elle est fournie par le *Conium maculatum* L. La poudre de ciguë bien préparée et bien fraîche constitue un excellent médicament ; on l'a employée fréquemment en cataplasmes contre les engorgements, les tumeurs, surtout celles de nature cancéreuse. Il existe quatre extraits de ciguë : 1° extrait avec le suc dépuré, adopté par le Codex ; c'est celui que l'on doit toujours délivrer, à moins de prescription spéciale contraire ; 2° extrait avec le suc non dépuré ; 3° extrait avec la plante sèche et l'eau ; 4° extrait alcoolique, celui-ci est le plus actif. Voici d'ailleurs d'après Soubeiran le rapport d'activité de quelques préparations de ciguë :

1 partie extrait alcoolique représente
{
4,00 ciguë sèche.
4,00 poudre de ciguë.
1,68 extrait de suc dépuré.
1,68 — aqueux.
5,00 — de suc non dépuré.
}

L'extrait alcoolique de ciguë entre dans l'emplâtre de ce nom préparé par la méthode de Planche.

L'alcoolature de ciguë qui se prépare avec parties égales de ciguë fraîche et d'alcool à 86° C. et par macération pendant 15 jours et expression, est une excellente préparation.

1 partie de teinture de ciguë représente
{
0,19 de poudre sèche.
0,19 de ciguë sèche.
0,11 d'extrait alcoolique.
}

1 partie d'acoolature représente
{
0,08 de ciguë sèche.
0,02 d'extrait alcoolique.
}

Cataplasme de ciguë

Pr. : Pulpes de carottes cuites en bouillie. . . . . . . 50 gram.
    Poudre de ciguë. 50
    — d'opium. 0,50

Mêlez exactement. — Employé contre les cancers superficiels.

Fruits de ciguë

Les fruits de ciguë sont plus riches en cicutine que toutes les autres parties de la plante, c'est donc avec juste raison que Devay et Guillermond ont proposé de les substituer aux autres préparations, d'autant plus que la cicutine qui est liquide, présente quelques difficultés de dosage et de conservation. Les préparations ayant les fruits de ciguë pour base ont été désignées par Guillermond et Devay, sous le nom de *préparations de Conicine*, dénomination que nous ne saurions approuver, puisqu'elle s'applique déjà à l'alcaloïde de la ciguë.

Il résulte d'un grand nombre d'essais de fruits de ciguë que 1 gramme de ces fruits renferme 1 centigramme de conicine : Barral porte ce chiffre à 4 centièmes et il voudrait que toutes les formules proposées fussent modifiées en ce sens.

Voici quelles sont les préparations proposées.

Pilules de fruits de ciguë (GUILLERMOND ET DEVAY)

Pr. : Poudre récente de fruits de ciguë. . . . . 1 gram.
    Sirop de sucre. . . . . Q. S.

Pour cent pilules : ce sont les pilules n° 1 ; les pilules n° 2 sont cinq fois plus fortes.

Sirop de fruits de ciguë

Pr. : Fruits de ciguë pulvérisés. . . . . 10 gram.
    Sirop de sucre. 2000

Épuisez les fruits par l'alcool à 72° C. et ajoutez la teinture au sirop. Une cuillerée de ce sirop correspond à 10 centigrammes de semences.

Guillermond et Devay ont encore donné la formule d'un éther et d'un baume cicuté et d'une injection de conicine.

HYDROCOTYLE ASIATICA

L'*hydrocotyle Asiatica* dont nous avons déjà parlé précédemment page 195, est un stupéfiant énergique.

La poudre de la racine s'emploie comme narcotique à la dose de 10 à 40 centigrammes par jour.

On l'emploie encore sous la forme de tisane, d'extrait, de teinture, de pommade et de sirop, mais toujours à très-faibles doses.

IVRAIE ENIVRANTE

Les accidents produits par les semences de l'ivraie enivrante, *lolium temulentum*, souvent mêlées à la farine de froment, avaient depuis long-temps appelé l'attention des hygiénistes et des toxicologues, mais aucune application thérapeutique n'avait été faite des observations recueillies.

En Allemagne, les fruits du *lolium temulentum* sont employés comme stupéfiants; par leurs effets on les compare aux préparations d'aconit, et on en fait usage contre la céphalalgie, la méningite rhumatismale, etc.

Dose de la poudre : 5 à 10 centigrammes, quatre à six fois par jour. L'extrait à moindre dose.

Il y a six ans, j'avais séparé des fruits de l'ivraie, au moyen de l'éther, une matière huileuse verte; j'en avais composé des pilules renfermant chacune un centigramme de cette matière et j'avais remis ces pilules à Aran; il avait constaté, et j'avais vu avec lui que ce principe augmentait la chaleur animale, accélérait la circulation et déterminait une excitation générale considérable; mes expériences avaient été faites sur des souris, et j'ai vu deux fois ces petits animaux être pris d'un sommeil profond et prolongé après l'administration de ce principe huileux et résineux.

Filhol a lu à l'Académie de médecine[1], en son nom et en celui de Baillet, une note très-intéressante qui confirme une partie de nos recherches inédites et qui les infirme sur d'autres points.

Filhol et Baillet ont vu que l'huile verte contenait de la chlorophylle et de la xanthine; elle n'est pas complétement saponifiable ; la partie qui ne se saponifie pas est solide, molle, de couleur jaune orangé, insoluble dans l'eau, très-soluble dans l'alcool et l'éther, le sulfure de carbone, etc.; elle est neutre aux réactifs et incristallisable ; elle est très-vénéneuse; elle détermine des tremblements généraux sans aucune trace de narcotisme.

Le résidu laissé par l'éther étant épuisé par l'eau, on obtient du sucre, de la dextrine des matières albuminoïdes, et une substance extractive qui possède une action narcotique prononcée, et qui ne détermine aucun phénomène convulsif produit par la substance jaune.

Filhol et Baillet ont constaté que le *lolium linicole* est au moins aussi actif que le *temulentum*, que le *L. perenne* est peu actif, et que le *L. Italicum* ne l'est pas du tout.

[1] *Bulletin de l'Académie*, t. XXVIII, p. 5270.

Nous appelons l'attention des médecins sur le produit extrait par l'éther des fruits de l'ivraie ; nous sommes convaincu qu'il y a là un agent thérapeutique très-énergique.

RHODODENDRUM

Les rhodendrons ou rosages possèdent des propriétés narcotico-âcres ; on a employé à diverses époques les *Rhodendrum chrysanthum, ferrugineum, hirsutum* et *chamæcistus* ; en Piémont on prépare avec le bourgeon du R. *ferrugineum, laurier-rose des Alpes*, une huile qui porte le nom d'*huile de marmotte*, et que l'on utilise contre les douleurs.

Le *R. chrysanthum* est originaire de Sibérie ; il croît dans les lieux élevés et fleurit en juin et juillet ; les feuilles ont été employées comme stimulantes, narcotiques et diaphorétiques ; elles possèdent une odeur très-faible ; administrées à l'intérieur, elles augmentent la chaleur, accélèrent le pouls ; elles peuvent déterminer des vomissements, des déjections alvines abondantes, du délire. En Sibérie on fait infusion des feuilles à la dose de 10 grammes pour 400 grammes d'eau ; on laisse bouillir en vase clos pendant une demi-heure ; on répète la dose pendant trois ou quatre jours. Ce médicament a été préconisé sous la forme de bain contre la goutte et le rhumatisme ; son administration est suivie d'un sentiment de fourmillement et de picotement qui dure quelques heures, après lesquelles la douleur a disparu.

PISCIDIA ERYTHRINA

Cette plante vient des Indes occidentales. Ses propriétés narcotiques ont été signalées par le docteur William Hamilton (de Plymouth); elle est employée sous la forme de teinture au cinquième.

Utilisée en Angleterre et en Amérique contre les maux de dents.

Aux Indes occidentales on se sert de l'écorce de cette plante pour prendre le poisson ; mâchée, elle a une saveur âcre, désagréable; elle cède ses propriétés à l'alcool et non à l'eau.

LAITUE — LACTUCARIUM

Deux espèces principales de laitues sont employées en médecine : 1° la laitue vireuse, *lactuca virosa*, qui est peu usitée et dont les préparations ne doivent être délivrées que sur ordonnance spéciale du pharmacien; 2° la laitue cultivée, *lactuca sativa*, qui est la laitue officinale dont on peut employer plusieurs variétés, par exemple les *L. altissima, capitata*, etc.

La laitue donne à la pharmacie deux produits : 1° la *thridace*, qui résulte de l'évaporation du suc obtenu par contusion et expression de la laitue ou de l'écorce de laitue ; 2° le *lactucarium*, obtenu par incision et dessiccation du suc au soleil.

La thridace est à peu près abandonnée de nos jours ; on l'employait à la dose de 10 centigrammes à 1 gramme, sans obtenir d'effets marqués ; on en préparait un sirop. Voici une formule généralement suivie :

Sirop de thridace

Pr.. Thridace.	10 gram.
Eau distillée.	80
Sirop simple.	750

On fait dissoudre la thridace dans l'eau, on filtre et on ajoute au sirop bouillant que l'on fait cuire à 50°. — 30 grammes de ce sirop contiennent 40 centigrammes de thridace.

Le lactucarium est bien préférable à la thridace, mais l'expérience nous a convaincu qu'il n'est pas indispensable d'extraire cette préparation du *lactuca altissima* du Caucase, d'autres laitues pouvant donner un extrait aussi actif. Les propriétés sédatives, stupéfiantes ou narcotiques du *lactucarium pur* ont été exagérées; et si certaines préparations de lactucarium jouissent réellement de ces propriétés, ce n'est que parce qu'elles renferment d'autres substances plus énergiques et d'une efficacité incontestable.

Dioscoride, Hippocrate[1], Celse et Galien avaient, dit-on, constaté les propriétés hypnotiques de la laitue ; les premières notions sur le lactucarium sont dues à Cox (de Philadelphie), qui les fit connaître en 1792. En 1820, Duncan (d'Édimbourg) publia sur cette substance des observations personnelles ou appartenant à Anderson ou à Scudamore.

C'est Duncan qui donne le nom de *lactucarium* au suc de la laitue obtenu par incision et évaporé en consistance d'extrait. En France, il fut étudié par Barbier, et par Bidault de Villiers, mais c'est à Aubergier, professeur et doyen de la faculté des sciences de Clermont-Ferrand, que l'on doit les recherches les plus intéressantes sur ce médicament.

Le suc de laitue obtenu par incision perd les trois quarts de son poids par la dessiccation; le lactucarium se présente sous la forme de pains d'odeur forte, rappelant celle du bouc ou de l'acide butyrique; il est recouvert quelquefois par de petits cristaux blancs que Bidault de Villiers avait pris pour un alcaloïde et que Aubergier a reconnu être de la *Mannite* ; à l'intérieur les pains ont l'apparence résineuse et jaunâtre.

D'après Aubergier, le lactucarium contient une matière amère cristal-

---

[1] *OEuvres*, trad. Littré, t. VI. p. 559.

lisable, de la mannite, de l'asparamide, un acide libre, une matière colorante brune, de la résine, de l'albumine, de la cérine, de la myricine, de la gomme, du nitrate de potasse, du chlorure de potassium, des phosphates de chaux et de magnésie.

C'est la matière amère cristalline qui est considérée comme le principe actif, elle cristallise en aiguilles insolubles dans l'éther, peu solubles dans l'eau froide, très-solubles dans l'eau bouillante et l'alcool faible ou concentré. Elle brûle sans résidu, elle est neutre.

En 1840, Walz[1] isola de la laitue vireuse une matière qu'il nomme *lactucine*, qui diffère de la matière cristallisée d'Aubergier par sa plus grande solubilité dans l'eau et dans l'éther.

Fr. Guéneau de Mussy et Martin Solon furent chargés d'étudier l'action thérapeutique du lactucarium. Chevallier publia une note [2] sur la culture du *lactuca altissima* et *l'extraction du lactucarium*; d'après ce travail, chaque femme peut récolter, par jour, 270 grammes de suc de laitue représentant environ 67 grammes de lactucarium.

Lorsque les préparations de lactucarium furent adoptées par l'Académie de médecine, ce ne fut pas sans opposition.

A la séance de l'Académie de médecine du 22 février 1855, Soubeiran [3] s'exprimait ainsi : « Il y a un extrait hydro-alcoolique qui est bon. Avant de l'adopter définitivement, il faudra pourtant que l'expérience prononce entre lui et l'extrait fait avec l'alcool. »

« Il y a un sirop de lactucarium dont j'appellerais la formule inintelligente, si elle ne sortait de la tête éminemment intelligente d'Aubergier; il fait ajouter l'extrait au sirop et clarifie à l'aide du blanc d'œufs et d'une ébullition prolongée. Tous les praticiens savent que c'est le moyen d'enlever au sirop la plus grande partie de ce qu'on y a introduit. J'en conclus que le sirop, fait suivant la formule d'Aubergier, est une préparation insignifiante : la dose d'extrait de lactucarium devrait être portée au centième du poids du sirop, il faudrait aussi changer la manipulation qu'il a prescrit. »

Soubeiran proposait de répondre au ministre qu'il convient d'accorder à l'opium indigène l'autorisation d'être librement vendu ; que tous les opium devront être titrés *à un dixième de morphine;* que les formules proposées par Aubergier ne doivent pas être adoptées ; que les préparations de lactucarium doivent être expérimentées de nouveau, avant d'accorder à ce produit le bénéfice du décret du 5 mai.

[1] *Comptes rendus de Berzélius.*
[2] *Bulletin de l'Académie de Médecine,* t. XVI, p 1192.
[3] *Bulletin de l'Académie de médecine,* t. XVIII, p. 462.

A la séance suivante [1], Soubeiran dit que la formule d'Aubergier pour la préparation du sirop de lactucarium a été exécutée par des pharmaciens recommandables de Paris, et qu'ils ont obtenu un sirop trouble désagréable, différent de celui qui est préparé par Aubergier lui-même; il ajoute qu'Aubergier a obtenu, sous ses yeux, à la pharmacie centrale, en suivant sa formule, un sirop semblable à celui qu'il livre au commerce, mais qu'il n'en persiste pas moins dans ses critiques sur la proportion du principe actif contenu dans le sirop.

Quoi qu'il en soit, l'Académie, consultée, déclara qu'elle proposait au ministre d'appliquer les dispositions favorables du décret du 3 mai 1850 aux formules d'Aubergier, formules qui devaient être officiellement publiées dans le *Bulletin de l'Académie de médecine*, dès que les ministres de l'intérieur, de l'agriculture et du commerce auraient donné leur approbation.

Les dispositions relatives au sirop ne furent pas approuvées par le ministre.

Voici maintenant les formules présentées par Aubergier à l'Académie de médecine.

Lactucarium

Faites des incisions transversales aux tiges de la laitue gigantesque, à l'époque de la floraison; recueillez le suc laiteux qui s'en écoule dans un verre; retirez du verre, lorsqu'il est plein, le suc coagulé, divisez-le en rondelles peu épaisses que vous ferez ensuite sécher sur des claies.

Extrait alcoolique de lactucarium

Pulvérisez grossièrement le lactucarium, faites-le macérer pendant quelques jours avec quatre fois son poids d'alcool à 56° centésimaux; passez avec expression et filtrez, versez sur le marc la même quantité d'alcool, et après une nouvelle macération, passez de nouveau avec expression et filtrez; réunissez les teintures, distillez-les pour en retirer l'alcool, évaporez le résidu au bain-marie en consistance d'extrait, et achevez la dessiccation à l'étuve.

Pour dissimuler l'amertume de cet extrait, Aubergier conseille de le diviser en granules de 5 centigrammes, que l'on recouvre d'une robe de sucre, et que l'on argente ensuite pour éviter les accidents auxquels l'enveloppe sucrée pourrait donner lieu, si un flacon de granules tombait entre les mains d'un enfant.

Pâte de lactucarium

Pr.: Masse de jujubes. . . . . 1000 gram.

---

[1] *Bulletin de l'Académie de médecine.* Paris, 1853, t. XVIII, p. 486.

Extrait alcoolique de lactucarium. 1
Teinture de baume de tolu. 2

F. S. A. — Dose 50 à 60 grammes.

Sirop de lactucarium opiacé

Pr.: Extrait alcoolique de lactucarium. . . . . 3 gram.
— d'opium. 1,50
Sucre blanc N° 1. 4000
Eau de fleurs d'oranger. 80
Eau distillée. . . . . Q. S.
Acide citrique. 1,50

Dissolvez l'extrait d'opium dans q. s. d'eau distillée et filtrez.

Épuisez d'autre part l'extrait alcoolique de lactucarium par l'eau distillée bouillante, laissez refroidir et filtrez au papier, dissolvez le sucre à chaud dans cette dernière solution, suffisamment étendue d'eau distillée, ajoutez l'acide citrique, clarifiez au blanc d'œuf en ayant soin d'enlever les écumes à mesure qu'elles se produisent, et faites cuire de manière que la solution d'extrait d'opium et l'eau de fleurs d'oranger ramènent le sirop à 30° bouillant.

Chaque cuillerée à bouche de ce sirop (20 grammes) contient un centigramme d'extrait alcoolique de lactucarium et un demi-centigramme ou cinq milligrammes d'extrait d'opium.

Nous n'approuvons pas l'addition de l'acide citrique au sirop de lactucarium; cet acide doit tendre à transformer une portion du sucre de canne en sucre interverti, et celui-ci possède une action réductrice très-énergique. L'expérience nous a appris que dans ces conditions les alcaloïdes et surtout la morphine étaient détruits.

L'arrêté ministériel en date du 28 mai 1865 qui autorise la vente du sirop de lactucarium opiacé est ainsi conçu :

Arrêté. — Art 1ᵉʳ. La formule ci-annexée qui a été rédigée d'après les indications d'Aubergier, par la commission chargée de procéder à la révision du Codex pharmaceutique pour la préparation du *sirop de lactucarium opiacé*, est approuvée.

Elle est en conséquence admise, dès à présent comme faisant partie du Codex pour être insérée dans la prochaine édition de ce recueil officiel, et le produit qui en fait l'objet, peut aussi, dès à présent, être vendu librement par les pharmaciens, sur la prescription des médecins, à titre de préparation officinale.

Art. 2. Provisoirement et selon le vœu exprimé par la commission du Codex, ladite formule sera publiée par les soins des préfets qui sont chargés dans leurs départements respectifs de l'exécution du présent arrêté. Ajoutons enfin que l'arrêté ministériel ordonne de ne délivrer le *sirop de lactucarium opiacé*, que sur prescription du médecin.

La société de pharmacie de Bordeaux propose de remplacer l'opium dans ce sirop par une quantité correspondante du sel de morphine.

Il a été publié plusieurs formules du sirop de lactucarium indépendamment de celle du sirop opiacé : voici deux de ces formules.

Sirop de lactucarium (Aubergier)
FORMULE PRÉSENTÉE A L'ACADÉMIE

Pr.: Extrait alcoolique de lactucarium. . . . .   5 gram.
    Sucre candi.   1000
    Eau distillée.   500
    Eau de fleurs d'oranger.   20

Épuisez l'extrait alcoolique en le traitant à deux reprises par l'eau bouillante, de manière à ne laisser qu'un résidu sans saveur et insoluble, passez la solution, compléter les 500 grammes, et faites-y fondre le sucre candi, clarifiez au blanc d'œuf, cuisez à 32° bouillant, passez et ajoutez l'eau de fleurs d'oranger au sirop refroidi.

FORMULE REPRODUITE, PAR SOUBEIRAN [1]

Pr.: Extrait alcoolique de lactucarium. . . . .   15 gram.
    Sucre candi.   10000
    Eau distillée.   5000
    Eau de fleurs d'oranger.   500
    Acide citrique.   15

Faites un sirop avec le sucre candi et l'eau distillée, faites dissoudre l'extrait de lactucarium dans 500 grammes d'eau à l'ébullition, passez à travers une toile, reprenez le résidu par l'eau bouillante; on réunit les liqueurs filtrées et on les verse dans le sirop bouillant, on fait bouillir vivement le sirop et de temps en temps on y verse de l'eau albumineuse, jusqu'à ce que l'écume se sépare en une masse cohérente, et que le liquide soit limpide; alors on enlève l'écume, on ajoute l'acide citrique dissous dans un peu d'eau, et on maintient sur le feu, jusqu'à ce que le sirop ait dépassé le degré de cuisson ordinaire, et on ajoute l'eau de fleurs d'oranger. Soubeiran ajoute : « Je rapporte cette formule telle qu'elle a été exécutée à la pharmacie centrale par Aubergier lui-même. »

Il est extrêmement important pour le médecin de ne pas confondre le *sirop de lactucarium* avec le *sirop de H. Aubergier au lactucarium*, ou *sirop de lactucarium opiacé* du *Codex* futur. Nous regardons le premier comme tout à fait inoffensif, et le second ne doit être prescrit, comme toutes les préparations opiacées, qu'avec la plus grande circonspection, surtout chez les enfants ; et, aux termes du décret qui en au-

---

[1] *Traité de Pharmacie*, t. II, p. 577, 4me édit.

torise la vente, rappelons qu'il ne doit être délivré que sur prescription
du médecin.

Au sirop de lactucarium opiacé d'Aubergier, nous préférons le
suivant.

Sirop de lactucarium à la codéine (BOVÉT)

Pr.: Codéine.. . . . . 5 gram.
    Extrait alcoolique de lactucarium. 5
    Alcool à 55° C. . . . . Q. S.

Dissolvez et ajoutez :

    Sirop de sucre blanc. 10000
    Eau de fleurs d'oranger. 200

100 grammes renferment 5 centigrammes de codéine, et de lactucarium.

LACTUCINE

La lactucine est considérée comme le principe actif du lactucarium ;
c'est un corps mal défini ; on ne sait pas si la substance désignée sous
ce nom par Büchner en 1832 est la même que celle que le docteur
Walz a fait connaître en 1839 et semblable à la matière amère cristallisée qu'Aubergier a extraite plus tard du lactucarium.

Lenoir extrait la lactucine du *lactuca virosa*; il nomme *lactucone*
la lactucine fondue et amorphe, la même matière que Walz appelait
lactucérine.

Mouchon préfère les préparations de *lactucine* à celles de lactucarium, dont la composition, dit-il, est très-sujette à variation ; nous
partagerions l'avis de notre confrère si la lactucine était un principe
immédiat parfaitement défini ; mais comme il en est tout autrement,
nous comprenons dans la même proscription la lactucine et le lactucarium, qui sont, selon nous, des médicaments inefficaces, et qui ne méritent nullement la réputation qu'on leur a faite.

Voici les formules d'administration de la lactucine proposées par
Mouchon (de Lyon).

Sirop de lactucine (MOUCHON)

Pr. : Lactucine pulvérisée.. . . . . 4 gram.
    Alcool à 21° C. 125
    Gomme du Sénégal. 250
    Eau de fleurs d'oranger. 125
    Eau de fontaine.. 125
    Sirop de sucre. 8000

Faites dissoudre d'une part la lactucine dans l'alcool, et d'autre part
a gomme dans l'eau et l'eau de fleurs d'oranger : filtrez le soluté al-

coolique et passez le soluté gommeux. Faites bouillir le sirop de sucre jusqu'à ce qu'il puisse être ramené à son poids primitif, par les additions successives de soluté gommeux et de soluté alcoolique et versez-le, dans une chausse d'Hippocrate.

Granules de lactucine (MOUCHON)

Pr. : Lactucine en poudre. . . . . 0,20 gram.
Gomme arabique. 0,50
Amidon. 1,00
Sirop de gomme. . . . . Q. S.

F. S. A. 64 granules qu'on recouvrira avec soin d'une couche convenable de matière sucrée.

On porte jusqu'à 8 le nombre à prescrire dans les 24 heures.

OPIUM INDIGÈNE DU PAVOT POURPRE OU AFFIUM

Sans insister ici sur l'opium indigène, nous renverrons aux excellents travaux de Petit, Loiseleur, Deslongchamps, Dellen, Haller, Savaresi, Aubergier[1], Chevallier, Hardy, Simon, Descharmes, Bénard etc. etc., au résumé que nous avons publié[2], et aux mémoires de Descharmes.

Chevallier a le premier demandé, il y a plus de douze ans, le titrage des opiums destinés aux usages pharmaceutiques ; il a proposé le chiffre de 10 pour 100 de morphine ; on trouve assez facilement, dans le commerce, des opiums à 10 pour 100, mais il faut les choisir ; pris en masse ils ne renferment pas plus de 7 à 8 ; Guibourt a cependant trouvé souvent 12 et 15, mais c'est l'exception.

Nous désapprouvons le nom d'*affium* pour désigner l'opium indigène du *pavot pourpre* ; celui-ci n'est pas une espèce distincte du pavot blanc, mais simplement une variété à graines pourpres qui ne vaut pas mieux que le pavot blanc lui-même.

Nous ne croyons pas à la prétendue constance de composition de l'opium du pavot pourpre ; les opiums, quelle que soit leur origine, peuvent renfermer de 8 à 25 pour 100 de morphine ; les expériences d'Aubergier, Roux, Descharmes, etc., l'ont démontré. Vouloir garantir un opium juste à 10 pour 100, c'est vouloir encourager la fraude par des mélanges de divers opiums, la soustraction ou l'addition d'alcaloïdes ; il faut, selon Guibourt, et nous partageons complétement son avis, n'employer pour les préparations pharmaceutiques, que de l'opium renfermant de 10 à 15 pour 100 de morphine ; une foule de causes peuvent influer sur la composition de l'opium.

[1] *Mémoires de l'Académie de médecine*, Paris 1855, tome XIX, page 49 et suiv.

[2] Reveil, *De l'opium, des opiophages et des fumeurs d'opium.*

La culture du pavot au point de vue exclusif de l'extraction de l'opium est industriellement et économiquement impossible : mais il y a bénéfice à recueillir à la fois les graines et l'opium ; à ce double point de vue, le pavot noir ou à œillette est celui qui fournit le plus de graine qui donne le meilleur opium ; celui-ci peut renfermer jusqu'à 26 pour 100 de morphine (Bénard, Acar, Mialhe, Descharmes, Guibourt, Reveil) ; un pareil opium serait très-profitable pour l'extraction de la morphine.

Au point de vue pharmaceutique, il faut, outre la proportion de morphine, tenir compte également de la quantité d'extrait gommeux soluble fourni par un opium ; en moyenne il donne 50 pour 100 d'extrait ; c'est ainsi qu'il faut rejeter de la consommation pharmaceutique les opiums de Perse qui renferment le plus souvent 11 pour 100 de morphine, mais qui donnent jusqu'à 92 pour 100 d'extrait, d'où il résulterait que ces opiums fourniraient des extraits moins riches que ceux qui auront été donnés par de l'opium de Constantinople ou de Smyrne à 8 pour 100 de morphine.

Dans la séance du 3 janvier 1854[1], l'Académie de médecine a adopté les formules suivantes d'opium indigène ; ces formules ont été insérées au *Bulletin* par arrêté ministériel en date du 15 décembre 1853.

Préparation de l'opium indigène.

Faites des incisions longitudinales légèrement inclinées aux capsules de pavot pourpre, lorsqu'elles ont atteint leur développement complet et avant qu'elles passent de la couleur verte à la couleur jaune. Recueillez immédiatement, avec le doigt dans un verre, le suc laiteux qui s'écoule ; répétez ces incisions par intervalles jusqu'à ce qu'elles aient embrassé toute la circonférence de la capsule. Réunissez le produit de la récolte dans de larges vases à fond plat ; exposez-le au soleil jusqu'à ce qu'il ait acquis une consistance assez ferme pour pouvoir être divisé en pains de 50 grammes ; laissez les pains exposés au soleil et à l'air jusqu'à ce qu'ils puissent être enveloppés dans des feuilles de papier huilé sans s'y attacher.

Extrait d'opium indigène de pavot pourpre

Coupez 500 grammes d'opium de pavot pourpre par tranches ; versez dessus 6 litres d'eau distillée froide ; au bout de douze heures de macération passez et exprimez. Soumettez le marc à une nouvelle macération dans 6 parties d'eau froide et passez encore avec expression ; décantez les liqueurs, et versez sur cet extrait 4 kilog. d'eau distillée

---

[1] *Bulletin de l'Académie impériale de médecine*, t. XIX, p. 261.

froide ; agitez de temps en temps pour faciliter la dissolution ; passez les liqueurs et faites évaporer en consistance d'extrait pilulaire.

Cet extrait contient un cinquième de son poids de morphine.

Vin d'opium de pavot pourpre

Pr.: Vin de Madère. . . . . 500 gram.
Opium de pavot pourpre. 0,50

Faites macérer huit jours et filtrez.

Si vous ne retirez pas une dose de vin équivalente à celle employée, lavez le résidu avec une quantité de vin suffisante pour compléter 500 grammes.

Teinture d'opium indigène de pavot pourpre

Pr. : Extrait d'opium de pavot pourpre. . . . . 10 gram.
Alcool à 56° C. 1000

Faites macérer l'opium de pavot pourpre dans l'alcool ; filtrez la solution ; passez-la, et si elle pèse moins que l'alcool employé, complétez le poids en lavant le résidu avec une quantité suffisante de ce liquide.

Pour obtenir une teinture solide, à froid, propre exclusivement à l'usage extérieur, diminuez de 120 grammes les quantités d'alcool employé, et remplacez-le par un poids égal de savon animal que vous ferez dissoudre au bain-marie.

Sirop d'opium indigène de pavot pourpre

Pr.: Opium de pavot pourpre. . . . . 1,50 gram.
Eau. 500,00
Sucre blanc. . . . . 1 kilogram.

Faites dissoudre l'opium de pavot pourpre dans l'eau ; filtrez la solution ; faites-y dissoudre le sucre et filtrez le sirop au papier.

Dix grammes ou deux cuillerées à café de ce sirop contiennent un centigramme d'opium indigène et un milligramme de morphine.

Malgré l'approbation de l'Académie de médecine, les préparations d'opium indigène sont tout à fait inusitées.

Guibourt a signalé récemment un fait extrêmement important qu mérite toute l'attention des praticiens ; il a constaté que l'extrait d'opium en vieillissant devenait moins riche en morphine et que par conséquent il perdait de ses propriétés. Nous appelons toute l'attention de nos confrères sur cette altération qui, si elle était constante, nécessiterait une réforme sérieuse dans la pharmacie.

Nous demandons avec Chevallier, Guibourt, Soubeiran, etc., que les opiums destinés aux préparations pharmaceutiques renferment de 10 à 12 pour 100 de morphine. Mais nous ne voudrions pas que dans aucun

cas il fût permis d'ajouter le sel de morphine à l'opium ou à des préparations opiacées pour en élever le titre.

Topiquement l'opium est un des meilleurs calmants que l'on connaisse ;
mais il faut alors l'employer en solutions aqueuses, lorsque surtout on
veut l'appliquer sur des plaies ; l'alcool détermine des douleurs intolérables.

D'après un travail récent de Deschamps (d'Avallon), les capsules de
pavot employées en pharmacie ont une composition très-variable, et
elles renferment des proportions diverses de morphine.

FEUILLES DE LAURIER-CERISE

Les feuilles de laurier cerise sont employées avec succès par Julien
pour le pansement des plaies ; il les interpose entre deux linges très-
fins ; ce pansement détruit les fongosités et modifie avantageusement la
suppuration.

FEUILLES DE POMMES DE TERRE

On a souvent signalé des cas d'empoisonnement de bestiaux qui s'é-
taient nourris avec des feuilles de pommes de terre, mais on ne sait
rien de positif à ce sujet. Pluskal a vanté les cataplasmes de feuilles et
les injections avec la décoction des feuilles de pomme de terre dans les
cas d'hémorrhoïdes douloureuses et les spasmes de la vessie.

FÈVE DE CALABAR

Les effets physiologiques et toxiques produits par la fève de Calabar
nous engagent à la placer à côté des opiacés ; en effet, comme l'opium
elle agit en sens inverse de la belladone.

Le docteur Daniel, en 1846, a appelé le premier l'attention sur les
propriétés toxiques de la fève de Calabar. Dans un mémoire sur les naturels de Calabar, lu à la Société ethnologique de Londres le 28 janvier
1846[1], le docteur Daniel fait connaître l'usage qu'on fait dans le pays,
dans un but judiciaire, d'un poison, dit d'épreuve, fourni par une légumineuse aquatique dont il n'indique pas le nom. C'est plus tard, en 1855,
que le révérend Waddell, missionnaire au Vieux-Calabar, a fourni au
professeur Christison des graines provenant de la plante en question,
connue, dans le pays, sous le nom d'*éséré*. Ce professeur s'étant procuré
d'autres graines, les étudia au point de vue toxicologique. Il communiqua
son travail à la Société royale d'Édimbourg[2]. Balfour donna l'histoire
complète de cette légumineuse.

[1] *Ethnological Society Journal*, tome I.
[2] *Transactions of the royal Society of Edinburg*, vol. XXII. *Monthly
Journal of medicine*, 1855.

La plante qui fournit la fève de Calabar fut désignée par Balfour sous le nom de *physostigma venenosum*; et comme sa graine diffère de celle de la tribu des Phaséolées, il créa une tribu nouvelle sous le nom d'*Euphaséolées* et non *phaséolées* comme on l'a écrit par erreur, sous-ordre des Papilionacées.

On trouve la fève de Calabar dans la région occidentale d'Afrique, près

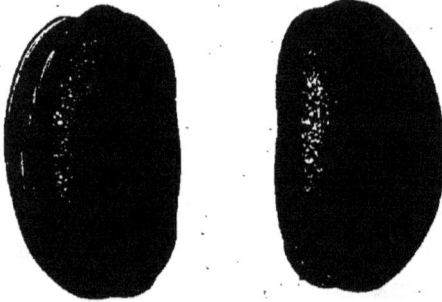

Fig· — Féve de Calabar.

de la baie de Biafra, à l'ouest des sources du Niger. Le *physostigma venenosum* est une plante grimpante, vivace, atteignant quelquefois une longueur de 15 mètres ; elle se plaît aux environs des cours d'eau et des terrains marécageux. La gousse, lorsqu'elle est dans son état de maturité, est d'une couleur brune et présente près de 0ᵐ,15 à 0ᵐ,20 de longueur. Elle contient deux ou trois graines ; l'épisderme est dur, cassant ; elles sont ovales, un peu réniformes ; ont 0ᵐ,02 à 0ᵐ,025 de longueur et larges de 0ᵐ,010 à 0ᵐ,015 ; leur côté, convexe, est marqué d'un hile long et sillonné, qui s'étend comme une rainure profonde d'une extrémité de la semence à l'autre ; sa couleur est chocolat foncé ; sa surface chagrinée ; elle est rougeâtre sur les bords du sillon ; l'amande est formée d'un embryon avec deux gros cotylédons qui se sont rétractés et ont laissé une cavité au milieu ; ils sont durs et très-friables. L'extrait de la fève de Calabar, lorsqu'il est introduit sous les paupières, possède la propriété de faire contracter la pupille, et de devenir ainsi l'antagoniste de l'atropine. Thomas R. Fraser[1] a fait connaître la propriété que possède l'extrait de cette fève, d'agir sur l'iris, de déterminer les contractions de cette membrane, de rétrécir la pupille et d'avoir une action immédiate sur l'appareil accommodateur de la vision. Les recherches de Fraser ont été aussitôt confirmées par les observations cliniques d'un ophthalmologiste distingué, Argyll Robertson, observations communiquées à la Société médico-chirurgicale d'Édimbourg, au mois de février 1863[2].

Le travail de Robertson éveilla l'attention des observateurs, et peu de temps après, Sœlberg, Bowman et Harley à Londres, Nunneley à

---

[1] Thèse inaugurale soutenue et couronnée à Édimbourg en 1862, *sur les caractères et les usages thérapeutiques de la fève de Calabar.*

[2] *Edinburg medical Journal.* N° de mars, 1863.

Leeds, de Graefe à Berlin, sont venus confirmer les résultats avancés par les premiers expérimentateurs. De son côté, Giraldès confirmait le premier, à Paris, les résultats de l'action de cet agent, et il a employé dans ses essais de l'extrait de fève de Calabar, préparé par nous d'après le procédé de Fraser.

Les expériences ont porté sur trois catégories bien distinctes : 1° des enfants dont les yeux étaient sains ; 2° des enfants chez lesquels l'iris adhérant à la pupille présentait un déplacement de cette ouverture ; 3° enfin chez quelques enfants dont la cornée perforée présentait une procidence de l'iris.

Sur plus de vingt-cinq enfants depuis l'âge de quatre à treize ans, et chez lesquels la pupille avait été dilatée la veille ou l'avant-veille, au moyen de l'atropine, une goutte de solution d'extrait dans de la glycérine a été introduite entre les paupières ; au bout de dix minutes, on apercevait chez tous un commencement d'action ; quinze à vingt minutes après, la pupille était réduite presque au minimum ; enfin vingt-cinq minutes après, la contraction était poussée à ses dernières limites ; on apercevait alors le champ de la cornée occupé par une membrane, offrant à son centre une ouverture ayant à peine un demi-millimètre de diamètre cette contraction s'est maintenue pendant vingt-quatre et trente heures. Chez les enfants de la seconde catégorie, le même phénomène s'est produit ; chez quelques-uns, quelques adhérences se sont déchirées et la position de l'ouverture pupillaire s'est corrigée. Chez les enfants de la troisième catégorie, la contraction de la pupille, en ramenant cette ouverture vers le centre du champ de la cornée, a contribué à dégager la partie de l'iris prolapsée.

Depuis que ces premières expériences ont été instituées, Giraldès a eu occasion d'observer les mêmes résultats chez des individus mydriatiques. On connaît aujourd'hui bon nombre de faits dans lesquels l'extrait de fève de Calabar a été employé avec succès pour combattre une mydriase produite par des causes traumatiques ou autres.

Fraser a étudié l'action physiologique des fèves de Calabar ; il a constaté que les graines seules étaient actives ; les essais faits avec les tiges n'ont donné aucun résultat ; il a essayé l'action des semences sur l'homme et sur les animaux ; Christison a pu prendre 0 gr. 27 de fève ; il a éprouvé des vertiges, des battements de cœur très-faibles et irréguliers accompagnés d'accidents très-graves que Maglagan, qui vit Christison avec le docteur Simpson, a comparés à ceux produits par l'aconit.

Les expériences de Fraser sur l'action qu'exerce l'extrait de fève de Calabar sur la pupille ont été répétées par Robertson, Sœlberg, Wells, Hulke, de Graefe, etc.; en France, on ne connaît que les faits signalés par Giraldès, Lefort Fano, etc.

Stœber a relaté devant la société de médecine de Strasbourg les bons effets obtenus sur un myope avec le papier calabarisé; Delgado a cité un cas de guérison de mydriase idiopathique, et le docteur Lombroso a vu, qu'administrée à très-faible dose, et à l'intérieur, la fève de Calabar détermine plus promptement encore l'effet pupillaire, et qu'il a été plus durable; d'après Harley, la dose de poudre de fève de Calabar est de 15 à 30 centigrammes en commençant par 5 centigrammes: il se produit de légères coliques et quelques vomissements, la contraction de la pupille se fait rapidement, et les pulsations du cœur sont accélérées, elles vont jusqu'à 160 par minute; c'est surtout contre la chorée que la fève de Calabar a été expérimentée. Sédillot l'a utilisée pour combattre les effets de l'atropine et de la belladone.

Nous avons opéré de la manière suivante avec les fèves de Calabar que nous a remises Giraldès.

Poids des graines = 30 grammes $\begin{cases} \text{Epispermes.} & 8,90 \\ \text{Amandes.} & 21,10 \end{cases}$

Les amandes pulvérisées ont été successivement traitées par 150, 120 et 150 grammes, total 420 grammes d'alcool absolu et bouillant; par évaporation, nous avons obtenu 0,89 d'extrait sec, d'apparence huileuse, soit 2,666 du poids des semences pour 100; le résidu repris par l'eau a donné un extrait qui contractait légèrement la pupille.

Les 8,90 d'épispermes pulvérisés et épuisés par l'alcool absolu et bouillant ont donné 0,17 d'extrait peu actif; le résidu repris par l'eau bouillante a fourni 0,45 d'extrait aqueux très-peu actif.

On voit, d'après ce qui précède, que le procédé de Fraser que nous avons suivi et qui consiste à épuiser par l'alcool absolu, donne moitié moins d'extrait que lorsqu'on se sert d'alcool à 84° employé par Daniel Hanbury; il est vrai que ce savant ne dit pas s'il a séparé les épispermes ou s'il a traité le tout ensemble. Ajoutons que les solutions alcooliques et aqueuses de fève de Calabar précipitent abondamment par l'iodure double de mercure et de potassium, ce qui fait présumer qu'elles renferment un alcaloïde.

Jobst et Hesse (de Stuttgard) ont isolé la *calabardine* ou *physostigmine*; c'est un produit jaune brunâtre amorphe qui se sépare sous forme huileuse; elle est très-soluble dans l'ammoniaque, la soude caustique et carbonatée, l'éther, la benzine et l'alcool; peu soluble dans l'eau, le biiodure de potassium y détermine un précipité couleur kermès. Les acides dissolvent la calabardine et forment avec elle des sels rouge foncé ou noir bleu; le tannin, les chlorures d'or, de platine et de mercure la précipitent.

Daniel Hanbury a vu que la fève concassée et épuisée par l'alcool à

84° centésimaux donnaient 2,5 pour 100 d'extrait sec, et par un second traitement par l'alcool bouillant, on obtient 2,2 pour 100 d'extrait sec : total 4,5.

Comme Daniel Hanbury, nous avons constaté que l'extrait alcoolique de fève de Calabar était incomplétement soluble dans l'eau avec laquelle il donne une solution trouble qui laisse un dépôt abondant; la glycérine dissout parfaitement l'extrait, c'est cette solution au sixième (1 d'extrait pour 5 de glycérine) que Giraldès a employée.

L'épisperme épuisé séparément par l'alcool a donné un extrait qui contractait légèrement encore la pupille.

Le résidu du traitement par l'alcool est extrêmement riche en amidon ; bouilli dans l'eau, il se prend en empois ; celui-ci délayé dans l'eau, et la solution filtrée et évaporée à une douce chaleur donne un résidu qui, repris par l'alcool, à 55° centésimaux, fournit après filtration et évapo- ration un extrait qui contracte notablement la pupille : il serait donc plus convenable, à notre avis, pour obtenir les plus grandes parties du prin- cipe actif, de traiter par l'alcool à 65° centésimaux au lieu d'alcool ab- solu qu'emploie Fraser, et l'alcool à 84° C. dont s'est servi Daniel Han- bury.

Nous croyons avec Daniel Hanbury que le meilleur mode d'application de l'extrait de fève de Calabar dans les maladies des yeux consiste à étendre la solution glycérinée sur du papier, par la méthode de Streat- field ; mais nous préférons employer les papiers gradués par Le Perdriel divisés par centimètres carrés, demis, cinquièmes et dixièmes de centi- mètres carrés; nous mettons deux milligrammes d'extrait par centi- mètre carré ; un cinquième de centimètre suffit pour obtenir le maximum de contraction en huit minutes.

Hart propose de substituer la gélatine au papier; il mélange un poids connu de cette substance avec une quantité définie d'extrait de physos- tygma, et il en prépare de petites tablettes dures, minces, qui se dis- solvent lorsqu'on les met dans l'œil. Il est évident qu'on pourrait em- ployer les mêmes procédés de dosage que pour le papier.

Art. II. — STUPÉFIANTS : PRINCIPES IMMÉDIATS

Presque toutes les plantes qui possèdent des propriétés narcotiques prononcées renferment des alcalis organiques dont l'étude physiolo- gique et thérapeutique est parfaitement connue ; nous n'aurons donc qu'à signaler ici quelques-unes de leurs applications les plus récentes.

ACONITINE ($C^{96}H^{47}Az O^{14}$)

L'aconit napel, étudié au point de vue chimique par Pallas et par Bucholz, fournit à Hesse, en 1833, un alcaloïde, qu'il nomma *aconitine*, qui fut étudié plus tard par Geiger, Brandes, Berthemot, Stahlschmidt, Morson et Planta. L'aconitine se présente sous l'aspect de grains blancs pulvérulents, inodores, amers, peu solubles dans l'eau froide, plus solubles dans l'eau chaude, dans l'éther et surtout dans l'alcool. L'aconitine est très-vénéneuse; elle fond à 80°, se décompose à 120°; l'acide sulfurique la colore en jaune qui tire bientôt au rouge; l'iode la colore en rouge kermès; elle forme des sels qui cristallisent très-difficilement.

On tend à préférer l'aconitine à l'aconit; malheureusement elle est assez difficile à obtenir, cependant Planta a publié un procédé qui donne cet alcaloïde pur.

L'aconitine est un des poisons narcotico-àcres les plus violents; elle est employée avec succès dans tous les cas de surexcitation nerveuse cérébrale; on l'administre dans les maladies mentales, dans les crampes, la chorée, l'asthme spasmodique, les névralgies; elle exerce une action diurétique évidente; Coulson Roots, Scey et Brockes, Becquerel, Tessier, etc., l'ont employée contre la goutte et le rhumatisme; la médecine homœopathique fait un grand usage de l'aconitine sous forme de globules ou de dilutions dans les névroses, les maladies inflammatoires et les affections fébriles en général.

D'après E. Hottot, l'aconitine pure est complétement soluble dans l'éther et elle tue une grenouille à la dose de 2 milligrammes en 4 minutes; celle du commerce, au contraire, ne se dissout pas dans l'éther et elle ne produit pas les mêmes effets à la dose de 10 centigrammes. Ce pharmacien a fait connaître un procédé de préparation qui fournit l'aconitine parfaitement pure; elle est alors incristallisable, contient 20 pour 100 d'eau, à 85° elle fond et devient anhydre; elle est à peine soluble dans l'eau, très-soluble dans l'alcool, l'éther, la benzine, le chloroforme; elle doit être employée à la dose d'un demi milligramme à 3 milligrammes au maximum.

L'aconitine agit sur les centres nerveux et successivement sur le bulbe, la moelle et le cerveau.

Sur l'homme, elle détermine les effets suivants : irritation des muqueuses, salivation, nausées, affaiblissements musculaires, fourmillements, sueurs, pesanteur de la tête, douleurs sur le trajet des nerfs de la face, dilatation de la pupille, gêne de la respiration, dépression du pouls, affaiblissement de la sensibilité.

Turnbull a préconisé l'aconitine dans un grand nombre de maladies des yeux et des oreilles.

À l'intérieur l'aconitine s'emploie sous différentes formes à la dose de 1 à 5 centigrammes.

Pilules d'aconitine (TURNBULL)

Pr. : Aconitine. 0,05 gram.
Poudre de réglisse. 1,00
Sirop. . . . . Q. S.

Pour 5 pilules. — Une à cinq par jour.

Gouttes d'aconitine contre la surdité (TURNBULL)

Pr. : Aconitine. 1 gram.
Alcool rectifié. 8

Mêlez et faites dissoudre. — Employées en frictions en commençant
par 2 ou 3 gouttes et allant progressivement jusqu'à 20 ou 30 gouttes et
sur du coton dans les oreilles.

Morson a isolé de l'aconit napel un principe organique qu'il a nommé
napelline, dont l'étude chimique, physiologique et thérapeutique n'a pas
été faite.

DELPHINE ou DELPHININE

La delphine, extraite par Brandes des semences du *delphinium sta-
phisagria*, et étudiée par Lassaigne et Feneulle, est une base pulvérulente légèrement jaunâtre ; elle fond à 120° ; sa saveur est âcre et insupportable ; elle est peu employée ; cependant Turnbull l'a administrée
dans les névralgies, et plus particulièrement contre le tic douloureux.
D'après Van Praag, elle paralyse les nerfs sensitifs et moteurs.

Gouttes de delphine (TURNBULL)

Pr. : Delphine. 1 gram.
Alcool rectifié. 8

Faites dissoudre. — Dose 10 à 40 gouttes.

ATROPINE $(C^{34}H^{23}AzO^6)$

L'atropine a été extraite de la belladone par Geiger, Hesse et Meins ;
elle est sous forme d'aiguilles incolores ou de masses amorphes et transparentes ; elle est très-vénéneuse, fusible à 80°, légèrement volatile ;
elle répand une odeur caractéristique ; elle est peu soluble dans l'eau,
très-soluble dans l'éther ; elle forme des sels cristallisables qui ne sont
précipités par le tannin qu'après addition d'acide chlorhydrique.

Les propriétés thérapeutiques de l'atropine ont été étudiées par Reisenger, Lusanna, Bouchardat, Crosio, etc. Elle agit comme la belladone,
mais on la préfère toutes les fois que l'on veut agir sûrement et rapidement. Comme dans la mydriase, dans d'autres maladies des yeux, contre
les névralgies faciales, les névroses, etc.

Les injections sous-cutanées d'atropine ou d'un sel d'atropine ont été
surtout préconisées en France par Béhier ; on injecte sous la peau, à l'aide

de la seringue de Pravaz ou de celle de Lüer, une solution titrée d'atropine ou de sel d'atropine; on commence par un demi-milligramme et on peut aller jusqu'à un milligramme et au-dessus; employée avec succès contre les névralgies, cette médication a encore été appliquée contre l'épilepsie, la chorée, les hallucinations, l'hystérie, le tétanos, même l'hydrophobie; on s'en est servi comme prophylactique de la scarlatine, mais alors on l'administre par l'estomac; mais c'est surtout la sciatique que les injections sous-cutanées d'atropine ont combattue avec succès; à leur suite il survient souvent des accidents atropiques, que l'on combat par de petites doses d'opium.

L'atropine est utilisée contre le spasme palpébral, la photophobie, l'épiphora et les phénomènes de congestion vasculaire qui accompagnent le plus souvent les ulcérations de la cornée; elle déterge les ulcérations et favorise leur cicatrisation par une action modificatrice spéciale dans les perforations de la cornée; elle empêche la formation de la hernie de l'iris en faisant rétracter cette membrane jusqu'au cercle ciliaire, pendant le temps nécessaire pour la production de la lymphe plastique qui doit former la cicatrice.

L'atropine et ses sels sont les plus puissants mydriatiques que l'on connaisse; l'injection de ses solutions dans l'œil est quelquefois suivie d'accidents atropiques graves; on les évite par l'usage des papiers gradués de Le Perdriel, réunis dans un portefeuille qu'il nomme trousse de l'oculiste; *un cinquième de milligramme* représenté par un cinquième de centimètre carré suffit pour obtenir le maximum de dilatation.

Nous pourrions citer plusieurs cas d'empoisonnement par l'atropine introduite dans l'œil.

Injections sous-cutanées d'atropine (Béhier)

Pr. : Atropine et mieux sulfate d'atropine . . . . . .   0,30 gram.
Eau.   50,00

Faites dissoudre, et injectez de 1 à 5 gouttes. — Contre les névralgies et surtout la sciatique.

Collyre pour dilater la pupille

Pr. : Atropine. . . . .   0,05 gram.
Eau distillée.   200,00

Faites dissoudre à l'aide d'une demi-goutte d'acide chlorhydrique.

Collyre (Desmarres)

Pr. : Atropine. . . . .   1 gram.
Eau distillée.   100

Faites dissoudre, entourez le flacon de glace; dans les hernies récentes de l'iris et les ulcérations de la cornée; lorsque la perforation est imminente, on instille une goutte toutes les dix minutes et on applique sur l'œil une compresse imbibée de cette solution.

Pommade

Pr. : Atropine. 0,25 gram.
Axonge. 5,00

Mêlez. — Matin et soir introduire gros comme une tête d'épingle de cette pommade entre les paupières pour combattre les adhérences iridocristalloïdiennes.

Gouttes ou teinture prophylactique de la scarlatine

Pr. : Atropine. 0,50 gram.
Alcool à 85° C. 20,00

Faites dissoudre. — 1 à 5 gouttes dans un demi-verre d'eau sucré.

Sirop

Pr. : Atropine. 1 décigr.
Eau. . . . . 10 gram.

Faites dissoudre à l'aide d'une goutte d'acide chlorhydrique et ajoutez :
Sirop de sucre blanc. 1000

100 grammes contiennent 1 centigramme : dose 20 à 50 grammes.

En principe, nous désapprouvons la forme de sirop pour les substances actives ; ils sont au moins inutiles, sinon dangereux.

SULFATE D'ATROPINE ($C^{31}H^{27}AzO^6,SO^3$)

On préfère, en général, le sulfate d'atropine à l'atropine. Le docteur Mozler (de Genève) a beaucoup insisté sur les avantages que présente ce sel ; son action plus modérée le rend moins dangereux ; ses propriétés et ses usages sont les mêmes que ceux de l'atropine ; on l'emploie dans les mêmes maladies et aux mêmes doses. Desmarres emploie pour dilater la pupille une solution de 2 à 5 centigrammes pour 10 grammes d'eau distillée. Le papier gradué au sulfate d'atropine vaut mieux.

VALÉRIANATE D'ATROPINE ($C^{34}H^{23}AzO^6,C^{10}H^9O^3$)

Michea a vanté le valérianate d'atropine contre l'épilepsie ; mais ce sel n'agit pas mieux que le sulfate, ni que la belladone, autrefois employée par Greding, et plus récemment par Debreyne.

Moreau (de Tours) a également employé le valérianate d'atropine ; deux hystériques, dont une plus gravement atteinte, en ont éprouvé, après quelques jours de son usage, une telle rémission dans les symptômes, qu'on pouvait les regarder comme guéries. — L'hystéro-épilepsie était compliquée de dérangements intellectuels, ou même de folie bien caractérisée. Les attaques étaient fréquentes, d'une violence extrême ;

elles ont cessé pendant six mois; les malades ont été rendues à leur famille et engagées à continuer le remède. Moreau (de Tours) résume ainsi ces observations : deux guérisons douteuses sur dix insuccès.

Calmann a indiqué le procédé suivant pour obtenir le valérianate d'atropine cristallisé ; il fait dissoudre l'atropine dans l'éther ; il refroidit la dissolution ainsi que le valérianique à l'aide d'un mélange réfrigérant ; puis il mélange, peu à peu, les deux solutions; les cristaux se forment bientôt.

Michea fait préparer des granules de valérianate d'atropine contenant chacun *un milligramme* de sel; on en fait prendre un à quatre par jour.

Potion contre l'épilepsie (Michea)

Pr. : Infusion de tilleul. . . . . 120 gram.
Valérianate d'atropine. . . . . 1 milligr.
Sirop de tolu. . . . . 10 gram.

Une cuillerée à café toutes les demi-heures, dans la coqueluche.

DATURINE

Le stramonium, *datura stramonium*, jouit des mêmes propriétés que la belladone ; pour quelques chimistes, tels que Geiger, Hesse et Mein, il contiendrait de l'atropine, qui se trouverait surtout dans les semences. D'après Planta, le principe actif du stramonium, qu'il a nommé *daturine*, aurait la même composition que l'*atropine*; mais il ne précipite pas par le chlorure platinique, et le précipité fourni avec le chlorure d'or serait blanc, tandis que celui fourni par l'atropine est jaune. On a même signalé dans le stramonium un autre principe, la *stramonine*, qui n'a pas été suffisamment étudiée.

Quoi qu'il en soit, la *daturine*, qui cristallise en prismes bien nets, incolores, très-brillants et groupés, agit comme l'atropine ; elle dilate aussi bien la pupille ; mais, d'après Jobert de Lamballe, la dilatation est moins douloureuse et persiste moins longtemps, ce qui est un inconvénient pour l'atropine ; ces deux alcaloïdes sont employés dans les mêmes cas et aux mêmes doses.

HYOSCYAMINE

L'hyoscyamine, extraite de la jusquiame, se trouve dans les feuilles et les semences de cette plante ; elle a été découverte par Geiger et Hesse ; elle cristallise en aiguilles soyeuses ; sa saveur est âcre et désagréable ; elle dilate fortement la pupille; elle est volatile, presque sans décomposition; l'iode la précipite en brun, le tannin en blanc; le chlorure d'or en blanc jaunâtre, et le chlorure de platine ne la précipite pas.

D'après le docteur Garrod, les alcalis caustiques détruisent l'hyoscyamine, l'atropine et la daturine, tandis que les bicarbonates alcalins n'exercent aucune action sur elles.

Reisenger, Gulz et Honold ont employé l'hyoscyamine pour dilater la pupille. Schroff la prescrit, mêlée au sucre, à la dose de un à trois milligrammes comme hypnotique et pour calmer la toux et assurer le repos les nuits.

Solution d'hyoscyamine (Schroff)

Pr. : Hyoscyamine . . . . 1 gram.
Alcool 10
Eau 100

Dose, 4 à 15 gouttes. L'hyoscyamine est très-soluble dans l'eau, ce qui facilite son emploi comme mydriatique ; elle dilate mieux, dit-on, la pupille que les autres alcaloïdes.

SOLANINE ($C^{84}H^{68}Az^2O^{28}$)

La solanine, isolée des feuilles et des tiges de douce-amère par Desfosses, des fruits par Legrip, et des germes de pommes de terre par Otto, cristallise en prismes incolores et inodores ; sa saveur est amère et âcre ; elle est soluble dans l'eau, l'alcool, l'éther et les huiles ; elle ne dilate pas la pupille ; d'après Clarus, c'est un narcotique puissant. Elle est rare et inusitée.

La solanine a été trouvée par Legrip et O. Henry dans le *solanum mammosum* ; par Morin, dans le *S. verbascifolium* ; par Chevallier et Payen, dans les fruits du *S. lycopersicum* ; par Fodéré et Hecht, dans le *S. ferox*, et par Pelletier dans d'autres Solanées.

CICUTINE ($^{16}H^{46}Az$)

La *cicutine*, *conine*, *conéine* ou *conicine*, est un alcaloïde liquide non oxygéné, extrait, en 1826, par Brandes et Giesecke, des fruits de la grande ciguë, *conium maculatum* ; elle a été étudiée par Geiger, Schrader et Ortigosa ; c'est un des poisons les plus violents que l'on connaisse ; d'après Von Planta et A. Kékulé, la cicutine du commerce serait un mélange de deux alcaloïdes homologues, la *cicutine* et la *méthylcicutine*, et T. Wertheim a obtenu de la distillation des fleurs de ciguë fraîches un alcaloïde particulier, qu'il a nommé *conhydrine*.

D'après W. Reuling et Fr. Salzer, la cicutine, qui est inusitée chez nous, serait très-employée en Allemagne ; Wertheim l'a administrée avec succès contre les fièvres intermittentes. Les Allemands l'ont employée contre le typhus, la tuberculose ; dans les bronchites chroniques, elle calme, dit-on, la toux et les douleurs névralgiques ; Spengler l'a administrée contre la coqueluche.

Collyre

Pr. : Cicutine. . . . . 1,00 gram
  Alcool 100,00

En frictions sur les paupières, contre certaines ophthalmies scrofuleuses. Mauthner (de Vienne) emploie, aux mêmes doses, la cicutine
dissoute dans l'huile d'amande pour combattre les contractions spasmodiques des paupières chez les enfants scrofuleux. D'après Œsterlen, la
cicutine a été employée, en Angleterre, sans succès dans le tétanos et
l'hydrophobie ; on l'injectait sous la peau.

NICOTINE ($C^{20}H^{11}Az$)

La *nicotine* a été découverte par Reimann et Posselt dans le tabac,
étudiée par Boutron et O. Henry, obtenue pure et analysée par Barral,
retrouvée par Melsens dans la fumée du tabac, et parfaitement caractérisée par Schlœsing : c'est un alcaloïde liquide des plus vénéneux.

Les propriétés physiologiques et toxiques de la nicotine ont été
étudiées par Berzelius, van Praag, Stass, Albers et Claude Bernard [1] ; elle
accélère d'abord la respiration et la ralentit ensuite.

Van Praag a préconisé la nicotine contre les dermatoses chroniques ;
elle est peu employée.

Teinture de nicotine (GOWE)

Pr. : Nicotine. . . . . 1 gram.
  Alcool. 50

Imbiber des compresses de cette teinture et appliquer *loco dolenti*.

Pavesi a obtenu de bons résultats de l'injection suivante dans les cas
de paralysie de la vessie.

Injections de nicotine (PAVESI)

Pr. : Nicotine. . . . . 0,60 gram.
  Eau distillée. 360,00
  Mucilage. 30,00

Pour faire deux injections par jour dans la vessie contre les paralysie
de cet organe. — L'absorption se fait difficilement par la muqueus
vésicale, mais elle a lieu ; aussi la dose de nicotine employée dans cett
formule nous paraît-elle excessive.

MORPHINE ($C^{34}H^{19}AzO^6$)

L'acétate de morphine, autrefois très-employé, l'est beaucoup moin
aujourd'hui, parce qu'il devient basique et insoluble. On préfère l

---

[1] *Leçons sur les effets des substances toxiques et médicamenteuses*
Paris, 1857, page 597 et suiv.

sulfate et surtout le chlorhydrate. Les sirops d'acétate, de sulfate et de chlorhydrate de morphine s'obtiennent par simple mélange d'une solution de *une partie* de sel de morphine dans deux mille cinq cents parties de sirop de sucre. 30 grammes de ces sirops contiennent 12 milligrammes de sel de morphine.

Pilules contre la bronchite chronique (van den Corput)

```
Pr.: Extrait de scille. . . . . . . . . . . . . . .   5 à 8 centigr.
     Gomme ammoniaque. . . . . . . . . . . . . . . .   10
     Chlorhydrate de morphine. . . . . . . . . . . .   5 milligr.
```

Mêlez et faites une pilule, et vingt semblables à prendre deux à quatre par jour, dans les bronchites chroniques et les bronchorrhées. On additionne quelquefois ces pilules d'un peu de baume de tolu, et on les roule dans la poudre d'iris.

Émulsion calmante (van den Corput)

```
Pr.: Mucilage de gomme arabique. . . . . . . . . .   120 gram.
     Huile de belladone. . . . . . . . . . . . .   1 à   2
```

Émulsionnez et ajoutez :

```
     Sirop de chlorhydrate de morphine. . . . . . .   30
     Cyanure de potassium. . . . . . . . . . . .   1 à   5 centigr.
```

M. S. A. — Cette émulsion est agréable et d'un excellent effet dans les bronchites et les toux nerveuses. On peut l'aromatiser en y ajoutant de l'eau de fleurs d'oranger.

Les sels de morphine sont très-souvent employés par la méthode endermique, à la dose de 1 à 5 centigrammes. On peut se servir, dans ces cas, des papiers titrés à un centigramme par centimètre carré. On les applique humectés d'eau sur les plaies.

Les sirops de sels de morphine sont employés comme base des potions calmantes.

CODÉINE (C³⁵H²⁰AzO⁵,2HO)

La codéine, découverte dans l'opium par Robiquet, se distingue par sa solubilité dans l'eau : quatre-vingts parties d'eau en dissolvent une partie, tandis qu'il ne faut que dix-sept parties d'eau bouillante.

La codéine jouit de propriétés hypnotiques analogues à celles de la morphine; mais elles sont plus faibles. C'est un médicament cher. On l'a employé contre la gastralgie, la coqueluche, la bronchite. On en fait presque exclusivement usage sous forme de sirop. Il faut que le médecin sache qu'il existe plusieurs formules de ce sirop; la plus commune contient 5 centigrammes de codéine par 30 grammes.

Sirop de codéine

	CAP.	GUIBOURT.	BERTHÉ.	ROBIQUET.
Pr. : Codéine	0,10	0,05	0,25	0,50
Sirop de sucre	50,00	50,00	50,00	50,00

Dissolvez la codéine dans un peu d'eau, ajoutez au sirop bouillant ou bien dissolvez la codéine dans un peu d'eau acidulée par l'acide acétique [1] et ajoutez au sirop froid. (Mialhe), dose 10 à 50 grammes pur ou en potion. Jusqu'à nouvel ordre, le médecin devra spécifier quel est le sirop qu'il entend employer; à défaut d'indication, le pharmacien délivrera le sirop à 5 centigrammes par 50 grammes.

Quelques pharmaciens délivrent du sirop de morphine pour celui de codéine. S. Berthé a proposé, pour distinguer ces deux sirops, d'y ajouter deux gouttes pour 10 grammes environ d'une solution d'acide iodique, qui est décomposé par le sirop de morphine avec coloration jaune, et qui ne l'est pas par celui de codéine.

Des expériences encore inédites sembleraient prouver que la codéine est beaucoup plus active qu'on ne le croit en général; elle devrait être placée, par ses effets toxiques, au même rang et peut-être au-dessus de la morphine.

NARCOTINE ($C^{46}H^{25}Az O^{14}$)

Cette base a été découverte dans l'opium par Derosne en 1804; elle n'est pas employée, et son action physiologique n'a pas été suffisamment étudiée.

Voici, d'après E. Soubeiran, quelle est la valeur comparative des différentes préparations de morphine et d'opium :

1 partie de morphine cristallisée équivaut à morphine cristallisée.	1 part.
— — — à sulfate de morphine..	1,53
— — — à chlorhydrate —	1,26
— — — à acétate —	1,10
50 gram. de sirop de sulfate équivalent à morphine cristallisée. .	0,10
— — de chlorhydrate — —	0,10
— — d'acétate — — .	0,11
0,10 de codéine équivalent pour leur action à morphine	0,05

En prenant pour type un opium contenant 10 pour 100 de morphine et donnant 50 pour 100 d'extrait, on trouve, d'après E. Soubeiran, que 5 centigrammes de cet extrait représentent :

Morphine.	1	centigram.
Laudanum de Sydenham.	80	—
Opium de Rousseau.	35	—

[1] La codéine étant parfaitement soluble dans l'eau, l'addition de l'acide acétique nous paraît au moins inutile.

Teinture acétique d'opium. . . . .   1 gram.
Pilules de cynoglosse. . . . .   50 centigram.
Sirop d'opium. . . . .   30 gram.

1 centigramme de morphine représente :

Extrait d'opium. . . . .   5 centigram.
Laudanum de Sydenham.   80   —
Opium de Rousseau.   33   —
Teinture acétique d'opium. . . . .   1 gram.
Pilules de cynoglosse. . . . .   50 centigram
Sirop d'opium. . . . .   30 gram.

1 gramme de laudanum de Sydenham représente :

Extrait d'opium. . . . .   6 centigram.
Morphine. . . . .   12 milligram.
Opium de Rousseau. . . . .   40 centigram.
Pilules de cynoglosse.   60   —
Sirop d'opium.   36   —

1 gramme d'opium de Rousseau représente :

Extrait d'opium. . . . .   15 centigram.
Morphine.   3   —
Laudanum de Sydenham. . . . .   2,50 gram.
Pilules de cynoglosse.   1,50
Sirop d'opium.   90,00

30 grammes de sirop diacode représentent :

Extrait de pavot blanc. . . . .   30 centigram.

t équivalent par leur action à

Sirop d'opium. . . . .   30 gram.

CHAPITRE XVI

MÉDICATION ANESTHÉSIQUE

On désigne sous le nom d'anesthésiques les agents qui jouissent de la propriété d'affaiblir ou d'éteindre plus ou moins complétement la sensibilité. Quoiqu'ils se rapprochent par leur action des stupéfiants et des narcotiques, nous en avons fait une classe à part, à cause de la spécialité de leurs effets et de la rapidité de leur action.

Les substances de ce groupe sont l'éther, le chloroforme et diverses autres substances volatiles.

L'*éthérisation* ou méthode d'administrer l'éther par les voies respiratoires a été imaginée en 1846 par Morton et C. Jackson.

Après avoir été employés exclusivement en chirurgie pour faciliter les opérations et supprimer la douleur, les anesthésiques ont été appliqués aux accouchements et au traitement des maladies, telles que les névralgies, les névroses, comme l'épilepsie, l'hystérie, l'asthme, la coqueluche, mais surtout l'éclampsie des femmes enceintes; la médecine légale elle-même lui a dû de grands services dans les cas de maladies simulées.

L'anesthésie provoquée a été souvent la cause d'accidents mortels qui doivent être attribués surtout au chloroforme. On le préfère à l'éther, parce que son action est plus rapide et qu'il fatigue moins les malades; mais il détermine des accidents assez fréquents, tandis qu'avec l'éther ils sont très-rares.

Le plus souvent les anesthésiques sont employés en inhalations : on verse quelques gouttes de liquide sur une compresse pliée en forme de godet, ou sur une éponge, ou dans un cornet de papier, et on fait respirer les vapeurs éthérées. Un grand nombre d'appareils à inhalations chloroformées ou éthérées ont été proposés; mais aujourd'hui ils sont peu employés; nous citerons toutefois ceux de Charrière, Matthieu, Lüer, Bonnet, Amussat fils, Elzer, F. Simpson, d'Édimbourg, et les sacs à inhalation de Charrière.

Nous aurons, en parlant du chloroforme, le soin d'indiquer les maladies dans lesquelles les inhalations ont été préconisées et employées avec plus ou moins de succès; c'est surtout dans ce cas qu'un instrument doseur du liquide anesthésique serait indispensable, devant les nombreux cas de mort survenus à la suite de l'inhalation du chloroforme. Nous nous

demandons comment les médecins et les chirurgiens n'ont pas adopté
avec empressement l'anesthésimètre de Duroy, pharmacien à Paris. Cet
appareil est d'une précision rigoureuse. Celui dont nous figurons l'ensem-

MM. bocal en verre où se forment les vapeurs
de chloroforme mélangées d'air. M' couvercle
en ébène doublé de liége à l'intérieur, fermant
hermétiquement le bocal. M" pied d'ébène. RR
deux tiges métalliques à ressort, partant du
pied de l'appareil et venant s'emboîter, au
moyen d'un renflement, dans une moulure du
couvercle.

A, réservoir ou sorte de vase à déplacement,
portant des divisions dont chacune correspond
à un gramme de chloroforme. A' bouchon obturateur. C' bouchon-robinet, percé transversalement. A" douille tubulée ou extrémité inférieure
du réservoir.

K, petit flacon gradué dans lequel pénètrent:
1° la douille A" du réservoir; 2° les plus courtes
branches de deux si-
phons FF' dont l'intérieur
est rempli de filaments
de coton.

JJ', deux tubes desti-
nés à l'introduction de
l'air extérieur dans l'appareil. Ces tubes s'élè-
vent latéralement au ré-
servoir de cristal pour
le protéger, pénètrent à
l'intérieur du vase M et
s'approchent très-près du
plateau U.

I, tube aspirateur flexi-
ble, se vissant au couvercle et terminé par un
embouchoir I'; à 6 cen-
timètres de cet embou-
choir existent deux sou-
papes Q, dont le jeu alter-
natif permet l'inhalation
et l'exhalation en dehors
de l'appareil.

U, plateau en métal,
légèrement concave, sil-
lonné de petites rainures
circulaires et concentri-
ques d'où s'élèvent les
vapeurs de chloroforme:
le centre U' est troué,
afin de permettre l'écou-
lement dans le godet V
du liquide non vapo-

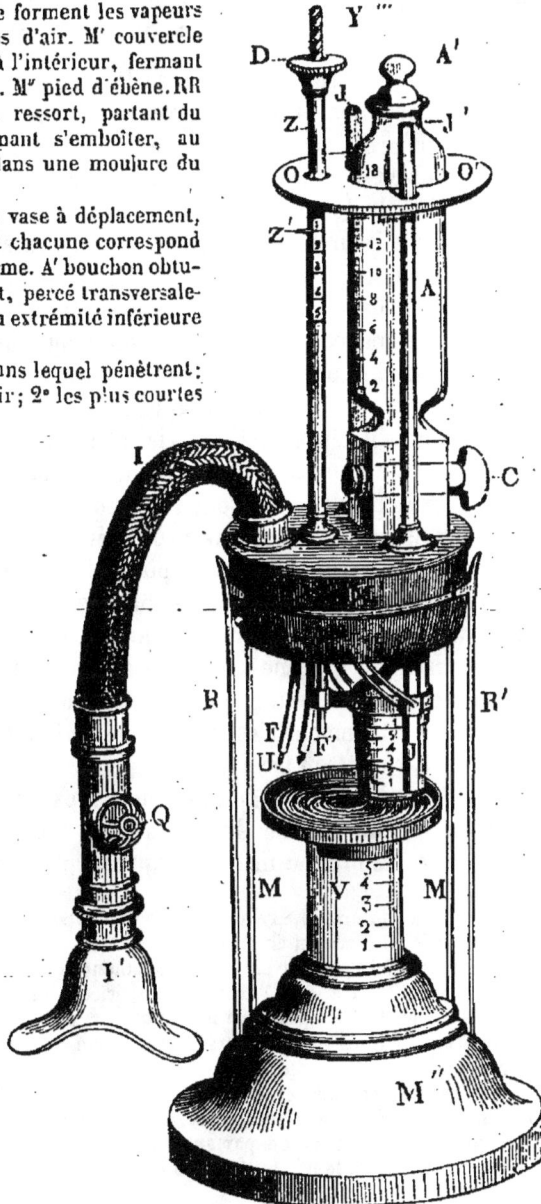

Fig. 9. — Anesthésimètre Duroy.

ble est gradué pour le chloroforme, mais il pourrait tout aussi bien servi pour tout autre liquide anesthésique, en changeant la graduation de tubes. Nous ne pouvons mieux faire, pour indiquer les avantages de ce instrument, que de laisser parler Devergie. Voici comment s'exprimai notre savant confrère à l'Académie de médecine[1] :

« ..... Ainsi Ricord vous a tenu ce langage : « Si vous pouviez doser « ce serait très-bien, mais vous savez ce que vous mettez de chloroform « dans un appareil, vous ne savez pas ce que le malade en respire. »

Alph. Robert a émis la même manière de voir, mais il a consacr l'impossibilité du dosage. J. Guérin veut, au contraire, un appareil et ui dosage comme pour tous les autres médicaments.

« Qu'est-ce donc que le dosage en médecine? quel est son but? Quell est son utilité? Le dosage n'est autre chose qu'une *sentinelle avancée* qu l'on donne au médecin pour l'avertir du danger que va courir le malade En indiquant des doses extrêmes, c'est dire au médecin que le malad peut supporter sans danger les doses minimes de ce médicament, et l prévenir que, s'il dépasse les doses les plus élevées, des accidents peuven surgir qui compromettront les jours du malade. Lorsque le médecin s décide à la dépasser, c'est sous sa responsabilité, c'est en raison de ca exceptionnels que le dosage ne peut prévoir.

« Eh bien! dans l'éthérisation, où est l'avertissement? où est la senti-nelle avancée? Elle est dans les troubles de la respiration et de la circula-tion; car c'est d'eux seulement que le chirurgien tient compte. Mais malheureusement quelques secondes suffisent parfois pour que l'avertis-sement devienne illusoire, pour que la mort se montre fatalement. Ainsi, cet avertissement c'est l'approche de la mort, c'est une sentinelle tardive et parfois trop tardive!

« Or, dans l'état actuel de la science, il existe un appareil qui permet de doser le chloroforme depuis la plus minime proportion que l'on veuille faire respirer au malade jusqu'aux plus fortes, puisque cet appa-

risé. — V, godet en cristal, gradué et à pied de bois, supportant le plateau U et des-tiné à recueillir l'excès du chloroforme.

D, régulateur faisant mouvoir horizontalement et verticalement les deux siphons : il se compose d'un axe dont l'extrémité supérieure est vissée dans un écrou D'. La partie moyenne de l'axe passe au milieu d'un manchon de cuivre z', et son extré mité inférieure, après avoir traversé le couvercle, va s'engager dans un anneau de cuivre soudé à la face antérieure du petit vase K. Le manchon z est fendu en z' pour laisser passer une petite aiguille fixée sur l'axe à l'angle droit. La course de l'aiguille est limitée par l'entaille z': elle s'arrête par conséquent aux deux extré-mités numérotées 1 et 5. En partant du haut, cette petite échelle, 1, 2, 3, 4 et 5, gravée au bord de la fente, marque les degrés de l'anesthésimètre.

[1] *Bulletin de l'Académie de Médecine*, 1857, t. XXII, p. 1035.

reil est conçu de manière à remplir trois indications : 1° ne pas donner d'éther si on le désire ; 2° en donner depuis quatre gouttes par minute jusqu'à soixante. Cet appareil a été conçu par Duroy ; Robert vous l'a montré, mais il ne l'a pas décrit ; permettez-moi donc de vous en faire une description succincte.

« Soit un réservoir gradué par grammes qui verse le chloroforme par gouttes dans un réservoir plus petit situé dans l'appareil. Dans ce second réservoir plongent deux petits siphons qui, par un mécanisme fort simple, une vis, plongent de plus en plus dans le liquide et s'écartent en même temps de manière à déverser le chloroforme sur une platine à évaporation ; deux tubes, constamment ouverts et représentant le diamètre de la trachée-artère, permettent l'entrée de l'air dans l'appareil, de manière à venir lécher la surface de la platine et volatiliser ainsi le chloroforme au fur et à mesure qu'il tombe par gouttes des siphons. L'excédant de chloroforme, qui peut n'avoir pas été évaporé si le malade n'a pas respiré complétement, tombe par une ouverture pratiquée à la platine d'évaporation dans un troisième récipient ; et comme ces trois récipients sont gradués par une échelle, on peut, en soustrayant de ce qui manque dans le réservoir supérieur, ce qui existe dans les deux réservoirs de l'intérieur de l'appareil, juger à tout instant la dose de chloroforme que le malade a respiré.

« Rien de plus simple, d'ailleurs, que le mécanisme de cet instrument. Ouvrir le robinet du réservoir supérieur ; une fois ouvert, il n'y a plus à s'en occuper. Tourner une vis pour évaporer quatre, huit, seize, trente-deux gouttes de chloroforme par minute, à volonté ; tourner la même vis pour suspendre toute éthérisation, si on le désire, sans se préoccuper de déplacer l'embouchure.

« On peut donc commencer l'éthérisation par les doses les plus faibles de chloroforme, comme aussi procéder à l'emploi des doses les plus fortes, suspendre ou diminuer à volonté l'éthérisation, le tout en ne se préoccupant que d'une vis de rotation. »

Sans insister ici sur le mode d'application des divers anesthésiques, sur les précautions à prendre pendant l'opération et sur les secours à donner en cas d'accidents, nous indiquerons les divers modes d'administration des anesthésiques.

ÉTHER SULFURIQUE (C⁴H⁵O)

L'éther du commerce est rarement pur ; il contient de l'eau, et jusqu'à 40 pour 100 d'alcool ; pour les inhalations, il importe de prendre l'éther pur, privé surtout d'acides par une rectification sur un alcali.

Dès le début de l'éthérisation on employait beaucoup certains appareils qui ne présentaient aucun avantage et qui ne dosaient pas ce liquide inspiré.

Les inspirations d'éther, quoique regardées comme moins dangereuses que celles du chloroforme, ont cependant produit des accidents graves; aussi le professeur Roux avait-il proposé l'éthérisation rectale, qui a été expérimentée par S. Vicente y Yedo, Marc Dupuy, Pirogoff, Simonin (de Nancy); elle est tout à fait inusitée. On a proposé trois formes : l'injection d'éther pur, l'injection d'éther mêlé d'eau et l'injection des vapeurs d'éther ; dans certains cas d'opération à pratiquer au rectum, on a proposé de provoquer ainsi l'anesthésie locale, qui n'est jamais entière.

Longet et Blandin avaient tenté d'introduire l'éther par l'estomac, mais l'anesthésie est ainsi très-difficilement produite.

Outre les applications de l'éthérisation à la chirurgie et aux accouchements, on a proposé de la pratiquer dans les névralgies, en général dans les névroses et plus spécialement dans l'hystérie et l'épilepsie ; mais cette méthode n'ayant donné aucun succès, elle est aujourd'hui complétement abandonnée.

L'éther, dit sulfurique, des pharmacies, que l'on ferait mieux de désigner sous le nom d'*oxyde d'éthyle* ou d'*éther hydrique*, s'obtient par la réaction des acides sulfurique, phosphorique, arsénique de certains chlorures métalliques, etc., sur l'alcool de vin ; c'est un des antispasmodiques les plus souvent employés ; on l'emploie sous formes de potion, de sirop, de granules ou de *perles*, etc.

Les perles d'éther constituent, à notre avis, une des formes les plus commodes et des plus efficaces de ce médicament ; elles sont formées par de petites enveloppes gommées gélatinées et sucrées, renfermant de l'éther liquide ; on en fait prendre de une à dix dans les spasmes, les névralgies, les crampes d'estomac, les convulsions, dans le croup, lorsqu'il y a imminence de suffocation; d'ailleurs on peut, dans tous ces cas, employer également le sirop d'éther.

Sirop d'éther et d'éther alcoolisé

		MIALHE.	SOUBEIRAN.
Pr. : Éther à 56°	1	1	1
Sirop de sucre très-blanc	16	10	16
Alcool à 80° C.	»	5	5

On met le sirop d'éther et l'alcool dans un flacon, portant une tubulure à sa partie inférieure ; agitez fortement, et quand le sirop est clair, décantez. L'éther médicinal à 56° que l'on emploie contient beaucoup d'alcool.

A. Claisse a proposé le procédé suivant, comme anesthésique local, pour les petites opérations telles que panaris, abcès, ablation des dents, etc. On introduit du camphre pulvérisé dans un petit flacon, puis on remplit d'éther et on frictionne légèrement avec cet éther camphré, pendant une ou deux minutes, la partie où l'éther doit agir.

ÉTHER ACÉTIQUE $(C^4H^5O, C^4H^3O^3)$

L'éther acétique inhalé trouble fort peu le pouls et la respiration ; il agit surtout, d'après Flourens, Chambert[1] et Louis Figuier, sur le cervelet, sur le cerveau ; il peut porter son action sur la protubérance annulaire, amener l'insensibilité. Ses effets sont plus lents que ceux de l'éther sulfurique, son action se dissipe plus vite ; une grande exaltation des mouvements se reproduit après le retour de la sensibilité.

L'éther acétique est tout à fait inusité comme anesthésique ; on l'emploie souvent, au contraire, comme antispasmodique à la dose de 10 gouttes à 6 grammes ; à l'extérieur, on l'a indiqué sous forme de frictions contre les rhumatismes et les névralgies.

ÉTHER FORMIQUE (C^4H^5O, C^2HO^3)

L'éther formique, assez difficile à obtenir, est tout à fait inusité ; il anéantit les effets des nerfs du sentiment et laisse persister les effets des nerfs du mouvement ; congestionne les organes, surtout la muqueuse pulmonaire. (Chambert.)

FORMOMÉTHYLAL

Le liquide huileux nommé par Dumas *formométhylal*, que l'on obtient lorsqu'on distille un mélange d'alcool de bois, d'acide sulfurique et de peroxyde de manganèse, serait, d'après Malaguti, un mélange de néthyle et de *méthylal*; par ses propriétés anesthésiques il faudrait le placer, d'après le professeur Bouisson[2], entre l'éther et le chloroforme : il est inusité.

ÉTHER CHLORHYDRIQUE (C^4H^5Cl)

L'extrême volatilité de l'éther chlorhydrique pur rend son emploi très-difficile (il bout à — 11°); c'est un excitant diffusible. En médecine, on n'emploie que l'éther chlorhydrique alcoolisé. Sédillot et Flourens ont essayé ses effets anesthésiques ; le professeur (Heyfelder d'Erlangen) le recommande. Ses effets stupéfiants sont très-prompts, et ils se dissipent rapidement.

---

[1] *Des effets physiologiques et thérapeutiques des Éthers*, Paris, 1848.
[2] *Traité de la Méthode anesthésique appliquée à la chirurgie et aux différentes branches de l'art de guérir*. Paris, 1850.

ÉTHER CHLORHYDRIQUE CHLORÉ

V. Regnault a fait voir que, par l'action du chlore sur l'éther chlorhydrique, on obtenait une série ayant pour point de départ d'éther chlorhydrique, dans laquelle chaque équivalent d'hydrogène était successivement remplacé par des équivalents égaux de chlore. Cet illustre chimiste a vu de plus qu'à mesure que l'on obtenait des composés de plus en plus chlorés, les produits avaient une densité de vapeur et un point d'ébullition plus élevé : c'est ce que l'on verra dans le tableau suivant :

	FORMULES.	DENSITÉ.	ÉBULLI-TION.	DENSITÉ DE VAPEUR.	VOLUMES.
Éther chlorhydrique	$C^4H^5Cl^2$	0.874	11°	2.219	4
— bichloré	$C^4H^4Cl^2$	1.154	64°	5.478	4
— trichloré	$C^4H^5Cl^5$	1.572	7?.°	4.550	4
— quatrichloré	$C^4H^2Cl^4$	1.559	102°	7.399	4
— quintichloré	$C^4H\ Cl^5$	1.640	146°	6.974	4
— Perchloré ou sesqui-chlorure de carbone	C^4Cl^5				

L'éther chlorhydrique bichloré est isomère du chlorure d'éthylène ou *liqueur des Hollandais* $= C^4H^4Cl^2$; mais il en diffère par ses propriétés physiques, chimiques et physiologiques.

Mialhe a proposé les éthers chlorés comme anesthésiques. Flourens a constaté, en effet, qu'ils produisaient l'insensibilité en peu d'instants. Deux grammes ayant été injectés dans l'artère crurale de plusieurs chiens, il y a eu paralysie du train postérieur et des deux jambes.

C'est surtout comme anesthésique local que l'éther chlorhydrique bichloré a été employé. Aran a signalé un cas de guérison de névralgie faciale ancienne, obtenue par l'application directe de cet éther ; il est assez irritant et peut produire des phlyctènes. On a beaucoup employé, pour combattre les douleurs, la pommade suivante :

Pommade anesthésique (ARAN)

Pr. : Éther chlorhydrique chloré. . . . . 6 gram.
Axonge. 30

Mêlez. — Pour frictions et applications.

Nous avons nous-même employé avec succès plusieurs fois, contre la sciatique, le liniment suivant :

Pr. : Laudanum de Rousseau } āā. . . . . 15 gram.
Glycérine
Éther chlorhydrique chloré. 5

Mêlez et agitez. — En frictions sur les points douloureux.

ÉTHERS IODHYDRIQUE ET BROMHYDRIQUE (C⁴H⁵I, et C⁴H⁵Br)

Nous avons parlé (page 332) de l'éther iodhydrique et de ses usages en thérapeutique. L'éther bromhydrique jouit des mêmes propriétés ; quoiqu'ils aient l'un et l'autre des propriétés anesthésiques assez prononcées, ils sont inusités comme tels.

ÉTHER CYANHYDRIQUE (C⁴H⁵Cy)

Cet éther, découvert par Pelouze, est très-vénéneux, moins toutefois que l'acide cyanhydrique. C'est surtout contre la toux convulsive que Magendie l'a employé à la dose de deux à six gouttes. Il n'a pas été essayé comme anesthésique.

ÉTHER NITREUX (C⁴H⁵O,AzO³) — ÉTHER NITRIQUE (C⁴H⁵O,AzO⁵)

L'éther nitreux est l'*éther nitrique* des pharmacies ; il est employé comme diurétique et antispasmodique, aux mêmes doses que l'éther sulfurique. D'après Flourens et Chambert, il anesthésie promptement et donne au sang une couleur bistre. Il agit plus particulièrement sur le nœud vital, la moelle allongée, le mésocéphale et ses dépendances.

Cinquante ou soixante gouttes d'éther nitrique suffisent, d'après Chambert, pour produire l'anesthésie ; mais elle est précédée d'un grand bruit dans la tête, de céphalalgie, d'éblouissements ; il produit d'abord de l'excitation, l'insensibilité est lente à se manifester et prompte à disparaître. Il peut produire des vomissements et la mort.

CHLOROFORME (C²HCl³)

Découvert presque en même temps en France par E. Soubeiran, en Allemagne par Liebig et à New-York par Samuel Guthrie de Sackett's Harbour, le chloroforme est un des agents les plus précieux de la thérapeutique. Dumas, en 1835, fit voir quelles étaient ses relations avec l'acide formique, et sa transformation en formiate et en chlorure au contact de la potasse, d'où le nom de *chloroforme*.

Les inhalations de chloroforme produisent quelquefois des accidents légers dont il n'y a pas la plupart du temps à se préoccuper ; ce sont la toux et les vomissements, assez fréquents chez les enfants, les contractions spasmodiques de la glotte : il faut alors soulever l'épiglotte ; les congestions cérébrales légères, qui se dissipent par l'exposition à l'air, par l'application de sinapismes, etc. Quelquefois ces accidents deviennent plus graves ; il faut alors avoir recours aux moyens énergiques employés en pareil cas. On a cité des éruptions à la peau qui ont suivi l'inhalation du chloroforme, mais se sont dissipées rapidement.

Dans d'autres cas, malheureusement trop fréquents, les inhalations du chloroforme ont été suivies de mort ; il est probable qu'il agit alors de plusieurs manières : tantôt il détermine l'asphyxie et la mort presque immédiate, tantôt il agit sur le système cérébro-spinal, dont il modifie les fonctions ; en résumé, on ne sait rien de certain sur la manière dont agit le chloroforme dans ces cas de mort foudroyante.

A dose élevée, le chloroforme, pris à l'intérieur, peut déterminer la mort ; les dérivatifs internes, les frictions irritantes sont les moyens que l'on peut opposer aux accidents produits.

Nous insistons sur la nécessité de choisir du chloroforme parfaitement pur ; les accidents d'irritation signalés à la suite de quelques chloroformisations doivent être attribués aux impuretés du liquide employé.

Le chloroforme peut renfermer du chlore libre, de l'acide chlorhydrique, de l'alcool, de l'éther chlorhydrique, de l'acide hypochloreux, de l'alcool de bois, de l'eau, des substances fixes, etc.; il doit être conservé à l'obscurité ou sous l'eau, car, d'après Dorvault et Morson, il peut éprouver une décomposition spontanée d'où il résulte du chlore, de l'acide hydrochlorique et de l'acide hypochloreux.

Le bon chloroforme doit être transparent, entièrement volatil ; sa densité à — 15° doit être de 1,490 ; son odeur rappelle celle de la pomme de reinette ; sa saveur est éthérée, sucrée ; il est soluble en toutes proportions dans l'alcool et dans l'éther ; il doit tomber au fond d'un mélange à parties égales d'acide sulfurique à 66° et d'eau, ne doit pas être troublé par l'eau, sans action sur le tournesol, sur l'albumine et la solution de nitrate d'argent ; sur la peau il produit la rubéfaction sans vésication ; il est très-difficilement inflammable ; il ne doit pas être coloré par les cristaux de nitro-sulfure de fer (Roussin). S'il y avait coloration avec ce sel, c'est qu'il renfermerait de l'alcool.

La chloroformisation doit toujours être opérée dans un local vaste et aéré ; il sera prudent surtout, pour les longues opérations, d'habituer le malade au chloroforme par quelques inspirations de ce liquide faites de temps en temps, quelques jours avant l'opération. Le malade doit être placé dans la position horizontale ; s'il survient de la toux ou des vomissements, on suspendra l'inhalation ; outre les sinapismes, que l'on devra appliquer dans le cas de congestion céphalique, on pourra faire des lotions ou des affusions d'eau froide, et même pratiquer une saignée.

Le pouls devra être surveillé avec soin ; s'il est ralenti et surtout s'il s'arrête, on suspendra immédiatement la chloroformisation ; on placera le malade dans un endroit frais ; on fera des ablutions d'eau froide à la face ; on fera inspirer des liquides irritants, tels que le vinaigre anglais, l'ammoniaque, etc., on frictionnera la région précordiale pour réveiller les mouvements du cœur ; on titillera les narines, la luette, les aisselles ;

on suivra, en résumé, toutes les indications données par le docteur J. Gimelle[1].

Lorsque la vie est menacée, Nélaton veut que l'on place le malade la tête en bas et les pieds en haut, et Plouviez conseille de faire des pressions alternatives de la base de la poitrine et du bas-ventre, et des insufflations. Quant au cautère actuel et à l'électro-puncture, on les a peu employés; enfin, pour plus amples détails, nous renverrons nos lecteurs aux propositions résumées par Denonvilliers à l'Académie de médecine[2], touchant la valeur de l'anesthésie générale.

Les inhalations de chloroforme ont été employées avec quelque succès dans le delirium tremens, le tétanos, la chorée, l'asthme nerveux, l'hystérie, l'épilepsie, les névralgies, l'éclampsie puerpérale; nous constatons souvent leurs bons effets chez les enfants atteints de chorée; mais la chloroformisation nous paraît, dans ce cas, une arme à double tranchant, qu'on fera bien de ne pas employer dans la chorée, qui guérit souvent seule et qui cède à d'autres traitements moins dangereux. Il n'en est pas de même dans l'éclampsie puerpérale, affection presque toujours mortelle et dans laquelle les inhalations de chloroforme comptent quelque succès. Quant à la pneumonie, la photophobie, les empoisonnements par la strychnine, qu'on a essayé de combattre par la chloroformisation, il n'y a rien de précis sur les bons effets attribués à cette médication.

Il résulte des nombreuses expériences de Nussbaum et de celles entreprises par une commission du conseil d'hygiène de Versailles, que l'anesthésie chloroformique peut être prolongée de plusieurs heures en pratiquant pendant le sommeil des injections sous-cutanées de sels de morphine à la dose de 5 à 10 centigrammes; on a pu ainsi prolonger l'anesthésie sans danger pendant huit heures.

Topiquement et comme anesthésique local, le chloroforme a été employé, avec plus ou moins de succès, contre les névralgies, les torticolis, le lumbago, la sciatique, les rhumatismes chroniques, le tétanos, les douleurs utérines, la chorée, les coliques de plomb, les maladies de la peau, les orchites; si dans quelques-uns de ces cas les douleurs sont calmées, il faut reconnaître qu'elles sont souvent aussi exaspérées par le chloroforme.

Les injections de chloroforme pur ou d'eau chloroforme ont été employées contre l'hydrocèle, la blennorrhagie, le ténesme rectal, la dysenterie, les coliques de plomb; dans ces derniers cas on l'employait en lavements.

---

[1] Des moyens anesthésiques, ou de l'éther et du chloroforme, Paris, 1856.
[2] Bulletin de l'Académie de médecine.

Enfin, le chloroforme pris à l'intérieur, à petites doses (4 gouttes à 6 grammes) est un bon antispasmodique. Le professeur Natalis Guilllot l'a, le premier, employé dans ce but ; on l'a prescrit contre l'hypochondrie, la chorée, les spasmes, l'insomnie, les apoplexies, les maladies mentales, comme antipériodique, etc.

Voici quels sont ses principaux modes d'administration :

Eau chloroformée (DORVAULT)

Pr. : Chloroforme. . . . . 0,50 gram.
Eau distillée. 100,00

Agitez.

Sirop de chloroforme (DORVAULT)

Pr. : Chloroforme. . . . . 0,75 gram.
Sirop de sucre blanc. 50,00

Agitez.

Potion chloroformée (Société pharmaceutique de Bordeaux)

Pr. : Chloroforme. . . . . 2 à 4 gram.
Sucre entier. 12
Gomme arabique. . . . . 5 à 10
Eau. 150

Triturez le sucre et le chloroforme et F. S. A.

Mixture chloroformée, contre les calculs biliaires et les coliques (BOUCHUT)

Pr. : Chloroforme. . . . . 5 gram.
Alcool. 35
Sirop de gomme. 150

Mêlez. — Prendre cinq à six cuillerées par jour.

Potion chloroformée, contre la colique de plomb (ARAN)

Pr. : Gomme adragante. . . . . 4 gram.
Eau. Q. S.

Pour faire un mélange épais et ajoutez ;

Chloroforme. 2
Sirop de sucre. 50
Eau. 100

Par cuillerées à l'intérieur, une toutes les heures et en application sur le ventre.

Administrer un lavement d'eau et immédiatement après le lavement suivant :

Lavement chloroformé (Aran)

Pr.: Gomme adragante. . . . . 8 gram.
Eau 125
Jaune d'œuf. . . . . N° 1
Chloroforme. 1

Du moment que l'on met un jaune d'œuf, la gomme adragante me paraît au moins inutile : d'ailleurs la dose en est trop élevée.

Lavement calmant (Bouchut)

Pr.: Chloroforme. . . . . 0,50 gram
Alcool. 4,00
Eau de guimauve.. 40,00

Pour un lavement, que le malade gardera le plus longtemps possible ; le répéter trois ou quatre fois par jour.

Pommade au chloroforme et au cyanure de potassium
(Cazenave (de Bordeaux)

Pr.: Chloroforme pur. . . . . 12 gram.
Cyanure de potassium. 10
Axonge récente 69
Cire blanche. Q. S. pour avoir une bonne consistance.

Employée en frictions contre les douleurs hémicrâniennes et les névralgies faciales; dans les cas graves, on remplace le chloroforme par l'éther chlorhydrique chloré.

Sirop de chloroforme (Vée)

Pr.: Chloroforme. . . . . 10 gram.
Huile d'amandes douces. 60
Gomme pulvérisée. 40
Eau. 350
Sucre. 540

Dissolvez le chloroforme dans l'huile; ajoutez la gomme, émulsionnez avec l'eau et faites dissoudre le sucre à froid et en vase clos.

AMYLÈNE ($C^{10}H^{10}$)

L'amylène est l'hydrogène carboné de l'alcool amylique, ou essence de pommes de terre ; il a été découvert, par Balard, en 1844 ; on l'obtient par déshydratation de l'alcool amylique ou valérique $= C^{10}H^{12}O^2 - 2HO = C^{10}H^{10}$. Cette déshydratation peut être faite par l'acide sulfurique ou le chlorure de zinc.

L'amylène est liquide, incolore, transparent, d'une odeur très-forte de choux pourris ; il bout à 39°, sa densité est de 0,659, celle de sa vapeur est représentée par 2,45; il est extrêmement peu soluble dans l'eau, il se dissout dans l'alcool et dans l'éther, il brûle avec une flamme blanche.

L'amylène a été proposé comme agent anesthésique par Snow : il agit promptement surtout chez les enfants. Accueilli d'abord avec une certaine faveur, il a été étudié par Giraldès, Tourdes, Debout, Alph. Robert, Velpeau, Jobert de Lamballe, Henriett, etc. ; il est aujourd'hui tout à fait abandonné, tant à cause de sa mauvaise odeur, qui est très-pénible pour le malade et pour les assistants, qu'à cause de son action toxique constatée par Debout, et des accidents mortels dont il a été la cause.

HYDRURE D'AMYLE $(C^{10}H^{10}, H)$

L'hydrure d'amyle, découvert en 1850 par E. Frankland, a été proposé par Simpson (d'Édimbourg) comme anesthésique : on sait peu de chose sur ses effets ; c'est, d'ailleurs, un corps très-difficile à obtenir ; il est tout à fait inusité. Son point d'ébullition peu élevé (30°) sera toujours un obstacle à son emploi ; il faut, comme pour l'amylène, un appareil spécial pour pratiquer l'amylénation. C'est surtout avec ces liquides que l'appareil de Duroy pourrait rendre de grands services.

LIQUEUR DES HOLLANDAIS $(C^4H^4Cl^2)$

La liqueur des Hollandais, ou *huile de gaz oléfiant, chloride de gaz oléfiant, chlorure éthylique, éther bichloré, chlorhydrate de chlorure d'acétyle, chlorure d'éthylène, bichloride d'éthylène, chlorure d'hydrocarbone, hydrobicarbure de chlore*, est connue depuis 1795, et a été proposée comme anesthésique, en 1849, par Nunnely (de Leeds), essayée par Simpson, étudiée par Aran ; mais c'est sur son isomère, l'éther chlorhydrique bichloré, que notre regrettable collègue a opéré, et il importe de ne pas confondre ces deux corps, tant au point de vue chimique que sous le rapport de l'action physiologique ; mais la liqueur des Hollandais, quoique possédant des propriétés anesthésiques plus prononcées que celles du chloroforme, d'après Reynoso, et qu'elle ait une action plus prolongée, n'est pas employée à cause de son prix très-élevé et de sa mauvaise odeur.

ÉTHYLÈNE PERCHLORÉ

Nous dirons de même pour l'*éthylène perchloré*, ou protochlorure de carbone $= C^4Cl^4$, et pour le sesquichlorure de carbone $= C^4Cl^6$; celui-ci a été préconisé par G. Kind dans le traitement du choléra, sous la forme suivante :

Pr. : Mixture camphrée. . . . . 250 gram.
Carbonate de magnésie. 8
Sesquichlorure de carbone. . . . . 4 à 8

Mêlez. — Une cuillerée à bouche toutes les quatre heures.

Aran emploie le sesquichlorure de carbone comme anesthésique local.

Pommade au sesquichlorure de carbone (MIALHE)

Pr.: Sesquichlorure de carbone.. . . . . 4 gram.
Éther sulfurique. 8
Axonge.. 20

Le sesquichlorure de carbone, qui est solide, est dissous dans l'éther; on ajoute la solution à l'axonge préalablement fondue dans un flacon à l'émeri, et presque froide, et on agite jusqu'à refroidissement. En frictions contre les névralgies.

ALDÉHYDE (C^4H^4O)

Découverte par Dœbereiner, étudiée par Liebig, l'aldéhyde éthylique a été proposée par Poggiale comme anesthésique; les expériences de Simpson n'ont pas confirmé les prévisions du savant pharmacien inspecteur du service de santé.

BISULFURE DE CARBONE (S^2C)

Le sulfure de carbone ou acide *sulfo-carbonique, sulfure de sulfocarbonyle, sulfide de carbone, alcool de soufre, soufre carburé, liqueur de Lampadius,* est un poison des plus énergiques. Il peut posséder des propriétés anesthésiques; mais c'est un agent très-dangereux. Nous renverrons à ce que nous avons dit page 214 et aux mémoires si bien faits du docteur A. Delpech[1].

BENZINE ($G^{12}H^6$)

La benzine ou *benzole, benzène, phène, hydrure de phényle, bicarbure* ou *quadricarbure d'hydrogène,* a été découverte par Faraday, en 1825; elle peut être obtenue par la distillation du benzoate de chaux, par la décomposition pyrogénée de l'acide benzoïque, etc., etc.; mais on l'extrait le plus souvent par distillation des goudrons de houille.

La benzine est un dissolvant des matières hydro-carbonées; c'est Snow qui l'a proposée comme agent anesthésique; elle est employée pour l'extraction des alcaloïdes: elle est vénéneuse, car elle tue les insectes, aussi s'en est-on servi pour détruire les parasites épizoaires de l'homme et des animaux. Très-répandue comme liquide à détacher, elle a été la cause d'un grand nombre d'empoisonnements mortels.

D'après Snow, l'anesthésie produite par la benzine est précédée d'un

---

[1] *Mémoires sur les accidents que développe chez les ouvriers en caoutchouc, l'inhalation du sulfure de carbone en vapeur,* 1856. — *Nouvelles recherches,* 1863.

bruit de tête considérable, et souvent de tremblements convulsifs. La benzine est employée contre la gale et pour détruire les poux. Le toluène $C^{10}H^8$ obtenu par Deville du baume de tolu existe également dans les essences de goudron; on le vend le plus souvent dans le commerce comme eau à détacher et dissolvant sous le nom de benzine. Celle-ci est d'un prix très-élevé; elle sert à la préparation de la nitro-benzine ou *essence de mirbane.*

KÉRASOLÈNE, KÉROSOLÈNE ou KÉRASALÈNE

Le kérasolène est une huile extraite de la houille, très-employée en Amérique; on ne connaît en France ni sa composition, ni ses propriétés.

PÉTROLE

Sous le nom de pétrole, pétroléum, pétroléine, gaziline, etc., on emploie depuis quelques années, dans l'industrie, le produit de la distillation des huiles minérales d'Amérique, du Canada et de Rangoon, empire des Birmans. Ces produits peuvent être divisés en trois groupes :

1° Huiles lourdes, densité 0,820 à 0,850, servant pour l'éclairage et les machines.

2° Huiles moyennes, 0,790 à 0,820, servant pour l'éclairage et l'extraction des alcaloïdes ;

5° Huiles légères, densité 0,650 à 0,780; elles sont employées à divers usages industriels, tels que dissolution du caoutchouc, désuintage des laines, extraction des huiles des tourteaux, enlèvement des taches, etc.

4° Paraffine.

Les huiles légères ont été étudiées par Pelouze et Cahours; leur point d'ébullition varie de 30° à 180°; celui des huiles lourdes monte jusqu'à 250°. Nous avons isolé un liquide qui bouillait à + 18°.

Les huiles de pétrole n'ont reçu aucun usage médical, si ce n'est celui dont nous avons parlé chap. vii. L'expérience nous a appris qu'elles ne sont pas vénéneuses; elles possèdent des propriétés anesthésiques; mais l'action est lente à se produire (Georges).

ACIDE CARBONIQUE (CO^2)

Depuis fort longtemps les praticiens ordonnaient les eaux de Nauheim et de Marienbad, qui sont chargées d'acide carbonique, en injection dans le vagin. Les bains d'acide carbonique ont été expérimentés par Collard de Martigny, et employés souvent dans les établissements qui possèdent des sources d'eau carboniques, des faits d'anesthésie avaient été signalés par Ingenhouz, Bergmann, Chaptal, Gelhaus, etc.

Graefe dirigeait dans l'œil un courant d'acide carbonique ; Rosier l'in-

ecta dans le vagin des femmes atteintes de cancers utérins, en 1834;
Mojon (de Genève) préconisait ce gaz en injections dans l'utérus, soit
pour calmer les douleurs, soit pour obtenir l'écoulement menstruel;
d'après Trousseau, le cataplasme de levûre de bière, autrefois employé,
cataplasma cerevisiæ pour le pansement des ulcères, n'agissait que par
l'acide carbonique qu'il dégageait; Giacomini avait placé depuis longtemps l'acide carbonique dans les *hyposthénisants vasculo-cardiaques.*

C'est Simpson qui a remis en usage l'anesthésie locale par l'acide
carbonique [1]; les résultats observés ont beaucoup varié. Follin et Broca
en ont obtenu de très-remarquables, tandis que Scanzoni n'aurait pas
réussi. Demarquay et Monod pensent que les injections vaginales d'acide
carbonique produisent de bons effets, lorsque la muqueuse est
détruite, tandis que les résultats sont négatifs lorsqu'il y a intégrité
des tissus.

Demarquay et Leconte ont constaté que les plaies enfermées dans une
atmosphère d'acide carbonique étaient avantageusement modifiées, et
que la cicatrisation se faisait mieux et plus rapidement.

Nous devons au docteur Herpin (de Metz) un travail très-intéressant
sur les applications thérapeutiques de l'acide carbonique [2]; c'est lui
qui, le premier, a fait connaître, en France, tout le parti que l'on tirait
en Allemagne de cette médication. Disons, en passant, que les bains de
marc de raisin doivent, en grande partie, leur action à l'acide carbonique
qu'ils dégagent.

Follin a traité un grand nombre de maladies de l'utérus par les
douches d'acide carbonique, et employé dans les opérations sur la
matrice le même gaz comme anesthésique.

**Douches et injections, soit d'acide carbonique pur, soit d'acide carbo-
nique chargé de vapeurs de chloroforme ou de tout autre liquide
volatil.**

L'application de l'acide carbonique sous forme de douches ou d'injections ne paraît pas s'être beaucoup répandue jusqu'à présent; il faut,
je crois, en chercher la cause dans les difficultés que l'on rencontre à
manier ce gaz. Les appareils dont on se sert pour produire l'acide carbonique sont compliqués, fragiles et difficiles à transporter. Celui de Fordos
(*fig.* 10) est si facile à manier, qu'il paraît appelé à rendre quelques services en médecine. Avec cet appareil, la production de l'acide carbo-

---

[1] *Du gaz acide carbonique comme anesthésique local dans les maladies
utérines.* — *Union médicale,* 13 novembre 1856.

[2] *De l'Acide carbonique, de ses propriétés physiques, chimiques et physiologiques, de ses applications thérapeutiques,* Paris, 1864.

nique et l'emploi médical de ce gaz ne présentent aucune difficulté ; il est d'ailleurs construit de manière que l'on peut, non-seulement, obtenir de l'acide carbonique ou de l'hydrogène pur, mais encore charger ces gaz de vapeurs anesthésiques ou médicamenteuses (*chloroforme, éther, amylène, créosote*, etc.).

Lorsque l'on veut faire marcher l'appareil pour administrer des dou-

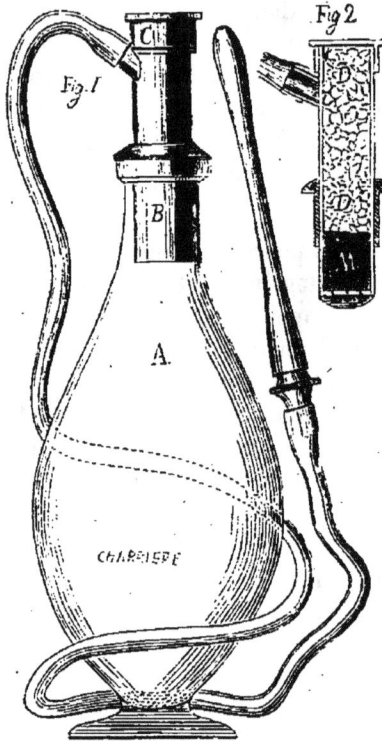

Fig. 1, le gazo-injecteur ; *fig.* 2, une coupe perpendiculaire du tube en étain.

L'appareil gazo-injecteur (*fig.* 1) se compose : 1° d'une carafe ; 2° d'un tube en étain ; 5° d'un tube en caoutchouc terminé par une canule.

La carafe (*fig.* 1, A), semblable aux siphons à eau gazeuse et en verre épais et de la capacité d'un litre.

Le tube en étain (*fig.* 1, B) est ajusté sur le goulot de la carafe et fait l'office de bouchon. Il a la forme d'un étui et porte dans son intérieur une couche de fragments de marbre au fond (*fig.* 2, M) et par-dessus une couche plus épaisse de morceaux d'éponge (*fig.* 2, DD) ; il est percé de trous à la partie inférieure pour livrer passage au gaz ; il est fermé à la partie supérieure par un couvercle vissé (*fig.* 1, C) que l'on peut enlever à volonté. A la partie latérale, immédiatement au-dessous du couvercle, est soudé un petit tube en étain sur lequel on adapte un tube en caoutchouc pour diriger le gaz sur la partie malade. Le tube en caoutchouc porte à son extrémité une canule de 15 à 20 centimètres de long, terminée en olive et n'ayant qu'une ouverture à l'extrémité.

Fig. 10. — Appareil gazo-injecteur (fordos).

ches ou des injections d'acide carbonique, on enlève le tube en étain et l'on introduit dans la carafe des *cristaux* d'acide tartrique, de manière qu'ils soient placés au fond du vase ; on ajoute par-dessus du bicarbonate de soude en poudre, et puis, enfin, une suffisante quantité d'eau. Voici les doses que Fordos emploie habituellement.

30 grammes d'acide tartrique en *cristaux*, gros comme des noisettes ;

38 grammes de bicarbonate de soude en poudre ;

1/4 de litre ou un grand verre d'eau.

On laisse marcher la réaction pendant 15 à 20 minutes sans agiter la carafe; on agite alors de temps en temps si le dégagement du gaz se ralentit. L'acide carbonique se dégage par la réaction de l'acide tartrique sur le bicarbonate de soude, et, comme ces deux corps sont employés à l'état solide, le gaz ne se produit qu'au fur et à mesure de sa dissolution dans l'eau. L'acide carbonique traverse le tube en étain, où il rencontre les fragments de marbre et les morceaux d'éponge qui le tamisent et le débarrassent des particules salines ou acides entraînées mécaniquement.

On introduit d'abord les *cristaux* d'acide tartrique de manière qu'ils soient placés au fond de la carafe; l'acide carbonique qui se produit à leur surface soulève et agite le bicarbonate de soude, ce qui facilite la dissolution de ce corps et sa décomposition. On obtient ainsi un dégagement de gaz régulier et abondant. Si l'on opère différemment, si, par exemple, on commence par introduire dans la carafe le bicarbonate de soude, celui-ci se tasse au fond du vase; il est plus difficilement attaqué par l'acide tartrique, et l'on n'obtient un dégagement convenable de gaz que pendant 7 à 8 minutes; le dégagement se ralentit alors, et, pour l'activer, il est nécessaire d'agiter l'appareil.

Si l'on veut donner une injection vaginale, on doit avoir la précaution d'introduire la canule dans le vagin avant de charger l'appareil.

J'ai dit que le tube en étain renfermait deux couches, l'une de fragments de marbre et l'autre de morceaux d'éponge. Si l'appareil ne servait qu'à donner des douches ou des injections d'acide carbonique, il suffirait de remplir le tube de fragments de marbre pour purifier ce gaz. La couche de morceaux d'éponge a une autre destination, ainsi qu'on le verra plus loin.

Hardy (de Dublin) a employé, avec succès, les vapeurs de chloroforme pour produire l'anesthésie locale, et, pour les administrer, il a imaginé un petit appareil très ingénieux.

Les expériences de Hardy ont été répétées par Paul Dubois, Figuier, Aran, Jules Roux etc.

Dans l'appareil de Hardy, le chloroforme est entraîné par un courant d'air, dont la présence ne peut qu'être nuisible. Fordos a pensé qu'il serait préférable de substituer à l'air le gaz acide carbonique, et que par l'emploi simultané de deux composés doués de propriétés anesthésiques, le chloroforme et l'acide carbonique, on produirait l'anesthésie plus promptement et plus sûrement. L'anesthésie est produite plus promptement qu'avec l'acide carbonique seul et présente plus de durée.

Pour obtenir l'acide carbonique chargé de vapeurs de chloroforme, on verse 5 à 6 grammes de ce liquide sur les éponges, contenues dans le tube en étain, avant d'introduire dans l'appareil les substances qui doivent produire l'acide carbonique. Ce gaz, en traversant les éponges, se charge de chloroforme et l'entraîne avec lui.

Les accidents sont peu à redouter à la suite des injections d'acide carbonique; ils consistent en céphalalgies, étourdissements, faiblesse et obscurcissement de la vue, courbature générale, somnolence : tels sont les phénomènes que le chirurgien devra surveiller.

Le docteur Constantin Paul a proposé l'eau chargée d'acide carbonique à cinq ou six atmosphères comme anesthésique local, pour le pansement des plaies, et en injections vaginales dans les cas d'ulcérations ou de carcinomes utérins; il est probable que cette méthode très-rationnelle est appelée à rendre quelques services.

OXYDE DE CARBONE (CO)

Découvert en 1781 par Lassone, étudié en 1800 par Priestley, l'oxyde de carbone n'avait reçu aucune application thérapeutique; ce sont Tourdes (de Strasbourg) et Ozanam, qui ont constaté les propriétés anesthésiques de ce gaz; son action physiologique a été parfaitement étudiée par ces médecins; il produit une anesthésie rapide dans laquelle on remarque cependant une période d'*excitation* pendant laquelle l'animal se débat, en même temps que la circulation et la respiration sont accélérées, et une *période d'anesthésie* caractérisée par la stupeur, la résolution musculaire, l'insensibilité, la diminution d'activité de la respiration et de la circulation.

L'oxyde de carbone est un gaz très-délétère et tue rapidement en rougissant les globules sanguins et en s'opposant à l'hématose; il y aurait donc grande imprudence à l'employer en inhalations, comme l'ont fait en 1847 Sokoloff et Tschikarewsk, qui ont proposé de faire respirer l'oxyde de carbone dans la phthisie : c'est uniquement comme anesthésique local, surtout dans les carcinomes utérins, que Coze a employé les injections d'oxyde de carbone.

PROTOXYDE D'AZOTE (AzO)

Le protoxyde d'azote ou *gaz hilarant* découvert par Priestley, a été préconisé comme anesthésique par Horace Wells, dentiste du Connecticut; il est assez soluble dans l'eau, et le docteur G. J. Ziegler (de Philadelphie) a reconnu que sa solution à cinq volumes possédaient des propriétés toniques, dissolvantes et exhilarantes. Il a été employé comme antidote de plusieurs gaz: la solution paraît ranimer l'énergie du système nerveux; elle est administrée en potion à la dose de 100 à 500 grammes. En Angleterre, la solution de protoxyde d'azote à cinq volumes est employée sous le nom de *Searle's patent oxygenous aerated water.*

ACÉTONE (C⁶H⁶O²)

L'acétone dérive de l'acide acétique ; elle a été étudiée plus spécialement par Dumas, Liebig et Kane ; on croyait que c'est elle qui est employée par le docteur John Hastings (de Londres) contre la phthisie sous le nom de *naphta;* mais il paraît maintenant que ce nom doit être rapporté à l'*esprit pyroxilique* ou alcool de bois.

D'après Chambers, l'acétone détermine une grande propension au sommeil sans anesthésie. On la recommande contre la goutte et le rhumatisme et comme anthelminthique; la dose est de 10 gouttes et 2 grammes par jour dans une potion.

ESPRIT DE BOIS — ALCOOL DE BOIS (C²H⁴O²)

L'alcool de bois ou *méthylique, esprit pyroxilique, hydrate de méthylène, oxyde de méthyle, naphta des Anglais,* a été entrevu par Taylor en 1812 et étudié par Dumas et Péligot ; il a été, depuis 1833, l'objet de plusieurs travaux très-importants.

On ne sait pas si l'alcool de bois possède des propriétés anesthésiques. John Hastings l'emploie sous le nom de *naphta* contre la phthisie, à la dose de 10 gouttes à 2 grammes.

LYCOPERDON

Le genre Lycoperdon constitue ces champignons que l'on désigne vulgairement sous le nom de *vesses de loup.* On mange, dans certains pays es *L. bovista, giganteum* et *corium* avant leur entier développement. Plus tard, ils se transforment en une poussière extrêmement fine.

Richardson a proposé, en 1853, la poussière du *L. proteus* enflammée comme anesthésique; il a pu ainsi endormir des chiens pendant plusieurs heures; pour les réveiller il suffisait de les soustraire à l'action du gaz résultant de cette combustion. En Angleterre, on emploie cette méthode pour endormir les abeilles. D'après Czerniaiew on emploie en Crimée, à cet usage, la fumée provenant de la combustion du *L. horrendum,* le plus gros des champignons connus, qui peut acquérir jusqu'à un mètre de diamètre.

La poussière du lycoperdon est âcre et irritante. En Allemagne, on s'en sert pour mettre sur la coupure des rasoirs : en France, elle est tout à fait inusitée.

MÉLANGES RÉFRIGÉRANTS

James Arnott (de Brighton) a le premier employé le froid comme anesthésique local, mais c'est Velpeau qui a vulgarisé ce moyen, qui en a réglé l'emploi et fait des applications utiles : le mélange réfrigérant à employer peut varier de composition; celui de glace et de sel est le plus souvent usité; on les concasse finement et on place ce mélange dans une vessie ou dans un sac en caoutchouc que l'on maintient sur la partie que l'on veut refroidir. Nélaton préfère un sac de gaze pour permettre l'écoulement du liquide. Par divers mélanges on peut abaisser convenablement la température.

C'est surtout pour l'opération de l'ongle incarné que le froid a été appliqué; on a cherché à l'utiliser pour l'ablation des dents.

Voici quels sont les principaux mélanges frigorifiques employés :

Mélanges de sels et d'eau.   Abaissem. du therm.

Pr. : Chlorhydrate d'ammoniaque cristallisé 5 part. ⎫
    Azotate de potasse. . . . . 5 ⎬ de + 10° à —12°.
    Eau. . . . . 16 ⎭

Pr. : Azotate d'ammoniaque ⎫
    Carbonate de soude ⎬ parties égales ⎬ de + 10° à — 15°.
    Eau ⎭

Pr. : Azotate d'ammoniaque ⎫ parties égales ⎬ de + 10° à — 15°.
    Eau ⎭

Mélanges de sels et d'acides étendus

Sulfate de soude. . . . . 3 parties ⎬ de + 10° à — 16°.
Acide azotique étendu . . . 2

Sulfate de soude. . . . . 5 parties ⎬ de + 10° à — 16°.
Acide sulfurique étendu. . 4

Sulfate de soude. . . . . 8 parties ⎬ de + 10° à — 17°.
Acide chlorhydrique . . . 5

Sulfate de zinc pulvérisé. . 1 ⎫
Acide chlorhydrique du ⎬ de + 10° à — 7°.
    commerce. . . . . . . 1 ⎭

Mélanges de neige et de sel, ou d'acide étendu, ou d'alcool

Neige. . . . . ⎫ parties égales ⎬ de 0° à — 17°.
Sel marin. . . . . . . ⎭

Neige. . . . . 5 parties ⎬ de 0° à — 28°.
Chlorure de calcium hydraté 4

Neige. . . . . 5 parties ⎬ de 0° à — 28°.
Potasse. 6

Neige. . . . . 1 partie ⎬ de 6° à — 15°.
Acide sulfurique. 1

GLACE ARTIFICIELLE

Dans un grand nombre de maladies, et principalement dans celles de l'encéphale, on prescrit de placer de la glace sur la tête; dans d'autres cas tels que les vomissements nerveux et incoercibles des femmes enceintes, on en fait sucer quelques fragments. La glace peut être faite avec des glaciers portatifs; on a imaginé plusieurs appareils pour congeler l'eau; un des moins coûteux et qui réussit le mieux a été décrit par Filhol [1]. Le petit appareil de Carré qui congèle l'eau par la volatilisation de l'ammoniaque réussit aussi très-bien pour de petites quantités. Certains mélanges réfrigérants placés dans des vessies peuvent quelquefois remplacer la glace.

HYPNOTISME

L'hypnotisme est un état somnolent quelquefois à forme cataleptique, suivi souvent d'insensibibité plus ou moins complète, produit par un strabisme convergent à faible distance qui détermine une fatigue considérable lorsqu'il est prolongé assez longtemps.

Pour provoquer le sommeil hypnotique il suffit de faire asseoir une personne dans un fauteuil, la tête renversée en arrière, de tenir un objet brillant pendant un nombre variable de minutes, à vingt centimètres environ de la distance des yeux, et de faire fixer cet objet.

Ce phénomène physiologique curieux était connu en Angleterre, où James Braid (de Londres) l'avait mis en lumière; il est signalé par Müller [1] et par Littré et Ch. Robin [2]. En 1858, Bazin, professeur à la Faculté des sciences de Bordeaux, fit une leçon sur ce sujet, et Azam, professeur suppléant à l'École de médecine de la même ville, vérifia expérimentalement les assertions du médecin anglais; plus tard, Follin et Broca purent faire subir à une personne hypnotisée une opération douloureuse, qui fut supportée sans que le malade accusât la moindre souffrance: Velpeau communiqua ce résultat curieux à l'Académie des sciences.

Demarquay a institué avec le concours de Giraud Teulon une série d'expériences à la maison municipale de santé [3]:

Dès le début on avait fondé de grandes espérances sur les applications que l'on croyait pouvoir faire de ce phénomène; on pensait qu'il serait possible d'amener ainsi l'insensibilité chez les malades et éviter tous les dangers que présentent les anesthésiques ordinaires, mais malheureusement un grand nombre de sujets sont réfractaires à l'action hypnotique; il a fallu abandonner ces espérances prématurées; l'hypnotisme n'en resta pas moins comme un phénomène fort curieux.

[1] Müller, *Manuel de physiologie*, 1851.

[2] Nysten, *Dictionnaire de médecine*, douzième édition, revue et corrigée par Littré et Robin, 1864, page 756.

[3] *Recherches sur l'hypnotisme ou sommeil nerveux*, Paris, 1860.

Le sommeil hypnotique cesse, lorsqu'on pratique de légères frictions sur les yeux, ou qu'on insuffle de l'air sur le visage.

Avant le sommeil hypnotique, et au commencement de l'expérience, on remarque que les pupilles se contractent, qu'elles se dilatent ensuite; après quelques fluctuations, il survient une insensibilité plus ou moins complète avec rigidité musculaire; les sens, après avoir été d'abord très-exaltés, sont plus tard déprimés, et il survient une torpeur plus grande que celle du sommeil naturel. Les sujets qui ont été hypnotisés un certain nombre de fois peuvent s'endormir eux-mêmes, en regardant leur doigt placé assez près des yeux pour produire une convergence sensible.

CHAPITRE XVII

MÉDICATION ANTISPASMODIQUE

Dans le sens précis du mot, on devrait entendre par *antispasmodique* tout médicament qui jouirait de la propriété de ramener à l'état normal les fonctions nerveuses et musculaires, augmentées, diminuées ou anéanties; mais rien de plus vaste que la médication antispasmodique; tantôt, en effet, elle va chercher ses moyens dans les antiphlogistiques, les calmants, les tempérants, les bains, le repos, la diète. C'est qu'alors il y a pléthore sanguine comme cause des désordres nerveux : tandis qu'au contraire on a recours aux toniques légers, aux analeptiques, aux stimulants généraux non diffusibles, lorsque l'affection nerveuse est due à l'épuisement des forces, à l'atonie et à la débilité générale.

Les plantes à odeur forte et aromatique, les gommes-résines fétides, les matières animales très-odorantes, les éthers et certaines huiles essentielles composent le groupe si nombreux des antispasmodiques.

ART. I. — ANTISPASMODIQUES FOURNIS PAR LE RÈGNE ANIMAL.

L'ambre, le musc, le castoréum et la civette sont des antispasmodiques assez efficaces fournis par les animaux.

HYRACEUM

L'hyraceum, depuis longtemps employé en Allemagne, et qu'on a cherché récemment à substituer au castoreum en France, se présente sous la forme de masses noirâtres enfermées dans des boîtes en fer-blanc, dures, pesantes, se laissant entamer au couteau, se ramollissant à la chaleur; a une odeur analogue à celle du castoreum, une saveur amère et astringente; est peu soluble dans l'éther sulfurique et dans l'alcool pur, plus soluble dans l'alcool faible et dans l'eau; traité par les acides, il laisse dégager de l'acide carbonique, et par la potasse on obtient du gaz ammoniac.

L'hyraceum est l'urine desséchée du daman d'Afrique (*hyrax Capensis* Buf.), animal de la grosseur du lièvre, que quelques naturalistes ont placé parmi les Rongeurs et que Cuvier range dans les Pachydermes. Cet animal accumule son urine toujours au même endroit, le plus souvent dans le creux d'un rocher; c'est le résidu laissé par cette urine qui constitue l'hyraceum; est employé dans les mêmes cas, aux mêmes doses, et sous les mêmes formes que le castoreum.

Art. II. — ANTISPASMODIQUES FOURNIS PAR LE RÈGNE VÉGÉTAL

RACINE DE SUMBUL

Sous le nom de *sumbul, somboul* ou *racine de musc*, on emploie depuis quelques années en Allemagne, comme antispasmodique, une racine qui vient de la Bucharie et que l'on attribue à une ombellifère voisine du genre Angelica ; elle renferme une matière résineuse que l'on extrait par l'alcool, comme la résine de jalap. Il paraît que dans l'Inde on emploie les nards sous le nom de sumbul : cependant, d'après Grandville, la racine employée dans l'Inde se rapprocherait de celle du commerce ; le mot *sumbul*, qui est arabe, signifie *plante*, et, d'après W. Jones, ce que les Hindous et les bramines emploient sous ce nom est le véritable *jatamensi* ou *nard indien*, qui est une valériane.

Le sumbul, très-employé dans la parfumerie française, se présente sous la forme de racines de la grosseur du bras, coupées par rondelles de $0^m,01$ à $0^m,025$ d'épaisseur ; elle est blanc jaunâtre, fibreuse, recouverte d'une écorce jaunâtre et rugueuse ; elle présente une odeur musquée des plus prononcées et un arome très-agréable lorsqu'on la mâche ; elle a été analysée par Reinsch, Schnitzlein, Frechinger et Kalhofer ; elle renferme une huile éthérée ; deux résines, l'une soluble dans l'éther, l'autre dans l'alcool, de la cire, une matière aromatique, une substance amère, et un cide nommé *acide sumbulique*.

D'après Grandville, la teinture de sumbul peut être employée dans tous les cas de désordres nerveux, la chlorose, l'aménorrhée, la dysménorrhée, la période algide du choléra ; c'est la teinture que l'on emploie à la dose de 1 à 4 grammes par jour, dans une potion.

Todd a obtenu de bons effets de cette teinture contre l'épilepsie, mais on ne sait rien de précis à ce sujet.

PLANTES A ODEUR DE MUSC

Hannon, dans un travail intéressant sur les plantes à odeur de musc, cite la moscatelline, *adoxa moschatellina* L., si commune dans nos bois, la *mauve musquée, malva moschata* L., et le *mimulus moschatus* de Douglas. Nous y ajouterons la *centaurea moschata*, cultivée comme plante d'ornement. Hannon paraît donner la préférence au *mimulus moschatus* ; il en a fait préparer une eau distillée, un sirop, une teinture. Mais nos expériences personnelles nous permettent de douter de l'efficacité de ces préparations.

VALÉRIANE

La racine de valériane, *valeriana officinalis, V. sylvestre, V. elatior sylvestris*, valériane sauvage, petite valériane, regardée à tort comme vivace et qui est réellement bisannuelle (Pierlot), et V. *palustre*, V. *ela-*

tioruliginosa, est placée à la tête des antispasmodiques; on l'administre en poudre à des doses variables, pouvant aller jusqu'à *cent grammes* par jour. Cette racine est souvent falsifiée avec celle de scabieuse.

L'huile essentielle de valériane est composée de deux essences, la *valérène* ou *bornéene*$=(C^{20}H^{16}$ et le *valerol* $=C^{12}H^{10}O^2$); elle contient, outre de l'*acide valérianique* du *Bornéol*, une résine particulière. Exposée à l'air, le valérol qu'elle contient se transforme en acide valérique.

L'essence de valériane est limpide, neutre, d'une odeur qui n'a rien de désagréable, mais qui devient fétide. Barallier (de Toulon) l'a étudiée au point de vue thérapeutique.

Lavement contre les névralgies lombaires

Pr.: Eau. . . . . 200 gram.
Poudre de valériane.   4
— de feuilles d'oranger..   4

Garder le lavement le plus longtemps possible; il a été employé souvent avec succès.

Potion contre le typhus épidémique (BARALLIER)

Pr.: Sirop de valériane. . . . . 25 gram.
Eau distillée. 10
Essence de valériane. 0,30, 4 20,50

A prendre par cuillerées à bouche, toutes les demi-heures.

D'après Barallier l'essence de valériane est utile contre la stupeur, la somnolence, le coma qui compliquent les fièvres graves, contre l'hystérie, l'asthme essentiel.

D'après Pierlot, l'essence de valériane est composée d'acide valérianique 5, de valérène 25 et de valérol 70. Celui-ci ne serait pas d'après lui un aldehyde valérique, mais bien un mélange de stéaroptène de valériane 18, résine 47, eau 5.

PEUCEDANUM AUSTRIACUM

Les feuilles de peucedanum sont très-employées en Allemagne contre l'épilepsie; dose, 8 grammes par jour; d'après le docteur Fagot, la racine peut être aussi employée et son action dépasse beaucoup celle du *peucedanum palustre;* il la préconise surtout contre les crampes d'estomac. Il paraît que cette plante est la base d'un remède secret qui a un grand débit et se vend très-cher.

GALIUM

Timbal-Lagrave, dans un travail très-intéressant sur les différentes espèces de Galium, dont nous avons rendu compte [1], a étudié à différentes époques de la végétation les *galium palustre, mollugo, dumetorum,*

---

[1] *Annuaire pharmaceutique* pour 1863.

verum; il ajoute que, sous le nom de *G. mollugo,* on vend souvent les *G. album, dumetorum, erutum, elatum* et *insubricum.* Timbal-Lagrave préfère le *G. palustre.*

On a fondé un hôpital à Tain (Drôme) où les épileptiques sont, dit-on, traités, et on ajoute *guéris* par les préparations de galium; on dit que, pour être efficace il faut que la plante ait été cueillie à Tain, dans la matinée de la Saint-Jean et dans un certain jardin. Les médecins doivent se tenir en garde contre ces prétendus spécifiques dont quelques-uns renferment de l'atropine.

Sirop de galium palustre (Niergues)

Pr.: Galium palustre frais. . . . . Q. S.
Alcool. . . . . 1/16 gram.

Pilez et exprimez-en le suc, portez-le à la température de 100° et filtrez; ajoutez q. s. de sucre pour faire un sirop concentré auquel on ajoute un quart d'eau de fleurs d'oranger. Une cuillerée par heure lorsque les accès sont rapprochés, et deux ou trois matin et soir dans le cas contraire.

SELIN DES MARAIS

Le selin des marais, *selinum palustre* (Ombellifères), a été proposé comme un spécifique de l'épilepsie; on l'emploie en poudre; la dose hebdomadaire est de 30 grammes en vingt prises, à prendre trois par jour, une heure avant chaque repas; s'il survient des coliques ou de la diarrhée, on suspend l'emploi du médicament; on augmente la dose de 15 grammes chaque semaine, jusqu'à ce qu'on arrive à 120 grammes, en ayant le soin de suspendre, chaque fois que les désordres gastro-intestinaux surviennent. La dose maximum est poursuivie pendant six semaines, de sorte qu'en trois mois on aura pris 1,275 grammes de poudre de selin. Pour les jeunes enfants la dose est de 10 grammes par semaine et le double pour la seconde enfance; il faut continuer le remède tant qu'il y a amélioration et, si la guérison survient, il faut encore continuer pendant plusieurs jours, mais à dose décroissante.

ACTEA RACEMOSA

Les plantes du genre Actea, de la famille des Renonculacées, jouissent à peu près toutes des mêmes propriétés. Les plus employées sont les *A. racemosa* L., *cimifuga* L., *brachipetala* D.C., *spicata* L. Les médecins américains emploient beaucoup les racines de l'*A. racemosa;* on l'associe à l'iodure de potassium et au sirop d'ipécacuanha, dans le rhumatisme et l'anasarque; on en fait des teintures composées; elle est inusitée en France.

Teinture d'actea racemosa

Pr.: Racine d'actea racemosa. . . . . 100 gram.
Alcool à 85° C. 400

Formule américaine. — Laissez macérer huit jours et filtrez. — Dose,
4 à 10 grammes dans la chorée, l'épilepsie, les maladies de poitrine.
En décoction, 15 à 30 grammes pour un litre d'eau, à boire dans la journée ; poudre, 50 centigrammes à 2 grammes.

COTYLEDON UMBILICUS

Le cotylet, ou *nombril de Vénus*, de la famille des Crassulacées, est
très-commun en Angleterre. Le jus de cette plante a été vanté par Thos-
Salter (de Poole) contre l'épilepsie ; les faits rapportés par ce médecin
ont été confirmés par les docteurs Bullar et Graves (de Dublin) mais le
docteur Ranking (de Norwich) n'a obtenu aucun résultat avantageux de
son emploi ; la dose de suc est de 4 à 30 grammes et celle de l'extrait du
suc est de 25 centigrammes.

En Allemagne on emploie le suc récent plusieurs fois par jour à la
dose de 10 à 30 grammes contre les convulsions, les crampes et l'épilepsie.

En France, Hetet, pharmacien en chef de la marine, a étudié cette
plante et en a fait l'objet d'un mémoire intéressant[1].

CATALPA

En Allemagne, on emploie les fruits, l'écorce et les racines du catalpa
bignonia catalpa, de la famille des Bignoniacées, contre l'asthme ; on
prétend que ces préparations ont une action analogue à celle du stramonium ; on les emploie en décoction à la dose de 15 grammes pour
250 grammes d'eau.

CHENOPODIUM VULVARIA

Le *chenopodium vulvaria* L. est une plante de la famille des Chéno-
podiacées, commune dans les lieux incultes : Chevallier et Lassaigne y
ont trouvé du carbonate d'ammoniaque et on y a récemment constaté la
présence de la propylamine, dont nous avons déjà parlé.

En Allemagne, on emploie souvent contre l'aménorrhée, l'hystérie, les
crampes, la nymphomanie, etc., l'extrait de cette plante obtenu par
évaporation lente du suc ; on l'administre en pilules à la dose de 25 à
50 centigrammes, deux ou trois fois par jour ; on en prépare une teinture
au cinquième (1 de plante et 4 d'alcool à 80°), qui est administrée en
potions à la dose de 2 à 15 grammes.

Dans la même famille nous pourrions citer encore l'ambroisie du

[1] *Archives de médecine navale*, 1864, tome II.

Mexique, *chenopodium ambrosoïdes*, qui a été employée comme antispasmodique et contre l'épilepsie.

LOBÉLIE, NARCISSE

Nous avons parlé (chap. IV) de la lobélie et de la *lobéline*, qu'on a employées contre les névroses, mais qui sont peu usitées en France.

Il en est de même des fleurs du narcisse des prés, *narcissus pseudo-narcissus*, que nous avons cité en parlant des vomitifs; on en a fait un sirop, un oxymel et une teinture qui sont inusités.

INDIGO

L'indigo est une matière tinctoriale extraite plus spécialement des *indigofera tinctoria*, *argentea*, etc., etc., de la famille des Légumineuses; beaucoup vanté contre l'épilepsie, il a quelquefois réussi, en l'administrant sous la forme de mixture.

Mixture contre l'épilepsie

Pr.: Miel. . . . . 30 gram.
Indigo pulvérisé. . . . . 20 à 30
Mêler et prendre dans la journée.

CAMPHRE

Le camphre est employé dans une infinité de cas et sous un grand nombre de formes; Raspail a abusé de son emploi.

Cônes de camphre

Pr.: Camphre pulvérisé. . . . . 50 gram.
Sel de nitre. 30
Poudre de guimauve ou lycopode. . . . . . . 30 -
Eau. . . . . Q. S. pour dix cônes.

Le camphre se volatilise lentement à la température ordinaire, et il est parfaitement inutile de le chauffer lorsqu'on veut le faire inhaler.

Art. III. — ANTISPASMODIQUES FOURNIS PAR LE RÈGNE MINÉRAL

En parlant des éthers comme anesthésiques, nous avons dit que c'est surtout comme antispasmodiques qu'on les employait; nous n'y reviendrons pas, et nous nous occuperons plus spécialement des antispasmodiques métalliques.

OXYDE DE ZINC (ZnO)

L'oxyde de zinc et ses sels sont regardés comme de bons antispasmodiques; or, d'après Moreau (de Tours)[1] cet oxyde tant vanté contre l'épilepsie est tout à fait inefficace. Au début de son administration on

_____
[1] *Gazette des hôpitaux*, 1854.

observe des douleurs d'estomac, des coliques, une inappétence extrême, un amaigrissement rapide, prostration des forces ; au commencement, quelquefois suspension des accès épileptiques, puis retour de ces accès plus intenses et plus fréquents.

ACÉTATE DE ZINC $(ZnO,C^4H^3O^3,3HO)$

L'acétate de zinc est très-employé en Angleterre et en Amérique, sous la forme de collyres et d'injections astringentes. En France, on l'utilisait rarement comme vomitif et antispasmodique, lorsque Rademacher appela sur lui l'attention des praticiens.

Rademacher considère les sels de zinc, et notamment l'acétate, comme calmants ; son action n'est pas sans analogie, dit-il, avec celle de l'opium ; c'est là une opinion dont nous ne voudrions pas garantir l'exactitude.

Vidal de Cassis employait l'acétate de zinc contre la blennorrhagie ; d'ailleurs, ce sel se produit lorsqu'on mélange l'acétate de plomb avec le sulfate de zinc. Nous serions assez disposé à croire, comme Trousseau, que l'acétate de zinc agit comme le sulfate, si ce n'est qu'il est moins irritant. Le docteur Puget l'emploie en topique dans les maladies de la peau, et Durand-Fardel paraît partager l'opinion de Rademacher sur les propriétés calmantes de ce sel. C'est une espèce d'opium minéral, dit-il, qui possède toutes les propriétés calmantes de l'opium sans exciter, comme le fait l'opium, l'activité du système vasculaire sanguin.

Le docteur Fritsch (de Lippstadt) a employé l'acétate de zinc avec succès contre le delirium tremens. Rademacher le préconise dans le traitement de la diarrhée.

L'acétate de zinc est administré comme tonique à la dose de 5 à 20 centigrammes ; comme calmant, à la dose de 4 grammes ; sa solution possède une saveur assez désagréable.

Poudre d'oxyde de zinc composée (BLACHE)

Pr.: Oxyde de zinc. 2 gram.
Calomel à la vapeur. 4
Poudre de valériane. 4

Mêlez et divisez en 70 doses. — Un paquet matin et soir.

Solutions d'acétate de zinc

	COLLYRE.	LOTION	INJECTION URÉTHRALE
Pr. : Acétate de zinc	15 centig.	1 gram.	50 centigr.
Eau ou eau de rose	30 gram.	30	160 gram.

Pour laver les yeux. — En topique dans les inflammations cutanées, dartres, ulcères vénériens et dans la blennorrhagie.

Injection uréthrale (Ricord)

Pr.: Eau de rose. . . . . 160 gram.
    Sulfate de zinc $\Big\}$ āā . . . . 50 centigr.
    Acétate de plomb $\Big\{$

Dans la blennorrhagie, nous avons fait souvent ajouter, avec avantage, à ce mélange quelques gouttes de laudanum.

LACTATE DE ZINC $(C^6H^5O^5ZnO, 2 \text{ et } 3HO)$

Herpin (de Genève) a préconisé le lactate de zinc dans l'épilepsie[1] ; nous l'avons vu quelquefois réussir et calmer les accès ; ce sel se présente en plaques blanches provenant de la réunion de petits cristaux prismatiques ; sa saveur est légèrement sucrée et styptique ; il est soluble dans l'eau et insoluble dans l'alcool ; la dose est de 10 centigrammes à 50 centigrammes ; on l'obtient par combinaison directe de l'acide lactique et du carbonate ou de l'oxyde de zinc.

Voici un procédé proposé par Wœhler :

Pr.: Lait tourné. . . . . 300 gram.
    Sucre de lait. . . . . 30 à 60
    Zinc pulvérisé. 30

Placez dans un endroit où la température se maintient de 30 à 40°.
Ou bien, par double décomposition :

    Lactate de chaux
    Acide oxalique
    Zinc pulvérisé

Doses 0 gr., 25 à 0 gr., 50 par jour en potions ou en pilules.

VALÉRIANATE DE ZINC $(C^{10}H^9O^3ZnO,12HO)$

C'est le prince Louis-Lucien Bonaparte qui prépara le premier le valérianate de zinc, et qui le conseilla dans les affections nerveuses.

Ce sel est obtenu par combinaison directe ; il se présente sous la forme de paillettes brillantes, nacrées, très-blanches, très-légères et ressemblant à de l'acide borique ; il a une odeur qui rappelle celle de l'acide valérianique, une saveur métallique ; il est soluble dans l'eau et dans l'alcool, très-peu dans l'éther.

Employé d'abord par le docteur Namias (de Venise) contre certaines affections nerveuses, il fut utilisé plus tard par Cerulli, Curtis et Halst, Muratori, Keller, Boccaccini, Heriberg, Lund et Jaffe, dans les différentes névralgies et douleurs nerveuses, l'hystérie, les crampes d'estomac, la migraine, etc.

---

[1] *Études sur le lactate de zinc dans l'épilepsie.* Paris, 1855.

C'est à Devay (de Lyon) que l'on doit les recherches thérapeutiques plus remarquables sur ce sel. Herpin (de Genève), comme Devay, n a obtenu de bons résultats dans l'épilepsie. Delasiauve [1] a cité un cas de guérison, mais il s'agissait seulement d'un cas de vertige épileptiforme ; Leriche, au contraire, n'a pas eu à se louer de son emploi.

Laroque et Huraut ont signalé une falsification du valérianate de zinc par le butyrate ; on a même odoré ce dernier sel par l'acide valérique : on vendait ce mélange pour du valérianate ; mais on les distingue très-bien en ce que ce dernier sel ne précipite pas une solution concentrée l'acétate de cuivre, tandis que le butyrate la précipite en blanc bleuâtre.

Pilules au valérianate de zinc (DEVAY)

Pr. : Valérianate de zinc. . . . . 0,60 gram.
      Gomme adragante. 2,09

F. S. A. 25 pilules. — Une matin et soir.

Potion au valérianate de zinc (DEVAY)

Pr. : Eau distillée. . . . . 120 gram.
      Valérianate de zinc. 0,10
      Sirop de sucre. 30,00

Mêlez. — Une cuillerée à bouche toutes les heures.

PHOSPHATE DE ZINC (PhO^5,5ZnO)

Le phosphate de zinc a été proposé par Barnes pour le traitement de l'épilepsie ; il provoque moins, dit ce médecin, le vomissement que le sulfate ; il l'emploie sous la forme suivante :

Pr. : Phosphate de zinc. . . . . 2 décigram.
      Acide phosphorique dilué. . . . . 20 gouttes.
      Teinture de quinquina. . . . . 2 gram.

A prendre en 3 fois dans de l'eau.

VALÉRIANATE DE BISMUTH (C^{10}H^{9}O^5),Bi^{2}O^3

Ce sel est un sous-valérianate. Découvert par Giovanni Rhigini, qui l'a préconisé comme un bon antinévralgique ; prescrit aussi sous forme de pilules, à la dose de 2 à 10 centigrammes, contre les gastrodynies, les gastralgies chroniques, et dans les palpitations de cœur anciennes ; obtenu par double décomposition du nitrate de bismuth et du valérianate de soude ; il est insoluble dans l'eau.

SOUS-CARBONATE DE BISMUTH (CO^{2}Bi^{2}O^3)

Recommandé par Hannon, professeur à l'université de Bruxelles,

[1] *Du pronostic et du traitement de l'épilepsie.* Paris, 1852.
[2] *Traité de l'épilepsie.* Paris, 1854.

comme ayant toutes les propriétés du sous-nitrate, et ayant sur lui l'avantage d'être soluble dans le suc gastrique. Ce sel n'a pas l'inconvénient de déterminer des pesanteurs et des pincements d'estomac, et il colore moins les selles.

Le sous-carbonate de bismuth est obtenu en décomposant une solution de nitrate de bismuth pur et neutre par une solution de carbonate de soude : il est insoluble dans l'eau.

Pour Hannon l'action sédative du sous-carbonate de bismuth est plus marquée que celle des sous-nitrates ; il est mieux toléré par l'estomac surtout dans les gastralgies, spécialement dans celles qui sont compliquées d'irritation, avec la langue rouge et pointue, avec digestions laborieuses et éructations nidoreuses ou acides. La dose est de 1 à 3 grammes chez les adultes et de 10 à 50 centigrammes pour les enfants.

TRINITRATE DE BISMUTH $^3(AzO^5)Bi^2O^3$

Ce sel est le nitrate neutre de bismuth Proposé par Thomson contre la diarrhée des phthisiques ; à la dose de 5 à 25 centigrammes à prendre trois ou quatre fois par jour, mélangé à de la magnésie ou à de la gomme.

SOUS-NITRATE DE BISMUTH

Le sous-nitrate de bismuth $= AzO^5,Bi^2O^5$ peut être employé sans inconvénient, lorsqu'il est pur, à la dose de 60 et 100 grammes, comme l'a fait Monneret. Le prix très-élevé du bismuth a fait chercher des succédanés, mais rien jusqu'à présent n'a pu le remplacer.

LACTATE DE BISMUTH $(C^6H^5O^5,Bi^2O^3)$

Ce sel est encore un sous-lactate ; on l'obtient par double décomposition du nitrate de bismuth et du lactate de soude ; on doit opérer chaud, car il est peu soluble dans l'eau froide ; on l'administre comme les autres sels de bismuth, à la dose de 5 à 10 centigrammes en poudre ou en pilules, répétées plusieurs fois par jour.

CERIUM

Le cerium, découvert en 1809 par Berzelius et Hisinger, est un métal qui n'avait pas reçu d'applications en thérapeutique, lorsque Simpson (d'Édimbourg) proposa l'oxyde de cerium $= CeO$, le nitrate d'oxyde de cérium, comme toniques, sédatifs agissant à peu près comme le font le sous-nitrate de bismuth et le nitrate d'argent ; il a employé ces préparations contre les vomissements chroniques, surtout ceux des femmes enceintes ; dans les cas d'éruptions chroniques et générales de l'intestin dans la dyspepsie avec gastrodynie et pyrosis ; c'est surtout contre la chorée que Simpson a vanté l'oxalate de cerium, à la dose de 5 centigrammes, donné trois ou quatre fois par jour en dissolution dans l'eau. L'oxalate de cerium ou de cérite a été employé contre la chorée à l'hôpital des Enfants malades dans le service de Henri Roger, sans aucun résultat.

D'après Ramskill, Lee a trouvé l'oxalate de cerium utile pour arrêter les vomissements de la grossesse, ceux qui accompagnent la phthisie, l'hystérie, le pyrosis, la dyspepsie atonique : Rasmkill dit l'avoir employé avec succès dans l'épilepsie.

OXYDE ET SELS D'ARGENT

L'oxyde d'argent, le chlorure et le nitrate, dont nous avons déjà parlé, sont considérés comme des antispasmodiques puissants, qui ont produit de bons résultats, surtout dans le traitement de l'épilepsie; il paraît à peu près démontré que l'on peut employer dans ces maladies indifféremment l'oxyde ou les divers sels d'argent, et même l'argent métallique, comme nous le verrons bientôt.

Pour Moreau (de Tours) l'efficacité du nitrate d'argent ou de toute autre préparation argentique ne lui est à peu près démontrée que dans certaines épilepsies fort rares, dues selon toute probabilité à une lésion spéciale du cervelet signalée pour la première fois par Dugué, interne de Moreau, et qui consiste en une induration de la substance grise, avec atrophie des tubes et des cellules. Dans deux de ces cas, dont l'un était compliqué d'ataxie locomotrice, le nitrate d'argent a réussi entre les mains de Moreau ; mais dans une foule d'autres cas, employé empiriquement, le nitrate d'argent n'a été suivi d'aucun résultat : comme toujours, amélioration d'abord, puis retour des accidents.

Voici les modes d'administration de l'oxyde d'argent ; le chlorure et l'iodure s'emploient de la même manière.

Formules pour l'emploi de l'oxyde d'argent.

Pr.: Oxyde d'argent. . . . . 60 centigram.
     Opium en poudre. 05

F. S. A. 12 pilules. Une matin et soir.

Pr.: Oxyde d'argent. . . . . 50 centigram.
     Acétate de morphine. 05

F. S. A. 20 pilules. Une matin et soir.

NITRATE D'ARGENT (AzO⁵,AgO)

Le nitrate d'argent, employé depuis longtemps à l'intérieur contre l'épilepsie, a quelquefois produit de bons résultats; il a le grave inconvénient de donner à la peau une coloration indélébile fort désagréable ; on prétend que l'on a moins à redouter cette coloration lorsqu'on fait prendre le chlorure d'argent en pilules, comme le nitrate, à la dose de 1 à 5 centigrammes par jour.

Les pilules de nitrate d'argent et de mie de pain, renfermant chacune un centigramme de sel, ont été employées avec succès, par le professeur Wunderlich, contre la chorée, et par Charcot et Vulpian, contre l'ataxie locomotrice progressive; dans cinq cas observés par nos collègues, l'ataxie locomotrice se présentait avec ses caractères les mieux accusés; à l'époque où le traitement fut institué, la maladie était parvenue depuis longtemps déjà à une période où elle est généralement considérée comme incurable, et dans tous ces cas il y a eu amendement très-notable, quatre ou dix jours après le début du traitement qui consiste à donner d'abord une pilule, puis deux, et au bout d'un temps variable trois, rarement quatre, contenant chacune un centigramme de nitrate d'argent; la sensibilité à la douleur et à la température, si habituellement pervertie, est revenue; la vue elle-même a été heureusement modifiée; les douleurs soit continues, soit fulgurantes, ont été complétement supprimées, les mouvements ont gagné en force et en précision, la marche est devenue possible, la santé générale s'est de bonne heure ressentie de l'influence du traitement, la constipation a cessé, l'appétit a augmenté, les malades ont engraissé. L'emploi des mêmes pilules s'est montré favorable dans quelques cas de paralysie en dehors de l'ataxie locomotrice.

Pilules au nitrate d'argent contre les paralysies essentielles de l'enfance (BOUCHUT)

Pr.: Nitrate d'argent.. . . . . 0,05 gram.
Opium. 0,25
Mucilage de gomme adragante. . . . . Q. S.
Mêlez. — Pour dix pilules, à prendre de une à quatre par jour.

Pilules au nitrate d'argent (CHARCOT et VULPIAN)

Pr.: Nitrate d'argent cristallisé.. . . . . 0,10 gram.
Mie de pain, poudre de réglisse ou autre. 0,50
Eau. . . . . Q. S.

Pulvérisez le sel, ajoutez une goutte d'eau, puis la mie de pain frais et les poudres inertes; faites 10 pilules : — 1 à 3 par jour dans l'ataxie locomotrice. — 1 à 10 par jour dans l'épilepsie et dans la danse de Saint-Guy. Cloëz s'est assuré que dans les pilules récemment préparées, les quatre cinquièmes du sel étaient décomposés en oxyde d'argent, ou en argent métallique, peut-être même en un composé insoluble à acide organique; mais cela importe peu, puisque l'argent a été absorbé et retrouvé dans les urines.

A. Vée a proposé les deux formules suivantes pour préparer des pilules inaltérables au nitrate d'argent, il reste à savoir ce qu'elles pro-produiront. Comme, après tout, le sel d'argent est immédiatement décomposé dans l'estomac, il importe peu qu'il le soit donné en pilules.

Pilules au nitrate d'argent inaltérables

	PILULES DE NITRATE D'ARGENT A LA SILICE.	PILULES DE NITRATE D'ARGENT AU NITRATE DE POTASSE.
Pr. : Nitrate d'argent cristallisé	0,20 gram.	0,20 gram.
Silice précipitée	2,00	0,00
Nitrate de potasse	0,00	2,00

Mucilage de gomme adragante le moins possible. Broyez les sels ensemble ajoutez, le mucilage ; roulez en 20 pilules que l'on fera sécher, à l'obscurité.

Pilules antiépileptiques

Pr. : Chlorure d'argent . . . . 0,20 gram.
— de sodium 0,50
Mie de pain frais 1,00
Sirop . . . . Q. S.

Mêlez et divisez en 20 pilules.

Pilules contre les dyspepsies gastralgiques et certains vomissements rebelles (VAN DEN CORPUT)

Pr. : Nitrate d'argent cristallisé . . . . 3 à 6 centigram.
Extrait aqueux de belladone . . . . 2 à 4

Mêlez : pour douze pilules semblables, à prendre 2 ou 4 dans les vingt-quatre heures

Potion au nitrate d'argent contre la diarrhée subaiguë ou chronique (ENFANTS)

Pr. : Nitrate d'argent cristallisé . . . . 1 à 00,05 gram.
Eau distillée 30,00
— de fleurs d'oranger 50,00
Sirop de sucre 30,00

Mêlez par cuillerées à café dans la journée.

Lavements substituteurs

Le nitrate d'argent a encore été employé par Trousseau, sous forme de lavements, à dose assez élevée, contre la dysentérie aiguë et dans les diarrhées chroniques.

	ADULTES.	ENFANTS
Pr. : Nitrate d'argent cristallisé	0,25 à 50 centigr.	1 à 5 centigr.
Eau distillée	400,00 gram.	200 gram.

On vide l'intestin avec un lavement d'eau simple, et on administre ensuite le lavement médicamenteux.

Cigarettes nitrées

Les cigarettes nitrées ont été très-préconisées contre l'asthme ; on y ajoute quelquefois des solutions d'extraits de plantes narcotiques ou contro-stimulantes, telles que : belladone, opium, stramonium, jusquiame, digitale, aconit, et la dose est de cinq centigrammes d'extrait par cigarette ; on ajoute à la solution d'extrait 10 centigrammes de sel de nitre par cigarette.

Letenneur (de Nantes) propose de faire brûler dans le lit du malade, dans une assiette, les rideaux étant fermés, du papier imprégné d'une solution saturée de nitre et desséché. On fait cette fumigation au moment de se coucher.

Papier nitré

Hyde Salter recommande le papier nitré comme un des moyens palliatifs les plus efficaces que l'on puisse employer contre l'asthme ; il faut prendre du papier sans colle, mince, ne contenant pas de coton ; on le plonge dans une solution de nitrate de potasse au huitième (10 grammes pour 70 d'eau), et on trempe le papier dans cette solution ; on peut remplacer l'eau par une décoction de plantes narcotiques, mais il vaut mieux employer les solutions d'extraits ; le dosage est alors plus exact : on fait sécher le papier et on le roule en petits tubes de 10 à 15 centimètres de long ; on les allume par un bout et on aspire lentement par l'autre extrémité en cherchant à inhaler les vapeurs qui se dégagent ; les inhalations nitreuses de Boutigny peuvent parfaitement être remplacées par les cigarettes.

ACIDE VALÉRIANIQUE $(C^{10}H^{10}O^4 = C^{10}H^9O^3,HO)$

L'acide valérianique existe en petite quantité dans la valériane ; il résulte de l'oxydation de l'aldéhyde valérique ou *valérol*, qui constitue avec le bornéene l'essence de valériane ; l'acide valérianique peut résulter encore de l'oxydation de l'alcool amylique ou essence de pomme de terre ; en effet $C^{10}H^{12}O^2+O^4=C^{10}H^{10}O^4+2HO$, aussi l'a-t-on appelé acide amylique ; il est identique à l'acide volatil de la graisse de marsouin ou *acide phocénique*, a été extrait des fruits de la boule-de-neige, *viburnum opulus* (Caprifoliacées), et appelé acide *viburnique*.

L'acide valérianique n'est employé que combiné : on s'en est cependant servi comme antispasmodique à la dose de 5 à 10 gouttes ; il est peu efficace ; mais d'après Aran, lorsqu'il est pur, il agit toujours de la même manière, quelle que soit son origine.

VALÉRIANATE D'AMMONIAQUE ($C^{10}H^9O^5$, AzH^3, HO)

L'Académie de médecine a adopté, le 30 avril 1857 [1], la formule suivante, due à Laboureur et Fontaine, pour la préparation du valérianate d'ammoniaque.

Prenez de l'acide valérianique monohydraté et pur, disposez-le en couches minces dans une capsule plate, recouverte d'une cloche parfaitement close; faites arriver dans la cloche du gaz ammoniac anhydre jusqu'à parfaite saturation de l'acide valérianique; conservez le valérianate d'ammoniaque par petites parties dans des flacons bouchés bien secs.

On arrive au même résultat par la méthode de E. Robiquet. Il remplace le courant de gaz ammoniac, qui exige un appareil, par des cristaux de sesquicarbonate d'ammoniaque, que l'on place sur le pourtour de la capsule, ou bien par un mélange de 50 grammes de chlorhydrate d'ammoniaque pulvérisé et 10 grammes de chaux éteinte pour 50 grammes d'acide valérianique.

On vend dans le commerce, sous le nom de valérianate d'ammoniaque Pierlot, le mélange suivant :

Pr.: Eau distillée. . . . . 95 gram.
    Acide valérianique. 3
    Sous-carbonate d'ammoniaque. . . . . Q. S.

Jusqu'à saturation. — Ajoutez :

    Extrait alcoolique de valériane. 2

Dose 6 à 30 gouttes dans une potion de 120 grammes, contre l'hystérie, la chorée, l'épilepsie; pour un grand nombre d'aliénistes, parmi lesquels je citerai mon excellent ami le docteur Mesnet, médecin de l'hôpital Saint-Antoine, la préparation de Pierlot est un des agents les plus précieux de la médecine mentale; nous ne pouvons toutefois accorder le nom de *valérianate d'ammoniaque* à une mixture formée de ce sel, d'eau et d'extrait alcoolique de valériane. Nous comprenons d'ailleurs que ce mélange doit agir mieux que le sel de Laboureur et Fontaine, qui est parfaitement défini; mais le médecin pourra toujours prescrire et associer ce dernier à sa guise, et sa posologie est d'ailleurs plus facile à faire.

Le valérianate d'ammoniaque cristallisé est le seul, selon nous, qui doive se trouver dans les pharmacies.

Il résulte des recherches de Laboureur et Fontaine que les sels du

[1] *Bulletin de l'Académie de médecine*, t. XXII p. 729.

commerce varient beaucoup d'aspect et de propriétés ; voici un aperçu de ces différences qu'il présente dans les maisons de droguerie dont les noms suivent :

Rousseau. — Solide, blanc, cristallisé en aiguilles.

Dorvault. — Solide, grisâtre, amorphe.

Thiboumery et Dubosc. — Liquide, incolore.

Wittmann et Poulenc. — Liquide, incolore, très-dense.

Ménier. — Liquide, jaune, opalin, de consistance oléagineuse.

Depuis le travail de Laboureur et Fontaine les choses ont changé et le sel blanc cristallisé est à peu près le seul que l'on trouve dans les bonnes maisons.

Le valérianate d'ammoniaque s'emploie en pilules ou en potions à la dose de 5 à 50 centigrammes. Il résulte des expériences de Vulpian qu'il n'est pas toxique ; on a pu en faire prendre jusqu'à 10 grammes à des animaux sans déterminer le moindre accident.

Nous ne suivrons pas le docteur Declat dans les observations élogieuses qu'il a faites de la mixture de Pierlot : « Les premiers essais, » m'écrit Moreau (de Tours) « ont été faits dans mon service ; je lui dois quelques « cas de guérisons ; une des épileptiques guéries est encore dans mon « service en qualité d'infirmière ; mais ces cas sont fort rares, tandis « que ceux dans lesquels l'action du remède a été suivie d'une améliora-« tion réelle sont nombreux. »

CHLORODYNE

On emploie beaucoup en Angleterre, contre les névralgies, comme antispasmodiques, sous le nom de *chlorodyne* des mélanges divers et en proportions variables de différentes substances. Cette chlorodyne a été quelquefois prescrite, nous en faisons connaître plusieurs formules ; elles prouveront une fois de plus quelle anarchie règne dans la pharmacie anglaise.

	TOWLE.	OGDEN.	BUZZARD.
Pr : Chloroforme..........	f ℥ vj	f ℥ vj	f ℥ j
Ether chlorique.	f ℥ j	»	»
Teinture de capsicum. ...	f ℥ j ß	f ℥ j ß	»
Huile ess. de menthe anglaise.	m ij	m ij	m x
Hydrochlorate de morphine.	grs viij	grs viij	»
Acyde cyanhydrique (Scheele)	m xij	m xv	m 86
Acide perchlorique.	m xx	m xxj	»
Teinture de cannabis Indica.	f ℥ j	»	»
Mélasse.	℥ j	℥ j	℥ iv
Esprit-de-vin rectifié. ...	»	»	f ℥ iv
Éther sulfurique rectifié. .	»	»	f ℥

Liqueur de muriate de morph.   »   »   f ʒ
Extrait mou de réglisse. . .   »   »   ʒ iv
Sirop simple. . . . .   »   "   f ʒ j

Nous avons conservé la notation anglaise et nous rappelons que F placée avant les quantités signifie *fluide*, et veut dire, en langage pharmaceutique anglais, que ces quantités, au lieu d'être pesées, doivent être mesurées dans des verres gradués *ad hoc.*

M signifie *minime*, la soixantième partie d'un fluidrachme, ou gros fluide.

Il existe encore plusieurs autres formules de chlorodyne sans nom d'auteurs.

Les Anglais appellent éther chlorique le mélange suivant :

Pr. : Cloroforme. . . . . f ʒ j
Esprit-de-vin rectifié. . . . . f ʒ vij

LIQUEUR DE MURIATE DE MORPHINE (formule anglaise)

La liqueur de muriate de morphine contient un grain de chlorhydrate de morphine par f ʒ j. Voici sa formule :

Pr. : Muriate de morphine. . . . . f ʒ j
Eau distillée. . . . . f ʒ ij v
Alcool rectifié. . . . . f ʒ ij ß

D'après quelques auteurs la formule de la véritable chlorodyne préparée par Davenport, pharmacien de Londres, ne contient ni opium, ni sels de morphine ; elle est due au docteur J. Collis Browne, médecin de l'armée anglaise, qui ne l'a pas publiée.

CHAPITRE XVIII

MÉDICATION SÉDATIVE OU CONTRO-STIMULANTE

Rasori a désigné sous le nom de contro-stimulants tous les agents thérapeutiques qui dépriment ou ralentissent les fonctions de l'organisme, et guérissent ou améliorent les maladies produites par un excès de stimulus.

Parmi les agents physiques on place en première ligne l'application du froid à la thérapeutique ; en effet, la soustraction du calorique ou le froid est le type des sédatifs ; il déprime les phénomènes de réaction ; aussi est-ce surtout par le froid qu'agit l'hydrothérapie dont nous nous occuperons plus loin ; nous renverrons nos lecteurs, pour les applications du froid, à l'ouvrage intéressant du docteur Lacorbière[1].

La saignée locale ou générale est un des contro-stimulants les plus puissants et le plus souvent employés.

Les préparations antimoniales font partie des contro-stimulants : leur tolérance dans les phlegmasies aiguës est un des phénomènes les plus intéressants de la thérapeutique ; nous citerons quelques formules nouvelles dans lesquelles l'émétique et l'arsenic agissent comme contro-stimulants.

Il semble exister une certaine relation entre les médicaments contro-stimulants et les diurétiques ; ainsi la digitale, la scille, le colchique, le nitrate et le chlorate de potasse peuvent à volonté être placés dans l'une ou l'autre de ces deux classes de médicaments. Nous avons parlé ailleurs de la scille et de son principe immédiat ; nous avons traité du chlorate de potasse au chapitre des Altérants ; nous dirons peu de chose du nitre, mais nous insisterons sur la digitaline et la colchicine.

Art. I. — CONTRO-STIMULANTS FOURNIS PAR LE RÈGNE VÉGÉTAL

LONICERA BRACHYPODA

Le *lonicera brachypoda* est une espèce de chèvrefeuille assez commune dans les jardins, que Neumann a proposée contre l'albuminurie : c'est la tige de cette plante que l'on emploie. D'après von Siebold on en

---

[1] Lacorbière, *Traité du froid, de son action et de son emploi intra et extra en hygiène, en médecine et en chirurgie.* Paris, 1859.

fait grand usage au Japon, sous forme de tisane que l'on prépare par décoction à la dose de 15 à 60 grammes; les feuilles et les fleurs servent à faire, par infusion, une tisane à la dose de 2 grammes; on l'emploie contre les maladies aiguës et fébriles. Nous ne savons rien en France sur les effets de cette plante. Mais comme elle s'acclimate très-bien en Europe, on devra l'essayer contre une maladie dans laquelle tous les médicaments sont impuissants.

TURQUETTE

La turquette ou herniaire, *hernaria glabra*, de la famille des Paronichyées, est très-souvent employée, d'après Van den Broeck, comme diurétique et contro-stimulante; connue au temps de Fallope et de Matthiole, l'herniaire était tout à fait oubliée, lorsque Van den Broeck l'employa à l'hôpital de Mons, avec succès, contre l'anasarque survenu chez des sujets anémiques. Voici la prescription qu'il suivait :

```
Pr.: Herniaire. . . . . . . . . . . . . . . . . 30 gram.
     Eau. . . . . . . . . . . . . . . . . . . . 500
```

Faites infuser pendant une heure et ajoutez :

```
Nitrate de potasse. . . . . . . . . . . . . .     4
Teinture de digitale. . . . . . . . . . . . .     2
Oxymel scillitique. . . . . . . . . . . . . .    30
```

A prendre par cuillerées dans le courant de la journée. Bouchardat prescrit le précepte d'association des diurétiques énergiques, tels que la scille, la digitale, qui agissent mieux réunis qu'isolés.

DIGITALE

Les feuilles de digitale, *digitalis purpurea*, doivent être récoltées au milieu de la seconde année, lorsque la plante est en fleur; on ne doit cueillir que celles de la tige et repousser les radicales : c'est pour avoir oublié ce principe que l'on a eu l'occasion de constater si souvent l'infidélité de cette plante énergique; on se rappellera que les feuilles s'altèrent très-rapidement en magasin, et que la poudre doit toujours être très-récemment préparée : pour obvier à tous ces inconvénients on préfère généralement aujourd'hui employer la digitaline.

Buchner a reconnu que les graines de digitale étaient beaucoup plus actives et renferment une plus grande proportion de digitaline que les autres parties de la plante. Elles jouent un très-grand rôle dans la médecine chinoise.

La digitale fleurit toujours à la seconde année, vers le mois de juin ou juillet; en adoptant les graines comme médicament officinal, on serait certain d'avoir une substance plus identique dans sa composition, mais il faudrait que la mesure fût générale. Mieux vaudrait encore employer la digitaline si c'était un principe mieux défini.

Pilules contre l'hémoptysie (Aran)

Pr. : Digitale pulvérisée. . . . . 0,70 gram.
Ergot de seigle pulvérisé. 5,00

Mêlez. Pour huit pilules à prendre dans la journée.

Les médecins pensent généralement que la plus active des préparations de digitale est la teinture éthérée. Il résulte au contraire des recherches de Homolle et Quévenne que l'éther ne se charge pas du principe actif de la digitale ; s'il est pur, il n'en dissout presque pas. Celui du commerce, qui renferme toujours des proportions variables d'eau et d'alcool, en dissout des quantités qui sont en rapport avec sa plus ou moins grande impureté, de sorte que cette teinture n'est réellement le plus souvent qu'une solution éthérée de *chlorophylle*.

Dans l'asthme on fait souvent fumer les feuilles de digitale, soit seules, soit associées à la belladone et au stramonium ; quelquefois aussi on conseille de les rouler dans du papier nitré dont nous avons indiqué ailleurs la préparation.

Pilules antigoutteuses (A. Becquerel)

Pr. : Sulfate de quinine. . . . . 1,50 gram.
Extrait de digitale 0,20
Semences de colchique pulvérisées. 0,50

Mêlez et divisez en 10 pilules.

A prendre de une à trois dans la journée, plusieurs jours de suite. Ces pilules, qui sont une imitation des pilules de Lartigue contre la goutte, réussissent très-bien pour combattre les contractions et les douleurs qui suivent le rhumatisme articulaire aigu.

Lavement de digitale

Pr. : Poudre de digitale. . . . . . . 25 centigram. à   1 gram.
Eau bouillante. 250

Laissez infuser une demi-heure en agitant ; passez ; employé comme diurétique.

Pilules hémostatiques (van den Corput)

Pr. : Acétate de plomb cristallisé. . . . . 10 centigram.
Extrait de digitale. 2

Mêlez pour une pilule ; en faire huit semblables, de une à quatre par jour.

CHARBON DE PEUPLIER

Le docteur Belloc a présenté à l'Académie de médecine et publié un mémoire[1] sur l'emploi thérapeutique du charbon de peuplier, sur lequel Patissier a fait un rapport[2]. Ce savant académicien déclare qu'il croit que la poudre de charbon de peuplier a rendu des services.

Belloc a dit que le charbon destiné à l'usage interne doit être préparé avec des pousses de peuplier de trois ou quatre ans. Il faut éviter le peuplier qui croît dans un terrain bas et humide; les troncs vieux donnent un charbon qui irrite l'estomac; le bois doit être courbé au moment de la séve et le charbon doit être fabriqué dans des vases clos en fonte.

La poudre de charbon de peuplier est administrée en pilules ou en pastilles; Belloc préfère la poudre rendue humide avec un peu d'eau fraîche bien pure. Ses effets physiologiques consistent en une saveur agréable à la bouche dès qu'elle est avalée, dans une augmentation de la sécrétion salivaire, dans une sensation agréable qui se produit dans l'estomac, dans l'accélération de la digestion et dans l'augmentation de l'appétit. La dose est de une à trois cuillerées à bouche par jour.

C'est surtout dans les affections nerveuses de l'estomac ou des intestins que la poudre de charbon de peuplier a été préconisée; nous l'avons employée plusieurs fois sur nous-même et sur plusieurs malades, jamais nous n'en avons obtenu de bons effets, et contrairement à ce que dit Belloc, nous avons constaté que bien souvent il troublait la digestion et diminuait l'appétit; toutefois le charbon de bois bien préparé a produit souvent de bons effets; il faut toujours l'administrer en poudre extrêmement fine.

HUILE ÉTHÉRÉE DE MARRONS D'INDE

Cette huile vantée contre la goutte et le rhumatisme en onctions douces, pratiquées à l'aide d'un pinceau sur la partie enflammée, n'est bonne qu'à exploiter la crédulité publique.

DIGITALINE ($C^{60}O^{18}H^{8}$) (Walz)

La digitaline, après avoir été recherchée par un grand nombre de chimistes, parmi lesquels nous citerons Destouches, Chevallier et Lassaigne, Bidault de Villiers, Leroyer (de Genève) Nicolle, Planquy, Dulong d'Astafort, Henry (de Phalsbourg) a été isolée, en 1840, par Homolle et Quévenne. Elle se présente sous la forme d'une poudre blanche ou en masses poreuses, très-difficilement cristallisable inodore, très-amère,

---

[1] *Journal de médecine de Bordeaux.*
[2] *Bulletin de l'Académie de Médecine*, Paris, 1849, t. XV, p. 250.

provoquant de violents éternuments, peu soluble dans l'eau froide et bouillante, soluble dans l'alcool faible et concentré, peu soluble dans l'éther pur, mais se dissolvant dans l'éther alcoolisé. Chauffée, elle se colore à 180° et se décompose à 200°; elle ne se combine pas avec les acides; est dissoute par l'acide sulfurique avec coloration brune, qui devient bientôt cramoisie; la solution versée dans l'eau lui communique une teinte verdâtre; l'acide chlorhydrique la dissout avec belle coloration vert-pré; le tannin la précipite de sa solution aqueuse.

D'après Homolle et Quévenne [1], la digitaline brute contiendrait, outre la digitaline, deux autres corps qu'ils ont nommés *digitalin* et *digitalose*. D'après Walz, on y trouverait de la digitaline, de la *digitalicrine* et de la *digitalosine*. Kosmann a publié une analyse complète de la digitale; outre l'acide digitalique de Morin, il y en a trouvé un autre qu'il nomme acide *digitaléique*; il a de plus assigné la place que doivent occuper dans la série chimique les différents principes immédiats extraits de la digitale. Plus récemment, on a trouvé dans la digitale un acide volatil.

La digitaline exerce une grande influence sédative sur la circulation; cet effet coïncide toujours avec la diurèse; on a constaté que son action était la même que celle de la digitale, et qu'elle était cent fois plus active que celle-ci.

La digitaline s'emploie dans les mêmes cas que la digitale, à la dose de 1 à 10 milligrammes; c'est un sédatif puissant de la circulation et un diurétique très-efficace.

L'Académie de médecine, sur le rapport de Robinet [2], a appliqué à la digitaline, aux granules et au sirop, le décret du 3 mai 1850.

Granules de digitaline (HOMOLLE et QUÉVENNE)

Pr. : Digitaline. 100 gram.
Sucre pulvérisé 4900

Prenez cent mille noyaux de sucre, préparés à la façon des petites dragées dites *nompareilles*, parfaitement réguliers et d'une grosseur telle, qu'ils pèsent 1 kilogramme 500.

Mettez la digitaline dans un ballon avec 500 grammes d'alcool à 85° et chauffez au bain-marie, en agitant souvent, jusqu'à ce que la digitaline soit dissoute.

Faites un sirop avec les 2,000 grammes de sucre prescrit et 1000 grammes d'eau: ajoutez-y la dissolution de digitaline et mêlez. — Chargez

---

[1] Voyez *Journal de pharmacie et de chimie*, 1845, t. VII. p. 57. — *Archives de physiologie et de thérapeutique*, 1854, janvier.
[2] *Bulletin de l'Académie de médecine*. Paris, 1845, t. XX, p. 254.

des granules peu à peu avec le sirop hydroalcoolique, maintenu chaud de manière à répartir également à leur surface toute la digitaline et mêlez.

Enfin recouvrez les noyaux avec 1 400 grammes de sucre qui restent et qui ont été transformés en sirop avec 700 grammes d'eau. Chaque granule contient un milligramme de digitaline.

Sirop de digitaline (HOMOLLE et QUÉVENNE)

Pr.: Digitaline. . . . . 0,10 gram.
Alcool à 85°. . . . . Q. S.
Sirop de fleurs d'oranger 2000,00

Faites dissoudre la digitaline dans l'alcool et ajoutez au sirop ; 20 grammes de ce sirop contiennent 1 milligramme de digitaline. — A prendre 2 à 6 cuillerées par jour.

Potion à la digitaline (HOMOLLE et QUÉVENNE)

Pr.: Digitaline. . . . . 5 milligram.
Eau distillée de laitue. . . . . 100 gram.
Sirop de fleurs d'oranger. . . . . 25 gram.

Dissolvez la digitaline dans quelques gouttes d'alcool ; ajoutez l'eau distillée et le sirop. — Prendre par cuillerées dans les 24 heures.

Les recherches récentes de Graudeau et Lefort ont démontré que la digitaline du commerce présentait de grandes variations dans sa composition, ses propriétés physiques et chimiques et probablement dans ses effets thérapeutiques, Homolle ne regarde comme digitaline pure que celle qui est entièrement soluble dans le chloroforme; il est bien nécessaire avant de continuer l'emploi d'un médicament aussi actif, que les chimistes nous fixent mieux sur sa nature et ses propriétés, jusque là il serait prudent de s'abstenir.

COLCHICINE

La colchicine a été découverte dans les différentes parties du colchique d'automne, par Pelletier et Caventou, Geiger et Hesse. D'après Oberlin. la colchicine brute renfermerait un alcaloïde qu'il a nommé *colchicéine*.

La colchicine cristallise en petits prismes, incolores, amers, asez solubles dans l'eau ; ce qui la distingue de la vératrine, soluble dans l'alcool et dans l'éther. Elle n'irrite pas la membrane pituitaire comme la vératrine ; elle forme avec les sels des acides cristallisables.

La colchicine paraît agir spécifiquement sur la peau, dont elle diminue et même abolit la sensibilité; les mouvements musculaires sont paralysés, sans crampes et sans secousses; son action sur le système mus-

28.

culaire est lente ; elle n'agit pas sur le cœur : elle est très-purgative et n'est pas employée.

Le tannate de colchicine est employé avec avantage contre la goutte.

VÉRATRINE (C³⁴H²¹AzO⁶)

La vératrine a été découverte en 1816, par Meissner dans la Cévadille (*veratrum sabadilla*). Pelletier et Caventou la retirèrent plus tard de l'ellébore blanc (*veratrum album*). Melandre et Moretti la trouvèrent peu de temps après dans les bulbes de colchique ; de sorte qu'il résulterait de diverses analyses que la cévadille contiendrait de la *vératrine* et de la *sabadilline* ; l'ellébore blanc, de la *vératrine* et de la *jervine* (E. Simon), et les bulbes de colchique, de la *vératrine* et de la *colchicine*. La vératrine a été étudiée, au point de vue chimique, par G. Merck, Gouerbe, Henri et Langlois ; sous le rapport physiologique, par Magendie, Turnbull, van Praag, Faivre et Leblanc ; au point de vue thérapeutique, par Andral, Magendie, Piedagnel, Trousseau, Turnbull, van Vogel, Ebers, Kreutzwiezer, Osgoot, Fully, etc.

La vératrine est en petites masses cristallines verdâtres ; elle est fusible, insoluble dans l'eau, peu soluble dans l'éther, très-soluble dans l'alcool ; elle est très-vénéneuse ; l'acide sulfurique la colore en jaune puis en bronze ; elle forme des sels amers et vénéneux.

La vératrine possède une action irritante locale très-grande : elle provoque des éternuments violents, détermine des vomissements et des selles fréquentes. Ses effets excitatifs la rapprochent de la strychnine, et Turnbull compare son action à celle de l'aconitine et de la delphine. Piedagnel a constaté son action sédative sur la circulation, et c'est le premier médecin qui ait insisté sur son utilité dans le rhumatisme articulaire aigu.

Pour Faivre et Leblanc, il faut diviser l'action de la vératrine en trois périodes : dans la première elle agit sur le tube digestif, dont elle augmente la sensibilité, la contractilité et les sécrétions, phénomènes qui se traduisent par de violentes coliques et une purgation abondante ; en même temps il y a supersécrétion salivaire. Ces actions ne dépendent pas du contact de la vératrine, car lorsqu'on l'injecte dans les veines on les produit également. Dans la seconde période il y a prostration des forces, abattement et sédation de la circulation. Enfin, dans la troisième, si la dose est suffisante, il y a contraction musculaire, tétanos, trismus des mâchoires et asphyxie.

C'est surtout dans les paralysies (Magendie), les hydropisies (Turnbull), les maladies nerveuses et principalement les névralgies (Turnbull) et le rhumatisme articulaire aigu (Piedagnel, Trousseau, Bouchut, Aran), les pneumonies (Aran), que la vératrine a été employée.

La vératrine associée à l'opium a été vantée par le docteur Ghigha dans les affections de poitrine, sous formes de pommades. Turnbull, Frester, Bérard l'ont employée dans les cataractes, les amauroses et l'iritis, et Desgranges, Punier, Knapp, Lafarge (de Saint-Émilion) contre les névralgies.

La méthode par inoculation des médicaments, préconisée par le docteur Lafarge (de Saint-Émilion) a été surtout appliquée aux alcalis organiques ; la vératrine ainsi employée à dose extrêmement faible (1/10 à 1/5 de milligramme) a produit de très-bons effets contre les névralgies. Cette méthode consiste à inciser la peau et à déposer dans son épaisseur, ou sur le tissu cellulaire sous-cutané, les substances que l'on veut faire absorber. Cette méthode est très-précieuse dans les cas où on voudra déterminer une absorption et des effets extrêmement rapides.

Pommade mercurielle vératrinée (TURNBULL)

Pr. : Vératrine. . . . . 0,10 gram.
Onguent napolitain. 52,00

Contre les névralgies très-douloureuses.

Liniment de vératrine (TURNBULL)

Pr. : Vératrine. . . . . 1,20 gram.
Iodure de potassium. 2,00
Axonge. 30,00

Mêlez exactement.

Pommade à la vératrine (TURNBULL)

Pr. : Vératrine. 0,25 gram.
Axonge. 30,00

En frictions deux fois par jour pendant un quart d'heure. Magendie, Turnbull, Knapp (de Berlin) emploient en même temps la vératrine à l'intérieur à la dose de $0^{er},0025$ à $0^{er},01$ en pilules contre le rhumatisme articulaire aigu, la paralysie rhumatismale, etc.

Pilules de vératrine (TURNBULL)

Pr. : Vératrine. . . . . 5 centigram.
Extrait de jusquiame. 50
Poudre de réglisse. 50

Mêlez pour 10 pilules. Une d'heure en heure, contre le rhumatisme articulaire aigu.

Teinture de cévadille

Pr. : Poudre de cévadille. . . . . 50 gram.
Alcool rectifié. 60

Faites macérer 6 jours; filtrez; cette teinture évaporée donne n extrait.

Pilules de cévadille

Pr. : Extrait alcoolique de cévadille . . . . 0,10 gram.
Poudre de réglisse. 2,00

Pour 10 pilules. — Contre les névralgies, les tics douloureux.

Pilules de vératrine (Bouchut)

Pr. : Vératrine
Extrait d'opium } āā. . . . . 5 centigram.
— de jusquiame }

Mêlez pour 10 pilules argentées. Une à cinq par jour et chaque jour un lavement. Contre le rhumatisme articulaire aigu.

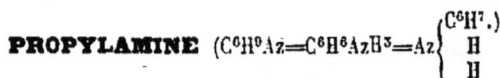

PROPYLAMINE $(C^6H^9Az = C^6H^6AzH^3 = Az\begin{cases} C^6H^7. \\ H \\ H \end{cases}$

La Propylamine existe dans la fleur de l'aubépine (*cratægus oxyacantha*), dans le fruit du sorbier (*sorbus aucuparia*), dans le *chenopodium vulgare*, la saumure de harengs, etc. On la sépare par distillation avec la potasse; on l'obtient artificiellement par l'action de l'ammoniaque sur le propylène iodé; c'est un liquide incolore, transparent, d'une odeur forte, soluble dans l'eau, sa réaction est alcaline; elle sature les acides et forme des sels cristallisables.

Potion à la propylamine (Awenarius)

Pr. : Eau distillée. . . . . 120 gram.
Oléo–saccharum de menthe. 5
Propylamine. . . . . 20 goutt.

Une cuillerée à bouche toutes les deux heures.

Très employée à Saint-Pétersbourg, contre le rhumatisme articulaire aigu et chronique.

Art. II. — CONTRO-STIMULANTS FOURNIS PAR LE RÈGNE MINÉRAL

NITRATE DE POTASSE

En 1843, Martin Solon lut à l'Académie de médecine [1] un travail fort intéressant sur l'emploi du nitrate de potasse, comme contro-stimulant dans le rhumatisme articulaire aigu. Il établissait par de nombreuses observations que dans cette maladie le nitre était parfaitement toléré et qu'on pouvait l'administrer impunément à la dose de 20, 40 et 60 gram-

[1] *Bulletin de l'Académie de Médecine.* Paris, 1843, t. IX, p. 130

mes dans les 24 heures, en boisson dans la tisane. Cette méthode donne de bons résultats; mais si l'action sédative ne se manifeste pas dès le second jour, les malades se dégoûtent de cette boisson et refusent d'en boire. Cependant ils la supportent plus longtemps lorsqu'on administre le sel dans de la limonade tartrique ou au citron; on n'oubliera pas d'ailleurs que le nitre est vénéneux et qu'il peut occasionner la mort.

HYDRATE D'OXYDE DE BISMUTH (Bi^2O^3+Aq)

Les usages du sous-nitrate de bismuth sont extrêmement fréquents : nous en avons parlé ailleurs. On l'emploie souvent sous forme de crème délayée dans l'eau; il produit d'excellents effets, et beaucoup de médecins font grand éloge de cette préparation imaginée par Quesneville. Van den Corput remplace avec avantage le sous-nitrate de bismuth par l'hydrate d'oxyde bismuthique, dont les propriétés neutralisantes et absorbantes sont de beaucoup supérieures à celles des préparations de bismuth employées jusqu'à ce jour; on obtient ce produit en précipitant une solution de nitrate acide de bismuth, par la potasse caustique, filtrant et lavant le précipité et faisant sécher à une température modérée.

L'emploi de l'hydrate d'oxyde bismuthique dans les gastralgies, où ce médicament est indiqué, dispense du mélange de magnésie, préconisé par Trousseau pour l'administration du sous-nitrate de bismuth, et n'a point l'inconvénient de provoquer les flatuosités par le dégagement de gaz auquel donne lieu l'usage des carbonates; de plus, son activité plus grande permet d'en employer une quantité moindre que du sous-nitrate. Voici pour son administration quelques formules auxquelles Van den Corput a recours le plus souvent.

Mucilage à l'hydrate de bismuth

Pr.: Mucilage de gomme arabique. . . . . 120 gram.
Hydrate d'oxyde de bismuth. . . . . . . 1 à   4
Extrait de belladone.   0,10
Sirop de chlorhydrate de morphine. . . . .   30 gram.

Mêlez. — A prendre par cuillerées à soupe, de deux en deux heures, dans certaines gastralgies.

Prises contre le coryza

Pr.: Hydrate d'oxyde bismuthique . . . .   2 gram.
Poudre de benjoin.   1
Chlorhydrate de morphine.   0,02

Mêlez. — Deux à six prises aspirées par le nez dans les 24 heures suffisent généralement.

CHAPITRE XIX

MÉDICATION HÉMOSTATIQUE

On donne le nom d'*hémostatiques* (de αἷμα, sang, et ἵστημι, j'arrête) à tous les moyens que l'on met en usage pour arrêter les hémorrhagies ; ces moyens varient suivant le volume, le nombre, la situation des vaisseaux qui fournissent le sang ; tous les astringents sont plus ou moins hémostatiques ; nous avons parlé ailleurs du tannin, de la noix de galle, du ratanhia, de l'alun, etc. ; les caustiques, la compression, la ligature, le tamponnement, le froid sont autant de moyens employés que nous signalerons.

ERGOT DE SEIGLE, ERGOT DE BLÉ

Nous avons déjà parlé ailleurs de l'ergot de seigle, de l'ergotine et de l'ergot de blé, comme hémostatiques. Pour Sédillot, la solution d'ergotine serait un véritable hémostatique et non un *hémoplastique*, comme le sont les acides, les astringents, le perchlorure de fer, etc., c'est-à-dire qu'elle s'opposerait à l'écoulement du sang, sans le coaguler et sans diminuer la capacité des vaisseaux.

SUC D'ORTIE

Le suc d'ortie est employé dans les campagnes comme hémostatique ; il en est de même du suc de citron ; mais ces moyens sont peu énergiques et peu employés.

FICAIRE

La ficaire ou petite chélidoine, *ficaria ranunculoïdes* Haller, *ranunculus ficaria* L., de la famille des Renonculacées ; elle est commune dans les prairies et dans les bois ; elle porte le nom de *plante hémorrhoïdale*, et elle est très-employée, d'après van Hoslbeck, par les paysans pour combattre les hémorrhoïdes ; il l'a lui-même employée avec succès, soit seule, soit associée avec l'extrait de noix vomique et la poudre d'opium. Voici les modes d'administration de la ficaire.

Décoction, infusion, fumigation, 50 à 60 grammes pour un litre d'eau ; *sirop,* 1 sur 2 d'eau et 5 de sucre ; 50 à 60 grammes en potion teinture, 1 sur 4 d'alcool, 1 à 4 grammes en potion ; *extrait aqueux,* 1 à 4 grammes en bols, pilules, ou en potion ; *poudre,* 2 à 4 grammes en bols, pilules, ou avec du sucre. Elle convient surtout pour arrêter le flux hémorrhoïdal.

MATICO

Les feuilles de matico, que l'on a attribuées au *Stephensonia elongata* kunth *matico* et au *Piper angustifolium* Ruiz et Pavon, (*artranthe elongata*) Miquel, *Piper elongatum* Vahl est un excellent hémostatique; tantôt on emploie une infusion concentrée des illes ou une solution également concentrée de l'extrait, tantôt on applique direcement les feuliles humectées d'eau sur les parties et on les entretieut humides, au moyen d'une infusion de matico.

COTON

Le coton est employé souvent comme hémostatique, pour pratiquer le tamponnement; mais la charpie ou l'éponge valent mieux, en ce qu'elles s'imprègnent plus facilement de sang. Bourdin conseille de couper le coton en fragments, d'éponger la plaie avec soin et de l'appliquer avant que le sang ait coulé de nouveau; on maintient le coton en place pendant quelques minutes.

FAUSSE ORONGE

Mialhe a vu que l'ergot de seigle et la fausse oronge, *agaricus pseudoaurantiacus*, *amanita aurantiaca*, et même le champignon de couche, *agaricus edulis*, et *campestris*, jouissaient de la propriété fort singulière d'épaissir d'abord et de coaguler ensuite l'albumine; mais, d'après Mialhe, l'effet produit ressemble plutôt à une véritable organisation qu'à une coagulation; aussi a-t-il proposé les champignons comme hémostatiques; des expériences personnelles sont loin de confirmer cette observation.

LYCOPERDON BOVISTA

D'après Chatenay, aucun moyen hémostatique ne réussit aussi bien que la *lycoperdon bovista* et autres, ou *vesse de loup*, dont nous avons déjà parlé à l'article des Anesthésiques; on sèche ce champignon à l'étuve, on le pulvérise et on conserve la poudre dans un flacon fermé. C'est cette poudre que l'on répand sur les plaies, après les avoir lavées et essuyées.

CAOUTCHOUC

Pour arrêter les hémorrhagies produites par les piqûres de sangsues, Berthold propose de couper un morceau de caoutchouc, d'une ligne d'épaisseur et de cinq lignes de long et de large; on approche l'une des faces de la flamme d'une bougie, de manière à en faire fondre la superficie; on la laisse refroidir; on frotte alors doucement sur du papier joseph, pour rendre cette face égale, et on l'applique sur la piqûre, après avoir eu le soin de comprimer celle-ci pendant quelques instants avec le doigt; on recouvre ensuite de diachylon.

TOILES D'ARAIGNÉES, AMADOU

Les moyens le plus souvent employés pour arrêter les hémorrhagies produites par les piqûres de sangsues sont les applications de toiles d'araignée, de fragments d'amadou; le safran de Mars apéritif, la compression, le tamponnement, la cautérisation.

COLOPHANE

Voici une formule qui réussit bien :

Poudre hémostatique

Pr. : Colophane pulvérisée. . . . . 4 parties.
     Gomme arabique pulvérisée. 2
     Charbon végétal pulvérisé. 4

Mêlez. — Une couche de collodion arrête très-bien le sang des piqûres de sangsues.

FOURMI BIÉPINEUSE OU AMADOU DE CAYENNE

D'après Guyon, le nid de la fourmi biépineuse est formé par un duvet recueilli par l'insecte sur les feuilles de plusieurs mélastomes, notamment sur celles des *miconia bolosericea*. Ce duvet est excellent pour arrêter les hémorrhagies capillaires. Au Para, on trempe le duvet du nid de la fourmi biépineuse dans une solution d'alun.

EAUX HÉMOSTATIQUES

Eau hémostatique (BOYER)

Pr. : Huile ou pyrélaïne de goudron. . . . . 50 gram.
     Eau de menthe poivrée. 1000
     Eau distillée. 4000

Imbibez du papier sans colle avec l'huile de goudron, et mettez-le dans un flacon avec les eaux; laissez macérer et filtrez. Cette eau se rapproche de celle de Brocchieri; elle réussit bien dans les hémoptysies, les hémorrhagies intestinales, les dysenteries, et en topique pour les blessures.

Eau hémostatique (MONCEL)

Pr. : Tannin. 1
     Alun privé de fer. 2
     Eau de roses. 80

Mêlez. — Ce liquide coagule instantanément le sang au sortir de la veine.

Préparation hémostatique nouvelle (HANNON)

Pr. : Acide benzoïque. . . . . 10 gram.
     Alun pulvérisé. 30

Ergotine.   30
Eau.   250

Mêlez. — Faire bouillir une demi-heure dans une capsule de porcelaine, en agitant constamment et remplaçant l'eau évaporée par de l'eau
chaude, pour lotions et fomentations.

On donne en même temps, à l'intérieur, les pilules suivantes :

Pr.: Acide benzoïque. . . . .   1 gram.
Alun pulvérisé.   5
Ergotine.   5

Faites 16 pilules. — Une toutes les deux heures.

Hémostatique de Trousse (A. Martin)

Un médecin militaire conseille, sous ce nom, de l'amadou imprégné
d'une solution de perchlorure de fer de 1250 de densité ; on fait sécher
ensuite à une douce température, et on humecte d'eau au moment du
besoin.

Eau hémostatique de Pagliari

Pr.: Benjoin. . . . .   250 gram.
Sulfate d'alumine et de potasse.   500
Eau distillée.   5000

Faites bouillir pendant six heures dans un pot en terre vernissée, en
agitant constamment et remplaçant l'eau évaporée par de l'eau bouillante ;
filtrez et conservez dans des flacons bouchés.

Eau hémostatique de Tisserand

Pr.: Sandragon. . . . .   100 gram.
Térébenthine des Vosges.   100
Eau.   1000

Faites digérer pendant douze heures sur des cendres chaudes ; filtrez.

Eau hémostatique de Brocchieri

Pr.: Copeaux de sapin. . . . .   500 gram.
Eau.   1000

Faites macérer douze heures et distillez pour obtenir 500 de produit ;
abandonnez au repos et séparez par décantation l'essence qui surnage ; à
prendre par cuillerées à bouche à l'intérieur et en lotions à l'extérieur.

Martin fait distiller l'eau sur des branches de sapin, et Fauré et Mailho
(de Bordeaux) préparent leur eau hémostatique de pin gemmé en distillant
de l'eau sur des branches de pin en bourgeons.

Eau hémostatique de Léchelle

Pr.: Feuilles de noyer et de thym, ãã. . . . .   500 gram.
Feuilles de charbon bénit, d'aigremoine } ãã . . .   125
Fleurs de roses et de soucis

Feuilles d'eupatoire } āā 125
Fleurs d'arnica }

Feuilles de ronces, de millepertuis } āā . . . 1000
Écorce de chêne, de Grenade }

Feuilles de marum, de menthe, de calament } āā 500
Racine de ratanhia, de gentiane, de garance }

Feuilles de basilic, de sauge, de romarin } āā . . . 1000
Bourgeons de peuplier, de sapin }

Pulvérisez grossièrement toutes ces substances ; faites macérer dans 100 litres d'eau pendant trente-six heures ; on dispose les plantes sur la grille d'un alambic ; on ajoute le macératum et on distille, pour obtenir 32 litres et demi d'un liquide auquel on attribue des propriétés hémostatiques. Cette eau a porté aussi le nom d'*eau hygiénique de Memphis.*

Pourquoi mettre dans une eau obtenue par distillation des plantes ou parties de plantes qui ne renferment pas de substances volatiles, et qui ne doivent leur action astringente qu'à des principes fixes qui ne distillent pas, tels que le ratanhia, la gentiane, l'écorce de chêne, la garance, etc., etc.

La société de pharmacie de Bordeaux suit la formule suivante.

Pr.: Feuilles vertes de noyer
Sommités vertes de millepertuis
— de menthe poivrée, de sauge } āā. 100 gram.
— de mélisse, de romarin, de thym
— d'hysope, de rue

Fleurs sèches d'arnica } āā 25
— de roses rouges }

Bourgeons de peuplier secs } āā 150
— de sapin secs }

Racine de gentiane sèche 300

Divisez — Faites macérer pendant 12 heures dans 12 litres d'eau, distillez pour retirer 4 litres de produit auquel on ajoute 8 grammes d'alun.

L'eau hémostatique de Neljalbin a pour base l'ergot de seigle.

Eau alumineuse benzinée (MENTEL)

Pr.: Sulfate d'alumine pur . . . . 1000 gram.
Eau 2000

Faites dissoudre et saturez par de l'alumine en gelée récemment préparée. Ajoutez :

Benjoin, amygdaloïde concassée . . . . 100 gram.

Faites digérer pendant six heures à 60° ou 80°, agitez et continuez à chauffer jusqu'à ce que la liqueur ait une densité de 1,261. Laissez déposer au froid.

En lotions comme hémostatiques, en injections dans la leucorrhée à la dose de 10 à 20 grammes pour 500 grammes de liquide.

ACUPRESSURE

Le professeur Simpson (d'Édimbourg) a fait connaître un moyen hé‐mostatique, qu'il désigne sous le nom d'acupressure; il consiste à comprimer l'artère divisée sur les tissus à l'aide d'une aiguille ou d'une épingle passée deux fois à travers la substance de la plaie absolument comme lorsqu'on veut fixer le pédoncule d'une fleur à la boutonnière, au moyen d'une épingle.

Il résulte d'expériences auxquelles s'est livré Foucher, agrégé à la Faculté de Paris, et dont il a fait connaître le résultat, en 1860, à l'Académie de médecine [1], que l'acupressure (fig. 11) réussit à arrêter les hémorrhagies, mais que ce moyen n'est pas préférable à la ligature, qui offre plus de sécurité, et qu'elle ne doit être réservée qu'aux cas où la ligature ne peut s'appliquer, comme par exemple lorsque les artères sont ossifiées.

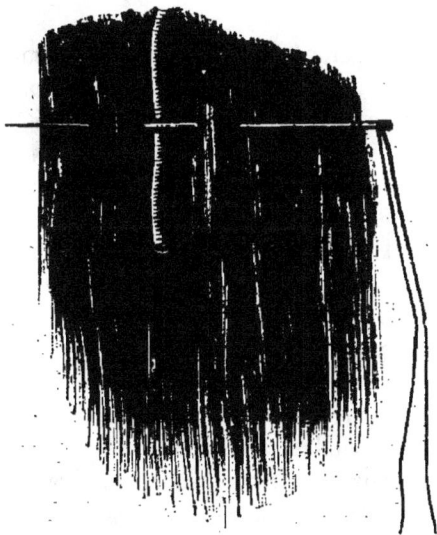

Fig. 11. — Acupressure. — Une aiguille passée par-dessus une artère.

[1] *Bulletin de l'Académie impériale de médecine*, 1860, Tome XXV, p. 1083-1085.

CHAPITRE XX

PARASITICIDES

Les parasites de l'homme appartiennent au règne animal ou au règne végétal. Quelques-uns, lorsqu'ils sont peu nombreux, comme le demodex des follicules, ne causent ni gêne, ni maladie; d'autres, quel que soit leur nombre, déterminent des incommodités plus ou moins grandes; tels sont les poux, les puces, etc.; d'autres, enfin, comme l'acarus de la gale, les cryptogames des teignes, du muguet, etc., déterminent des lésions douloureuses qu'il importe de faire cesser d'autant plus vite que ces êtres organisés peuvent émigrer; leurs spores et leurs œufs peuvent se développer sur des individus sains, et se propager ainsi par une véritable contagion.

Nous avons fait un chapitre spécial des Anthelminthiques : nous n'aurons pas à y revenir; nous avons traité, à leur place, des préparations sulfurées, mercurielles, arsénicales, employées comme parasiticides. Nous avons signalé les rares végétaux que l'on emploie contre les poux, les puces, la gale, etc.; nous n'aurons à nous occuper ici que des diverses formules proposées pour détruire les parasites autres que les vers intestinaux.

Nous devons d'abord indiquer quels sont les principaux parasites que l'on a le plus souvent à combattre, en nous appuyant sur les beaux travaux du professeur Ch. Robin [1], de Davaine [2], et de Moquin-Tandon [3].

ANIMAUX PARASITES

Les animaux parasites sont divisés en *épizoaires, ectozoaires*, ou *ectoparasites*, ceux qui habitent le corps de l'homme en dehors de la peau, et en *entozoaires* ceux qui vivent dans l'épaisseur de nos tissus ou dans quelques cavités naturelles ou pathologiques du corps.

Parmi les épizoaires, les uns naissent sur nos organes dans l'endroit

[1] *Histoire naturelle des végétaux parasites qui croissent sur l'homme et sur les animaux vivants*. Paris, 1833, 1 vol. in-8 et atlas.

[1] *Traité des entozoaires et des maladies vermineuses de l'homme et des animaux domestiques*. Paris, 1860. 1 vol. in-8 avec fig.

[3] *Éléments de zoologie médicale*, comprenant la description des animaux utiles à la médecine et des espèces nuisibles à l'homme, particulièrement des vénimeuses et des parasites, 2e édition. Paris, 1862, in-18, avec figures. — *Éléments de botanique médicale*. Paris, 1861, in-18, avec fig.

qu'ils habitent, comme les poux; d'autres viennent du dehors, comme la puce.

Les épizoaires vivant sur la peau sont les poux, la puce, la chique, les tiques, les argas, le rouget.

Les poux appartiennent à l'ordre des hémiptères et à la famille des Rostrés.

Parmi les poux il faut distinguer :

1° le pou de tête, *pediculus capitis* Geer. *P. humanus* L.; 2° Le pou de corps *pediculus corporis* Geer, *P. humanus*, partim L.; 3° Le pou des malades, *pediculus tabescentium*, Alt. (*P. subcutaneus* Rasp.); 4° Le pou du pubis ou morpion *pediculus pubis* Lin.

Les ricins, *ricinus* Geer, ou poux des mammifères et des oiseaux, peuvent accidentellement se porter sur l'homme ; il en est de même des dermanysses des poulaillers, *dermanyssus* Dugès (arachnides), les orni-thomyes des oiseaux, *ornythomya* Latr. (insectes diptères), les gamases, *gamasus* Latr. (arachnides).

La puce, *pulex hominis* Dugès, *pulex irritans* Lin., est aujour-d'hui rapprochée des diptères, malgré l'absence d'ailes ; elle appartenait autrefois à l'ordre des suceurs. La puce de l'homme diffère de celle du chien, du renard, de la souris, de la taupe et de la chauve-souris.

La chique ou *puce chique*, *dermatophilus penetrans* Guer., *pulex penetrans* Lin., est très-incommode ; elle habite principalement la Guyane et le Brésil.

Les tiques ou ixodes, *ixodes ricinus* Latr., *acarus ricinus* Lin., sont des arachnides de la famille des Acariens ; il y en a en France deux principales espèces ; 1° la *tique louvette*; 2° la *tique réticulée*. Le *gara-patte*, *ixodes nigualgue*, que l'on trouve surtout au Brésil, appartient aussi aux Acariens ; il habite les buissons et attaque l'homme.

Les argas, *argas persicus* Fisch., sont de véritables épizoaires ; or distingue l'argas de Perse, ou *punaise de Miana*, qui est commun en Perse et l'arga chinche de la Colombie ; ce sont des arachnides voisins des Tiques.

Le rouget, *leptus autumnalis* Latr., *acarus autumnalis* Shaw, est un Acarien très-commun ; il se tient sur les tiges de diverses plantes et attaque l'homme ; il s'insinue sous l'épiderme à la racine des poils.

Les épizoaires qui vivent sous la peau sont le sarcopte de la gale, l'aca-ropse, le demodex.

Le sarcopte de la gale, *sarcoptes scabiei* Latr., *acarus scabiei* Lin., est un arachnide acarien.

L'acaropse, *acaropsis Mericourti*, *tyroglyphus Mericourti* Laboulb. *acaropsis pectinata* Moq., est un acarien très-rare ; il a été observé la Havane.

Le *demodex folliculorum* Owen, *acarus folliculorum* Simon., est un arachnide à forme helminthoïde ; il habite les follicules sébacés.

On a trouvé quelquefois sur l'homme d'autres Acariens peu connus.

Les entozoaires ou entoparasites vivant dans le corps de l'homme sont peu nombreux ; la plupart d'entre eux naissent du dehors du corps et ne s'y introduisent qu'à des époques déterminées.

On distingue les entozoaires *insectes* parmi lesquels on compte la *cutérèbre nuisible, cuterebra noxialis* Goud. ; il fait de grands ravages en Amérique, et principalement à la Nouvelle-Grenade ; il y en a plusieurs autres espèces, entre autres les entozoaires *crustacés* parmi lesquels nous citerons la linguatule dentelée, *linguatula caprina, tœnia, caprina* Abilg. etc., que de Siebold a trouvée dans le corps de l'homme.

Les entozoaires *infusoires* qui ont été rencontrés dans le sang. Davaine a récemment trouvé des bactéries dans le sang des animaux atteints du *sang de rate.*

Les entozoaires *vers* ou *helminthes* habitant le corps de l'homme sont divisés en CYLINDRIQUES : Ascaride, oxyure, trichocéphale, ancylostome, strongle, spiroptère, trichine, filaire ; — NON CYLINDRIQUES : Plats, vivant hors du corps digestif, ce sont le trecosome, les douves, la festucaire. NON CYLINDRIQUES, Rubanés vivant dans le tube digestif, tœnia, botryocéphale.

VÉGÉTAUX PARASITES

Parmi les cryptogames parasites de l'homme nous citerons l'*oïdium albicans* Ch. Robin, dont le développement constitue le muguet, l'*achorion Schœnleinii* Remak, le *porrigo favosa* et *scutulata*, Bazin, l'*oïdium Schœnleinii* Lebert, qui forme la teigne, le *trichophyton tonsurans*, champignon du *porrigo scutulata*, ou *herpes tonsurans*, l'*achorion Lebertii* Ch. Robin, ou champignon de la plique polonaise et de la mentagre, et le *microsporon Audouini* Gruby, le *porrigo decalvans* de Bateman, champignon de la teigne décalvante, et le *microsporon furfur* Ch. Robin, ou champignon du *pityriasis versicolor*.

TRAITEMENTS DIVERS DE LA GALE

Le traitement de la gale exigeait il y a peu de temps encore un temps très-long et des soins assidus ; on est parvenu aujourd'hui à guérir cette maladie en quelques heures.

Traitement de Bazin

A son entrée à l'hôpital le malade prend un bain, le soir il se frictionne avec la pommade sulfo-alcaline d'Helmérich ; le deuxième jour à six

---

[1] *Comptes rendus des séances de l'Académie des sciences*, 1863.

heures du matin, nouveau bain, nouvelle friction; troisième jour un bain, et le malade est renvoyé guéri. Ce traitement ne compte que un pour cent d'insuccès.

Traitement de A. Hardy

A l'arrivée du malade friction générale d'une demi-heure au savon noir; cette friction a pour but d'enlever les malpropretés et de rompre les sillons; on fait prendre ensuite au malade un bain d'une heure avec frictions continues pour ramollir l'épiderme et achever de détruire les sillons; on fait après une friction générale d'une demi-heure avec la pommade d'Helmérich; le malade est renvoyé guéri; les éruptions secondaires passent rapidement.

Voici la formule de la pommade employée par Hardy :

Pr. : Axonge. 64 gram.
    Fleur de soufre. 20
    Carbonate de potasse. 8
    Eau. 8

Pendant onze ans (de 1852 à 1862 inclusivement) 37,429 personnes ont été traitées par cette méthode à l'hôpital Saint-Louis (26,650 hommes 10,779 femmes); sur ce nombre, 535 ont eu besoin d'un second traitement, ce qui fait 69 guérisons sur 70 malades.

Traitement de A. Devergie

Trois frictions générales modérées une chaque jour avec la pommade d'Helmérich étendue de son poids d'axonge, trois bains sulfureux et quelques bains simples les jours suivants; faire passer les vêtements sur la vapeur de soufre.

Traitement de Vleminckx

Faire des frictions avec le sulfure de calcium liquide, ainsi préparé :

Pr. : Fleur de soufre. . . . . 100 gram.
    Chaux vive. 200
    Eau. 1000

Faites bouillir, laissez déposer, décantez ou filtrez et conservez dans des bouteilles bouchées : cent grammes de ce liquide suffisent pour obtenir la guérison. Voici en quoi consiste le traitement : 1° friction générale au savon noir d'une demi-heure; 2° bain tiède simple d'une demi-heure; 3° friction générale avec le sulfure de calcium liquide : on laisse séjourner sur la peau un quart d'heure; 4° immersion et lavages dans un bain. Cette méthode est suivie dans l'armée belge avec grand succès.

Traitement populaire

Chaque pays a sa méthode populaire de traitement de la gale; Mitau a fait connaître la suivante :

1° Avaler, délayée dans l'eau ou dans l'eau-de-vie, une cuillerée à bouche d'un mélange à parties égales de baies de genièvre, de laurier ; pour les enfants une demi-cuillerée à café suffit, un quart de cuillerée pour les enfants au berceau.

2° Immédiatement après faire une friction, avec la pommade suivante :

Pr. : Poudre de genièvre ⎫
— de baies de laurier ⎬ ãã . . . . 48 gram.
Fleur de soufre. 96
Beurre salé. 192

Les frictions doivent être pratiquées sur tout le corps, principalement aux parties couvertes d'éruptions. Le malade conserve les mêmes habits pendant tout le traitement, et garde la chambre, qui doit être spacieuse et bien chauffée ; on répète l'opération le deuxième et le troisième jour au matin ; le soir de ce dernier jour, le malade se déshabillera dans une pièce bien chaude, se frictionnera tout le corps avec de l'eau tiède et du savon noir, et prendra ensuite un bain de vapeur d'eau dont on élèvera graduellement la température que l'on maintiendra chaude ; au sortir de ce bain, le malade se lavera à l'eau de savon et prendra du linge frais.

Traitement de A. Cazenave

1° Lotions avec la solution suivante :

Pr. : Iodure de potassium ⎫
— de soufre ⎬ ãã . . . . 6 gram.
Eau. 1000

Faites dissoudre.

2° Lotions avec :

Pr. : Thym. . . . . 60 gram.
Eau bouillante. 1000

Passez et ajoutez :

Alcool à 20°. 200

La moyenne du traitement est de douze jours; on peut aussi employer les lotions suivantes :

Pr. : Essence de menthe ⎫
— de romarin ⎪
— de lavande ⎬ ãã . . . . 1 à 2 gram.
— de citron ⎭
Alcool à 80°. . . . . Q. S.
Infusion légère de thym. . . . . 5 litres.

Traitement de Bourguignon

Pr.: Gomme adragante. . . . .   1 gram.
    Carbonate de potasse.   50
    Soufre.   100
    Essence de lavande, de limon, de cannelle, ãa. . .   1
    Glycérine.   200

1er jour : bain savonneux, une friction le soir.
2e jour : bain simple, une friction le soir.
3e jour : troisième et dernier bain.

Dans tous ces traitements, quoiqu'il n'en soit pas question pour quelques-uns d'entre eux, il est prudent de changer complétement de vêtement, et de ne remettre les anciens qu'après les avoir exposés pendant trois ou quatre jours à l'air, ou bien comme le conseille Vleminckx (de Bruxelles) après les avoir soumis, pendant vingt minutes environ, à une température de 75 à 80° qui tue nécessairement les sarcoptes et les œufs que ces vêtements peuvent contenir, et qui seraient la cause d'une nouvelle contagion.

HUILE DE CADE

L'huile de cade est un des meilleurs parasiticides que l'on connaisse; il y a bien longtemps qu'elle est employée contre la gale du mouton; Bazin l'emploie aussi contre les teignes; il fait frictionner les parties après épilation: elle a l'inconvénient de sentir très-mauvais.

ACIDE SULFUREUX (SO²)

L'acide sulfureux s'emploie en dissolution dans l'eau, qui en dissout jusqu'à cinquante fois son volume; c'est cette solution, plus ou moins étendue d'eau, que le professeur Jenner conseille comme un parasiticide certain, non-seulement pour tuer les acares, mais encore contre les cryptogames de la bouche, et on emploie une des solutions suivantes :

Solution anticryptogamique

Pr.: Sulfite ou hyposulfite de soude. . . . .   1 gram.
    Eau.   50

L'acide des sécrétions buccales décompose le sel.

SULFHYDRATE DE SULFURE DE CALCIUM

L'épilation est le meilleur traitement à opposer à la teigne; le procédé barbare de la calotte est quelquefois encore employé; on épile, d'ailleurs, avec les doigts ou avec des pinces, ou bien au moyen d'épilatoires.

Bisulfhydrate de chaux

A l'hôpital des Enfants malades, on a employé, pendant longtemps,

29.

avec succès le *sulfhydrate de sulfure de calcium*, magma épais et verdâtre que l'on obtient en faisant passer un courant d'hydrogène sulfuré
sur un lait de chaux très-épais ; on recouvre la tête avec cette pâte ; on
laisse en contact quelques heures, puis on lave : ce moyen réussit très-
bien.

POMMADE DES FRÈRES MAHON

Les frères Mahon épilent avec les doigts ; ils se servent à la fois du
peigne et des doigts ; ils emploient ensuite la pommade et la poudre dites
des frères Mahon, dont on trouvera la formule au chapitre des *remèdes
secrets*.

Pommade contre la teigne (BAZIN)

Pr. : Axonge. 15 gram.
Huile d'amandes, glycérine, ãã. 2
Turbith minéral. 0,40

Autre

Pr. : Axonge. 20 gram.
Huile de cade. 2

On emploie aussi l'huile de cade pure.

Solution d'acide phénique

Pr. : Acide phénique. . . . . 1 gram.
Acide acétique. 40
Eau. 100

En lotions, une fois par jour contre la teigne, une compresse imbibée
pour la gale, une seule lotion suffit. Pour les femmes et les enfants, il
faut diminuer la dose d'acide phénique de moitié.

Pommade pour la gale (EMERY)

Pr. : Savon noir. . . . . 30 gram.
Sel marin. 15
Soufre. 15
Alcool. 4
Vinaigre. 8
Chlorure de calcium. 2

Mêlez intimement : en frictions. — Il ne faut pas confondre cette
pommade avec celle d'Helmérich qui contient de l'axonge, du carbonate
de potasse et de la fleur du soufre.

Pommade parasiticide (BAZIN)

Pr. : Turbith minéral. . . . . 0,50 gram.
Axonge. 30,00

Lotion parasiticide (Bazin)

Pr. : Sublimé corrosif. . . . . 0,50 gram.
Eau distillée. 500,00

Pour lotions. On peut aromatiser à volonté.

Traitement du pityriasis du cuir chevelu (Mialhe)

	LOTION N° 1.	LOTION N° 2.
Pr. : Eau de roses	125	120
Borax pulvérisé	10	»
Alcool	125	»
Glycérine	»	50
Chlorhydrate d'ammoniaque	»	0,60

En lotions matin et soir; appliquer en même temps sur la tête, en séparant les cheveux, la pommade suivante :

Pr. : Axonge. . . . . 60 gram.
Proto-iodure de mercure. 1,50
Bisulfure de mercure. 0,25
Essence de roses. . . . . 5 goutt.

Lotion parasiticide (Lafargue)

	LOTION N° 1.	LOTION N° 2.
Pr. : Eau distillée	250 gram.	200 gram.
Sulfate de cuivre	4	»
Sublimé corrosif	4	4

Contre la mentagre, ces solutions s'emploient plus ou moins étendues d'eau, selon le degré d'irritation.

Bock a employé avec succès les aspersions d'eau chloroformée contre la gale; on l'étend à l'aide d'un pinceau, même dans les cas de gale pustuleuse.

Crème de savon sulfureux (Mollard)

Pr. : Savon à base d'huile d'olive. . . . . 100 gram.
Sulfure de potassium. 15
— de sodium. 15
Soufre précipité. 10

Mêlez.

Mixture contre la gale (L. Dussart)

Pr. : Sulfure de carbone. . . . . 100 gram.
Proto-chlorure de soufre liquide. . . . . . 1 à 2

Pour frictions.
Mêlez. — Contre le prurigo.

CHAPITRE XXI

DÉSINFECTANTS

Nous réunissons les principales formules employées en hygiène ou en thérapeutique pour désinfecter les plaies, assainir les appartements, purifier les vêtements, les objets de literie, d'ameublement, etc., qui peuvent, dans certains cas, devenir non-seulement des causes d'infection, mais encore de transmission ou de propagation des maladies.

Parmi les désinfectants destinés à purifier l'air, il faut placer en première ligne le chlore, ou les corps qui en dégagent, comme les hypochlorites. Les fumigations dites Guytoniennes reçoivent souvent des applications utiles; mais comme le gaz chlore attaque les tissus, détruit les couleurs, et que d'ailleurs il possède une odeur assez désagréable, on a fait souvent usage des fumigations nitreuses, de gaz chlorhydrique, de vapeurs d'iode ou de brôme, de vapeurs d'acide acétique, et quelquefois simplement de vapeurs aromatiques, telles que certains baumes ou résines, du camphre, du sucre brûlé, etc.

L'emploi des désinfectants en thérapeutique ne doit pas avoir seulement pour but d'enlever les mauvaises odeurs, mais encore, autant que possible, de s'opposer à la pyogénie, d'empêcher la décomposition subséquente du pus, de modifier les surfaces suppurantes de manière à hâter la cicatrisation et faciliter la réparation des tissus.

Dans l'acte de la putréfaction ou de la décomposition spontanée des matières organiques, on a fait jouer pendant longtemps un très-grand rôle aux ferments, et les phénomènes observés ont été comparés aux fermentations ; aujourd'hui, depuis les beaux travaux de Pasteur, il paraît démontré que la putréfaction comme les fermentations proprement dites, devrait être attribuée, au développement d'êtres organisés dont les germes sont tenus en suspension dans l'atmosphère, de sorte qu'il suffirait de tuer ces germes ou d'empêcher leur germination pour s'opposer à la putréfaction ; cette théorie de l'action des désinfectants, car nous ne pouvons encore regarder ce fait comme parfaitement démontré, a été surtout développée par Lemaire [1] et confirmée par quelques expériences de Pasteur.

L'Académie de médecine mit au concours en 1860 la question des désinfectants et de leurs applications à la thérapeutique. Nous renvoyons

---

[1] Lemaire, *du Coaltar saponiné et de ses applications.* Paris, 1860.

pour plus de détails, aux trois mémoires récompensés de ce concours[1] ainsi qu'aux publications de Lemaire et de O. Henry fils[2] et aux études de Paulet[3], et nous résumons ainsi le but de la désinfection :

1° Détruire les odeurs incommodes ;

2° Rendre aux tissus la vitalité nécessaire à leur réconstitution et à la cicatrisation ;

3° S'opposer à la formation du pus, ou changer le pus de mauvaise en pus de bonne nature ;

4° Surtout et par-dessus tout détruire les miasmes, les émanations, et empêcher qu'ils ne portent au loin leurs ravages.

Nous divisons les désinfectants de la manière suivante :

1° *Agents physiques* : Ventilation, soustraction au contact de l'air; élévation ou abaissement de température;

2° *Agents mécaniques* : Corps poreux;

3° *Agents chimiques purs* : Ce sont les plus nombreux ;

4° *Agents mixtes* : Association de plusieurs moyens ou mélange de plusieurs substances.

Nous n'aurons à nous occuper ici que des *agents mécaniques, chimiques purs* et *mixtes*.

ART. I. — AGENTS MÉCANIQUES : CORPS POREUX

CHARBON DE BOIS

Le charbon de bois, et plus spécialement celui de peuplier, est employé à l'intérieur contre les dyspepsies, la gastralgie ; nous ne pensons pas qu'il agisse dans ce cas comme désinfectant, mais il n'en est pas de même lorsqu'on le fait prendre contre la fétidité de l'haleine, lorsque celle-ci a pour cause une lésion organique de l'estomac; il faut reconnaître que dans ces cas, et lorsqu'il y a fétidité de la bouche, c'est bien comme corps poreux et comme désinfectant que le charbon agit ; on l'administre alors en poudre délayée dans l'eau, ou sous la forme de tablettes. Malapert (de Poitiers) désigne sous le nom de *carbonides* des espèces de pastilles dans lesquelles entre le charbon battu avec du blanc d'œuf ; nous avons eu l'occasion d'employer quelquefois cette préparation dans des cas de gangrène du poumon et de la bouche chez les

---

[1] Chalvet. *Des Désinfectants et de leurs applications à la thérapeutique et à l'hygiène.* (Mémoires de l'Académie de médecine, tome XXVI, p. 469.) — Reveil, *Archives générales de médecine*, 1863. — Boinet, *Gazette hebdomadaire*, 1863.

[2] *Archives générales de médecine*.

[3] Paulet, *De l'Engrais humain*.

enfants ; dans le dernier cas seulement nous avons obtenu d'assez bons résultats.

C'est presque toujours le charbon de bois pulvérisé que l'on emploie, même pour l'usage externe. Bourchardat, se basant sur les belles recherches de Bussy et de Payen sur le noir animal, a eu l'idée d'employer le charbon obtenu en vase clos, pulvérisé, lavé à l'acide chlorhydrique et à l'eau, et granulé par la méthode de Mentel avec parties égales de sucre. Comme la granulation exige l'intervention d'un liquide, il doit se former dans cette opération un sirop qui détruit la porosité du charbon et conséquemment qui diminue ses propriétés absorbantes et désinfectantes.

Quel que soit le charbon dont on fasse usage, on l'applique directement sur les plaies, tantôt seul, tantôt mêlé à des substances aromatiques ou astringentes ; quelquefois aussi dans les cas de fétidité des matières fécales, dans les ulcérations et le cancer de l'utérus ou du vagin, on administre le charbon en suspension dans l'eau sous forme d'injection, ou on introduit dans le vagin ou on applique sur les surfaces infectes des sachets de charbon. Dans tous les cas le charbon présente l'inconvénient de salir les plaies et de rendre les pansements très-difficiles.

Pour conserver les matières animales on les entoure souvent de charbon pulvérisé. Stenhouse [1] rapporte une expérience de Turnbull, fabricant de produits chimiques, à Glasgow, dans laquelle ce dernier avait constaté la propriété que possède le charbon pulvérisé, de détruire les miasmes organiques. Ces expériences ont été confirmées par Turner, Boussingault et par les nôtres [2].

Stenhouse pense que le charbon agit, dans ce cas, comme corps poreux, qu'il condense dans ses pores une grande quantité d'oxygène de l'air et acquiert ainsi la propriété de transformer la matière organique en eau et en acide carbonique, sans passer par les produits intermédiaires infects ; d'où il résulterait que le charbon serait plutôt nuisible qu'utile dans la désinfection des engrais.

Le charbon agit autrement que comme condensateur de l'oxygène et il se forme autre chose que de l'acide carbonique. En effet, si dans un bocal plein de charbon pulvérisé, chauffé au rouge et éteint sous le mercure, on place une matière animale, que l'on fasse passer dans la masse un courant d'acide carbonique afin d'expulser tout l'oxygène et que l'on bouche exactement le flacon, on constate la destruction rapide

---

[1] *Action du charbon contre les miasmes répandus dans l'air et appareil fondé sur cette action.* (*Journal de pharmacie*, t. XXVI, p. 49, 1854.)

[2] Reveil, *Mémoire sur les désinfectants.* (*Archives générales de médecine.*)

et complète de la matière organique sans qu'il se dégage à peine des traces de gaz.

Papier carbonifère

Le Perdriel avait depuis fort longtemps employé les compresses en papier carbonifère pour le pansement des vésicatoires; il interposait entre les compresses de papier fin un carré de tarlatane sur lequel du charbon était maintenu au moyen de la gomme. Pichot et Malapert (de Poitiers) ont perfectionné ce produit en introduisant le charbon dans la pâte même du papier; ils fabriquent ainsi des papiers qui servent à envelopper les matières animales et même des cadavres entiers; ils font des bandes, des compresses, des filtres, etc., en papiers carbonifères qui peuvent être d'un grand secours dans les pansements des plaies infectés.

Charpie carbonifère

Sous le nom de *charpie carbonifère*, Pichot et Malapert emploient de la bourre de papier carbonifère, excellente pour certains pansements, surtout lorsqu'on l'applique sous la forme des sachets.

Nos expériences nous ont démontré que la *charpie carbonifère iodée*, que l'on obtient au moment de l'application, en plaçant la charpie carbonifère ordinaire dans des bocaux contenant quelques cristaux d'iode, agissait d'une manière très-efficace pour le pansement des plaies scrofuleuses.

Art. II. — AGENTS CHIMIQUES

Tous les astringents du règne végétal ont été employés comme désinfectants; ils agissent par le tannin qu'ils renferment ou bien par leur porosité; les huiles essentielles agissent comme désinfectantes non-seulement en masquant la mauvaise odeur des plaies, mais aussi en les tonifiant et en s'opposant à la formation de nouveaux produits d'infection. Nous donnerons ici quelques formules.

Pommade désinfectante (DESMARTIS)

Pr.: Extrait de bois de campêche } ãã, ... parties égales.
Axonge

Désinfectants au charbon (REVEIL)

	CRÉOSOTE.	TÉRÉBENTHINE	GOUDRON.	CAMPHRE.	XINA.
Pr.: Charbon de bois blanc pulvérisé	100 gram	100 gram	100 gram	100 gram	80 gram
Créosote	1	»	»	»	»
Essence de térébenth.	»	2 à 4	»	»	»
Goudron de bois	»	»	5	»	»
Camphre pulvérisé	»	»	»	5	»
Quinquina rouge pulv.	»	»	»	»	20

Quinquina au charbon camphré (REVEIL)

Pr. : Charbon de bois blanc pulvérisé } āā . . . . 48 gram.
Quinquina rouge pulvérisé . . . .
Camphre 4

Mèlez.

LAURINE

Pr. : Poudre de tourteau d'amandes }
Cellulose
Glycérine } āā . . . . parties égales.
Eau de laurier-cerise }

La *Laurine kaolinée* s'obtient en ajoutant au mélange précédent un cinquième de kaolin.

BUTLEIA

Les Butleia, très-communs à Mexico et dans tout le Mexique, sont employés en décoction et en cataplasmes sur les plaies atoniques, sur les ulcères à surface blafarde, à suppuration sanieuse et fétide ; cette plante avive les plaies et modifie leur surface d'une manière favorable à la cicatrisation.

Frizac, pharmacien distingué de Mexico, en avait préparé un extrait qui, mêlé à parties égales d'extrait de belladone, servait à confectionner une pommade dont l'usage contre les hémorrhoïdes était fréquent, dont les médecins du pays, et notamment le docteur Jourdanet, de qui nous tenons ces détails, avaient à se louer.

TANNIN

Le tannin en solution ou en poudre est un désinfectant médiocre dont l'action est rapidement épuisée, les poudres d'écorce de chêne, de tan, de quinquina, de ratanhia opèrent beaucoup mieux, soit que des principes autres que le tannin agissent, soit que leur porosité intervienne dans leurs bons effets. Les solutions d'extraits astringents, les pommades et surtout les glycérolés sont souvent d'un grand secours en thérapeutique.

CHLORE, BROME, IODE

Tous les médecins connaissent les propriétés désinfectantes de ces trois corps. Nous avons suffisamment insisté ailleurs sur les effets de l'iode comme désinfectant. Les travaux de Boinet et Duroy ne laissent rien à désirer à cet égard.

Le chlore, le brome, l'iode, ainsi que les hypochlorites, agissent en raison de leur affinité pour l'hydrogène en décomposant les produits infects, tels que l'hydrogène sulfuré, et les sulfures, l'ammoniaque, les hydrogènes phosphorés, etc.; de plus ils détergent les plaies, donnent de la tonicité aux tissus, réveillent et excitent la vitalité des organes, enfin ils détruisent l'action des virus, des venins et de tous les produits morbides de l'économie animale; d'autres agents chimiques agissent en absorbant l'oxygène et en empêchant ces gaz d'agir sur les plaies, tels sont les sulfites, les hyposulfites, l'acide sulfureux, les eaux sulfureuses, etc. Au contraire, les manganates et les permanganates, l'acide chromique et tous les corps oxydants agissent en sens inverse en fournissant de l'oxygène, brûlant et détruisant les produits morbides infects et les transformant en eau et en acide carbonique, en même temps qu'ils donnent de la vitalité aux tissus et facilitent la réparation organique.

Les sels d'alumine, de zinc, de fer, de plomb, de bismuth, etc., etc., outre l'action qu'ils exercent sur les tissus, agissent comme désinfectants en formant des composés insolubles avec les divers éléments des produits de suppuration. Quant au mode d'action de l'acide phénique, des goudrons, des huiles essentielles diverses, etc., on pourrait admettre dans l'ancienne théorie de la putréfaction qu'ils s'opposent à cette fermentation en détruisant ou coagulant le ferment; dans la nouvelle ils détruiraient et tueraient les germes organiques et les êtres organisés, cause de ces décompositions. Enfin, par leur odeur forte, ils masquent plus ou moins bien les mauvaises odeurs : on avait pensé qu'ils agissaient en *ozonisant l'air* autour des plaies et rendant ainsi l'oxygène plus actif et la combustion plus rapide ; mais dans nos expériences sur le coaltar et sur l'acide phénique nous n'avons pas pu constater cette ozonisation.

HYPOCHLORITES

Hervieux, médecin des hôpitaux de Paris, a eu l'idée d'employer les hypochlorites pour le pansement des plaies par une méthode qui permet le contact plus immédiat et permanent du liquide ; il conseille d'imbiber de petites éponges avec la solution d'hypochlorite, de les appliquer immédiatement sur les plaies, et de les y maintenir ; nous avons eu l'occasion d'employer quelquefois ce mode de pansement et nous nous en sommes bien trouvé.

Pichot et Malapert (de Poitiers) fabriquent de la poudre d'éponge qui serait très-convenable pour cet usage.

Roux avait proposé en 1845 la charpie chlorée contre la pourriture d'hôpital ; il l'obtenait en exposant la charpie pendant vingt-quatre heures en vase clos à l'action du chlore gazeux ; il l'appliquait sur les plaies après avoir exprimé un jus de citron à la surface.

A l'intérieur les hypochlorites ont été quelquefois employés ; voici quelques formules proposées :

Potion hématosique (VAN DEN CORPUT)

Pr.: Hypochlorite de soude liquide récent. . . .   2 à   6 gram.
    Eau simple. 120
    Sirop de menthe. 30

Mêlez. — A prendre par cuillerées à soupe, d'heure en heure, dans toutes les affections avec insuffisance d'oxygénation du sang, que Van den Corput désigne sous le nom d'hypo-hématoses; dans les cyanoses, dans la période asphyxique du choléra et du croup ; il a encore employé l'hypochlorite de soude à hautes doses, et appliqué à l'extérieur, en compresses ou en bains, dans diverses affections, et notamment dans celles où il y a prédominance d'acide urique, telles que gravelle, goutte, rhumatisme, etc., etc.

Partant de ce fait physiologique, que la peau est le siége d'une véritable respiration, Van den Corput a eu l'idée de fournir l'économie, de l'oxygène par cette voie ; c'est à l'hypochlorite de soude qu'il donne la préférence ; c'est un oxydant énergique qui se transforme dans l'économie en chlorure de sodium, qui est l'agent physiologique de la diffusion des liquides dans l'économie ; l'expérience faite par Van den Corput a confirmé, dit-il, les inductions théoriques qu'il avait conçues.

Bain hématosique (VAN DEN CORPUT)

Pr.: Hypochlorite de soude récent. . . . .   500 à 1000 gram.
    Eau commune de 18 à 30° C. . . . . 300 litres.

Mêlez pour un bain.

Gargarisme désinfectant (REVEIL)

Pr.: Eau de cannelle. . . . . 120 gram.
    Miel rosat. 30
    Hypochlorite de soude. . . . . 10 à 20
    Essence de girofle. . . . . 6 goutt.

Pour gargarisme.

Compresse chloro-vinaigrée (MIALHE)

Pliez une serviette fine en forme de cravate, interposez entre chaque pli une couche d'hypochlorite de chaux, et arrosez le tout avec de l'eau vinaigrée ; on présente cette compresse sous le nez et la bouche du malade, et on fait aspirer les vapeurs de chlore employées contre les empoisonnements par l'acide sulfhydrique, les gaz des égouts et des fosses d'aisances, par l'acide cyanhydrique, etc.

Fumigation chlorée (Reveil)

Délayez de l'hypochlorite de chaux sec dans le liquide suivant:

Pr.: Eau. . . . . 70 gram.
    Vinaigre. 20
    Eau de Cologne. 10

Mêlez, placez dans une assiette dans l'appartement que l'on veut désinfecter.

Gargarisme résolutif (Béral)

Pr.: Hydromel. . . . . 30 gram.
    Eau. 820
    Hypochlorite de soude. . . . . 16 goutt.

Mêlez. — En gargarismes dans les ulcérations gangreneuses du pharynx et des parties adjacentes.

Le professeur Delioux (de Savignac) préconise l'eau chlorée et les hypochlorites étendus d'eau, comme un des meilleurs moyens de traiter les engelures ulcérées ou non.

Hypochlorite d'alumine

D'après Orieli, ce sel s'obtiendrait par double décomposition d'une solution de sulfate d'alumine; mêlée avec une solution d'hypochlorite de chaux, il en résulterait un désinfectant plus puissant que les hypochlorites alcalins; il serait peut-être à désirer avant tout que l'on démontrât qu'il existe un hypochlorite d'alumine.

IODE

Solutions iodées, nitro-benzinées (Reveil)

	FAIBLE	FORTE
Pr.: Teinture d'iode.	5 gram.	20 gram.
Iodure de potassium.	5	10
Eau.	1 litre.	1 litre.
Nitro-benzine.	20 gouttes.	20 gouttes.

Ce mélange agit rapidement, sûrement, et son action se prolonge.

Solution iodée (Sée)

Pr.: Teinture d'iode. . . . . 50 gram.
    Iodure de potassium. 50
    Eau. 900

Cette solution s'emploie plus ou moins étendue d'eau pour le pansement des plaies scrofuleuses.

SELS DE FER

Les sels de fer, surtout le perchlorure, ceux de zinc (chlorure, sulfate), ceux de plomb (acétate, nitrate), de manganèse (chlorure), de bismuth, etc. sont quelquefois employés comme désinfectants, mais peu appliqués en thérapeutique, à part le perchlorure de fer dont nous avons parlé ; c'est la solution à 30° pure ou étendue d'eau dont on fait le plus fréquent usage; pour les autres sels, les solutions au vingtième suffiront dans le plus grand nombre des cas.

Eau hygiénique (JEANNEL)

Pr.: Alun. . . . . 15 gram.
Sulfate de protoxyde de fer } ãã. 1
 — de cuivre
Eau commune. 1 litre.
Alcool aromatique composé. . . . . 1 gram.

Dissolvez et agitez.

Cette solution, adoptée par les dispensaires de Bordeaux, n'est pas, à proprement parler, un désinfectant, mais bien plutôt un liquide destiné à laver les parties après le coït, et à s'opposer ainsi à l'absorption du virus; on l'emploie aussi en injections contre les écoulements, la leucorrhée, etc.

MANGANATE DE SOUDE (MnO³,NaO)

D'après J. G. Gentelle, le manganate de soude s'obtient en mélangeant par parties égales du peroxyde de manganèse en poudre et de l'azotate de soude, calcinant au rouge ; la masse noire est ensuite pulvérisée et reprise par l'eau bouillante; la liqueur, filtrée sur des fragments de verre, laisse déposer des cristaux incolores de manganate de soude à dix équivalents d'eau ; ce sel est très-instable; traité par l'eau, il se décompose en partie, il donne une solution verte.

Les manganates alcalins sont employés en Angleterre comme désinfectants ; on leur préfère les permanganates et surtout celui de potasse, qui est seul employé.

PERMANGANATE DE POTASSE (KO,Mn²O⁷)

Le permanganate de potasse, connu depuis longtemps par les chimistes, était obtenu par la calcination du peroxyde de manganèse avec le nitrate ou le chlorate de potasse; le procédé récemment proposé par Leconte emploie les mêmes éléments et donne une solution qui peut renfermer tout à la fois du permanganate, du manganate, du *chlorure de potassium* et de la *potasse libre*; un pareil produit doit être rejeté de la thérapeutique à cause de son instabilité, de la variation de sa composition, et surtout à cause de la présence d'un chlorure alcalin qui, appliqué sur les plaies, détermine des douleurs intolérables; aujourd'hui on obtient le permanganate de potasse parfaitement pur.

Grâce aux travaux de Grégory, de Lhermite et Personne, de Paul

Thénard, de Béchamp et à l'habileté de Rousseau frères, le permanganate de potasse peut être aujourd'hui livré au commerce à un prix modéré; aussi ses applications sont-elles devenues nombreuses : c'est le procédé de Béchamp que l'on suit généralement aujourd'hui; quoique basé sur le même principe que celui de Lhermite et Personne, il en diffère un peu.

Le permanganate de potasse était employé autrefois pour distinguer les proto-sels des per-sels de fer : Marguerite s'en est servi le premier pour le dosage du fer; Bussy l'a appliqué au dosage de l'étain ; Flores Domonte à celui du plomb; Péan de Saint-Gilles s'en est servi pour doser les acides sulfureux, hyposulfureux, hyposulfurique, sulfhydrique, hypophosphoreux, l'iode, les acides iodhydrique, cyanhydrique, sulfocyanhydrique nitreux et arsénieux.

E. Monier proposa, en 1858[1], la solution de permanganate de potasse pour doser l'acide sulfhydrique et les matières organiques En 1859[2], Smith l'employa à la *détermination des matières organiques contenues dans l'air*, et proposa un instrument destiné à cet usage qu'il désigna sous le nom de *septomètre*; l'année suivante, en 1860, Ramon de Luna fit la même application à l'analyse de l'air de Madrid[3]; il avait été précédé dans cette voie par Monier et Smith; c'est donc sans raison que Gaultier de Claubry réclamait contre nous la priorité de cette application pour le savant chimiste de Madrid; mais nous persistons à dire que nous avons le premier employé le permanganate de potasse au dosage des matières organiques gazeuses contenues dans l'air; en d'autres termes, Smith et Ramon de Luna ont opéré sur l'air brut avec tous ses corps en suspension, tandis que nous n'avons agi que sur l'air parfaitement tamisé, c'est-à-dire que H. Roger et moi avons les premiers fait au point de vue l'hygiène l'*analyse mécanique et chimique* de l'air. Pouchet l'avait faite avant nous, à un autre point de vue. L'erreur commise par Gaultier de Claubry nous surprend d'autant plus que ce professeur a traduit le travail du savant chimiste espagnol où il est question du *septomètre* de Smith.

Dans la même année 1859[4], Condy proposa le permanganate de potasse à la désinfection de l'air, et il cite Forchammer comme l'ayant

[1] *Comptes rendus de l'Académie des sciences*, décembre 1858, et *Journal de pharmacie*, t. XXXV, p. 99.

[2] *Journal de pharmacie*, 1859, t. XXXVI, p. 307.

[3] *Annales d'hygiène publique et de médecine légale*. Paris, 1861, 2e série, t. XV, p. 337 et suiv.

[4] *Journal de pharmacie*, 1859, t. XXXVI, p. 307.

employé à doser les substances organiques contenues dans l'air : Luboldt[1] a fait voir qu'une solution de permanganate cristallisé et exempte d'alcali libre se conservait indéfiniment, et Gorgen[2] a trouvé qu'en présence d'un excès de potasse il se déposait des cristaux en lames hexagonales, formées d'un équivalent de permanganate et de deux équivalents de manganate de potasse. Enfin le mémoire de Condy sur les propriétés désinfectantes et thérapeutiques des permanganates alcalins a été présenté par Boudet à l'Académie de médecine le 17 septembre 1861.

Condy a certainement exagéré les applications que l'on peut faire du permanganate de potasse. Ledreux a employé avec succès la solution de ce sel pour la désinfection des cancers utérins; on doit à Castex un travail intéressant sur les applications de ce désinfectant[3] ; Demarquay a appelé l'attention des chirurgiens sur ce précieux agent de désinfection, et l'a employé dans le traitement du cancer utérin, des cancers cutanés, des abcès profonds et gangréneux, des plaies superficielles, des collections purulentes fétides, dans l'ozène, la fétidité de l'haleine, les sueurs fétides, etc.

Un journal a publié les formules de Demarquay, dans lesquelles nous voyons que les solutions sont préparées par ce chirurgien dans les proportions de 5 à 25 pour 100 d'eau. Nous devons faire remarquer qu'il s'agit dans ces formules de *solutions de permanganate de potasse* préparées d'après la formule de Leconte, et non du sel cristallisé qui n'est soluble que dans les proportions de 12 à 15 pour 100. Castex propose trois sortes de solutions : la première, la plus faible, est destinée aux pansements des plaies simples, telles que brûlures, ulcères gangréneux, exutoires fétides, etc. ; elle contient 4 grammmes de sel cristallisé pour un litre d'eau ; la seconde est employée lorsqu'on veut obtenir une désinfection permanente, dans les pansements des solutions de continuité, etc. ; elle contient 8 grammes de sel par litre ; enfin la troisième, préparée à 15 grammes par litre, est employée lorsqu'on veut détruire des miasmes, désinfecter des linges à pansements, les vases de nuit, etc.

Les solutions anglaises sont très-impures ; elles renferment, outre des chlorures et de la potasse libre, du carbonate de potasse, des quantités assez grandes de manganates dont le pouvoir désinfectant est bien inférieur à celui du permanganate ; ces solutions laissent de 2 ou 18 pour

---

[1] *Journal de pharmacie*. 1859, p. 509 et *Journ. für praktische Chemie*, t. LXXVII, p. 315.

Journal de pharmacie, t. XXXIX, p. 282.

V. Rapport de M. Blache (*Bulletin de l'Académie de médecine*, 1862-1863, t. XXVIII, p. 821.)

100 de résidu sec ; et les sels cristallisés, qui nous viennent d'outre-Manche contiennent du sesquioxyde de manganèse insoluble dont la proportion peut aller jusqu'à 17 pour 100.

Ces permanganates impurs peuvent être employés sans inconvénient pour les besoins de l'hygiène ; mais pour les usages thérapeutiques il faut de toute nécessité n'employer que les sels purs, exempts surtout d'alcali libre et de chlorures alcalins qui irritent les plaies et déterminent les plus vives souffrances.

Nous avons employé exclusivement et avec succès la solution suivante :

Solution de permanganate de potasse (REVEIL)

Pr. : Eau distillée. . . . . 90 gram.
Permanganate de potasse cristallisé. 10

Faites dissoudre : la densité de cette solution doit être de 1039 à + 15° ; on peut reconnaître son titre à l'aide de la liqueur suivante :

Pr. : Eau distillée à + 15°. . . . . 190 gram.
Acide oxalique pulvérisé et desséché à 110° C. . . 10

10ᶜᶜ de solution de permanganate de potasse au 10ᵐᵉ exigent 27ᶜᶜ de solution oxalique pour obtenir une décoloration et une dissolution complètes ; au cas où la solution de permanganate contiendrait moins de sel cristallisé, du manganate, ou tout autre sel étranger, il faudrait une moins grande quantité de liqueur oxalique pour arriver à la solution complète, c'est-à-dire une quantité proportionnelle au degré d'impureté du sel ou au degré de concentration de la liqueur.

Le permanganate de potasse ne doit être prescrit qu'en solution, dans de l'eau distillée parfaitement pure ; toute matière organique, telles que le sucre, la glycérine, l'alcool, le décompose à l'instant ; c'est même à cause de cette grande instabilité qu'il est un désinfectant aussi puissant ; a charpie, les linges à pansement décomposent également ce sel. Nous avons employé avec le plus grand succès, pour les pansements permanents, une charpie d'amiante dont on recouvre les plaies et que l'on arrose avec les solutions : dans ce cas il n'y a pas réduction ; mais lorsque les linges sont tachés par les permanganates alcalins, l'immersion dans de l'eau acidulée par l'acide chlorhydrique à un centième, suffit pour enlever les taches, et le linge n'est pas altéré.

Le permanganate de potasse est pour nous le désinfectant le plus efficace et le plus commode dans son emploi ; il est aussi très économique, puisque avec un flacon de solution coûtant trois francs, on peut obtenir dix litres de solution au 1000ᵐᵉ, qui suffit dans le plus grand nombre des cas.

solution de permagnanate de potasse au 10ᵐᵉ est vendue depuis longtemps en Angleterre et aujourd'hui en France dans des flacons dont le bouchon en verre présente une cavité contenant 10 grammes de solution ou une cuillerée à café ; les doses sont les suivantes :

1° La solution au 10ᵐᵉ est employée pure, comme caustique et désinfectant dans les cancers ;

2° Une cuillerée à café pour un verre d'eau (200 grammes), pour le pansement des plaies simples, pour l'ozène ;

3° Deux cuillerées à café pour un verre d'eau, pour les plaies gangréneuses et diphthéritiques ;

4° Quatre cuillerées à café pour un litre d'eau, en gargarisme contre le croup, l'angine couenneuse, la fétidité de l'haleine, en lotion pour détruire l'odeur infecté des mains après les nécropsies, pour enlever la mauvaise odeur des pieds sans suspendre la transpiration, etc.;

5° Dix à trente gouttes à l'intérieur à prendre dans la journée dans un *verre d'eau pure* contre le croup, l'angine couenneuse ; le double et le triple dans le cancer d'estomac.

Van den Corput, médecin à l'hôpital Saint-Pierre à Bruxelles, a souvent employé le permanganate de potasse *intus* et *extra* dans les maladies zymotiques (pyoémies, etc.) ; voici les formules proposées par notre savant confrère.

Solution de permanganate de potasse (VAN DEN CORPUT)

Pr.: Eau distillée. . . . . 150,00 gram.
Permanganate de potasse . . . . . . 20 à 1,50 gram.

Mêlez : — A prendre par cuillerées à soupe dans les 24 heures.

Injection modificatrice (VAN DEN CORPUT)

Pr.: Eau distillée. . . . . 200 gram.
Permanganate de potasse cristallisé. 2

Mêlez : Dans certaines uréthrites. Van den Corput a constaté comme nous l'action détersive de la solution de permanganate de potasse sur les ulcères chancreux et les plaies de mauvaise nature. En Angleterre on a employé la solution à un ou deux centièmes sous forme de gargarismes dans les angines, surtout l'angine couenneuse ; à l'hôpital des Enfants malades, Blache, Bouvier, Roger et Bouchut en ont souvent fait usage avec avantage.

La solution de permanganate de potasse au millième, poudroyée à l'aide du pulvérisateur de Lüer, est un excellent moyen de purifier l'air dans les maladies épidémiques ou contagieuses.

ACIDE PHÉNIQUE (C¹²H⁵O,HO)

L'acide phénique, *alcool phénique, hydrate de phényle, phénol, acide carbolique*, a été découvert par Runge dans le goudron de houille ou *coaltar*; il est le principe essentiellement actif et désinfectant de toutes les préparations qui ont les goudrons pour base; toutefois il faut reconnaître que, dans ces produits complexes, d'autres principes peuvent agir, la créosote par exemple.

L'acide phénique pur est blanc cristallin; il fond à 35°; il est peu soluble dans l'eau, il se dissout en toute proportion dans l'alcool et dans l'éther, et bout à 188°; il est inflammable, il brûle avec une flamme fuligineuse; il réduit le bioxyde de plomb, le bioxyde de mercure, le nitrate d'argent; il coagule l'albumine, détruit les membranes muqueuses, enlève l'odeur fétide des viandes gâtées; il prévient la putréfaction; il se combine avec les bases; les phénates de soude et d'ammoniaque ont été employés comme désinfectants.

Les propriétés désinfectantes de l'acide phénique ont été constatées par plusieurs auteurs, parmi lesquels nous citerons Calvert, Chalvet et J. Lemaire; nous l'avons nous-même souvent employé. tantôt mêlé au plâtre, dans les proportions d'un à deux millièmes, tantôt en dissolution dans l'eau, dans les mêmes proportions; nous avons constaté que l'acide phénique était un bon désinfectant, mais que, de même que l'acide picrique, il irritait et enflammait vivement les tissus; que dans aucun cas on ne devait dépasser la dose d'un centième, et que même ainsi dilué il enflammait la peau et rendait l'épiderme comme parcheminé; enfin, l'acide phénique a une odeur forte, repoussante, qui répugne à beaucoup de malades.

Calmann, pharmacien à Paris, préconise le biphénate de soude cristallisé pour remplacer l'acide phénique qui est trop irritant.

NITRO-BENZINE ($C^{12}H^5AzO^4$)

La nitro-benzine ou *essence de mirbane* s'obtient par l'action de l'acide azotique sur la benzine; c'est un liquide légèrement ambré, une odeur d'amandes amères prononcée, peu soluble dans l'eau, et soluble dans l'alcool et l'éther; nous l'avons employée avec succès comme désinfectant ou du moins pour masquer les mauvaises odeurs, en attendant l'action d'agents plus efficaces.

Van den Corput emploie la nitro-benzine pour la guérison de la gale. Voici la formule qu'il emploie :

Pr.: Nitro-benzine }
  Glycérine } āā. . . . . parties égales.

En frictions, après un bain avant lequel on se frotte vivement de savon potassique. — *L'essence d'anis* peut remplacer la nitro-benzine. — Le sulfure de carbone, mélangé à la glycérine, produit un effet plus prompt encore.

NITRATE DE PLOMB
Liquide désinfectant (RAPHANEL et LEDOYEN)

Pr. : Eau aussi pure que possible. . . . . 1000 gram.
Nitrate de plomb. 100

Faites dissoudre. La solution doit marquer 14° au pèse-sels. Le 7 février 1854, Bouchardat a fait, à l'Académie de médecine [1], un rapport favorable sur l'emploi de ce désinfectant.

NITRATE DE POTASSE
Fumigations désinfectantes (BOUTIGNY)

Pr. : Bisulfate de potasse. . . . . 1 éq.
Nitrate de potasse. . . . . 1 éq.
Bioxyde de manganèse. . . . Q. S. pour noircir le mélange.

Mêlez. — Chauffez au rouge une pelle à feu et projetez dessus quelques grammes de poudre ; puis on fait brûler le papier suivant :

Pr. : Nitre. . . . . 1 partie.
Sucre. 2
Eau. 6

Faites dissoudre, imprégnez le papier et faites sécher.

ART. III. — AGENTS MIXTES

Dans le groupe des agents mixtes nous plaçons les désinfectants, qui agissent tout à la fois par leur porosité et par action chimique, ou par des aromates qui masquent les mauvaises odeurs.

CÔALTAR
Coâltar ou plâtre coalté (CORNE et DEMEAUX)

Pr. : Plâtre fin. . . . . 100 parties.
Coaltar (goudron de houille). . . . . 1 à 3

Ce mélange désinfecte incontestablement les plaies, mais il est d'une application difficile, salit les parties, et celles-ci sont alors difficiles à nettoyer.

Les parties constituantes du coaltar ou goudron de houille peuvent être divisées ainsi qu'il suit, d'après Runge :

1° Corps acides : acide phénique, rosolique, brunolique ;
2° Corps alcalins : ammoniaque, aniline, picoline, quinoléine ou leukol et le pyrol ;

Bulletin de l'Académie de médecine, 1853-1854, tome XIX, p. 365.

3° Corps neutres : toluène, cumène, benzine, naphtaline, paranaphtaline.

Renault a proposé de substituer le goudron de bois à celui de houille ; Burdel (de Vierzon) a remplacé le plâtre par la marne, et Demeaux préfère la farine de froment ; on a encore employé la poudrette, le kaolin, le boghead pulvérisé, etc. Demeaux s'est arrêté à un mélange d'un tiers de plâtre anhydre et deux tiers de plâtre hydraté pulvérisé.

Le coaltar saponiné de Lebœuf (de Bayonne) a été étudié par le docteur Lemaire ; nous en avons nous-même obtenu les meilleurs effets ; nous le préférons à tous égards au plâtre coalté. Voici les formules proposées par Lebœuf.

Teinture alcoolique de saponine (LEBŒUF)

Pr. : Écorce de Panama (*quillaya saponaria*) . . . . . 2000 gram.
   Alcool à 90° . . . . 8 litres.
Chauffez à l'ébullition et filtrez.

Teinture de coaltar saponiné (LEBŒUF)

Pr. : Goudron de houille . . . . 1000 gram.
   Teinture alcoolique de saponine 2400
Faites digérer au bain-marie d'eau tiède pendant huit jours, en agitant de temps en temps, et filtrez ; cette teinture mêlée à l'eau, dans la proportion d'un vingtième à un cinquième, constitue le coaltar saponiné ; on peut aussi remplacer l'eau de cette émulsion par de la glycérine.

Saponide de coaltar

Pr. : Eau . . . . 250 gram.
   Savon . . . . Q. S.
Faites dissoudre à chaud ou à froid et ajoutez :
   Teinture de coaltar . . . . 20 gram.
Agitez.

Émulsion de coaltar (DEMEAUX)

Pr. : Coaltar ⎫
   Savon ⎬ āā . . . . 100 gram.
   Alcool ⎭
Chauffez au bain-marie jusqu'à parfaite solution, pour l'application en grandes proportions à la médecine et à l'hygiène.

TÉRÉBENTHINE

Émulsion térébenthinée (VERNEUIL)

Pr. : Essence de térébenthine . . . . 2 gram.
   Jaune d'œuf . . . . N° 1
   Eau . . . . 500 gram.
   Sulfate de zinc 15

Nous avons vu employer ce mélange avec le plus grand succès par Verneuil ; nous l'avons nous-même prescrit souvent contre les plaies provenant de brûlures ; c'est un bon désinfectant et un excellent cicatrisant.

ALCOOL

L'alcool pur, ou plus ou moins étendu d'eau, a été souvent employé par les chirurgiens comme irritant dérivatif dans le traitement des kystes, de l'hydrocèle, etc.; il est employé pour le pansement des plaies récentes par le professeur Nélaton qui mélange l'alcool du commerce à 85° centésimaux avec un tiers ou deux tiers d'eau, et applique ce liquide en lotions et fomentations ; cette préparation déterge les plaies, les rend moins douloureuses, hâte la cicatrisation et agit comme désinfectant.

CHAPITRE XXII

ADHÉSIFS, AGGLUTINATIFS, CONTENTIFS

AMIDON (C¹²H⁹O⁹HO)

L'amidon, administré à l'intérieur, est un émollient; on l'emploie en lavements, en bains, en boissons, en applications tantôt seul, tantôt mêlé au sous-nitrate de bismuth, à l'oxyde de zinc, au précipité blanc, etc.; contre les dermites, pour absorber les sécrétions irritantes, pour prévenir les émanations, calmer les démangeaisons, le prurit de l'anus, des bourses, des aisselles, et pour faire cesser l'irritation produite par le rasoir, etc.; dans les éruptions cutanées, telles que le lichen, l'herpès, l'eczéma, l'impétigo, l'acné, etc.

En 1835, Seutin proposa l'empois pour la confection des appareils inamovibles, qui a été souvent employé pour remplacer le plâtre coulé employé par Dieffenbach, et les blancs d'œufs battus dans l'eau, l'alcool concentré et l'extrait de saturne dont faisait usage J. D. Larrey; le bandage abandonné se prépare comme le bandage dextriné, il est plus résistant lorsqu'on le prépare dans une solution étendue de gélatine et il sèche mieux lorsqu'on y ajoute un peu d'alcool camphré; Laugier a proposé contre les entorses un appareil inamovible fait avec d'étroites bandes de papier collées entre elles à l'empois d'amidon; cet appareil permet au malade de marcher.

DEXTRINE (C¹²H⁹O⁹,HO)

La dextrine se distingue de l'amidon par sa solubilité dans l'eau, en ce qu'elle n'est pas bleuie par l'iode. Elle résulte de l'action de la chaleur sur l'amidon, ou de sa légère torréfaction au contact de l'acide azotique ou bien de son ébullition dans l'eau en présence d'un acide énergique ou enfin de l'action qu'exerce la diastase sur l'amidon. Dissoute dans l'eau, la solution de dextrine présente l'aspect d'une solution gommeuse; l'alcool la précipite en flocons blancs.

La dextrine est très-employée dans les arts; elle est substituée à la gomme dans un grand nombre d'industries, et les épiciers l'emploient pour remplacer la gomme dans le sirop de ce nom.

Velpeau a proposé de remplacer le bandage amidonné de Seutin par le bandage dextriné; celui-ci est plus facile à préparer, il sèche plus vite et est beaucoup plus résistant; il est aujourd'hui exclusivement employé. Devergie s'en est servi dans le traitement des eczémas.

Bandage dextriné (Velpeau)

Pr. : Dextrine . . . . 100 gram.
Eau-de-vie camphrée. 60
Eau tiède. . . . . Q. S. environ 40

On fait une pâte bien homogène, on y plonge les bandes et on les roule en enlevant l'excès d'enduit, on applique ce bandage, et pour l'enlever on l'humecte avec de l'eau chaude.

L'appareil de Scott, dans lequel on emploie l'amidon ou la dextrine, est tout à fait inusité ; il est d'ailleurs peu solide et très-compliqué.

Compression élastique (Burggraeve)

La compression élastique, proposée par Burggraëve [1], très-préconisée et appliquée par le professeur Nélaton dans le traitement des tumeurs blanches, consiste à entourer la partie affectée par plusieurs couches superposées de ouate, que l'on maintient à l'aide d'une bande, et on recouvre le tout avec un bandage dextriné ; lorsque l'élasticité de la ouate est insuffisante, on met à la surface une couche assez épaisse de crin très-fin : on laisse l'appareil en place pendant 20 à 30 jours, il produit d'excellents résultats.

PLATRE (CaO, SO^3)

Les appareils inamovibles au plâtre coulé, proposés par Dieffenbach, ont l'inconvénient d'être lourds, fragiles, de gêner les mouvements ; ils ne permettent pas des visites fréquentes, et exigent de grands efforts lorsqu'on veut les enlever.

En 1839, G. V. Lafargue (de Saint-Émilion) [2] proposa pour les appareils inamovibles un mastic fait avec de la colle d'amidon et du plâtre cuit finement pulvérisé ; mais cet appareil exige pour être maintenu l'intervention de fils de fer qui le compliquent.

En 1852 Mathysen [3] et van Loo ont fait connaître plusieurs appareils à bandes roulées, imprégnées de plâtre fin gâché, appliquées comme on le fait pour les bandages amidonnés ou dextrinés ; on les a employés après les sections tendineuses ou musculaires, après l'opération du pied bot ; l'appareil sèche rapidement et maintient les parties dans la direction que les mains du chirurgien leur ont donnée.

Il arrive souvent que les appareils plâtrés sèchent trop et deviennent friables ; on leur conserve plus de flexibilité sans ôter de leur solidité en ajoutant à l'eau qui sert à les faire 5 à 10 pour 100 de glycérine : on peut

[1] *Les appareils ouatés.* Bruxelles, 1859.
[2] *Appareil inamovible instantanément solidifiable.* Thèses de Montpellier, 29 avril 1839.
[3] *Traité du bandage plâtré.* Paris. 1859.

encore ménager sur les divers appareils amidonnés, dextrinés ou plâtrés, des ouvertures au moyen de pièces mobiles que l'on enlève.

CIMENT DE PORTLAND, ARGILE

Le ciment de Portland a été employé pour remplacer le plâtre dans les appareils inamovibles; l'argile a été proposée pour les mêmes usages, mais elle est loin de valoir le plâtre et surtout la dextrine.

CAOUTCHOUC

Liebig [1] a dit, avec juste raison, que le caoutchouc avait été une des principales causes des progrès de la chimie ; nous pourrions en dire de même pour la chirurgie. Les applications de cette précieuse substance à la confection des instruments chirurgicaux sont si nombreuses, qu'il n'est presque pas aujourd'hui d'appareil dans lequel elle n'entre.

Le procédé de vulcanisation découvert par C. Goodyear (de New-York) perfectionné par divers auteurs et notamment par Partkes, a été appliqué par le docteur Gariel et Galante. Voici quelques-uns de leurs instruments.

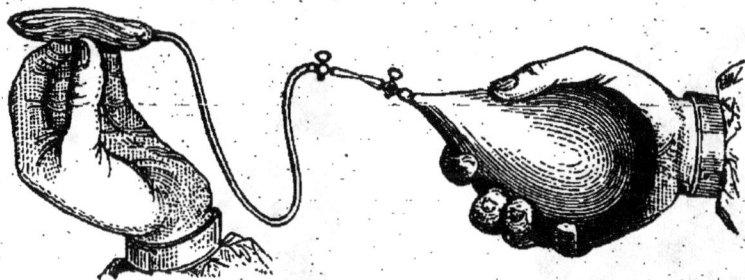

Fig. 12. — Pessaire à réservoir d'air (vide).

Ce pessaire à réservoir d'air se compose de deux pelotes à moitié remplies d'air, avec tubes qui viennent s'attacher sur un robinet.

Avant de s'en servir, il faut faire passer d'un seul côté tout l'air contenu dans les deux pelotes et fermer le robinet.

La pelote vide d'air (pelote-pessaire), roulée sur elle-même et réduite à un très-petit volume, est conduite sans résistance jusqu'au niveau du col de l'utérus ; c'est alors qu'on ouvre le robinet et qu'en pressant avec la main sur la pelote remplie d'air (pelote-insufflateur), on dilate aussi peu et autant qu'on le juge nécessaire la pelote précédemment introduite ; il ne s'agit plus que de fermer le robinet pour que cette dilatation persiste ; la pelote restée à l'extérieur, vide à son tour et réduite au volume de ses parois, se fixe aux vêtements.

Le retrait de la pelote pessaire est aussi simple que son introduction ; il s'opère en ouvrant le robinet ; l'air, chassé de la pelote-pessaire par l'action combinée des intestins et des parois vaginales, reprend sa place dans la pelote-insufflateur, où il est tenu en réserve pour une nouvelle application.

[1] *Lettres sur la chimie*, trad. par F. Bertet-Dupiney. Paris, 1845, p. 85.

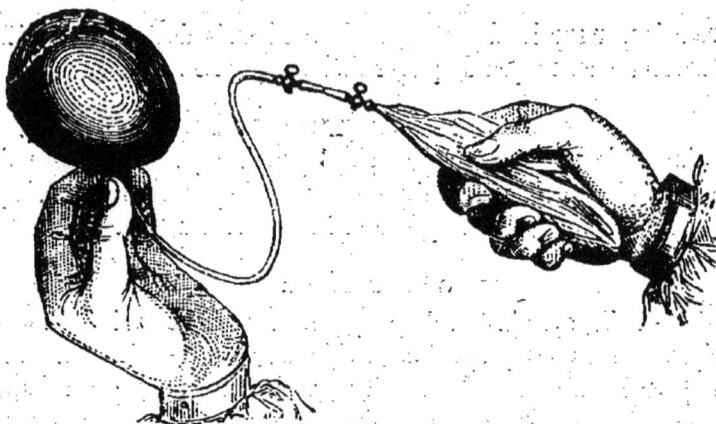

Fig. 13. — Pessaire à réservoir d'air (plein).

Cette manœuvre est exécutée avec la plus grande facilité et dès la première séance par les malades les moins intelligentes.

Les deux pelotes du pessaire à réservoir d'air peuvent être rendues indépendantes par l'addition d'un second robinet, dont le canon vient s'adapter exactement sur le canon du robinet déjà employé.

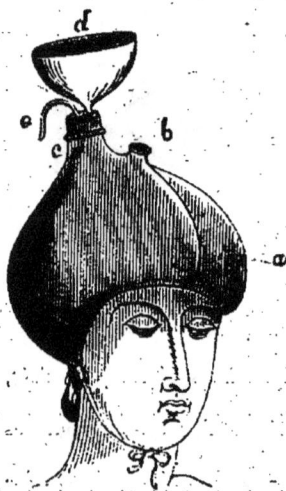

Fig. 14. — Bonnet à glace.   Fig. 15. — Clysoir à jet continu.

Fig. 14. Bonnet à glace, *a* double sac contenant une cavité où doivent être reçues l'eau glacée ou la glace en fragments, *b* ouverture circulaire qui laisse dégager les vapeurs s'échappant du cuir chevelu, *d* réservoir placé au-dessus du niveau de la tête, *e* tube à siphon se rendant dans un réservoir inférieur, *c* ouverture fermée par un bouchon en liége entouré de caoutchouc, laissant passer le tube du réservoir *d* et le tube à écoulement *e*.

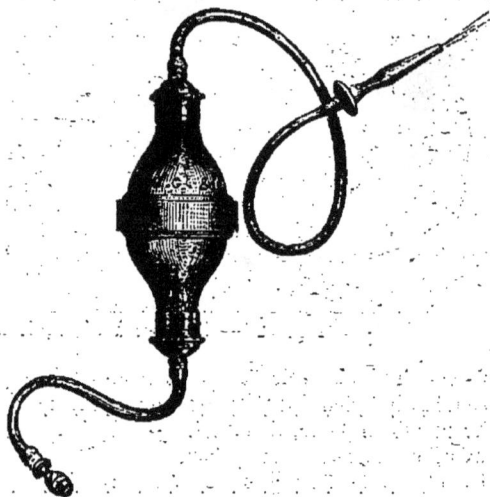

Fig. 15. Clysoir à jet continu, *a* réservoir à double valvule faisant fonction de pompe aspirante et foulante, *b* tube plongeant dans le liquide que l'on veut injecter, *c* tube par lequel le liquide s'élance. Il suffit de comprimer le réservoir *a* pour aspirer et injecter le liquide du même coup.

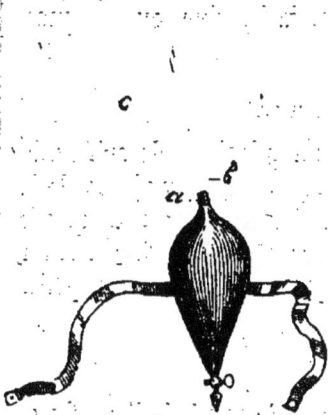

Fig. 16. — Urinal à ceinture.   Fig. 17. — Spiromètre de Boudin.

Fig. 16. Urinal à ceinture pouvant être porté sans bandage de corps et sans suspensoir, *a* réservoir, *b* vis pour adapter l'urinal au réservoir, *c* urinal, *d* robinet pour vider le réservoir.

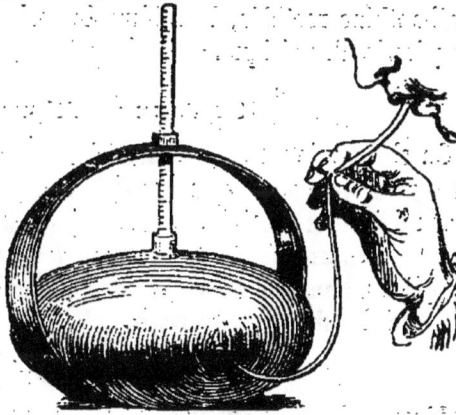

Fig. 17. Spiromètre de Boudin, destiné à déterminer avec assez d'exactitude le degré de capacité des cellules pulmonaires. C'est un sac en caoutchouc mobile sur une tige graduée; on fait une forte aspiration et on expire tout l'air contenu dans la poitrine par le tube *b* sans reprendre haleine; le sac en caoutchouc *a* s'emplit d'air et la tige *c* indique le volume d'air expiré.

Nous avons déjà parlé des applications qui ont été faites du caoutchouc l'intérieur, dans les maladies de poitrine; nous indiquerons brièvement ses usages externes.

Lait de caoutchouc

Le lait de caoutchouc et la solution de caoutchouc dans le chloroforme nt été employés en topique dans les éruptions cutanées, les brûlures, es érysipèles, etc.; il se forme alors une couche imperméable à l'air.

Sparadrap au caoutchouc (MILLE)

On divise le caoutchouc et on le met en digestion dans dix fois son poids d'essence de térébenthine; au bain de sable on ajoute de l'essence le temps en temps; lorsque la matière est dissoute et qu'elle a pris une consistance sirupeuse, on ajoute la masse emplastique de diachylon gommé du Codex fondue, dans les proportions de 20 grammes de solution our 50 grammes de masse emplastique.

Bandelettes agglutinatives (KEMMERER)

On fond le coutchouc avec un fer à bouton rougi à blanc; on obtient ine masse molle que l'on comprime sur la toile au moyen d'une lame le verre; le caoutchouc adhère au tissu et non au verre: on obtient de neilleurs résultats avec les solutions de caoutchouc dans l'essence de térébenthine rectifiée, le sulfure de carbone, la benzine, ou l'essence de pétrole d'Amérique.

Mastic au caoutchouc (Maissiat)

On chauffe doucement le caoutchouc avec un quinzième de suif ou de cire, on agite sans cesse; quand la fusion est opérée on y ajoute de la chaux délitée et tamisée, on agite jusqu'à refroidissement; ce mastic constitue un excellent lut pour fermer les bocaux destinés à conserver les pièces d'anatomie; on le rend siccatif par l'addition d'une petite quantité de litharge pulvérisée.

OXYGÈNE

L'usage des inhalations d'oxygène commence à se généraliser. On se sert pour les pratiquer d'un appareil dont voici les dispositions.

L'appareil construit par Galante sur les indications de Demarquay se compose de deux ballons de caoutchouc vulcanisé; l'un en forme de tourille est le laboratoire de l'appareil, dans lequel on opère le mélange avec l'air commun; l'autre est un réservoir en forme de sac destiné à renfermer l'oxygène.

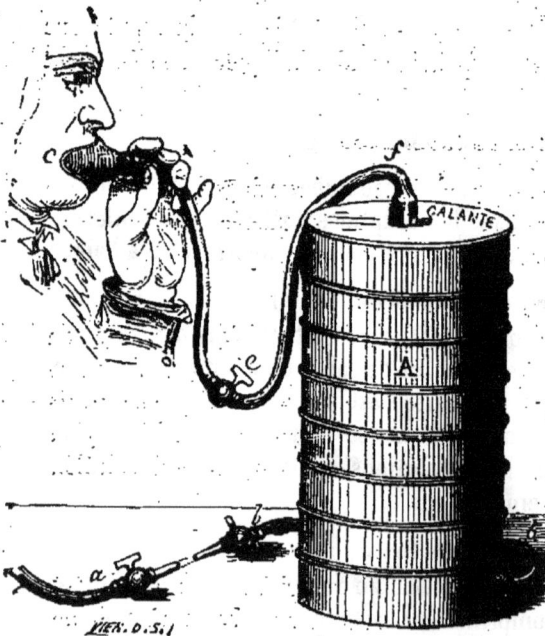

Le laboratoire où tourille A présente sur les parois, de distance en distance, de petits cercles en caoutchouc, équidistants, et correspondant chacun à un litre de gaz environ. A chacune des extrémités est adapté un tube également de caoutchouc. L'un, le tube f, porte à sa partie moyenne un robinet de laiton e, et à son extrémité libre une embouchure de buis ou d'ébène c, construite de façon à ce qu'elle s'applique hermétiquement sur la bouche du malade. L'autre, le tube a, présente à son extrémité libre un robinet également de laiton, calibré de telle sorte qu'il s'introduise bien exactement dans un robinet semblable placé à l'extrémité libre d'un autre tube qui fait corps avec le réservoir.

Fig. 18. — Appareil de H. Galante pour l'administration de l'oxygène en inhalations.

Le réservoir étant supposé plein d'oxygène, il suffit de le presser légèrement pour faire passer le gaz dans le laboratoire. Quand on en juge la
quantité suffisante, ce que l'on peut voir en rapprochant l'un de l'autre
les deux plateaux du laboratoire, on ferme les robinets, on sépare le
réservoir du reste de l'appareil. et avec un soufflet ordinaire on envoie
dans la tourille une quantité d'air suffisante pour redresser ses parois.
Le malade n'a plus alors qu'à respirer en ouvrant le robinet placé près
de l'embouchure de buis.

Les inhalations doivent se faire très-lentement, le malade fait de
larges inspirations, maintient le gaz respiré le plus longtemps possible
dans ses poumons ; puis, sans quitter l'embouchure, il rapproche l'une
de l'autre les deux lèvres et respire par le nez ; il fait une nouvelle large
inspiration et continue ainsi jusqu'à ce que le laboratoire soit entièrement vidé.

Cet appareil peut servir aussi pour des inhalations autres que celles
d'oxygène. On pourrait changer le métal des robinets, dans le cas où
les vapeurs que l'on voudrait faire respirer au malade seraient de nature
à attaquer le laiton.

Il faut éviter de mettre le caoutchouc en contact avec des matières
grasses, surtout de l'huile, car celle-ci, en le dissolvant, pourrait détériorer les ballons.

On sait que l'oxygène s'obtient le plus souvent 1° par la décomposition
du chlorate de potasse à l'aide de la chaleur, $KO,ClO^5 = KCl + O^5$; 2° par
la décomposition à l'aide de la chaleur du bioxyde de manganèse : $5 MnO^2$
$= Mn^5O^4 = MnO + Mn^2O^5 + O^2$; 3° en traitant le bioxyde de manganèse
par l'acide sulfurique $MO^2 + SO^5 = MnO, SO^5 + O$. Dans tous les cas il sera
prudent de laver le gaz dans une solution alcaline ; pour produire *cent
litres* d'oxygène il faut 365 grammes de chlorate de potasse, ou chauffer 1176 grammes de péroxyde de manganèse, ou décomposer 751
grammes du même oxyde par l'acide sulfurique mono-hydraté du commerce : le procédé par le chlorate de potasse est le plus commode.

CAOUTCHOUC DURCI

Employé depuis longtemps en Amérique, le caoutchouc durci a pris
sous les mains de nos dentistes et plus particulièrement sous celles
de Préterre, toutes les formes possibles, de manière à pouvoir remédier
à ces déformations de la bouche, congéniales, pathologiques ou accidentelles, qui rendaient la mastication et la parole impossibles.

Préterre fait servir le caoutchouc durci à la confection des dentiers,
et les résultats auxquels il est arrivé peuvent être considérés comme
remarquables ; solidité, légèreté, inaltérabilité, adaptation parfaite ;

sont obtenues d'une manière aussi complète que possible. Il est parvenu à faire d'une seule pièce et d'un seul jet des dentiers mi-partie souples mi-partie rigides, celle-ci supportant les dents, et la partie souple étant en contact avec les gencives.

Préterre a fait des maxillaires entiers que les malades ont pu très-bien supporter peu de temps après l'ablation de ces os, et alors que les parties molles étaient à peine cicatrisées, ce qui est impossible avec des appareils entièrement rigides, de sorte que l'on a pu empêcher ainsi les déformations si considérables qui sont la conséquence nécessaire de ces terribles opérations.

Les moyens mis en usage par Préterre pour obtenir du caoutchouc de différents degrés de mollesse sont les suivants :

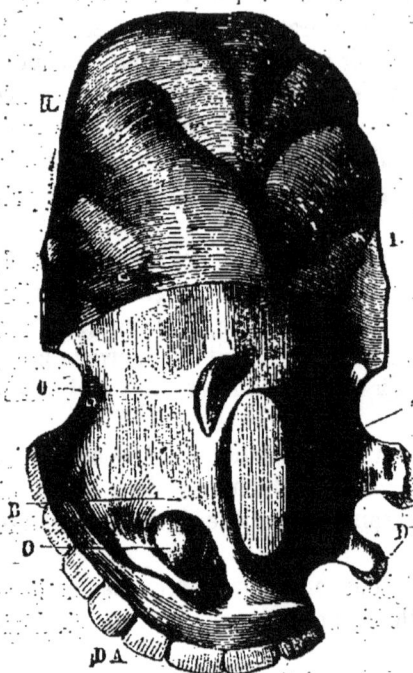

Fig. 19. — Obturateur en caoutchouc, de Préterre.

OO, Éminences fermant des ouvertures multiples. — D A Dents artificielles. — LL Lame de caoutchouc allant s'amincissant de la base au sommet à partir de la ligne mi-circulaire et obtenu dur et souple d'un seul jet.

Pour le caoutchouc dur, 25 à 30 pour 100 de fleurs de soufre, suivant la dureté que l'on veut obtenir, on y ajoute comme matières colorantes 8 à 10 pour 100 de minium et de carmin : pour les caoutchoucs souples, on abaisse la proportion de soufre jusqu'à cinq pour cent, suivant le degré de souplesse que l'on veut obtenir.

Ses obturateurs ont la portion palatine dure et le voile du palais entièrement souple; ces deux portions d'inégale résistance, ne formant qu'un tout sans aucune solution de continuité à leur point de jonction, sont le résultat d'une seule vulcanisation.

La figure 19 fera bien comprendre le résultat obtenu.

GUTTA-PERCHA

La gutta-percha, gomme gettania, ou gomme de Sumatra, décrite pour la première fois en 1842 par le docteur William Montgomerie, introduite en Europe par J. José (d'Almerida) est produite par l'isonandr utta, de la famille des Sapotées; elle a été étudiée par E. Soubeiran,

Arppe, etc. Hancock a indiqué les moyens de la vulcaniser comme le caoutchouc ; elle peut servir à fabriquer divers objets de chirurgie, tels que bougies, sondes, pessaires, bouts de seins, suspensoirs, serre, bras, urinoirs, bassins, ventouses, etc., etc.; dissoute dans le sulfure de carbone elle a été employée à la confection de certains appareils. Manoury et Robiquet l'ont employée à la confection des caustiques; on en fait aussi des tubes à drainage, méthode de pansement des plaies proposée par Chassaignac [1].

Teinture contre les dartres squameuses humides

ROBERT (de Strasbourg)

Pr. : Gutta-percha. . . . . 5 gram.
Chloroforme. 30

Faites dissoudre, passez et étendez sur les dartres, à l'aide d'un petit pinceau.

BALLATA

Le produit de la séve de *Ballata*, qui découle du *sapota Mulleri*, de la famille des Sapotées, a été étudié par Serres, pharmacien à Paris. Le docteur Mallez en a fait des bougies uréthrales, qui se ramollissent et sont préférables à toutes celles connues jusqu'à présent.

COLLODION

Le collodion ou collodium a été découvert par John Parker Mevnard et Bigelow ; c'est le premier de ces auteurs qui eut l'idée, en 1847, de l'appliquer à la chirurgie. Pour donner une idée de la puissance agglutinative de cette substance, il disait qu'une bandelette imprégnée de collodion appliquée sur la main pouvait supporter un poids de 10 kilogrammes; de plus, cette substance avait l'avantage de resister à l'action de l'eau et des humeurs. Nous devons ajouter que Baudin, en 1846, époque à laquelle Schoenbein fit connaître la *pyroxiline*, annonça à l'Académie des sciences la solubilité de cette matière dans l'éther, de sorte que l'honneur de la découverte du collodion devrait réellement revenir à cet auteur. Malgaigne appliqua le premier en France le collodion à la confection des appareils inamovibles.

Pour préparer le collodion on mélange 3 volumes d'acide azotique à 1,50 de densité avec 5 volumes d'acide sulfurique à 66°; quand le mélange est froid on y plonge du coton cardé sec; l'addition du coton se fait lentement pour éviter l'élévation de température : après quinze minutes de contact on enlève le coton, on le comprime et on lave à

---

[1] *Traité pratique de la suppuration ou du drainage chirurgical.*

grande eau jusqu'à ce que les eaux de lavage ne rougissent plus le tournesol ; on fait sécher à la température ordinaire ou à 30° ou 40°, pas au-dessus.

On peut encore obtenir le fulmicoton en traitant 400 grammes de nitrate de potasse pulvérisé et sec par 600 grammes d'acide sulfurique à 66° préalablement bouilli ; on mélange dans une capsule et on y plonge 20 grammes de coton cardé ; après quatre minutes de contact, on retire ce coton, on le lave à grande eau et on fait sécher à l'air ; pour transformer ce fulmicoton ou pyroxiline en collodion, on prend :

Pr. : Fulmicoton. 1
    Alcool à 85° C 1
    Éther à 56°. 16

Laissez en contact en agitant et passez à travers un linge. Soubeiran fait remarquer que cette formule ne serait plus bonne si on opérait sur de plus grandes quantités. Le collodion en séchant laisse sur la peau une couche imperméable qui empêche le contact de l'air, et laisse voir les parties qu'il recouvre ; on l'emploie seul ou on en enduit des bandelettes ; mais le collodion en se desséchant se rétracte et cause de vives douleurs ; on a proposé d'y ajouter de 2 à 6 pour 100 d'huile de ricin pour le rendre élastique ; voici d'ailleurs une formule qui donne ce résultat.

Collodion élastique (LEMOINE)

Pr. : Éther sulfurique rectifié à 68° C. . . . . 1800 gram.
    Alcool rectifié à 88°. 250
    Huile de ricin indigène et récente. 200
    Glu de houx purifiée. 30
    Benjoin en larmes blanches. 15
    Noir d'ivoire lavé. 50

Laissez en contact pendant 8 jours, filtrez sur du coton dans un entonnoir fermé, arrosez le coton avec de l'éther jusqu'à ce qu'on obtienne 2,315 grammes de liquide et ajoutez :

Fulmicoton très-soluble. 150

Laissez en contact 8 jours en agitant, laissez déposer et décantez.

Mais il sera toujours beaucoup plus simple d'employer le mélange suivant qui se fait au moment du besoin.

Collodion élastique

Pr. : Collodion. 100 gram.
    Huile de ricin. . . . . 5 à 15

Collodion abortif du zona (Debout)

Pr. : Collodion élastique. . . . .   50 gram.
    Bichlorure de mercure.   0,50
    Éther.   2,00
Mêlez.

On a proposé pour remplacer le collodion une solution de gutta-percha dans l'éther. Meller a employé pour réunir les bords des plaies une solution de gomme laque dans de l'alcool très-rectifié ; cet enduit est très-difficile à enlever lorsqu'il a cessé d'être utile.

La formule suivante donne également un bon produit.

Pr. : Xyloïdine   }
    Alcool rectifié } ãã . . . .   8 gram.
    Éther sulfurique rectifié. 125

On introduit la xyloïdine et l'éther dans un flacon à large ouverture ; agitez quelques minutes, ajoutez l'alcool et continuez d'agiter jusqu'à homogénéité parfaite (Mialhe).

Collodion (Eymael.)

Pr. : Fulmicoton. . . . .   300 gram.
    Éther sulfurique.   1000
    Alcool à 89°.   75

Mettez dans un flacon le coton et la moitié du liquide ; laissez déposer vingt-quatre heures après agitation ; décantez, ajoutez le reste du liquide ; agitez, et quand tout est dissous, mêlez tous les liquides.

On a proposé d'ajouter au collodion diverses substances, telles qu'une solution de caoutchouc, la teinture éthérée de perchlorure de fer (Aran), la glycérine (Cap et Garol), la teinture de cantharides, etc.

Collodion photographique

Pr. : Fulmicoton. . . . .   8 gram.
    Alcool rectifié.   50
    Éther rectifié. 100
    Iodure d'ammonium.   1,50

Nous avons donné précédemment plusieurs formules de collodions composés.

Le collodion est un liquide incolore ou légèrement ambré, transparent, de consistance sirupeuse, d'une odeur forte, éthérée, laissant par évaporation une pellicule transparente si elle est mince, et opaque si elle est épaisse ; on y trouve quelquefois des cristaux aciculaires de pyroxyline.

Le collodion a été employé pour réunir les plaies par incision et les coupures (Maynard, Jobert), pour le pansement des plaies superficielles

(Goirand (d'Aix), pour les ulcères, les érysipèles (Guersant, Luke, J. W. Freer, etc.), les engelures (Wetzlar), les brûlures (Coste), les éruptions varioliques (Quarin-Willemier), les malades de la peau (Wilson), les gerçures du sein (Simpson), pour provoquer le développement du mamelon (Valtolini), contre les engorgements mammaires (Évans, Spengler), les varices, les varicocèles, les tumeurs diverses (Durand, Alix), pour arrêter les hémorrhagies par piqûres de sangsues (Luke), pour maintenir la hernie ombilicale des enfants (de Maby), pour traiter l'ongle incarné (Meynier), dans l'ectropion (Williams, Balton, Stœber, Deval, Cunier), pour produire l'occlusion palpébrale (Piorry, Pétrequin, Larrey) ; on l'a employé dans le traitement des ulcères et des plaies de la cornée, le pannus vasculaire, le trichiasis le distichiasis, l'ectropion, les hernies récentes de l'iris, etc. Bonnafont l'a employé avec succès dans les orchites ; ce mode de traitement n'est pas admis par Velpeau, Ricord, Robert et Puche. Le docteur Gassier (de Marseille) l'a appliqué au traitement des tumeurs hémorrhoïdales, et le docteur Engelmann l'a recommandé contre les *nez rouges*.

Aran employait le collodion ferrugineux dans le traitement externe de l'érysipèle, et Mialhe a proposé un collodion caustique (collodion 30, sublimé corrosif 4) pour détruire les *nævi materni*.

Enfin, Sourisseau et H. Durden ont proposé d'enrober les pilules de collodion, ce qui est une mauvaise chose, puisque la pellicule de collodion desséchée n'est pas attaquée ni même ramollie par les liquides de l'estomac.

SPARADRAPS

Les sparadraps sont des tissus ou des papiers qui ont été enduits d'une composition emplastique ; lorsqu'ils sont bien préparés ils sont parfaitement lisses ; la matière emplastique doit y être uniformément étendue, de manière qu'ils aient partout la même épaisseur ; leur consistance doit être telle que le tissu reste maniable, et qu'il puisse se rouler sans que la couche d'emplâtre se détache, et sans qu'il y ait adhérence entre les parties.

Tous les emplâtres peuvent servir à préparer les sparadraps ; on en fait avec l'emplâtre diachylum gommé ; c'est le plus employé, avec les emplâtres à vésicatoires, de Vigo, de poix de Bourgogne, d'onguent de la mère, etc., etc.

Pour que la matière emplastique adhère à la surface des toiles, il faut qu'elle soit fondue à une température convenable, de manière à pénétrer en partie le tissu sans le traverser ; on remplit parfaitement ce but en enduisant les toiles sur une de leurs faces avec de l'empois d'amidon ; on lisse les tissus avec un fer chaud pour les rendre plus homogènes et faire disparaître les aspérités ; puis on étend la masse emplastique, sur la face non amidonée soit à l'aide d'un couteau, soit au moyen d'instruments particuliers, nommés *sparadrapiers*. A l'aide de machines spéciales on fait, en Angleterre, des sparadraps sans fin ; en France, les maisons Le Perdriel, Ancelin, etc., font des sparadraps très-bien préparés ; ceux que l'on trouve le plus souvent dans le commerce sont peu adhésifs et s'écaillent facilement.

Les chirurgiens des hôpitaux de Paris estiment le sparadrap employé dans ces établissements ; aussi croyons-nous être agréable à nos confrères en donnant la formule suivie à la pharmacie centrale.

Sparadraps des hôpitaux de Paris

Pr. : Emplâtre simple du Codex. . . . . 90 kilos.
      Gomme ammoniaque. 4
      Galbanum. 4
      Poix blanche. 6
      Cire jaune. 6
      Térébenthine. 6
      Essence de térébenthine. 1,500

Faites fondre l'emplâtre simple à une très-douce chaleur avec la cire et la poix blanche ; d'autre part, pulvérisez grossièrement la gomme ammoniaque et le galbanum, baignez-les d'eau et chauffez au bain-marie en agitant ; lorsque la division est opérée, passez avec légère expression à travers un linge et faites concentrer le liquide au bain-marie ; en consistance de miel épais : reprenez le résidu par l'essence de térébenthine, passez et mélangez à la masse emplastique, chauffez jusqu'à vaporisation complète de l'eau ; ajoutez alors la térébenthine, agitez. Coulez dans l'eau et roulez en magdaleons.

On rend la masse emplastique plus blanche et plus maniable en y incorporant une petite quantité de carbonate de magnésie.

Le taffetas d'Angleterre est un sparadrap de colle de poisson ; on prépare avec la baudruche, le baume du Commandeur et l'alcoolé d'arnica additionné de myrrhe, de benjoin et de colle de poisson, un taffetas transparent qui remplace avantageusement le taffetas d'Angleterre.

Sparadraps de gutta-percha

Pr. : Gutta-percha. . . . . Q. V.
      Chloroforme. . . . . Q. S.

Pour avoir une solution saturée, on tient la gutta en excès ; on applique au pinceau sur les parties malades ; conseillé par Robert Grave pour recouvrir les altérations squameuses et tuberculeuses de la peau.

Les sparadraps à base de plomb peuvent, dit-on, déterminer des accidents saturnins lorsqu'ils recouvrent de grandes surfaces ulcérées, ils ont de plus l'inconvénient de noircir au contact des émanations sulfhydriques. N. Guéneau de Mussy préfère le sparadrap à base de zinc, que l'on obtient en remplaçant, dans l'emplâtre diachylon gommé, l'emplâtre simple à base de plomb par l'emplâtre à base de zinc, obtenu par un procédé indiqué par Barruel, qui consiste à décomposer une solution de sulfate de zinc par une solution de savon blanc de Marseille.

Sparadrap au stéarate de fer (BRAILLE)

Pr. : Sulfate de fer. . . . . 500 gram.
Savon de Marseille. 1000

Faites dissoudre séparément dans quantité suffisante d'eau, mêlez les deux solutions, recueillez le précipité blanc verdâtre, faites-le dessécher et fondez à une température de 80° environ : ajoutez-y 40 pour 100 d'essence de lavande ; étendez la masse sur de la toile ; ce sparadrap n'est pas cassant ; il a été employé avec succès par Ph. Ricord contre les chancres phagédéniques.

Papier à cautères

Pr. : Cire blanche. . . . . 100 gram.
Blanc de baleine. 50
Résine élémi. 40
Térébenthine des Vosges. 60
Essence de citron. 2

Faites fondre à une très-douce température, laissez refroidir un peu, ajoutez l'essence et étendez sur du papier.

Papier chimique (SOUBEIRAN)

On prépare ce papier avec du papier mousseline ou avec du papier joseph très-fin, on l'enduit d'huile siccative et on fait sécher ; chaque feuille est ensuite enduite sur une de ses faces d'une couche très-mince d'emplâtre de minium. L'huile siccative s'obtient en chauffant à une douce température de l'huile de lin avec un sachet renfermant de la litharge et avec des oignons ou de l'ail.

Papier chimique (FAYARD ET BLAIN)

Fayard et Blain préparent un papier chimique pour lequel ils avaient pris un brevet qui est aujourd'hui expiré ; en voici la formule.

Pr. : Huile de lin. . . . . 500 gram.
Ail. 50
Essence de térébenthine. 500
Sel de saturne. 60
Cire jaune. 50
Minium. 15

On fait bouillir l'ail avec l'huile ; on passe, on ajoute les autres substances, on applique l'emplâtre sur des feuilles de papier de soie à l'aide de pinceaux en blaireau forme queue de morue, et on fait sécher à l'étuve ; ce papier est employé contre les douleurs, les brûlures, les cors, etc.

La baudruche, autrefois employée à divers usages en chirurgie, est presque partout remplacée par des lais extrêmement minces en caoutchouc ou en gutta-percha.

Papier huilé pour remplacer le taffetas ciré et la gutta
(Dr M'Gué, hôpital de Glasgow)

Pr. : Huile de lin . . . . 3 litres.
Acétate de plomb cristallisé ⎫ ãã . . . . 30 gram.
Litharge ⎭
Cire jaune ⎫ ãã 15
Térébenthine ⎭

Mêlez et chauffez pendant une heure : étendez sur du papier à l'aide d'une brosse ou d'un pinceau.

Au commencement d'eschares de la région sacrée, Piorry applique directement sur les endroits enflammés du diachylum en magdaléon, que l'on fait préalablement ramollir dans l'eau chaude pour rendre son application plus facile, et que l'on recouvre à l'instant de poudre de lycopode, qui remplace la toile ou la soie ; tissus sur lesquels l'on étend habituellement le diachylum.

CHAPITRE XXIII

COSMÉTIQUES, DENTIFRICES, ODONTALGIQUES
DÉPILATOIRES, FARDS

COSMÉTIQUES

Les divers cosmétiques dont nous allons donner ici les formules pourront être employés en toute sécurité, puisque les substances toxiques en ont été soigneusement éloignées, c'est-à-dire que ce sont là de véritables cosmétiques, et non des *remèdes secrets* déguisés sous ce nom. Quant aux diverses préparations renfermant des poisons, malgré une décision ministérielle, nous persistons à soutenir, et nous appuyant sur le texte même de la loi, que les médecins ont seuls le droit de les prescrire et les pharmaciens celui de les préparer ; il suffit d'examiner superficiellement la question du commerce et de l'annonce de la parfumerie pour être convaincu qu'à chaque instant on constate les délits suivants : tromperie sur la nature de la marchandise vendue, vente illégale de poisons et exercice illégal de la médecine et de la pharmacie. C'est contre ces délits que nous ne cesserons de demander l'application de la loi ; ne serait-il pas, en effet, bien anormal de voir des commerçants qui n'ont fait aucune étude médicale pouvoir vendre et annoncer, sous le nom de cosmétiques, de véritables médicaments auxquels ils attribuent les propriétés thérapeutiques les plus énergiques, tandis qu'un pharmacien, dont les études spéciales sont une garantie de son instruction, duquel on a exigé des études classiques et un diplôme acquis après de grandes dépenses et six années de travaux, ne pourrait se livrer au même commerce sans s'exposer aux justes sévérités de la loi : il y a certainement injustice à laisser se perpétuer un pareil état de choses. Nous renverrons pour de plus amples détails à l'ouvrage de S. Piesse [1].

La *cosmétique* est l'art de conserver la beauté. Cependant on a nommé *cosmétiques* des préparations qui altèrent la peau au lieu de l'embellir, et qui déterminent souvent des accidents graves.

[1] *Des odeurs, des parfums et des cosmétiques*, leur composition chimique, leur fabrication, leur emploi, traduit de l'anglais, avec une introduction et des notes, par M. Reveil, 1865. — Voyez aussi notre mémoire : *Des cosmétiques au point de vue de l'hygiène (Annales d'hygiène*, 1862, 2ᵉ série, t. XVIII, p. 506).

Nous allons faire connaître la composition des préparations que l'on doit préférer.

Pommade de raisin pour adoucir la peau (Pierlot)

Pr. : Raisins frais bien mûrs, choisis et mondés . . . . . 250 gram.
Huile d'amandes douces 500
Cire blanche 250
Racine d'orcanette 20
Essence de roses . . . . 2 goutt.

Écrasez le raisin, placez-le dans une capsule en porcelaine, avec l'huile d'amandes douces et la cire, faites évaporer toute l'humidité à une douce chaleur, ajoutez l'orcanette, pressez, exprimez, et avant complet refroidissement mêlez l'essence de roses.

Mixtures contre les engelures (Gaffin)

Pr. : Camphre . . . . 4 gram.
Essence de térébenthine 50

Mêlez.

Autre (Devergie)

Pr. : Axonge . . . . 30 gram.
Sous-acétate de plomb liquide . . . . 12 goutt.
Extrait d'opium 0,20
Créosote . . . . 10 goutt.

Mêlez.

Mixture contre les engelures (Ruspini)

Pr. : Borate de soude pulvérisé . . . . 10 gram.
Glycérine pure 10
Essence de lavande . . . . Q. S.

Cérat de savon (Formule anglaise)

Pr. : Litharge pulvérisée . . . . 450 gram.
Vinaigre blanc 5000

Faites bouillir à un feu doux jusqu'à dissolution, ajoutez :

Savon médicinal 500

Évaporez en consistance de pommade, et ajoutez préalablement fondues ensemble :

Cire blanche 375
Huile d'olives 600

Très-employé en Angleterre pour panser les plaies et les ulcères.

Lotion du Dʳ Locock, médecin de S. M. la reine d'Angleterre

Cette préparation est à base de beurre de muscade saponifié par

31.

l'ammoniaque, étendu d'eau de roses et aromatisé à l'esprit de romarin ; elle est très-employée par le monde élégant.

Pommade à l'huile de castor pour les cheveux

Cette pommade est faite avec l'huile de ricin, de la cire blanche et du blanc de baleine ; elle est très-employée en Angleterre ; on l'additionne souvent de cantharides ou de cantharidine, elle est alors très-irritante.

Le lait de roses, très-employé en Angleterre, est préparé avec une émulsion d'amandes douces et amères, dans laquelle on suspend, au moyen d'un mucilage, de l'huile d'amandes, de la cire blanche et du blanc de baleine, on y ajoute de l'eau de roses et de l'alcool à 86°.

La pommade de Dupuytren contre la calvitie est assez irritante.

Pommade de Dupuytren (SOUBEIRAN)

Pr. : Moelle de bœuf. . . . . 32 gram.
Baume de Nerval. 32
Huile rosat. 4
Extrait alcoolique de cantharides 0,40

F. S. A. Cette pommande excite le bulbe chevelu.

Autre (SCHNEIDER)

Pr. : Suc de citron récent. . . . . 4 gram.
Extrait de quinquina. 8
Teinture de cantharides. 4
Huile de cédrat. 1,50
— de bergamote. . . . . 10 goutt.
Moelle de bœuf. . . . . 64 gram.

F. S. A. Avant de l'employer on savonne la tête.

Autre (RÉVEIL)

Pr. : Moelle de bœuf. . . . . 24 gram.
Huile d'amandes. 8
Sulfate de quinine. 2
Rhum. 10
Tannin. 1
Essence de roses. . . . . 3 goutt.

Pommade philocome

Pr. : Moelle de bœuf. . . . . 24 gram.
Huile d'amandes. 8
Extrait de quinquina. 2
Essence de bergamote. . . . . 6 goutt.
Baume du Pérou liquide. 20

Contre la chute des cheveux.

Les cires et autres enduits employés pour lisser et colorer les cheveux et la barbe sont des corps gras, colorés par diverses substances, et pour le noir par du charbon de liége ; les bandolines dont on se sert pour fixer les bandeaux sont des eaux mucilagineuses ou gommeuses, alcoolisées et aromatisées.

Bandoline

Pr. : Pepins de coings ou semences de psyllium . . . . . 15 gram.
Eau de roses. 120

Faites macérer six heures, passez et ajoutez :

Alcool à 80°. 50
Essence de roses. . . . . 2 goutt.

On peut employer un mucilage de gomme.

Eau pour nettoyer les cheveux

Pr. : Écorce de bois de Panama pulvérisé . . . . . . 100 gram.
Alcool à 70° C. 400
Essence de bergamote ou autre. . . . . 20 goutt.

Mêlez.

Nous engageons le public à se tenir en garde contre les divers liquides vendus pour colorer les cheveux ; ils ont tous pour base les sels de *plomb*, d'*argent*, de *cuivre* ou de *mercure*, toutes substances toxiques qui présentent le plus grand danger.

Les Persans emploient pour teindre leurs cheveux deux poudres végétales, qu'ils appliquent successivement, délayées dans un peu d'eau ; l'une est jaune, c'est le *henné, Lawsonia inermis*, de la famille des *Salicariées*, dont les femmes en deuil se servent pour colorer leurs ongles et les paupières ; l'autre est une plante indigofère, d'origine inconnue, qui donne, avec la précédente, une très-belle teinte noire.

Nous avons donné ailleurs des formules de *cold-cream* et d'eaux diverses contre les éphélides.

DENTIFRICES

Le mot dentifrice vient de *dens*, dent, et de *fricare*, frotter ; on devrait donc réserver ce nom aux substances solides ou molles qui servent à nettoyer les dents, soit à l'aide du doigt imprégné de la substance, soit à l'aide de brosses ; mais on étend cette dénomination aux liquides destinés aux soins hygiéniques de la bouche.

Le mauvais état de la bouche d'un grand nombre de personnes, la carie prématurée des dents, doivent être attribués bien souvent au mauvais choix des poudres, opiats et eaux dentifrices ; nous conseillons donc aux personnes qui font usage de ces poudres de consulter un médecin ou un dentiste; dans le plus grand nombre des cas, les poudres neutres doivent être préférées; mais il est des circonstances dans lesquelles l'usage d'un dentifrice alcalin sera indispensable; toujours on devra repousser les préparations *acides* qui nettoient parfaitement les dents, les blanchissent, colorent les gencives et les lèvres en beau rose, mais qui attaquent l'émail, s'insinuent dans les cavités des gencives, y déterminent des ulcérations, et bientôt le tremblement et la chute des dents

En France, où les soins hygiéniques de la bouche sont si mal entendus, les préparations dentifrices sont toutes acides ou à peu près; en Angleterre elles sont neutres ou alcalines.

Eau dentifrice

Pr. : Alcool de gayac.	50 gram.
— de myrrhe.	10
Sulfate de quinine.	1
Alcoolat de menthe.	140

Eau de lavande

Pr. : Lavande (fleurs).	250 gram.
Alcool à 56°.	1000
Graine du paradis concassée.	50

Laissez macérer huit jours et ajoutez :

Benjoin
Baume du Pérou } ãã 4
— de tolu

Lorsqu'il y a inflammation des gencives et fétidité de l'haleine, on peut employer avec succès l'eau suivante :

Eau dentifrice tonique

Pr. : Teinture de quinquina.	50 gram.
— de cachou.	10
Alcoolat de cochléaria.	50
Hypochlorite de soude.	10
Essence de girofle.	2

Nous ne connaissons rien qui agisse mieux contre la fétidité de l'haleine que l'eau de menthe additionnée pour un verre de 20 gouttes de solution de permanganate de potasse, au dixième seulement; ce mélange ne peut être fait qu'au moment du besoin, car il ne tarde pas à se décomposer.

Les poudres simples le plus souvent employées sont : le charbon végétal porphyrisé, la poudre de quinquina, la magnésie, la craie, l'os de sèche etc., etc.; colorées et aromatisées à volonté, on mélange ces diverses poudres en plusieurs proportions.

Poudre dentifrice (ANGLAISE)

Pr. : Craie préparée. . . . . 100 gram.
Camphre. 1
Laque carminée. 2

On aromatise à volonté, les essences de menthe et de girofle sont le plus souvent employées, on emploie la craie très-pure.

Autre

Pr. : Magnésie carbonatée. . . . . 100 gram,
Camphre. 1
Poudre de riz. 6
Laque carminée. 2

En Angleterre, la poudre la plus employée est composée de *craie précipitée* très-blanche, additionnée de 1/8 de camphre pulvérisé.

Comme élixir pour fortifier les gencives, celui de la teinture de myrrhe et le borax est un des meilleurs (c'est une teinture de myrrhe à l'eau de Cologne, additionnée de sous-borate de soude, miel rosat et teinture de ratanhia).

Poudre dentifrice alcaline (DESCHAMPS)

Pr. : Talc de Venise. . . . . 120 gram.
Bicarbonate de soude. 50
Carmin. 0,30
Essence de menthe. . . . . 6 goutt.

Poudre dentifrice (REVEIL)

Pr. : Poudre de quinquina rouge ⎫
Tannin . . . . ⎬ āā . . . . 10 gram.
Charbon de bois porphyrisé ⎭

Porphyrisez et ajoutez :

Camphre. 1

Ou

Essence de girofle. . . . . 5 goutt.

Toutes les poudres délayées dans du miel peuvent être transformées en opiats.

Ciment dentaire (OSTERMAIER)

Pr. : Chaux vive finement pulvérisée. . . . . 13 parties.
Acide phosphorique anhydre. 12

Ce mélange se solidifie dans la dent.

On doit repousser les ciments renfermant du mercure tels que l'amalgame d'argent, qui déterminent souvent des salivations mercurielles; les feuilles d'étain et surtout celles d'or très-minces doivent être préférées.

Ciment obturateur (LALLEMAND)

Pr.: Oxyde de zinc. . . . . Q. V.
Chlorure de zinc saturé. . . . . Q. S.

Mêlez exactement ; on peut colorer ce mélange à volonté.

Autre (BOUTON)

Pr : Mastic pulvérisé. . . . . 1 gram.
Collodion. 2

Trempez une boulette de coton dans le mélange et l'introduisez dans la dent.

ODONTALGIQUES

On désigne sous le nom d'Odontalgiques et mieux d'*antiodontalgiques* les substances auxquelles on attribue la propriété de calmer les douleurs des dents ; le nombre de ces médicaments est considérable.

Trésor de la bouche

Pr. : Alcoolat de cochléaria }
   —   de vanille   } ãã. . . . . 200 gram.
   —   de menthe }
   —   de citron   } ãã. 100

Mêlez. — Une cuillerée à café dans un verre d'eau pour se rincer la bouche.

Paraguay-Roux

Pr.: Feuilles et fleurs d'inula bifrons. . . . . . . 10 gram.
Fleurs de cresson de Pará. 40
Racine de pyrèthre. 20
Alcool à 80°. 80

Écrasez les feuilles, contusez les racines et faites macérer huit jours ; filtrez. — Quelques gouttes dans un verre d'eau pure sur du coton mêlé avec son poids de créosote : il agit mieux.

Mixture odontalgique (OUDET)

Pr.: Éther acétique   }
Laudanum de Sydenham } ãã. . . . . 10 gram.
Essence de girofle   }

Sur du coton dans la dent.

Odontine (PELLETIER)

Mélange de magnésie et de beurre de cacao aromatisé avec des essences.

DÉPILATOIRES, ÉPILATOIRES

On désigne sous ce nom des substances qui jouissent de la propriété de faire tomber les poils et les cheveux ; la chaux, l'orpiment et les sulfures, et surtout le sulfhydrate de chaux, sont le plus souvent employés,

Dépilatoire de Boudet

Pr. : Chaux vive pulvérisée. . . . . 10 gram.
Sulfhydrate de sonde. 5
Amidon. 10

On délaye cette poudre avec un peu d'eau ; au bout de quelques minutes l'effet est produit.

Dépilatoire Bœttger

Prenez de la chaux vive, éteignez-la ; faites un lait de chaux très-épais et faites-y passer, en agitant, un courant d'hydrogène sulfuré jusqu'à refus ; on obtient ainsi une pâte épaisse verdâtre d'une odeur sulfurée très-prononcée que l'on conserve sous l'eau qui la surnage : au moment du besoin, on sépare l'eau et on applique le magma sur la partie que l'on veut épiler ; quoique cette préparation agisse très-vite et qu'elle soit peu irritante, nous employons avec succès le mélange suivant :

Pr. : Sulfhydrate de chaux en pâte bien égoutté . . . . 20 gram.
Glycérole d'amidon } ̄a ̄a 10
Amidon }
Essence de citron. . . . . 20 goutt.

Nous bannissons les dépilatoires qui renferment du sulfure d'arsenic ; ils peuvent déterminer des accidents graves.

FARDS

Les fards sont des préparations destinées à entretenir la souplesse de la peau et à la blanchir ou à la colorer ; on trouvera dans les mémoires de Fiévée, Chevallier, et dans le nôtre[2], des renseignements utiles à connaître sur le danger de ces préparations, lesquelles sont à base de plomb ou de bismuth. Un pharmacien de Paris, Arrault, a rendu un véritable service en fabriquant des fards de théâtre, desquels les substances toxiques sont bannies, et en publiant les formules des fards qu'il fabrique ; les fards rouges colorés au vermillon (bisulfure de mercure) altèrent la peau et la santé, ils doivent être repoussés.

Le fard blanc philoderme en poudre contient de la craie obtenue par précipitation, de l'oxalate de chaux, du silicate d'alumine, de l'oxyde de zinc et du borate de manganèse.

Le fard blanc philoderme liquide est le précédent délayé dans de l'eau de rose. Le fard blanc philoderme en pâte est un mélange de philoderme en poudre avec de la paraffine et de l'huile d'amandes douces.

Les fards rouges doivent être colorés avec la carthamine ou rouge végétal, et non avec le vermillon.

[1] *Annales d'hygiène publique*, 1860, t. XIII, page 89 et suiv.
[2] *Annales d'hygiène publique et de méd légale*, t. XVIII. Paris, 1862.

CHAPITRE XXIV

EMBAUMEMENTS, BOITES DE SECOURS, PHARMACIES PORTATIVES, VACCIN

Art. Ier. — EMBAUMEMENTS

Les Égyptiens, pour embaumer les corps, saturaient chaque partie avec de l'asphalte, et entouraient les membres avec des bandelettes agglutinatives, imprégnées de résines et de baumes odorants, après avoir enlevé les viscères, que l'on remplaçait dans les cavités par des mélanges aromatiques. Chaussier modifia le procédé égyptien et employa le sublimé corrosif. La méthode par injection est uniquement appliquée aujourd'hui ; elle consiste à injecter par la carotide, vers la tête et vers les extrémités inférieures, à l'aide d'une forte seringue, des solutions conservatrices de composition variable, telles que le sublimé corrosif, l'acétate d'alumine ou le chlorure d'aluminium (Gannal), ou du chlorure de zinc avec addition d'hyposulfite de soude (Sucquet) ou le liquide Falconi, dont le sulfate de zinc est la base. Dans tous les cas l'injection doit être faite avec la plus grande lenteur, et on doit humecter de solution la plaie artérielle et la recouvrir d'un vernis.

Une ordonnance royale du 25 octobre 1846, sur la vente des substances vénéneuses, défend l'emploi des préparations arsenicales pour les embaumements ; chaque embaumement doit être déclaré au commissaire de police par la personne qui le pratique, avec remise d'échantillon du liquide employé ; la prohibition de l'arsenic pour les embaumements devrait s'étendre à toutes les substances toxiques.

Eau pour la conservation des cadavres (Gannal)

Pr. : Sel de cuisine.	1000 gram.
Alun.	1000
Nitrate de potasse.	500
Eau	20 litres.

Il vaut mieux employer une solution saturée de sulfate d'alumine.

Liqueur pour conserver les cadavres (Gannal)

Pr. : Sulfate d'alumine.	1000 gram.
Poudre de noix vomique.	100
Eau.	5 litres.

Faire bouillir jusqu'à réduction à un litre et demi, filtrez.

Injection pour embaumements (Sucquet)

Pr.: Solution de chlorure de zinc à 40° Baumé. . . . . 40 gram.

Pour injecter un cadavre, on l'étend d'un cinquième d'eau ; pour les pièces d'anatomie on peut employer l'hyposulfite de soude.

Liquide conservateur (Hôpitaux de Paris)

Pr.: Hyposulfite de soude cristallisé. . . . . 34,000 gram.
— de zinc à 30° 10,000
Eau. . . . . 605 litres.

Dupré a conseillé d'injecter dans le système sanguin de l'acide carbonique et de l'acide sulfureux, mais ce moyen ne réussit pas.

La solution d'acide phénique au centième conserve parfaitement les cadavres ; on peut l'aromatiser à volonté.

Pour la conservation temporaire des cadavres Sucquet emploie une solution de sulfite de soude bien neutre ; les liquides alcalins hâtent la putréfaction, et les liqueurs acides attaquent les instruments.

Gannal emploie pour conserver les cadavres les injections faites avec une solution aqueuse à parties égales de sulfate neutre d'alumine et de chlorure d'aluminium marquant 34° à l'aréomètre de Baumé.

D'après Roux, il faut employer de préférence les sulfates pour l'embaumement des enfants, les acétates ou les sulfates dans celui des adolescents, et les chlorures pour la conservation des cadavres d'adultes.

Poudre pour transporter les cadavres

Remplir le fond du cercueil et entourer le cadavre avec la poudre suivante :

Pr.: Tan pulvérisé. . . . . 1 partie.
Charbon végétal pulvérisé. 2

Falconi a proposé la poudre suivante :

Pr.: Sciure de bois blanc tamisé. . . . . 25 kil.
Sulfate de zinc ou proto-sulfate de fer pulvérisé. . 1
Essence de lavande. . . . . 100 gram.

Mêlez très-exactement.

Art. II. — BOITES DE SECOURS. — PHARMACIES PORTATIVES

Aux termes des ordonnances préfectorales les plus récentes, les boîtes à pansements du département de la Seine doivent contenir :

1° Une paire de ciseaux de seize centimètres de long à pointes mousses ; 2° cinq coussins de paille d'avoine (deux longs pour la cuisse, trois plus courts pour la jambe.; 3° deux attelles pour fractures de cuisses ; 4° trois attelles pour fractures de jambes ; 5° deux attelles pour fractures d'avant-bras ; 6° trois attelles pour fractures de bras ; 7° deux pièces de toile pour drap fanon pour cuisse et pour jambe ; 8° une pièce de ruban fil écru ; 9° un vase en cuir bouilli ; 10° une éponge et son enveloppe en taffetas gommé ; 11° étui, épingles, aiguilles et fils ; 12° quatre grands flacons contenant dextrine, alcool vulnéraire, alcool camphré ; acétate de plomb liquide ; 13° quatre petits flacons à l'émeri contenant éther, ammoniaque, vinaigre des quatre voleurs, alcool de mélisse ; 14° bandes ; 15° compresses ; 16° charpie ; 17° sparadrap dans un étui ; 18 gobelet d'étain ; 19° cuiller en fer étamé ; 20° palette pour saignée ; 21° agaric de chène. Nous conseillons d'y ajouter : teinture d'arnica, collodion, solution de perchlorure de fer à 30°.

Les boîtes pour noyés et asphyxiés doivent contenir : 1° une paire de ciseaux de 16 centimètres à pointes mousses ; 2° un peignoir de laine ; 5° un bonnet de laine ; 4° un levier en buis ; 5° un caléfacteur d'un demi-litre à un litre ; 6° deux frottoirs en laine ; 7° deux brosses ; 8° une bassinoire à eau bouillante ; 9° le corps de la machine fumigatoire ; 10° son soufflet ; 11° un tuyau et une canule fumigatoire ; 12° une boîte contenant du tabac à fumer ; une seringue à lavement avec canule ; 14° une aiguille à dégorger la canule ; 15° des plumes pour chatouiller la gorge ; 16° une cuiller étamée ; 17° un gobelet d'étain ; 18° un biberon ; 19° une bouteille contenant de l'eau-de-vie camphrée ; 20° un flacon d'eau de mélisse spiritueuse ; 21° un demi-litre d'alcool ; 22° une boîte contenant plusieurs paquets d'émétique de 5 centigrammes ; 23° 200 grammes de vinaigre ; 24° 100 grammes d'éther sulfurique ; 25° 125 grammes d'ammoniaque ; 26° 100 grammes de sel gris ; 27° bandes, compresses, charpie ; 28° un nouet de camphre et de poivre pour conserver les objets de laine ; 29° une palette ; 3° un briquet. Les modèles d'Arrault sont remarquables par leur simplicité et leur commodité. Nous demanderions les mêmes additions qu'à la boîte précédente, moins que ces deux boîtes ne dussent être réunies dans le même local.

Les boîtes sont périodiquement visitées par un médecin-directeur ; nous demanderions l'adjonction des pharmaciens, qui en général sont mieux à même de juger de la bonne conservation des médicaments.

Nous en disons de même des boîtes de secours des chemins de fer qui sont très-incomplètes et dans lesquelles nous avons eu l'occasion de constater la mauvaise conservation des médicaments.

Les cantines-ambulances militaires et les pharmacies mobiles de l'armée doivent être citées comme des modèles d'ordre, de propreté, de bonne composition et de bonne qualité des médicaments.

Depuis quelques années les pharmacies portatives ont pris une grande extension ; on en fait de toutes les dimensions et de tous les volumes nous ne saurions trop recommander aux pharmaciens, lorsqu'ils livrent ces pharmacies, de se mettre en règle avec l'arrêté ministériel sur la vente des substances toxiques.

On fait aussi de petites trousses-pharmacies composées pour certaines spécialités. Nous avons déjà donné (page 26) comme modèle le porte-feuille-trousse de l'oculiste, renfermant tous les collyres secs gradués avec quelques instruments.

Art. III. — VACCIN

La conservation du vaccin a depuis longtemps préoccupé les médecins ; l'expérience a démontré que ce virus, déposé entre deux plaques de verre que l'on enveloppe d'une feuille d'étain, se conservait assez bien ; c'est ainsi que l'Académie de médecine l'expédie à toutes les personnes qui en font la demande. Toutefois le vaccin se conserve mieux dans des tubes capillaires renflés au milieu, que l'on remplit en plaçant l'une des extrémités de ces tubes dans le vaccin : le liquide monte par capillarité ; et lorsque la petite ampoule est pleine, on bouche les deux bouts du tube à l'aide d'une lampe à alcool en fondant le verre ; mais ces tubes très-fragiles ne peuvent guère supporter de longs voyages.

Nous avons conservé pendant longtemps dans de petits tubes à globules un mélange d'une goutte de vaccin pour deux gouttes de glycérine ; mais il faut que celle-ci soit parfaitement pure ; on peut avec ce mélange pratiquer des centaines de vaccinations.

Art. IV. — FORMULES DIVERSES

Nous donnons ici quelques formules qui n'ont pu trouver place dans d'autres chapitres.

Liqueur de potasse (Soluté alcalin de Brandisch)

BRANDISCAH'S ALCALINE, SOLUTION DES ANGLAIS

On nous a souvent demandé, surtout de la province, ce que c'était que la liqueur de potasse des Anglais et des Américains ; il existe plusieurs formules de ces solutions. En voici une qui est souvent employée :

Pr.: Carbonate de potasse d'Amérique. . . . . 2358 parties.
Cendres de bois. 786
Chaux vive. 786
Eau bouillante. 22710

Faites bouillir l'eau, ajoutez la chaux, puis les cendres et la potasse ; laissez en contact 24 heures et décantez le liquide clair.

Trois cuillerées à thé pour un adulte, deux pour les adolescents, une pour les enfants. — A prendre entre le déjeuner et le dîner et au moment du coucher, dilué dans de la bière nouvelle.

Crayons dermographiques (PYRLAS)

Pr. : Axonge	. . . .	1 partie.
Térébenthine	. . . . .	2
Cire	. . . . . .	3
Noir de fumée	. . . .	Q. S.

Autres

Pr. : Colophane	. . . . . .	5 parties.
Stéarine	. . . . .	4
Cire	. . . . .	2
Noir de fumée	. . . . . .	Q. S.

On emploie le minium ou le vermillon pour colorer les crayons en rouge, et l'indigo ou le bleu de Prusse pour les colorer en bleu et le chromate de plomb pour le jaune.

Bâtons aromatiques

Pr. : Baume noir du Pérou ⎫		
— de la Mecque ⎬ ãã	. . . .	18 gram.
— de tolu ⎭		
Poudre de canelle ⎫ ãã	. . . .	72 gram.
— de cascarille ⎭		
— de girofle	. . . .	18
— de sucre	. . . .	72
— de vanille	. . . .	36
Musc et ambre, ãã	. . . .	18
Succin pulvérisé	. . . . .	144
Laque carminée	. . . . .	18
Huile essentielle de roses	. . . . .	Q. S.

On fait une masse que l'on divise en cylindres allongés du poids de 16 grammes; en frottant ces crayons sur un fer chaud, on aromatise les appartements sans répandre de fumée; ces bâtons remplacent les clous fumants et les pastilles du sérail.

Emplâtre contre les cors (BAUDOT)

Pr. : Cire blanche	. . . . . .	4 gram.
Emplâtre de poix du Codex ⎫ ãã		
Galbanum ⎭	. . .	2 gram.

Faites fondre, passez, et ajoutez :

Acétate de cuivre pulvérisé (verdet)	. . .	2
Essence de térébenthine	. . . .	6 goutt.
Créosote	. . . .	12

Délayez dans l'emplâtre fondu; on étend la masse sur un morceau de baudruche et on applique sur le cor coupé; cette emplâtre est assez caustique; nous préférons l'emploi du papier chimique, dont nous avons donné la formule.

CHAPITRE XXV

REMÈDES SECRETS ET SPÉCIALITÉS
PHARMACEUTIQUES

Aux termes de la loi, tout médicament non inscrit au *Codex* ou au *Bulletin de l'Académie de médecine*, ou non formulé par un médecin, est un remède secret.

L. Truelle a publié un *Répertoire général des spécialités pharmaceutiques*, dans lequel 472 pharmaciens, dont 234 de Paris et 238 de la province sont inscrits; ils annoncent 2,042 remèdes secrets ou spécialités pharmaceutiques, dont 1,205 par les pharmaciens de Paris, et 837 par ceux de province ; 75 médecins ont attaché leur nom à des spécialités; 59 remèdes annoncés renferment des poisons énergiques, 30 contiennent des produits d'eaux minérales.

Cette statistique ne comprend que les spécialités annoncées ; mais on peut, sans craindre d'erreur, en doubler le chiffre.

Nous donnons ici les formules de quelques remèdes secrets ou spécialités pharmaceutiques ayant acquis une certaine vogue: il faut que les médecins sachent que ces prétendus remèdes merveilleux ne sont composés que de substances journellement mises en usage par la thérapeutique rationnelle, que quelques-uns trompent le médecin et le public par leur nom.

En Angleterre et en Amérique, où la pharmacie est libre, les remèdes secrets ont pris une extension prodigieuse, et l'annonce affecte un dévergondage et un cynisme honteux. La même plaie nous menace ; à ce mal nous ne voyons qu'un remède, c'est la contre-annonce, c'est-à-dire la divulgation de la composition de tous les prétendus spécifiques, et la discussion scientifique des formules. Le public et les médecins, éclairés par cette publicité, sauraient du moins à quoi s'en tenir sur la valeur thérapeutique et finale des remèdes dont ils voudraient faire usage.

Certaines spécialités pharmaceutiques ont rendu de grands services ; mais elles concernent plutôt la forme que le fond: c'est ainsi que les *capsules*, les *granules*, les taffetas, les papiers à pansements, les sparadraps, etc., etc., constituent, à notre avis, un véritable progrès que les pharmaciens ont peut-être eu le tort de ne pas adopter avec assez d'empressement.

Biscuits dépuratifs d'Olivier

Ces biscuits sont préparés avec de la farine, du lait et du sucre ; ils pèsent 16 grammes et contiennent chacun, d'après Foy, un centigramme de bichlorure de mercure.

Biscuits ferrugineux

Ces biscuits se préparent comme les précédents ; on y met 50 centigrammes de carbonate de fer (safran de Mars apéritif) par biscuit.

Biscuits purgatifs (Caroz)

Pr. : Résine de scammonée. . . . . 10 gram.

Incorporez dans Q. S. de pâte pour 50 biscuits ; chacun contiendra 2 décigrammes de résine.

Biscuits purgatifs (Sulot)

Pr. : Résine de scammonée d'Alep. . . . . 60 gram.
Pâte ferme de biscuits de Reims. . . . . Q. S.

Pour 100 biscuits, contenant chacun 0,60 de scammonée un pour un adulte, un demi pour un enfant.

Biscuits purgatifs et vermifuges au calomel (Sulot)

Pr. : Calomel à la vapeur. . . . . 8 gram.

Incorporez dans Q. S. de pâte pour une douzaine de biscuits ordinaires ; chaque biscuit contiendra 5 décigrammes de calomel ; un biscuit pour un enfant de 4 à 8 ans, la moitié pour un enfant de 2 à 4 ans.

Biscuits vermifuges à la santonine (Sulot)

Pr. : Santonine pure. 0,50
Pâte pour biscuits de Reims. . . . . Q. S.

Pour 1000 biscuits contenant chacun 5 centigrammes de santonine à prendre un à quatre par jour,

Bonbons vermifuges (Caroz)

Les bonbons vermifuges de Caroz renferment chacun 15 centigrammes de résine de scammonée et 10 centigrammes de santonine.

Les doses de calomel, de résine de scammonée et la santonine renfermées dans ces diverses préparations sont assez élevées pour qu'il nous paraisse imprudent de les délivrer sans ordonnance et sans la surveillance d'un médecin.

Capsules Lehuby

Ces capsules ont une forme elliptique, de grosseur variable ; elles s'ouvrent en deux parties ; on sépare ces deux parties, on met dans une d'elles le médicament que l'on veut prescrire et on recouvre avec l'autre ; on humecte d'un peu d'eau, et on fait prendre ; l'enveloppe gélatineuse est soluble dans l'eau tiède.

Capsules de Mothes

Ces capsules sont formées d'une enveloppe de gélatine, pleines de baume de copahu ; le brevet Mothes étant expiré, on trouve dans le commerce des capsules aussi bien faites et à plus bas prix.

Capsules de Raquin

Elles contiennent du copahu à demi solidifié par la magnésie calcinée ; enveloppe formée d'une couche mince de gluten.

Chocolat à la magnésie de Desbrierres

Pr. : Chocolat ordinaire. . . . . 44 gram.
Magnésie calcinée. 16

Fondez, incorporez et divisez en deux tablettes. — Chacune peut purger un adulte. On a publié plusieurs formules de ce chocolat.

Compresses désinfectantes Le Perdriel

Les compresses Le Perdriel, pour le pansement des exutoires, sont faites avec du papier fin de soie, replié plusieurs fois ; les désinfectantes contiennent au milieu un morceau de tarlatane au charbon.

Le papier désinfectant contient du charbon incorporé dans la pâte.

Dragées de copahu de Fortin

Pr. : Copahu pur. . . . . 50 gram.
— Magnésie calcinée. 1,20

Faites un mélange exact, et après vingt-quatre heures divisez en 72 parties, que l'on roule et que l'on recouvre d'un mélange fait avec : 1° une eau de gomme arabique, contenant le tiers de son poids de gomme ; 2° de sucre en poudre ; on opère dans une bassine ronde chauffée à + 15°, et on fait sécher à + 25°.

Dragées au lactate de fer de Gélis et Conté

Pr. : Lactate de fer. . . . . 100 gram.
Mucilage et poudre de guimauve. . . . . Q. S.

F. S. A. 2000 pilules que l'on recouvre de sucre aromatisé à la manière des anis de Flavigny : les pastilles au lactate de fer sont préparées à la goutte.

Dragées de Pougues (V. Garnier)

Pr. : Chlorure de calcium et de magnésium. . . . . . 100 gram.
Chlorure de fer. 10

Filtrez et décomposez par une solution de carbonate de soude, lavez le précipité, exprimez et mélangez avec

Bicarbonate de soude. 100

Sursaturez le tout d'acide carbonique, et mêlez.

Sel alcalin terreux, ferrugineux précédent. . . .   250
Pâte à pastilles aromatisée à la menthe.   4750

Divisez en noyaux de 50 centigram., que l'on roule et que l'on dra-géifie.

Élixir tonique antiglaireux de Guillé [1]

Pr.: Racine de colombo pulvérisée. . . . .   90 gram.
—   d'iris de Florence.   60
—   de gentiane.   8
—   de jalap.   1500
Aloès succotrin.   12
Safran.   60
Sulfate de quinine.   16
Tartre stibié (émétique)   2
Nitrate de potasse.   16
Santal citrin.   50
Sirop de sucre très-cuit et caramellé.   11000
Alcool de Montpellier à 28° Cartier.   11000
Eau distillée.   11000

On fait macérer les poudres pendant 24 heures dans l'alcool à la température de 20°; on fait dissoudre les sels dans l'eau; on ajoute la solution à la teinture; après 24 heures de contact on ajoute du sirop de sucre, et après 48 heures de contact on filtre.

Plusieurs formules de cet élixir ont été successivement publiées. Nous croyons pouvoir affirmer que la formule suivie est celle de l'eau-de-vie allemande du Codex, avec addition d'une certaine quantité de sucre ou de mélasse; de plus, *on prétend* que la scammonée et le jalap employés sont titrés, c'est-à-dire qu'on en emploie des quantités proportionnelles à leur richesse en résine.

Huile iodée de Personne

Iode, 5 grammes; faire dissoudre dans 1 kilogramme d'huile d'aman-desdouces; faire passer un courant de vapeur d'eau jusqu'à décoloration; ajouter de nouveau 5 grammes d'iode et continuer le courant de vapeur jusqu'à décoloration complète; il est préférable de n'ajouter cette se-conde portion d'iode que par petites portions; décanter et laver avec une solution faible de bicarbonate de soude.

Huile iodée de Berthé

Pr.: Iode. . . . .   5 gram.
Huile d'amandes.   1000

Chauffez au bain-marie jusqu'à décoloration. — Pour l'huile iodo

Bulletin de thérapeutique.

phosphorée on ajoute en même temps que l'iode une petite quantité de phosphore.

Huile de marrons d'Inde de Génevoix

Pr. : Poudre de marron d'Inde. . . . . Q. S.
Éther sulfurique. . . . . Q. S.

Épuisez. D'après l'auteur, 10 kilogrammes de marrons d'Inde fournissent 10 grammes d'huile environ.

Injection rafraîchissante (CHABLE)

Pr. : Sulfate de zinc ⎫ āā . . . . : 0,75 gram.
Acétate de plomb ⎰
Eau distillée 135,00

Laissez déposer un jour et filtrez.

Injection Sampso contre les écoulements

Pr. : Eau distillée. . . . . 122 gram.
Pierre divine. 0.60

Eau virginale, injection pour dames (CHABLE)

Pr. : Acétate de plomb ⎫ āā . . . . 5 gram.
Sulfate de zinc ⎰
Eau distillée. 125

Ajoutez :

Eau de Cologne. 60

Laissez reposer un mois et filtrez. Mettre une cuillerée à soupe sur un verre d'eau, pour injection vaginale, et en lotions.

Injection calmante (CHABLE)

Pr. : Eau distillée. . . . . 200 gram.
Sulfate de zinc. 0,20
Extrait d'opium ou de belladone. 0,20

Laissez déposer 24 heures et filtrez.

Looch solide de Gallot (Brevet expiré)

Pr. : Amandes douces. . . . . 1000 gram.
— amères. 125
Gomme arabique. 2000
Sucre blanc. 2000
Eau de fleurs d'oranger. 250

F. S. A. une pâte qu'on délaye dans l'eau au moment du besoin

Lotions contre les affections herpétiques (CHABLE)

Pr. : Eau distillée. . . . . 190 gram
Alcool. 10
Bichlorure de mercure. 1

Mêlez, laissez déposer 24 heures et filtrez ; une cuillerée à café dans un verre d'eau, pour lotions et ablutions.

C'est la formule de la liqueur de Van Swienten, sauf la proportion d'alcool qui est deux fois plus faible.

Mouches de Milan sparadrapées de Le Perdriel

Matière emplastique vésicante étendue sur du taffetas et recouvert de baudruche ou de taffetas ciré.

Médecine du curé de Deuil

Pr. : Feuilles de chicorée. . . . . 15 gram.
Racine de chiendent
   — de guimauve fraîche, de réglisse fraîche } ãã. 50
   — de patience fraîche. 60
   — de rhapontic. 15
Sulfate de soude. 15
Séné. 15

Faites bouillir 20 minutes dans trois litres d'eau, à prendre en trois jours.

Pastilles bismutho-magnésiennes, appelées par le Dr Paterson pastilles américaines (Société de pharmacie de Bordeaux)

Pr. : Sous-nitrate de bismuth } ãã. . . . . 50 gram.
   Magnésie pure bi-hydratée }
Sucre pulvérisé. 450
Mucilage de gomme adragante à l'eau de fleurs
   d'oranger. . . . . Q. S.

Mêlez les trois poudres, faites une pâte homogène et divisez en pastilles de 1 gramme.

On obtient la magnésie bi-hydratée en abandonnant pendant quelques jours la magnésie calcinée au-dessus d'une assiette remplie d'eau sous une cloche.

Pastilles au chlorate de potasse, appelées par M. Delhau pastilles au sel de Berthollet (Société de pharmacie de Bordeaux)

Pr. : Chlorate de potasse pulvérisé. . . . . 50 gram.
Sucre en poudre. 450
Mucilage de gomme adragante à l'eau de fleurs
   d'oranger. . . . . Q. S.

F. S. A. des tablettes de 1 gramme contenant chacune 0,10 de sel.

Pastilles de digitale (LABELONTE)

Pr. : Extrait hydro-alcoolique de digitale. . . . . . . 1 gram
Sucre en poudre. 250
Mucilage de gomme adragante. . . . . Q. S.

Faites 288 tablettes contenant chacune 51 milligrammes d'extrait hydro-alcoolique de digitale.

Pastilles vermifuges à la santonine (Société de pharmacie de Bordeaux)

Pr.: Santonine. 25 gram.
Sucre blanc pulvérisé.. 575
Mucilage de gomme adragante à l'eau de fleurs
d'oranger. Q. S.

F. S. A. des tablettes de 0,60 contenant chacune 0,05 e santonine.

Pâte pectorale de Baudry (Brevet expiré)

Pr. : Gomme arabique. . . . . 5000 gram.
Sucre blanc.. 2000
Thridace. 8
Sucre en morceaux. 50
Baume de tolu 40
Eau de fleurs d'oranger. 180
Essence de citrons. . . . . 4 goutt.
Blanc d'œuf. . . . . N° 4.

Extrait de réglisse préparé par macération avec le bois de réglisse, et rapproché au bain-marie en consistance d'extrait, 40 grammes, F. S. A.

Pâte pectorale de mou de veau (DEGÉNÉTAIS). Brevet expiré

Pr. : Mou de veau coupé. . . . . 1000 gram.
Eau bouillante 5000

Lavez et jetez cette eau, faites bouillir ensuite pendant six heures dans un bain-marie d'étain avec

Eau. 7000

Passez d'autre part, prenez :

Figues.. 500
Dattes. 500
Eau. 5000

Faites bouillir pendant une heure, passez et ajoutez :

Sirop de pavots blancs. 500
Gomme blanche pure. 5000
Sucre blanc. 1250

Réunissez le tout et chauffez doucement, et ajoutez à la fin,

Eau de fleurs d'oranger. 93,60
Teinture de vanille. 3,82

et quelques blancs d'œufs battus avec l'eau de fleurs d'oranger. Dans un brevet de perfectionnement, le sirop de pavot blanc a été supprimé ; il est probable que cette suppression a été simulée dans le but d'écarter les poursuites et pour assimiler cette pâte à un bonbon. Bouchardat croit qu'on n'y met pas de mou de veau.

Pâte pectorale balsamique (REGNAULT). Brevet expiré

Pr. : Quatre fleurs.. . . . . 500 gram.
Gomme arabique. 5000
Teinture de baume de tolu. 24
Eau. 1500
Sucre. 5000

On opère comme pour les autres pâtes ; mais il paraît certain que le brevet ne porte pas toutes les substances qui entrent dans la pâte, car avec cette formule on obtiendrait un produit très-peu coloré ; il est probable qu'on y ajoute des pruneaux, des dattes, des figues.

Perles d'éther de Clertan

L'éther est renfermé dans une enveloppe de gomme sucrée ; introduite dans l'estomac, l'enveloppe se dissout et l'éther est répandu et absorbé rapidement, car il est appréciable dans l'air expulsé par les poumons ; — les perles de chloroforme et d'essence de térébenthine se préparent de la même manière.

Phospholéine de Baud et Garot

La phospholéine se prépare en lavant à l'eau alcoolisée au dixième, la moelle allongée fraîche du bœuf ; pour trois parties, ajoutez sucre, une partie ; évaporez au bain-marie, à 35°, et pulvérisez.

Pilules antigoutteuses de Laville

Pr. : Extrait de baies non mûres et privées de semences
de l'alkékenge. . . . . 15 gram.
Silicate de soude. 5
Sirop et poudre inerte. . . . . Q. S.

Faites des pilules de 30 centigrammes. L'extrait d'alkekenge s'obtient en mêlant les baies avec un peu d'eau de chaux et en épuisant par l'alcool bouillant ; on évapore ensuite.

Liqueur contre la goutte, de Laville

Pr. : Vin d'Espagne. . . . . 800 gram.
Alcool rectifié. 100
Eau. 85
Principe actif de la coloquinte 2,5
Quinine et cinchonine 5
Matière colorante. . . . .
Sels calcaires. 4,5

Telle est l'analyse de cette liqueur faite par O. Henry et publiée par

Laville[1] : on voit tout ce qu'elle a de vague et d'incertain, et qu'il est impossible avec ces indications incomplètes de préparer une liqueur analogue à celle que prépare ou que vend Laville.

Pilules d'iodure de fer de Blancard

Voyez page 41.

Pilules de bol d'Arménie de Charles-Albert

D'après le brevet ces pilules sont formées de bol d'Arménie, de magnésie et d'alumine ; il n'est pas fait mention du copahu ; mais l'odeur de ces pilules indique suffisamment sa présence.

Pois à cautères Le Perdriel

Ces pois sont préparés avec une dissolution de caoutchouc dans laquelle on a incorporé diverses poudres, telles que l'iris, la guimauve, etc. etc.

Pommade antiherpétique de Bidot

C'est la pommade citrine du Codex, coulée dans un mortier en bois, et agitée jusqu'à refroidissement ; on y ajoute un tiers d'huile d'olive en plus.

Pommade contre les dartres, de Chable

Pommade citrine du Codex, fondue, et lavée à l'eau chaude six fois en six jours ; on l'a fait fondre avec un peu d'huile d'olives ; pour la conserver on la coule dans des pots, et on la recouvre d'une couche de cire blanche. On recouvre de parchemin, et on trempe dans de la cire à cacheter fondue.

Pommade de Fontaine contre les maladies de la peau

C'est la pommade citrine du Codex lavée à l'eau de roses, et additionnée d'un peu d'huile d'olives.

Pommade des frères Mahon

Pr. : Axonge. . . . . 80 gram.
    Soude du commerce. 15
    Chaux éteinte. 10

Mêlez exactement. — Contre la teigne.

Poudre des frères Mahon (O. FIGUIER)

La poudre contre la teigne des frères Mahon est de la cendre de bois blanc ; on peut la préparer de la manière suivante :

Pr. : Cendres de bois neuf. . . . . 100 gram.
    Charbon porphyrisé. 50

[1] *Exposition théorique et pratique d'un traitement curatif et préventif de la goutte.*

On fait varier la quantité de charbon selon l'alcalinité des cendres, et la susceptibilité des malades; on saupoudre chaque jour la tête du malade avec cette poudre.

Poudre diurétique rafraîchissante (Chable)

Pr.: Sucre de lait. . . . . 10 gram.
Bicarbonate de soude. 0,50
Nitrate de potasse. 0,50
Sucre pulvérisé. 40,00
Essence de citrons. . . . . 2 goutt.

Mêlez. — Pour un litre d'eau.

Poudre d'Iroé

Pr.: Jalap pulvérisé et laque carminée, ãã . . . . 10 gram.
Crème de tartre. 12
Sucre. 8
Rhubarbe pulvérisée. 4
Bol d'Arménie. 14
Cannelle pulvérisée. 8
Iris de Florence pulvérisé. 4

Mêlez et divisez en paquets de 5 grammes.

Poudre de Paterson

Pr.: Sous-nitrate de bismuth. . . . . 10 gram.
Magnésie calcinée. 10
Sucre. 80

Mêlez. — A prendre 4 à 10 grammes par jour, en ajoutant Q. S. de mucilage de gomme adragante, de l'essence de menthe, et divisant en 100 pastilles on obtient les *pastilles de Paterson*; 1 à 10 par jour.

Purgatif Leroy

Pr.: Scammonée d'Alep. . . . . 60 gram.
Racine de turbith. 50
Jalap pulvérisé. 250

Faites digérer vingt-quatre heures dans
Alcool à 55°. 60 0

Passez et ajoutez le sirop suivant :
Séné (folioles). 250

Faire infuser dans
Eau bouillante Q. S. pour obtenir colature. . . 1000

Faites fondre
Sucre. 1250

Quassia amara Belin

Ce sont des feuilles de quassia amara minces coupées régulièrement et pesant 1 gramme chacune.

Ervalenta — Revalenta — Révalescière

D'après les prospectus qui accompagnent ces trois farines, elles sont fournies par des plantes tropicales et récoltées par les nègres, comme le prouvent les vignettes des affiches : elles sont souveraines dans toutes les maladies, ainsi la *Révalescière Dubarry rend la santé, la force, la fraîcheur ; elle guérit les constipations les plus rebelles, les hémorrhoïdes, vents, gonflements, flatuosités, dyspepsies, douleurs d'estomac, aigreurs, crampes, palpitations, migraines, affections bilieuses et nerveuses, affections du foie, des poumons, des reins, de la vessie, de l'haleine* (sic), *les névralgies, les inflammations de l'estomac, gastrites, scrofules, éruptions cutanées, dartres, hydropisies, rhumatismes, goutte, maux de cœur, mal de mer, paralysie, épilepsie, bronchite, consomption, perte de mémoire, idées tristes*, etc., etc., etc. Un certain public se laisse prendre à de pareils mensonges.

Les différentes farines dont nous parlons sont vendues environ 8 fr. le kilogr., c'est-à-dire environ seize fois leur valeur réelle ; ce sont donc des produits destinés à procurer à leur auteur et aux marchands des bénéfices illicites, n'y a-t-il pas tromperie quant aux propriétés médicales qu'on leur attribue, ainsi que dans les indications de la puissance nutritive ? Il y aurait donc lieu d'en interdire la vente sous tout autre nom que celui de farines de haricots et de lentilles.

Revalenta ou Revalescière Dubarry

Pr. : Farine de lentilles rouges. . . . . 1000 gram.
— d'orge. 500
Sel marin blanc pulvérisé. 100

Autre formule

Pr. : Farine de pois. . . . . 1000 gram.
— de maïs. 500
Sel marin blanc pulvérisé. 100

Ervalenta Warton

L'Ervalenta est aussi de la farine de lentilles, mêlée à la farine de fèves et un peu de sucre ; d'ailleurs la composition de ces différentes farines a varié à diverses époques.

Rhubarbe Mentel

Pr. : Rhubarbe de Moscovie pulvérisée . . . . 1 partie.
Sucre pulvérisé. 5

. Eau ou mucilage Q. S. pour réduire en petits granules comme de la semoule. Mentel prépare encore le cousso et la magnésie granulés.

Racabout des Arabes

Pr. : Cacao torréfié pulvérisé. . . . .   16 gram.
   Farine de riz.   48
   Fécule de pomme de terre.   48
   Sucre pulvérisé.   141
   Vanille.   2

Faire une poudre homogène. — Il est à remarquer que dans cette prétendue préparation des Arabes, aucune des substances qui la composent n'est originaire d'Arabie.

Palamoud

Pr. : Cacao torréfié pulvérisé. . . . .   32 gram.
   Farine de riz.   125
   Fécule de pomme de terre.   125
   Santal rouge pulvérisé.   0,40

Faire une poudre homogène. — On voit que le Racahout est au Palamoud à peu près ce que la Révalescière est à l'Ervalenta.

Tous ces mélanges vendus très-cher coûteraient moitié moins s'ils étaient préparés par un pharmacien ou par le public lui-même, car ce ne sont pas des médicaments.

Rob Boyveau-Laffecteur

Pr. : Salsepareille. . . . .   2000 gram.
   Feuilles de séné.   100
   Anis vert)
   Canelle   ) āā.   50
   Rob de sureau.   100
   Sucre.   4000
   Eau . . . .   Q. S.

Coupez la salsepareille ; placez-les en vase clos avec le séné, épuisez par Q. S. d'eau par digestion à 60°, évaporez dans un alambic à feu modéré pour réduire à deux kilogrammes; délayez le rob de sureau ; clarifiez et faites fondre le sucre, et versez chaud sur un nouet contenant l'anis et la cannelle.

SAVONS MÉDICAMENTEUX

Depuis quelque temps des personnes étrangères à l'art médical essaient de préconiser, dans diverses maladies de la peau, des savons médicamenteux auxquels ils attribuent des propriétés merveilleuses. Ce n'est pas la première fois qu'un pareil fait se présente : le 15 février 1854, Gibert fit à l'Académie de médecine un rapport sur les savons médica-

menteux que l'on proposait de substituer aux pommades; voici quelles
étaient les formules proposées [1].

Savon normal.

Pr.: Huile d'olives et de coco, potasse ou soude, ãã. . parties égales.

On enlevait l'excès d'alcali par une solution saturée de sel marin.

Savon mercuriel

Pr.: Savon normal. . . . . 24 parties.
Huile de coco. 4
Cire blanche. 2
Mercure. 50

Savon sulfureux de Baréges

Pr.: Savon normal. . . . . 12 parties.
Monosulfure de sodium 1
Carbonate de soude. 1
Chlorure de sodium. 1

On prépare encore des savons iodés, ferrugineux, au sulfate de quinine. L'Académie repoussa de pareilles prétentions; d'ailleurs de telles
préparations, en admettant qu'elles fussent efficaces, constitueraient de
véritables médicaments, et elles ne pourraient par conséquent être préparées que par les pharmaciens, sur ordonnance des médecins.

Sels de Pennés pour bains

Pr.: Bromure de potassium. . . . . 1 gram.
Carbonate de chaux. 1
—   de soude. 300
Phosphate de soude. 8
Sulfate de soude. 8
—   d'alumine. 8
—   de fer. 1
Essence d'anis, de romarin, de thym, ãã. 5
Delphine 0,02

La delphine peut être remplacée par 50 grammes de teinture concen
trée de staphisagre.

Voici la formule proposée par la Société de pharmacie de Bordeaux.

Pr.: Carbonate de soude effleuri . . . . 250 gram.
Phosphate de soude. 10
Sulfate de soude effleuri. 5
Borate de soude. 5
Chlorure de sodium. 50
Iodure de potassium. 1

[1] *Bulletin de l'Académie de médecine*. Tome XIII, p. 671.

Sulfate de fer.   1
Essence de romarin. . . . .   10 goutt.
—   de thym.   10
—   de lavande.   5

Broyez le sulfate de fer avec une quantité suffisante de carbonate de soude et mélangez les autres sels.

Sirop antigoutteux, de Boubée (Brevet expiré)

Pr. : Salseparcille. . . . .   20,000 gram.
Résine de gayac.   7,500
Jalap.   4,500
Moutarde concassée.   4,500
Eau.   150,000

Faire bouillir deux heures à l'exception de la moutarde, passer : faire bouillir le marc dans 100,000 d'eau pendant 2 heures ; faire une troisième décoction en ajoutant la moutarde, réunir les décoctés, y ajouter 570,000 de sucre blanc et 35,000 de sucre brut ; faire cuire à 30' 1/4. Baumé ; renfermer chaud dans des bouteilles.

Ce sirop est louche ; il a joui d'une grande vogue ; c'est une très-mauvaise préparation, faite en dépit des règles de l'art.

Sirop antiphlogistique de Briant (Brevet expiré)

Pr. : Fruits pectoraux. . . . .   60 gram.
Fleurs pectorales.   8
—   de coquelicots.   4
Gomme arabique.   90
Mucilage de racine de guimauve.   60
—   de graine de lin.   50
Sucre et eau Q. S. pour 1000 gram. de sirop

Sirop astringent (CHABLE)

Pr. : Citrate de fer ammoniacal. . . . .   10 gram.
Sirop de sucre.   500
Eau. . . . .   Q. S.

Faites dissoudre et mêlez.

Sirop de codéine de Berthé

Voyez page 450.

Sirop de digitale (LABÉLONYE)

Pr. : Extrait hydro-alcoolique de feuilles sèches de digitale. . . . .   1 gram.
Sirop de sucre.   1125

F. S. A. — Chaque 50 grammes de ce sirop contiennent 25 milligrammes d'extrait, équivalent à peu près à 1 décigramme de poudre et à 89 centigrammes de teinture alcoolique à 1/8.

Sirop d'écorce d'oranges de Laroze

Pr.: Extrait alcoolique de curaçao. . . . . 150 gram.
Eau distillée. 220
Sirop de miel de Provence. 720

F. S. A.

Sirop de lactucarium, d'Aubergier

Voyez pages 432.

Sirop pectoral incisif de Deharambure

C'est du sirop de Désessarts.

Sirop pectoral de Lamouroux

Pr.: Mou de veau. . . . . N° 12
Lichen d'Islande, dattes, jujubes, réglisse, ãã. . 5000 gram.
Pulmonaire. 12000
Fleurs de mauve, de guimauve et de violette. . 2000
— de coquelicot 3000
Extrait d'opium. 24
Sucre. 180

F. S. A. un sirop bien cuit.

Vin de d'Anduran, de la Rochelle

Pr.: Bulbes de colchique. . . . . 30 gram.
Feuilles de frêne. 30
Vin de Malaga. 500

Faites macérer huit jours et ajoutez :

Teinture d'aconit. 8
— de digitale. 5

Une à trois cuillerées à café, à jeun ou trois heures après le repas dans une infusion aromatique, telle que thé, tilleul, menthe, mélisse, ou bourrache.

Vin antilymphatique de Boutigny

Voir page 148.

Vin fébrifuge de Séguin

Pr. : Teinture de quinquina jaune. . . . . 250 gram.
— d'opium. 9
Angusture vraie. 16
Quassia amara. 9
Vin de Malaga. 1500
— blanc de Pouilly. 1500

Formule donnée par E. Soubeiran.

Formule de la Société de pharmacie de Bordeaux.

Pr.: Quinquina jaune concassé ⎫
    Écorce d'oranges amères ⎬ āā. . . . . 20 gram.
    Fleurs de camomille ⎭
    Vin de Malaga. 1000

Faites macérer six jours et filtrez.

Vin toni-nutritif de Bugeaud

Voir page 146.

Vinaigre de Bully

Pr.: Eau. . . . . 7 litres.
    Alcool. 4
    Essence de bergamote ⎫ āā. 50
      — de citron ⎭
      — de Portugal. 12
      — de romarin. 23
      — de lavande ⎫ āā. 4
      — de néroli ⎭
    Alcoolat de mélisse. 500

Mêlez et agitez.
Après 24 heures ajoutez :

    Infusion de baume de tolu ⎫
      — de styrax ⎬ āā. C0
      — de benjoin
      — de girofle ⎭

Agitez de nouveau et ajoutez :

    Vinaigre blanc, et de préférence vinaigre distillé. . . 2 litres

Filtrez, et au bout de quelques heures ajoutez :

    Vinaigre radical. . . . . C0 gram.

CHAPITRE XXVI

AÉROTHÉRAPIE

Art. I. — HISTORIQUE

L'Allemagne, dès les commencements du seizième siècle, s'occupa des effets de l'air comprimé sur les ouvriers de la cloche à plongeurs. Sturnius [1], Halley et plus tard Spaldig attachèrent leurs noms à ces premiers travaux. Hamel en 1820 [2], Colladon eu 1826 [3], confirment les observations de leurs devanciers sur la conservation des fonctions physiologiques dans l'air comprimé.

Ce fut vers cette dernière époque que le docteur Junod [4] commença à rechercher les effets thérapeutiques des pressions barométriques anormales. Ce praticien, obligé de se limiter à un petit nombre d'essais, riches d'observations physiologiques, mais sans résultats et sans indications précises pour le traitement des maladies, a passé injustement pour n'être que l'importateur en France des grandes ventouses, dont le docteur Arnaud avait fait usage avant lui en Angleterre.

Après Junod, l'usage thérapeutique de l'air comprimé a trouvé des convictions plus fortes et beaucoup plus de fermeté pratique dans le zèle de deux praticiens recommandables, Tabarié et Pravaz (de Lyon), qui en ont démontré les effets salutaires.

Les idées de Tabarié peuvent se lire dans les mémoires qu'il a présentés, à différentes dates, à l'Académie des sciences. Le docteur Bertin [5], écho fidèle des pratiques de Tabarié et interprète consciencieux de ses inspirations personnelles, a donné un travail intéressant. Mais ce sont surtout les travaux de Pravaz (de Lyon) [6], qui éclairèrent cette question thérapeutique; continuateur des pratiques de son père, le docteur Pravaz fils a publié les résultats de ses observations personnelles [7].

---

[1] Voyez Brizé-Fradin, *Chimie pneumatique.* Paris, 1807.

[2] *Bibliothèque de Genève.*

[3] *Relation d'une descente en mer dans la cloche des plongeurs.* Paris, 1826.

[4] *Comptes rendus de l'Académie des sciences,* 24 août 1855.

[5] *Étude clinique de l'emploi et des effets de l'air comprimé.* 1855.

[6] *Essai sur l'emploi médical de l'air comprimé.* 1850.

[7] *L'air comprimé dans le traitement des difformités du thorax.* Lyon, 1865.

En même temps, et en dehors des études thérapeutiques, les importants travaux de Triger, relatifs au refoulement des eaux par l'air comprimé, ont donné lieu à des observations remarquables, faites sur des sujets soumis pour plusieurs heures à des pressions de plusieurs atmosphères. A cette période se rattachent : 1° le mémoire de Triger lui-même [1]; 2° le travail important des docteurs Pol et Watelle, suivi de l'étude de Alph. Guérard, à propos de l'exploitation de la mine de Lourches [2]; 3° la relation intéressante du docteur François sur la pose des piles du pont de Kehl [3]; 4° un écrit digne d'éloges du docteur Foley, sur les travaux du pont d'Argenteuil [4].

Art. II — DES RAPPORTS DU POIDS DE L'AIR AVEC L'HÉMATOSE ET DES EFFETS DE L'AIR COMPRIMÉ ET RARÉFIÉ

L'application de l'air comprimé à la thérapeutique a été inspirée par l'idée préconçue que l'augmentation de la pression barométrique favorise l'hématose. Les travaux pleins d'intérêt du docteur Jourdanet ne paraissent pas donner raison à cette pensée. Ce médecin prend pour point de départ de son étude ces deux propositions qui nous paraissent également incontestables :

1° Quelle que soit la complexité des causes qui retiennent les gaz dans le sang, la diminution du poids de l'air est l'occasion d'un effort qui tend à les diminuer au milieu de nos tissus.

2° L'artérialisation du sang, comme l'a si bien démontré Magnus, ne consiste pas précisément dans la quantité plus ou moins élevée de l'oxygène absorbé, mais bien dans le juste rapport qui s'établit entre la condensation de ce gaz et la densité à laquelle l'acide carbonique s'élève dans le sang.

Une diminution du poids de l'air ne pourrait se réaliser sans résultats pour la vie. Il faudrait, en effet, pour qu'une soustraction gazeuse faite au sang par l'abaissement de la pression barométrique s'opérât sans trouble pour l'hématose, il faudrait, disons-nous, « que l'un et l'autre de ces « deux gaz, diminués par cette cause externe dans les proportions « toujours harmoniques, restassent constamment dans ces mêmes « rapports qui garantissent la perfection de l'hématose [5]. »

[1] *Académie des sciences*, 1850.
[2] *Annales d'hygiène publique*, 2ᵉ série, t. I. p. 241.
[3] *Annales d'hygiène publique*, 2ᵉ série, t. XIV.
[4] *Du travail dans l'air comprimé*, étude médicale, hygiénique et biologique. Paris, 1863, in-8.
[5] *Aérothérapie*. Paris, 1863. p. 70.

Or, son expérience proclame que la compression de l'air augmente ce rapport des gaz du sang au profit de la densité de l'acide carbonique, tandis que les manœuvres qui consistent à décomprimer l'atmosphère l'altèrent au bénéfice de l'oxygène en provoquant la diminution de l'autre gaz dans la circulation.

Il résulterait de ces données que l'hyperoxydation du sang, contrairement à ce qui a été cru jusqu'ici, serait le résultat du passage du plus au moins dans la pression de l'atmosphère [1].

Il est incontestable que le passage des localités les plus inférieures aux plateaux modérément élevés de nos montagnes est une occasion de fortifier, par une hématose plus parfaite, des sujets auparavant affaiblis.

Mais il n'en est pas moins vrai qu'à force de s'élever dans les airs la vie ne tarderait pas à s'éteindre faute d'aliment respiratoire. Jourdanet, pour expliquer cette contradiction apparente, aboutit aux propositions suivantes :

1° Le climat des montagnes peu élevées est corroborant, parce que la densité moyenne de l'acide carbonique de la circulation s'y trouve diminuée ;

2° Les grandes altitudes vers 2,000 mètres produisent un effet contraire, parce que la dépression de l'air y porte atteinte à la densité de l'oxygène, en altérant la force qui unissait ce gaz aux globules.

Cherchant alors à préciser par des chiffres ces effets opposés du poids de l'air sur l'hématose, Jourdanet dit que :

1° L'atmosphère la plus lourde n'est pas la plus favorable à la respiration parfaite ;

2° L'homme se trouve dans les meilleures conditions de vie entre 75 et 70 centim. de pression barométrique ;

3° Beaucoup de tempéraments entreraient en souffrance par la prolongation du séjour entre 65 et 60 ;

4° Peu de sujets jouiraient du bénéfice d'une hématose satisfaisante au delà de cette dernière limite.

Dans les exceptions à cette conclusion, il faut faire la part des tempéraments, des climats et des variations de l'organisme que le temps et l'habitude peuvent produire. Mais ces exceptions ne sauraient détruire la vérité fondamentale, puisque les altitudes impriment aux peuples qui les habitent des caractères généraux d'une originalité qu'on ne saurait méconnaître.

L'aérothérapie prend pour point de départ la pression de 76 centi-

---

[1] Voyez pour plus de détails, Jourdanet, *Le Mexique et l'Amérique tropicale.* Paris, 1864, p. 65 et suiv.

mètres barométriques et cherche les bienfaits à réaliser dans une étendue qui reconnaît la pression de 51 centimètres pour l'autre limite extrême. Les pratiques aérothérapiques de Jourdanet s'exercent au moyen d'un tiers d'atmosphère ; le degré de raréfaction, variable au gré du praticien et déterminé par l'expérience acquise, prend pour bases l'âge, le tempérament, l'impressionnabilité et le genre de souffrance des sujets sur lesquels on opère.

Les appareils dont on fait usage en aérothérapie consistent essentiellement dans un récipient d'une capacité en rapport avec le nombre de personnes qu'on y veut introduire. Une porte pouvant fermer hermétiquement, des ouvertures remplies par des glaces solides pour donner du jour à l'appareil; des soupapes ayant pour but de limiter le degré de pression ; un manomètre extérieur pour indiquer celle-ci à l'observateur ; un robinet graduant à volonté la sortie de l'air pour diminuer sa pression intérieure ; une ouverture communiquant par un tube avec une pompe aspirante ou foulante; cette pompe et le moteur qui la fait agir: tels sont les détails essentiels qui constituent l'ensemble d'un appareil aérothérapique.

En pratique, il convient que cet ensemble ne conserve rien de l'aspect des matières résistantes dont l'appareil est essentiellement composé. Il importe plus qu'on ne pense de calmer la sollicitude et les impressions des malades par une sage combinaison des accessoires extérieurs.

On comprend, du reste, que les plus grands soins doivent être pris pour assurer un air toujours pur aux malades confinés dans un étroit espace. Ce but se trouve pleinement rempli par un courant d'air continuel, qui résulte d'une sage combinaison entre le jeu des pompes et l'ouverture convenablement graduée d'un robinet communiquant avec l'atmosphère du dehors. L'appareil de Jourdanet, installé sur ce principe, peut établir un courant régulier de 100 litres par minute, ce qui élève à 5,000 litres environ la somme totale d'air renouvelé pendant chaque séance.

Tabarié et Pravaz (de Lyon) ont donné connaissance de plusieurs cas remarquables de guérisons par l'air comprimé, dans les débuts prodromiques ou confirmés de la tuberculisation pulmonaire, dans l'asthme, dans la pleurésie chronique, dans l'anémie et la chlorose, dans les constitutions faibles de l'enfance.

Le docteur Jourdanet pense que les effets toniques de cette médication s'exercent au moyen de la raréfaction relative par le retour à l'air libre et il le prouve [1]. La raréfaction directe de l'air parait à ce praticien

---

[1] Le Mexique et l'Amérique tropicale, climat, hygiène et maladies. Paris, 1864. p. 76.

plus propre à conduire à ces résultats d'une manière plus sûre, par des efforts plus susceptibles de mesure. La raréfaction a, en outre, l'avantage de ne faire agir dans ce but que les ressources dont la nature fait elle-même usage sans danger. Elle n'introduit pas des quantités anormales d'oxygène ; elle ne refoule pas dans les vaisseaux des doses inusitées d'acide carbonique. Son action se limite à rendre plus facile l'accomplissement de deux actes respiratoires essentiels à la vie : la sortie de

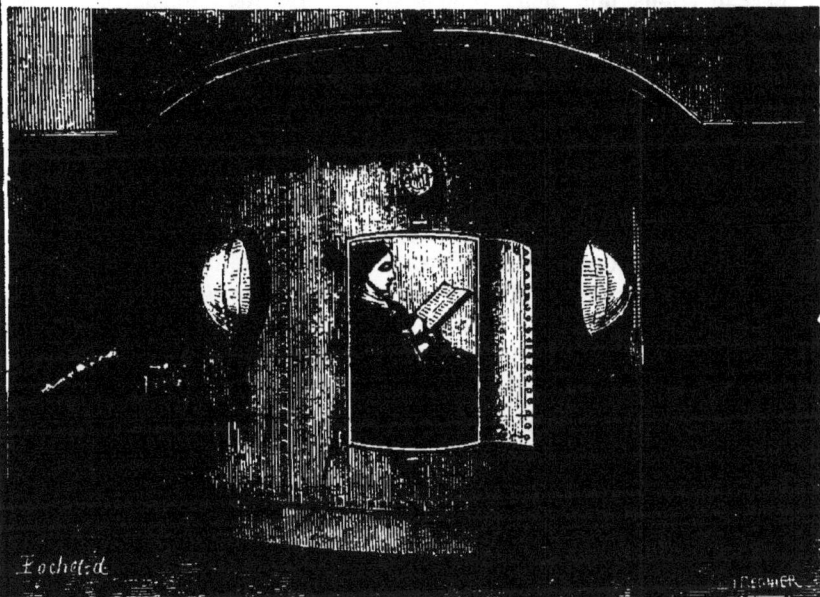

Fig. 20. — Installation de l'appareil aérothérapique du D' Jourdanet.

l'acide carbonique et la stimulation de l'organisme par un oxygène non entravé dans son action, sans que sa densité soit augmentée dans le sang.

A ce premier mode d'agir de l'aérothérapie par l'air raréfié se rattache le traitement de l'*anémie*, de la *chlorose*, des dyspepsies, des constitutions faibles de l'enfance, du rachitisme, des *convalescences* pénibles et prolongées, des *congestions* passives, des *ménorrhées* chez les chlorotiques, des accidents qui accompagnent l'*hydrémie des femmes enceintes*.

Si nous portons maintenant l'attention sur les mouvements que les gaz impriment aux liquides de l'organisme sous l'influence de la raréfaction de l'air, on y verra une puissante action s'exerçant sur le *système absorbant*. C'est à elle que se rattache l'*absorption des épanchements internes*; c'est à elle aussi que les sécrétions anormales des muqueuses puisent l'élément de perturbation qui tarit les *leucorrhées* et certaines *diarrhées passives*. C'est à ce genre d'appel s'exerçant vers la périphérie que les troubles qui suivent la *répercussion* des *fièvres éruptives* doivent le motif principal de leur soulagement. C'est sans doute aussi à cette succion des extrémités absorbantes des vaisseaux des organes internes que doit être attribué l'*appétit*, quelquefois subit et considérable, qui suit les séances d'aérothérapie chez des sujets habituellement *dyspeptiques*.

Les affections que nous venons d'énumérer ne demandent qu'un abaissement modéré du baromètre. Quelques-unes même reçoivent des premières manœuvres aérothérapiques une stimulation qui commande la rareté des séances, le soulagement se trouvant alors assuré par les premières tentatives. D'autres sujets ont une idiosyncrasie qui les rend indifférents aux pressions extérieures et qui ont besoin de la continuité du moyen et d'un abaissement d'un quart d'atmosphère, pour éprouver quelque soulagement.

Quant aux malades affectés de symptômes aigus de tubercules pulmonaires, ils ont besoin, en général, de séances prolongées ; et l'abaissement barométrique devant arriver à diminuer la densité de l'oxygène du sang, il est nécessaire d'amener le baromètre à 60 et même à 55 centimètres. Les bains d'air raréfié agissent alors comme sédatifs, et cette action continue à être favorisée par la compression relative qui termine la séance en ramenant le malade à l'air normal. Mais quel que soit le pouvoir de l'air fortement raréfié pour soulager par lui-même les phthisiques comme on le voit arriver sur les très-hauts plateaux, il est certain que les transitions barométriques contraires et trop rapprochées détruisent en partie le bien que le temps fixe est susceptible de produire. En un mot, la continuité d'action convient à ce genre de malade et l'aérothérapie artificielle, si efficace pour imiter l'action des montagnes peu élevées pour modifier les anémies, n'imite que d'une manière fort imparfaite, quoique toujours utile, les effets des grandes altitudes sur les tuberculeux.

L'idée d'agir directement sur les gaz du sang pour modifier l'hématose est éminemment rationnelle. Demarquay et Leconte conseillent d'en modifier l'équilibre par la respiration de l'oxygène pris sous la pression barométrique normale. Tabarié et Pravaz (de Lyon) le refoulent dans nos liquides. Le docteur Jourdanet irrite la nature par une dépression modérée de l'atmosphère. Il y a du vrai dans les bienfaits de ces trois méthodes, et la pratique hospitalière devrait contribuer à dégager des doutes, dont il est encore entouré, un sujet qui pourrait enrichir la thérapeutique d'un moyen puissant.

CHAPITRE XXVII

HYDROTHÉRAPIE

L'hydrothérapie a pris depuis quelques années un rang tellement important en thérapeutique que nous avons jugé utile d'en faire connaître les principes et les applications. Nous devons à notre ami, le docteur Bouland, si compétent dans cette matière, le résumé hydrothérapique que nous publions.

« L'hydrothérapie a pour base scientifique un fait principe qui peut s'énoncer ainsi : L'emploi de l'eau à une température inférieure à celle du sang affecte la sensibilité, soustrait de l'organisme une partie du calorique normal, ralentit la circulation après l'avoir préalablement augmentée, et provoque des actions réflexes, multiples, variées, complexes. Analyser ce fait principe, étudier ses éléments sous tous leurs points de vue et chercher les lois de leurs nations, tel est l'objet de la science hydriatrique. L'art correspondant s'empare des résultats que cette science présente pour en former une méthode thérapeutique dont il définit le but : Conserver ou rétablir la santé à l'aide des principaux moyens de l'hygiène et des effets physiques et physiologiques soit isolés, soit combinés de deux modificateurs puissants, savoir : l'eau simple à différents degrés[1] *intus* et *extra*, le calorique à titre d'agent calorifique.

L'étude scientifique de l'hydrothérapie comprend :

1° L'analyse des phénomènes que présente l'organisme, lorsqu'il est soumis aux applications extérieures de l'eau élevée à différentes températures, mais ne dépassant pas le degré de chaleur du sang.

2° L'analyse des phénomènes qui résultent de l'usage interne de l'eau administrée aussi à différentes températures dans les mêmes limites.

---

[1] On entend, en général, par hydrothérapie, l'application thérapeutique de l'eau froide. C'est une manière étroite de comprendre cette méthode dont Curie a fait justice depuis longtemps. Il n'est pas plus logique d'employer une température invariable dans tous les états morbides que d'administrer un médicament quelconque toujours à la même dose: les différents degrés de température constituent la posologie hydriatrique.

Art. I. — APPLICATIONS EXTÉRIEURES

L'organisme peut être à l'état naturel, ou bien la circulation y est
activée et la chaleur animale augmentée. Le modificateur, de son côté,
peut avoir des températures différentes et agir sur un point déterminé
ou sur une large surface. De ces diverses circonstances résultent des
effets physiologiques différents que l'expérimentation a fait connaître
et qui démontrent que le dynamisme organique est influencé dans ses
actes les plus importants. Aussi, pour faire un emploi raisonné de l'hydrothérapie, faut-il étudier séparément son action sur l'innervation (sen-
sitive et motrice), sur la contractilité dans les deux ordres de muscles,
sur la circulation, sur la respiration, sur l'urination, sur les autres
sécrétions, et sur les grands résultats de l'organisation vivante, savoir :
la chaleur animale et l'électricité.

Dans l'état normal :

1° L'application locale de l'eau froide sur une petite surface tend à
mettre cette dernière en équilibre de température avec le milieu, si son
action est suffisamment prolongée et n'influence pas d'une manière
appréciable la chaleur générale, la circulation et la respiration ;

2° Si la surface est plus considérable (bain de siége, demi-bain), la
circulation, la chaleur animale et la respiration sont différemment in-
fluencées, suivant la température du bain, l'état de repos ou de mouvement, et suivant le mode d'enveloppement des parties qui sont hors de
l'eau [1] :

3° Au-dessous de 36° C. le bain général détermine toujours un abaissement de la chaleur animale et du pouls ;

4° Cet abaissement peut être poussé jusqu'à 3°,5 ou 4° ; au delà, il
détermine des accidents graves ;

5° Toutes choses égales d'ailleurs, l'abaissement de la chaleur animale
et du nombre des pulsations est d'autant plus rapide que la température
du liquide est plus près de 0° ;

6° Cette diminution de la température du corps et du nombre des
pulsations est suivie d'un mouvement vital appelé réaction qui tend à
rétablir l'état initial ;

---

[1] Johnson a trouvé que le pouls perd vingt pulsations après un bain de
siége de trente minutes à 18°,2 cent. Ce fait est exact, si le pouls, avant le
bain, est élevé par l'exercice musculaire, et si, pendant bain, le corps n'est
pas hermétiquement enveloppé ; dans le cas contraire, la perte est nulle ou
très-faible, c'est-à-dire trois ou quatre pulsations par minute.

7° Si l'application de l'eau froide est prolongée, la réaction s'éteint progressivement : on voit alors la température du corps continuer à baisser ainsi que le pouls, puis ils se relèvent un peu, tombent de nouveau, et, après plusieurs oscillations de moins en] moins appréciables, la mort arrive lorsque l'animal a perdu environ la moitié de sa chaleur normale ;

8° Ce dernier résultat s'obtient, soit à l'aide d'un courant froid, soit par l'évaporation consécutive à des applications d'eau chaude, l'animal restant exposé à l'air sans être essuyé ;

9° Après deux applications générales de même longueur, dix minutes par exemple, mais de température différente, soient 4° et 18° cent., on trouve souvent que l'abaissement de la chaleur et du pouls est à peu près le même. La similitude du résultat ne doit pas faire conclure à l'identité d'action dans les deux cas ; dans l'un, la réaction a commencé pendant le bain, et, dans l'autre, la soustraction du calorique s'étant faite plus lentement, n'est pas encore arrivée à son maximum à la fin de la séance ;

10° Pendant douze ou quinze minutes après l'immersion froide, la chaleur et le pouls continuent à éprouver des oscillations dont les amplitudes sont variables, suivant le sujet et le milieu. Ces phénomènes sont suivis d'une réaction qui peut élever la chaleur animale et le pouls au-dessus du chiffre initial ;

11° Cette réaction est d'autant plus prompte et d'autant plus prononcée, que l'eau employée est plus froide et que son application est plus courte, plus énergique, que l'atmosphère est plus chaude, et que le sujet est plus jeune, plus vigoureux, plus sanguin [1] ;

12° Si l'on renouvelle l'immersion, coup sur coup, la réaction devient de moins en moins facile, en raison directe du nombre des immersions ;

13° La réaction est favorisée par l'exercice musculaire ; l'inaction, même dans un milieu tempéré, peut retarder de plusieurs heures le développement de cette réaction, et, dans certains cas, la rendre insuffisante [2] ;

14° L'eau froide, à une température et dans un temps donnés, abaisse

---

[1] Cette réaction a toujours lieu : je l'ai observée six ou huit heures après un bain à 35° cent., et quelquefois plus tard.

[2] Dans une de mes expériences faite à sept heures du matin, et après laquelle je m'étais abstenu de tout exercice, je n'étais pas encore réchauffé à quatre heures du soir ; j'avais passé la journée dans mon cabinet, à une température de 15° cent. Dans une autre expérience au contraire, où la température de mon corps avait éprouvé le même abaissement j'étais complétement réchauffé après une heure de marche, quoique l'air n'eût que 14° cent.

d'autant plus vite le pouls et la chaleur animale élevés au-dessus du chiffre normal, que cette élévation dure depuis moins longtemps ;

15° La puissance de la réaction varie suivant l'idiosyncrasie individuelle.

Art. II. — USAGE INTERNE

L'eau potable, à 4° ou 5° C., et à la dose de 150 à 200 grammes, fait d'abord pâlir la muqueuse de l'estomac, puis il y a réaction, et avec elle sécrétion abondante de suc gastrique ; bientôt elle se mêle avec ce dernier et avec la salive, elle devient trouble et disparaît peu à peu ; une partie seule passe dans l'intestin, le reste est directement absorbé. Ce dernier fait ne peut être mis hors de doute, car il se reproduit quand on ferme le duodénum par une ligature placée au niveau de l'orifice pylorique. A doses élevées, répétées coup sur coup, l'eau, même très-froide, détermine les accidents d'une indigestion grave ; dans tous les cas, il y a pendant quinze à vingt minutes, abaissement de la chaleur animale et du nombre des pulsations (de 8 à 11 par minute).

On avait admis, d'après Schultz, que, par un régime aqueux abondant, la proportion de l'eau s'élève dans le sang de 5,7 pour 100 ; mais Nasse et après lui Bockers ont prouvé que cette élévation ne dépasse pas, au maximum, 1 pour 100, et que le plus souvent elle est nulle ; qu'avant et après la diète aqueuse, le sang ne présente aucune différence notable dans sa composition organique.

L'étude des urines donne des résultats un peu plus intéressants. On trouve dans les *Traités de physiologie*, publiés en France, que lorsqu'on introduit dans les voies digestives une grande quantité d'eau, les urines sont non-seulement plus abondantes, mais que la masse des sels augmente aussi, car alors les reins se débarrassent de cette quantité insolite de liquide, et, de plus, le travail inaccoutumé auquel ils se livrent détermine une augmentation dans la somme des matières tenues en dissolution. Ce fait est vrai tant que l'alimentation est suffisante ; dans le cas contraire, l'urée seule augmente d'une manière notable, son poids peut même être double ; quant à celui des autres sels, il reste en général constant.

Cl. Bernard a montré que l'eau ingérée en abondance est transportée aux reins sans passer par la circulation générale, et que ce phénomène est dû à des anastomoses directes, dites par abouchement, entre la veine porte et la veine cave ; à l'aide d'une espèce de reflux, qui a lieu au moment de la contraction des oreillettes, le sang, au lieu de remonter par la veine cave, est refoulé ; il descend, entre dans les veines rénales et donne lieu immédiatement à la formation de l'urine.

Bidder, Schmidt, Nasse ont prouvé que, chez le chien et le chat, l'eau à haute dose augmente la sécrétion de la *bile*, qui conserve cependant la proportion normale de ses principes constituants. On a peu étudié l'action de la diète aqueuse sur la sécrétion des glandes salivaires. On a vu cependant que chez un cheval la salive de la parotide devint plus fluide dix minutes après avoir avalé 5000 grammes d'eau avec de l'herbe hachée ; elle fut trouvée plus dense lorsque, l'animal ayant été privé de boisson pendant douze heures, on provoqua une sécrétion salivaire abondante par de l'herbe fraîche. Enfin je me borne à mentionner ce fait bien connu, que les boissons abondantes favorisent la transpiration, surtout si la circulation est accélérée soit par la chaleur extérieure, soit par celle de l'eau, soit par l'exercice musculaire.

Du calorique. — On en fait un fréquent usage en hydrothérapie, mais les moyens de le développer diffèrent essentiellement. En France, Fleury a propagé l'emploi de l'étuve sèche ; en Allemagne, on lui préfère généralement le maillot sec. Ces deux procédés ont chacun leurs avantages et leurs inconvénients ; quant au résultat final, il est le même quoi qu'on en ait dit : accélération de la circulation, élévation de la chaleur animale, sécrétion de la sueur [1]. Mais l'étuve sèche réclame une surveillance active, parce que la température peut s'élever considérablement et déterminer alors des accidents graves ; le maillot ne présente pas ce danger ; on peut abandonner le malade à son ennui, sans lui voir courir d'autre risque que de ne pas transpirer.

Art. III. — MOYENS INTERNES.

Boisson. — L'eau froide, à la température de 8° à 10° C. et à doses modérées, 6 à 8 demi-verres dans les vingt-quatre heures, exerce une action tonique, stimulante, sur le tube digestif, qui peut aller jusqu'à

---

[1] Il résulte d'expériences comparatives faites sur l'homme, que dans le maillot sec la transpiration paraît lorsque le pouls s'est élevé de huit à quinze pulsations par minute, et la chaleur animale de 0°,2 à 0°9. Si Johnson est arrivé à des résultats contradictoires, c'est que les sujets sur lesquels il a expérimenté avaient la circulation activée par la marche au moment où ils ont été enveloppés : il est en effet naturel qu'une heure et demie de repos ait, malgré les couvertures, fait diminuer le nombre des pulsations. Dans l'étuve sèche en 30 ou 40 minutes, le pouls s'élève de quinze à vingt pulsations, lorsqu'on ne dépasse pas 70° cent. Si l'on maintient la température entre 38° et 44° cent., on peut prolonger la séance pendant une heure et demie, sans que l'accélération du pouls dépasse six ou dix pulsations par minute. Il résulte de là que l'étuve est à volonté ou un excitant ou un moyen lent de dépuration.

provoquer de la diarrhée chez les sujets impressionnables. Dans ce dernier cas, c'est par la température qu'elle agit en déterminant des actions réflexes. A doses élevées de 10 à 15 verres par jour, l'eau froide se comporte comme les altérants, augmente la désassimilation, provoque une sécrétion plus abondante de la bile et de l'urine et par conséquent l'élimination d'une quantité plus considérable de principes immédiats des première et deuxième classes.

L'eau froide, à doses modérées, convient surtout aux malades irritables, névropathiques, à tous ceux auxquels on ne peut administrer les médicaments dits toniques, stimulants, corroborants. A doses élevées, elle trouve son indication chez les pléthoriques, les goutteux, les graveleux, chez les malades qui souffrent du foie, des hémorrhoïdes et chez ceux qui présentent les symptômes d'un embarras dans la circulation de la veine porte, état pathologique très-fréquent dans les affections chroniques. Par contre, les chlorotiques, les anémiques, les sujets lymphatiques, scrofuleux, ceux qui présentent les signes d'une cachexie syphilitique, mercurielle, paludéenne, plombique, etc., supportent mal l'usage interne de l'eau froide. Dans tous ces cas, l'action altérante du modificateur l'emporte sur son action tonique. En dehors de toute indication, les vieillards et les enfants supportent moins bien l'eau à l'intérieur que les adultes.

En général, c'est le matin et surtout à jeun qu'il est préférable de prendre l'eau.

Pendant la diète aqueuse, il faut prescrire certaines précautions :

1° Au début, il faut se borner à 2 ou 3 verres par jour en 4 ou 6 doses, faire de l'exercice entre chaque dose et laisser après chaque repas un intervalle de trois ou quatre heures.

2° Lorsque la tolérance s'est établie, on peut augmenter le nombre des doses et aller jusqu'à 10 ou 15 verres par jour ; mais il est rare d'être obligé d'arriver à ce chiffre. En moyenne, 4 à 6 verres par jour suffisent, en laissant entre chaque prise une demi-heure d'intervalle. S'il survient une diarrhée abondante, on l'arrête avec quelques gouttes de laudanum.

5° Enfin, il est très-nécessaire de tenir compte du milieu dans lequel se trouve le malade et de la soustraction du calorique, qui produit le ralentissement de toutes les fonctions, excepté de la sécrétion urinaire. C'est ainsi, par exemple, qu'à Moscou, pendant sept à huit mois de l'année, on a été conduit à supprimer l'usage interne de l'eau froide dans la cure hydrique.

L'observation attentive des faits montre qu'on peut, sans inconvénient, boire froid lorsqu'on a chaud, pourvu qu'on ne se laisse pas refroidir ;

Il suffit donc, après avoir bu, d'exercer les muscles ou de continuer l'action du calorique. Il faut, avant tout, tenir compte de la disposition du sujet ; il en est qui, même dans une étuve sèche à 45° et 50, digèrent difficilement un demi-verre d'eau froide. Dans les affections aiguës, l'eau pure à la température de 8° à 12° est la meilleure de toutes les tisanes. Les malades la préfèrent bientôt aux infusions sucrées, dont ils se dégoûtent promptement. L'eau froide diminue la chaleur fébrile, active les sécrétions et les exhalations, dont elle modifie les produits. Jointe aux compresses froides sur le ventre et sur le front, elle constitue un des meilleurs traitements de la fièvre typhoïde.

Injections avec de l'eau fraîche ou froide. — On les pratique en ville avec les irrigateurs de Maisonneuve, d'Aran, ou à l'aide de petites pompes munies d'un ballon qui maintient le jet constant. Ce dernier ne doit pas être en général très-énergique, surtout dans les engorgements du col, dans la leucorrhée, dans le cararrhe vésical ; la température de l'eau doit varier de 10 à 18 cent. Les injections vaginales réclament un soin particulier : la canule doit être *droite*, percée de trous latéraux dans un espace de 6 à 7 centimètres ; la malade étant allongée, on doit faire pénétrer l'instrument jusqu'au cul-de-sac du vagin en évitant de s'y appuyer ; l'eau arrivera lentement, de façon à déterminer un faible courant ; quinze ou vingt minutes suffisent ordinairement pour chaque douche. A l'aide de ce moyen, combiné avec les applications externes, on a guéri des engorgements du col, des métrites chroniques, des leucorrhées rebelles. Le succès dépend du *modus faciendi* ; un jet trop énergique, une température trop basse, une canule mal placée peuvent déterminer des accidents sérieux, ou tout au moins un résultat négatif.

Si l'on veut provoquer un accouchement prématuré, dans le cas d'étroitesse du bassin par exemple, le jet sera unique de 0ᵐ,005 environ de diamètre et dirigé exclusivement *sur le col*.

Lavements. — Les lavements froids ont pour effet de combattre la constipation atonique. Dans ce cas la température sera de 8 à 10° C. et on se bornera à introduire dans l'intestin trois quarts de verre d'eau le soir avant de se coucher. Ce moyen suffira le plus souvent ; mais lorsque l'inertie du rectum est très-prononcée, les douches ascendantes de 12° à 8° C. et d'une durée de quinze à vingt minutes deviennent nécessaires ; si le malade éprouve des coliques on augmente la température de deux ou trois degrés et on prolonge la séance jusqu'à trente minutes et au delà. Dans l'irritation de la vessie et de l'intestin, il faut répéter souvent les quarts de lavements à la température de 10 à 12° cent. L'eau à la glace n'est utile que dans les hémorrhagies anales.

Gargarismes. — Les gargarismes d'eau froide sont indiqués surtout contre l'angine et l'inflammation simple de la muqueuse buccale.

Art. IV. — MOYENS EXTERNES

Sudation. — Le calorique, dans la méthode hydrique, remplit deux indications distinctes : 1° il agit à titre d'excitant, d'irritant cutané pour favoriser la réaction, pour la rendre aussi énergique que possible ; il fait alors partie de la médication transpositive, dans laquelle on cherche surtout *l'effet révulsif* ; 2° Il agit à titre d'agent sudorifique, produit un effet spoliatif, et appartient à la médication dépurative qui a pour but de favoriser l'élimination de produits excrémentitiels. Dans le premier cas, l'application du calorique doit être courte ; aussitôt que la sueur paraît il faut se hâter d'appliquer l'eau froide ; la peau rougit très-rapidement ; le malade éprouve un sentiment de bien-être ; ses forces semblent augmentées. C'est ici que l'étuve sèche a un avantage incontestable sur l'emmaillottement selon la méthode de Priessnitz ; en effet, en élevant la chaleur artificielle à 60° ou 70°, suivant la constitution, l'âge, la maladie du sujet et surtout suivant la température extérieure, la peau s'échauffe rapidement, le pouls s'accélère, et en trente ou quarante minutes au plus la sueur se manifeste sur toutes les parties du corps, tandis que pour déterminer la transpiration par le maillot sec (enveloppement dans les couvertures de laine), deux ou trois heures, et quelquefois plus, sont souvent nécessaires, surtout au début du traitement. Dans le second cas, au contraire, la calorification doit être faible, la température ne dépassera pas 38° ou 40°, et souvent 56° suffisent ; de temps en temps on la laissera s'abaisser de quelques degrés pour éviter la trop grande accélération du pouls ; à l'aide de quelques précautions on peut prolonger ce genre de sudation pendant une heure et demie sans éprouver d'autre incommodité qu'un peu d'ennui ; la quantité de liquide excrété varie de 1,000 à 2,000 grammes. J'ai constaté, dans plusieurs expériences pendant lesquelles j'évitais de faire boire le sujet, une diminution du poids du corps de plus de 2 kilogrammes. Il est vrai qu'il faut tenir compte de la transpiration pulmonaire, qui est estimée à un tiers environ de la perte totale[1].

---

[1] Depuis quelques années, à Paris surtout, on est très-porté à simplifier outre mesure les procédés hydrothérapiques et, en particulier, à méconnaître l'utilité de la sudation. On ne voit plus que la douche générale en pluie et en jet ; les autres moyens sont superflus ; c'est une erreur grave, très-préjudiciable aux malades. La douche est un agent commode, énergique, je l'avoue, mais dont on peut se passer à la rigueur. Certains médecins n'en font qu'un usage très-restreint, et obtiennent cependant des résultats remarquables. C'est que les modificateurs hydriques ont une action d'autant plus sûre qu'ils agissent plus lentement ; ils font alors ressentir leur in-

On voit facilement quelles sont les indications de l'emploi de la sudation. Lorsque la peau est sèche, aride, rugueuse, que ses usages sont
altérés ou abolis; quand la régularité de la circulation est troublée, qu'il
se fait des congestions viscérales ou des déviations dans l'ordre des produits excrémentiels, et c'est le cas de presque toutes les affections
chroniques, dans tous les états morbides en un mot, où la médecine
conseille les révulsifs ou les dépuratifs, l'eau froide sans la sudation est
insuffisante, sinon tout à fait inutile. Mais l'énergie même d'un agent
prouve qu'il faut le manier avec prudence; aussi rien de plus commun
que de constater les effets résultant de l'abus des sudations exagérées
ou trop souvent répétées. Les malades deviennent languissants, impressionnables; ils ont des digestions laborieuses, de la constipation, parfois
de la diarrhée; l'activité de la nutrition ne tarde pas à se ralentir; on
voit alors apparaître différents troubles de l'innervation; des sympathies
douloureuses s'éveillent; l'intelligence s'affecte et un profond découra-
gement s'empare de ces malheureuses victimes du *fanatisme hydro-
sudopathique*. Il est donc très-important, alors même que la méthode
sudorifique est le mieux indiquée, de surveiller son action et de la maintenir en rapport constant avec la force de résistance de l'organisme.

Eau appliquée à l'extérieur. — Dans un premier mode de médication, la réaction spontanée est évitée avec soin par l'emploi de températures modérées (de 24 à 30° cent.) ou arrêtée par la continuité de
l'application froide (de 0° à 12°). L'eau agit ici comme agent antiphlogistique, réfrigérant sédatif.

Dans le second mode, au contraire, c'est la spontanéité vitale que l'on
recherche, et l'eau doit produire un effet excitant.

C'est sous ces deux aspects opposés que le médecin étudiera l'action
des agents hydrothérapiques, en prenant pour base les résultats physiologiques exposés plus haut.

1° *De l'eau froide comme agent antiphlogistique, réfrigérant sédatif.* — Les procédés que l'hydriatrie met en œuvre dans la médication
antiphlogistique sont : l'enveloppement humide, les bains, les frottements avec le drap mouillé, les lotions et affusions, les immersions, les
irrigations, les compresses mouillées.

Enveloppement humide. — Pour calmer la fièvre et l'agitation, tant
que la peau reste sèche et chaude, il faut renouveler l'enveloppe humide aussitôt qu'elle commence à s'échauffer, de cinq en cinq minutes,

fluence jusque dans les profondeurs de l'organisme, à l'élément anatomique
lui-même; impriment à sa nutrition, à son développement, à sa reproduc-
tion une nouvelle impulsion, et rectifient enfin les habitudes vicieuses de la
sensibilité et de la motricité.

puis de dix minutes en dix minutes, et enfin de moins en moins souvent, au fur et à mesure que la calorification se ralentit. Lorsque la peau tend à se couvrir de moiteur, on ne change pas le linge mouillé ; on laisse la sueur s'établir complétement et cesser ou diminuer d'elle-même, ce qui dure quelquefois plusieurs heures. Le malade est alors dégagé, et l'on procède aux ablutions avec de l'eau de 10° à 17°,5 C. A mesure que la fièvre diminue et pour hâter le développement de la transpiration, on a soin d'employer les draps moins mouillés et d'où l'eau est de plus en plus exprimée ; on applique sur le front des compresses froides bien mouillées pour combattre la congestion vers la tête, qui survient lors du retour de la chaleur générale et surtout vers le moment où la transpiration commence à s'établir ; mais alors pour ne pas déranger celle-ci, on les applique moins mouillées et à de plus longs intervalles. L'enveloppement humide ne peut pas remplacer entièrement les affusions, bien que la sédation qui en résulte soit aussi prononcée ; il ne produit pas le même effet perturbateur, et ne ranime pas la vitalité avec la même énergie. Dans la méthode de Priessnitz, l'enveloppement humide est le moyen antiphlogistique et le calmant par excellence ; mais ce n'est pas uniquement à titre de réfrigérant qu'il agit, puisque après un certain temps on laisse la chaleur se concentrer autour du corps et favoriser ainsi l'arrivée de la transpiration ; cette excitation, du reste, est courte et très-faible, car la diaphorèse doucement établie produit bientôt son effet ordinaire : elle fait tomber le pouls, calme l'agitation et dispose au sommeil ; aussi voit-on les malades éprouver un sentiment de bien-être très-grand et s'endormir paisiblement.

Bains. — C'est surtout aux bains partiels qu'on a recours dans un traitement hydrothérapique des maladies aiguës. Le malade est assis dans une baignoire ayant de l'eau jusqu'aux hanches seulement ; il y reste de cinq à quinze minutes, rarement plus. Pendant toute la durée du bain on pratique des frictions sur les membres inférieurs et surtout sur les parties exposées à l'air ; celle-ci se trouvant ainsi incessamment mouillées et excitées par le frottement, ne peuvent pas se refroidir. De temps en temps il faut avoir soin d'arroser doucement la tête avec l'eau du bain dont la température varie entre 14 et 18° C. A ce degré, la réaction est toujours certaine, et elle n'est pas assez énergique pour nuire à la sédation. Le bain partiel pris immédiatement après l'enveloppement dans le drap mouillé a donné à Scoutetten les plus beaux résultats dans la fièvre typhoïde.

Frottements avec le drap mouillé. — Ce moyen peut remplacer le demi-bain et les affusions après le maillot sec ou humide. On peut le rendre aussi réfrigérant et aussi sédatif que l'exige le cas, en versant sur le drap l'eau froide ou fraîche, suivant l'indication, aussitôt qu'il s'est échauffé. Pendant cette opération, on voit souvent le pouls perdre 15 à 22 pulsations à la minute et la chaleur animale s'abaisser de 1°,5 de 2°,8 et même de 3° ou 4° si elle était très-supérieure au chiffre normal. La première impression produite par le drap mouillé est désagréable, beaucoup plus que celle du bain. On comprend, du reste, que cet effet est en rapport avec la température de l'eau.

Lotions, affusions. — Les premières se font surtout pendant le bain partiel, dont elles augmentent l'action en la généralisant ; les secondes s'exécutent autrement. Le malade est placé entièrement nu dans une baignoire, et l'on verse sur lui doucement et lentement plusieurs seaux d'eau dégourdie ou froide, suivant le degré d'intensité que l'on veut donner à la réaction. Currie et Giannini en faisaient un fréquent usage : elles constituaient même la base de la méthode de Currie. Elles sont très-utiles dans la prostration des forces ; dans la dernière période de la fièvre typhoïde, pour réveiller la vitalité qui s'éteint ou pour calmer la surexcitation nerveuse qui, dans cette affection, s'observe chez quelques malades ; elles apaisent la sécheresse de la peau dans la fièvre scarlatine ataxique, favorisent l'éruption exanthématique et fixent, pour ainsi dire, la maladie dans ses limites naturelles.

Immersions. — Elles répondent aux mêmes indications que les affusions ; mais comme elles ne sont pas d'un usage aussi facile, on les remplace ordinairement par ces dernières.

Irrigations. — Elles ont pour but d'arroser ou de tenir moite une partie du corps. C'est un moyen antiphlogistique puissant et qui produit des effets sédatifs. Le procédé le plus simple et le meilleur consiste à recouvrir la peau ou la plaie d'une compresse pliée en quatre ou cinq doubles que l'on met en communication avec un vase plein d'eau, à l'aide d'une bande de grosse toile peu serrée qui fait office de siphon. On évite de cette manière les chocs qui se produisent dans les arrosements, même les plus faibles, et d'un autre côté on peut sans aucun embarras prolonger l'opération nuit et jour lorsque cela est nécessaire, dans les brûlures partielles par exemple, dans les plaies d'armes à feu, qui sont presque toujours accompagnées d'une forte contusion, dans les plaies avec déchirement des membranes, des aponévroses, des tendons, etc., etc.; enfin on évite le danger de la réaction qui se produit toujours lorsque les applications froides se font d'une manière intermittente.

Compresses mouillées. — Elles ont une double action : l'une est réfrigérante, antiphlogistique, sédative ; l'autre est excitante. Pour obtenir le premier effet il faut renouveler les compresses aussitôt qu'elles commencent à s'échauffer ; pour produire le second, au contraire, il est nécessaire de les laisser s'échauffer en ayant soin de les garantir du contact de l'air afin d'éviter l'évaporation du liquide; on les change ordinairement deux ou trois fois par jour, et si l'appareil protecteur s'applique exactement sur les téguments, on trouve encore les compresses très-humides au bout de six et huit heures. Les compresses mouillées, comme agent antiphlogistique, sédatif, trouvent leur emploi rationnel dans le traitement des maladies aiguës.

En résumé, ces divers procédés hydriatriques remplissent une double indication. Les uns, par leur application permanente, sont des agents de réfrigération et ont pour but de maintenir la chaleur animale dans ses limites normales; les autres modifient l'innervation et provoquent une réaction faible, lente et graduelle. La température de l'eau et la durée de son application sont donc les deux points importants de la méthode antiphlogistique et sédative. On se base, pour régler le degré convenable, sur la chaleur du corps du malade.

Aujourd'hui les chirurgiens des hôpitaux civils ont rarement recours à l'eau, à l'exception toutefois de Chassaignac, à qui revient l'honneur d'avoir posé les bases du traitement hydrothérapique des ophthalmies aiguës spécifiques ou non.

Quant aux applications médicales, l'expérience a prouvé surabondamment que l'eau, à différentes températures, offre des ressources puissantes et peut opérer des guérisons inespérées dans le rhumatisme et la goutte aiguë, la métrite, la métro-péritonite puerpérale, le typhus, la fièvre typhoïde, les fièvres éruptives (scarlatine, rougeole, variole), les désordres de l'innervation. Les immersions tièdes prolongées arrêtent les convulsions et préviennent leur retour. On peut, grâce à elles, guérir des hystéries convulsives qui avaient résisté pendant plusieurs années aux eaux minérales et aux moyens les plus variés.

Mais c'est surtout dans notre fièvre typhoïde que je ne saurais trop engager les praticiens à user de la réfrigération. Jacquez, médecin des épidémies à Lure (Haute-Saône), rapporte que sur 313 malades affectés de fièvre typhoïde et traités par la médication réfrigérante de 1839 à 1846, 19 seulement ont succombé (1 sur 16,5), tandis que sur 349 malades appartenant aux mêmes localités et traités, pendant les mêmes épidémies, par des médications diverses, la mortalité a été de 91, c'est-à-dire d'environ 1 sur 3,9. Scoutetten, de son côté, a publié des observations aussi concluantes.

Quant aux dangers du traitement des maladies aiguës par les procédés hydriatriques, ils me paraissent réels, absolus, entre des mains inhabiles, inexpérimentées. Mais est-il un agent actif de la matière médicale auquel on ne puisse faire le même reproche?

2° *De la douche comme agent d'excitation.* — La douche présente

plusieurs formes dont les actions sont distinctes et qui demandent à être
étudiées avec soin.

Douche en poussière. — Son impression est assez désagréable et
son effet est légèrement révulsif.

Douche en pluie fine ou grosse. — La première est beaucoup moins
excitante que la seconde, et convient surtout chez les sujets irritables
qui ont besoin d'être tonifiés. La seconde est le plus généralement employée ; unie à la douche en jet mobile, elle remplit une foule d'indications et constitue le système hydrothérapique de presque tous les établissements de Paris. Suivant son degré d'énergie, sa température et sa
durée, elle est excitante ou simplement tonique ; cependant, au début,
les malades éprouvent presque toujours le premier effet ; ils sont fatigués, courbaturés même, et présentent quelquefois le soir une légère
accélération du pouls et, pendant la nuit, de l'agitation. La douche en pluie
fine, les affusions, les frottements avec le drap mouillé font disparaître
rapidement ces troubles légers de la sensibilité qui ne sont pas une
contre-indication ; on peut, du reste, les éviter en faisant suivre la douche, qui sera alors très-courte, d'une immersion de trente secondes à
une minute.

Douche en cercle. — C'est la douche excitante par excellence ; son
action dans les névroses du tube digestif est presque spéciale. On peut
en outre, en limitant son action à une zone circonscrite, le bas-ventre
et les lombes par exemple, obtenir une révulsion locale qui favorise singulièrement la résolution des hyperémies utérines et péri-utérines ; je
l'ai souvent employée contre ces états morbides, et presque toujours
avec le plus grand succès.

Douche en colonne. — Je ne la mentionne que pour mémoire : elle
est remplacée avec avantage par la *douche en jet mobile.* Cette dernière demande, pour être bien administrée, une main habile et pru-
dente ; elle peut être très-nuisible. Chez les sujets à sympathie facile, si
le médecin ne peut agir par lui-même, il fera mieux de recourir à d'autres agents hydriques. En général, on ne tient pas assez compte de ce
fait ; aussi les mécomptes sont-ils fréquents.

Douche alternative. — Elle n'appartient pas, à proprement parler,
à l'hydrothérapie pure : elle agit d'une manière spéciale dans certains
cas, les névralgies des gros troncs nerveux, par exemple.

Douche en lame. — C'est un puissant tonique, qui ajoute beaucoup
à l'effet du bassin.

En général, les premières douches froides impressionnent vivement :
quelquefois il y a une suffocation considérable qui effraye les malades,
ou des palpitations violentes, ou bien des douleurs intenses à la partie

postérieure de la tête et du cou. On évite ces accidents, qui ne sont pas graves, en commençant le traitement par des douches tempérées ; les malades s'acclimatent ainsi très-rapidement et sans répugnance. D'un autre côté, certains états morbides résistent à l'eau froide et sont même aggravés par son emploi : je citerai les excitations des fonctions du cerveau si communes chez les hommes qui se sont livrés à des excès de travail intellectuel, et chez ceux qui ont beaucoup souffert moralement, excitations auxquelles sont le plus souvent dues les névropathies cérébrales et que l'on voit quelquefois se terminer par un triste suicide. Dans ces cas graves, les douches faibles en pluie de 28° à 20° centigrade déterminent une prompte sédation qui persiste si le malade a la patience de continuer pendant deux ou trois mois un traitement aussi simple.

Bains de siége. — L'hydrothérapie en fait un grand usage dans le traitement des maladies chroniques. Leur action varie suivant la durée du bain et la température de l'eau. Un bain de siége froid et court (7° centigrade et 5 minutes) est un révulsif énergique qui rougit fortement la peau. A la même température, mais prolongée pendant une heure, il augmente la circulation profonde du bassin et abaisse la chaleur animale. Quant à l'action que ce genre de bain détermine sur le système nerveux, elle obéit aux mêmes lois que les autres applications extérieures d'eau froide. Il offre de grandes ressources au praticien et est d'un usage commode.

Les médications qui se rattachent à l'action excitante de l'eau froide sont au nombre de sept : la médication reconstitutive et tonique, la médication excitatrice, la médication révulsive, la médication résolutive, la médication sudorifique, altérante et dépurative, la médication antipériodique, la médication prophylactique ou hygiénique. Plusieurs de ces médications peuvent être ou sont nécessairement associées l'une à l'autre, et c'est dans cette association même que se trouve la cause la plus puissante de l'efficacité si remarquable de l'hydrothérapie, dans un grand nombre de cas pathologiques rebelles à tous les agents de la matière médicale et de l'hygiène.

Art. V. — HYGIÈNE HYDROTHÉRAPIQUE.

Une bonne hygiène est indispensable au succès de tout traitement hydrothérapique.

Exercice au grand air. Les malades, avant de se soumettre à l'eau froide, doivent marcher pendant un certain temps pour avoir chaud, et et après la séance ils doivent faire encore une promenade pour activer la réaction et pour la rendre durable. Lorsque la marche est impossible, on y supplée par des moyens artificiels. La nécessité de la réaction

spontanée est absolue; si on ne peut l'obtenir, il faut cesser le traitement et recourir à d'autres agents. Il en est de même si le malade, par
la nature de ses occupations, ne peut pas disposer du temps nécessaire.
L'hydrothérapie mal faite peut avoir les conséquences les plus funestes
pour la santé; et aujourd'hui que l'emploi de l'eau froide se répand dans
la pratique de ville, on ne peut trop appeler l'attention des médecins
sur les accidents auxquels ils exposent leurs malades en négligeant d'insister sur la nécessité de la réaction.

Régime alimentaire. — Il doit varier suivant les circonstances, mais
en général une alimentation substantielle sans *exagération* est nécessaire au plus grand nombre des malades. Le vin ne sera pas proscrit
systématiquement, surtout si le traitement se fait à la ville; mais à la
campagne une eau bien fraîche et très-pure sera parfaitement supportée,
et dans bien des cas elle modifiera très-avantageusement l'état de l'estomac et favorisera la digestion.

Art. VI. — ACCIDENTS ET DANGERS DE L'HYDROTHÉRAPIE.

Il faut savoir doser l'hydrothérapie et surtout s'arrêter à temps. A
l'aide d'une surveillance intelligente on peut mener à bonne fin un traitement hydrique de longue haleine, si on a la précaution de laisser les
malades se reposer de temps en temps et si l'on sait faire d'une alimentation réparatrice, des toniques (vin, café même), un emploi méthodique; j'ajouterai que la température de l'eau ne doit pas rester inva-
riablement au même degré, et qu'on rencontre des cas où l'amélioration
obtenue reste stationnaire, disparaît même, tandis que la guérison
s'obtient rapidement si on élève de quelques degrés la température du
liquide.

Quant aux affections organiques du cœur, non-seulement l'hydrothérapie ne les détermine pas, mais leur existence n'est pas même une
contre-indication. Des médecins ont traité avec succès, pour des affections
diverses, des malades présentant des insuffisances mitrale et aortique
avec ou sans hypertrophie ventriculaire et n'ont jamais constaté après le
traitement une aggravation de la lésion. Mais dans ces circonstances
l'application hydriatrique réclame certaines précautions et il faut éviter
tout ce qui pourrait déterminer une excitation trop vive de l'organe
central de la circulation.

CHAPITRE XXVIII

ÉLECTROTHÉRAPIE

Art. 1er. — HISTORIQUE

L'électrothérapie, qui est l'application de l'électricité à la médecine, a suivi d'une part les progrès de la physique, de l'autre ceux de l'anatomie et de la physiologie.

Après Galvani (1780) on a étudié l'action de l'électricité sur l'organisme, et l'on a cherché à donner une base à l'électricité médicale. Des faits physiologiques fondamentaux, quoique peu nombreux, ont été découverts dans ces dernières années. Les expériences et les observations se multiplient, mais les conséquences théoriques sont souvent contestées, soit par des observations nouvelles qui mènent à des résultats contraires, soit parce que les expériences elles-mêmes ne paraissent pas complètes.

Les premières applications du galvanisme sont antérieures à la pile de Volta.

On appliquait sur les parties malades, quelquefois dénudées, des plaques métalliques de nature différente qu'on réunissait par un arc conducteur. On nota l'action sur le système nerveux moteur et sensitif. De Humboldt, en 1797, observa la même action et de plus l'augmentation de la sécrétion des plaies : à la suite de nombreuses expériences, il recommanda l'emploi du galvanisme contre les maladies des yeux et les paralysies. Un peu plus tard il vit, sous l'influence de la pile, s'agiter des poissons auxquels il avait coupé la tête. Janotti, électrisant des cigales mortes, reproduisit le chant particulier à cet animal. Bichat avait commencé des essais sur les cadavres humains. Mais les expériences les plus frappantes qui appelèrent sur l'emploi du galvanisme l'attention des médecins furent celles d'Aldini (de Bologne) sur des cadavres de suppliciés. En 1825, Sarlandière mit en honneur la galvanopuncture, qui fut surtout mise en pratique par Fabré-Palaprat, et expérimentée dans les hôpitaux de Paris.

Le docteur Remak (de Berlin) a voulu ramener l'emploi des courants continus, et réagir contre l'emploi à peu près exclusif de courants d'induction [1]. Des résultats thérapeutiques nombreux sont consignés dans son ouvrage, surtout pour les paralysies. Quant à ses conclusions elles ont été généralement repoussées.

La découverte des courants d'induction par Faraday (1832) a fait entrer l'électricité dans une voie nouvelle. Masson, le premier, vulgarisa l'emploi des courants induits dans la thérapeutique. Après lui, Duchenne (de Boulogne) est celui qui a le plus propagé l'usage de l'électricité ; son ouvrage sur l'*électrisation localisée* est un traité complet d'électricité médicale qui renferme l'exposé de tous les travaux importants faits sur cette matière et auxquels l'auteur est venu ajouter de nouveaux faits pathologiques et thérapeutiques [2].

C'est surtout aux travaux de Matteucci, Nobili, Faraday, Du Bois-Reymond, Claude Bernard, que cette science doit un certain nombre de faits fondamentaux basés sur l'anatomie et la physiologie.

Nous signalerons enfin l'excellent manuel du docteur Tripier [3], auquel nous empruntons une partie des figures de ce chapitre.

Art II. — APPAREILS SERVANT A PRODUIRE L'ÉLECTRICITÉ

Les appareils servant à produire de l'électricité sont généralement divisés en deux catégories : les machines à frottement et les piles.

§ Ier. — MACHINES A FROTTEMENT

Les machines à frottement donnent l'électricité à l'état de tension. Nous nous contenterons de les énumérer :

La machine de Ramsdem, machine électrique ordinaire, donnant de l'électricité positive ;

La machine de Nairne, imaginée spécialement pour électriser les malades, donne les deux électricités ; dans la machine modifiée, au manchon en verre, difficile à remplacer en cas d'accident, on a substitué une roue en verre semblable à celle de la machine précédente ;

La machine de van Marum, modification de la machine de Ramsdem, donnant les deux électricités à la volonté de l'opérateur ;

La machine hydro-électrique d'Armstrong, dans laquelle l'électricité est produite par le frottement des gouttelettes d'eau entraînées par de la vapeur ;

[1] *Galvanothérapie*, ou de l'application du courant galvanique constant, trad. par A. Morpain. Paris, 1860.
[2] *De l'électrisation localisée et de son application à la pathologie et à la thérapeutique*, 2e édit., Paris, 1861.
[3] *Manuel d'électrothérapie. Exposé des applications médicales et chirurgicales de l'électricité.* Paris, 1861.

L'électrophore, imaginé par Volta à la suite d'expériences faites par Baccaria et Œpinus.

La bouteille de Leyde, que l'on charge avec une des machines précédentes, a été très-employée dans la pratique médicale. On préfère généralement l'électromère de Lane, qui n'est qu'une bouteille de Leyde dans laquelle les deux armatures peuvent être plus ou moins rapprochées. Lorsque la charge de la bouteille sera suffisamment grande, une étincelle jaillira entre les deux boutons en regard; on pourra par conséquent, en les rapprochant plus ou moins, obtenir une charge plus ou moins forte.

§ II. — PILES ÉLECTRIQUES

Les piles donnent de l'électricité sous forme de courant. Leur nom vient du premier appareil de ce genre, imaginé par Volta.

Un couple électrique est formé par deux corps, tous deux en contact avec un liquide dont l'un au moins est attaqué chimiquement; dans le cas où tous les deux le seraient, il faut que l'action chimique soit plus énergique sur l'un que sur l'autre.

L'action chimique oriente le mouvement électrique et l'entretient. Cette action ou force est appelée *Force électromotrice*. C'est elle qui accumule la tension positive d'un côté, la tension négative de l'autre, tensions qui sont égales.

Son action est instantanée et continue; elle est indépendante de l'état électrique d'un des métaux en contact.

La pile ou réunion de plusieurs couples est la somme des forces élémentaires développées dans chacun d'eux.

L'intensité d'un couple peut se calculer d'une manière relative par les chaleurs de combustion : les actions chimiques opérées dans les différents couples sont de véritables combustions.

Les combinaisons opérées produisent un certain nombre de calories qu'on peut calculer. Les décompositions en absorbent une certaine quantité. Si l'on calcule la différence, on a un certain nombre de calories qui représente l'intensité d'un couple. D'après cela, si nous prenons un corps quelconque, l'eau par exemple, un couple dont l'intensité est représentée par un certain nombre de calories ne pourra la décomposer qu'autant que ce nombre sera supérieur à celui de la chaleur de combustion de l'hydrogène. Ainsi un couple de Volta ne décompose pas l'eau; un couple de Bunsen la décompose.

Tous les corps opposent une résistance au passage de l'électricité. Cette résistance, très-faible pour certains, les métaux par exemple, est très-considérable pour d'autres, l'eau par exemple. La résistance spécitique d'un corps est la résistance qu'oppose un corps d'une longueur d'un mètre, d'un millimètre carré de section. On prend pour unité de résistance celle du cuivre. La résistance au passage de l'électricité diminue quand l'intensité du courant augmente, mais non proportionnellement. Les gaz sont complétement isolants : ils ne deviennent conducteurs qu'à de hautes températures. L'intensité d'un courant dépend de la quantité d'électricité et non de la tension, deux choses qu'il est important de savoir distinguer au point de vue des applications médicales. L'intensité d'un courant est la même dans tous les points d'un circuit, fait qui se vérifie facilement par le galvanomètre, le voltamètre, etc. L'intensité d'un couple électrique est proportionnelle à la force électromotrice, et en raison inverse de la somme des résistances. Cette loi fondamentale a été découverte par Ohm. On établit d'après cet énoncé une formule d'une grande simplicité, conduisant à des conséquences fondamentales pour la formation des piles.

Soit I l'intensité du couple, E la force électromotrice, R la résistance intérieure de la pile, et r celle du circuit interpolaire, on a $I = \dfrac{E}{R+r}$.

Si le circuit interpolaire est très-court et par suite sa résistance nulle, l'intensité reste la même, quel que soit le nombre des couples ou éléments; si ce circuit est très-grand, l'intensité sera proportionnelle au nombre des éléments.

Les couples d'une pile peuvent être associés par les pôles de nom contraire, en série ou en tension; si on les associe par les pôles du même nom ou en quantité, on forme un couple unique d'une grande surface. Dans ce cas, si le circuit est très-petit, l'intensité augmentera proportionnellement au nombre des couples.

On distingue les piles à courant variable et les piles à courant contant.

PILES A COURANT VARIABLE OU A UN SEUL LIQUIDE

Les plus connues sont les suivantes : Piles à colonne de Volta ; — à auge ou de Cruikshank ; — à couronnes de tasses ; — de Wollaston ; — à hélice ou de Hare ; — d'Young ; — de Muncke ; — de Sturgeon.

Dans tous ces appareils le couple est formé par deux lames, l'une de cuivre, l'autre de zinc, plongeant dans de l'eau acidulée par l'acide sulurique. Généralement la solution est au $1/8^{me}$; la seule différence à faire entre elles consiste dans la disposition relative et l'étendue des lames.

Dans la pile en hélice ou de Hare, les lames de zinc ont quelquefois une surface de 5 mètres carrés chacune, et cependant les couples n'occupent pas un grand volume. Cette pile donne un courant d'une intensité très-grande, et ses effets calorifiques sont si considérables qu'on l'appelle quelquefois calorimoteur ou déflagrateur.

Dans les autres piles, celle d'Young par exemple, chaque lame de zinc est placée entre deux lames de cuivre à une petite distance. Comme on le verra plus loin, la résistance intérieure de la pile sera beaucoup plus faible, le courant gagnera en intensité, mais pas en tension. Cinquante couples de la pile d'Young n'occupent pas plus de 25 centimètres carrés. Comme dans celle de Muncke, on les plonge, au moment de s'en servir, dans une même auge renfermant l'eau acidulée. Le pôle négatif correspond toujours au métal attaqué au zinc.

Mais si les lames polaires se trouvent soudées à des lames de cuivre, celles-ci prendront par conductibilité l'électricité négative. Les lames de cuivre portent le nom de collecteur.

Les piles à un seul liquide le plus généralement employées sont celles de Grenet et Fonvielle, au bichromate de potasse ; de Marié-Davy et Benoist, au deutosulfate de mercure, et celle de Gaiffe.

Dans la pile de Grenet et Fonvielle, qui n'est qu'une modification d'une pile imaginée par Bunsen, chaque couple est formé d'une lame de zinc, d'une lame de cuivre servant de collecteur, d'un liquide composé d'acide sulfurique concentré et de bichromate de potasse.

Pour empêcher le dépôt d'oxyde de chrome sur le zinc, on a adapté soit une soufflerie faisant pénétrer de l'air, soit un agitateur qu'on fait mouvoir facilement. Cette pile est excellente pour faire rougir des fils métalliques.

Dans la pile de Marié-Davy et Benoist, chaque couple est composé d'une auge en charbon servant de collecteur, dans laquelle on place le sulfate acide de mercure avec un peu d'eau, le tout recouvert d'un plateau de zinc. Le mercure provenant de la réduction du sulfate entretient l'amalgamation du zinc.

La pile de Gaiffe n'est qu'une modification de la précédente ; le zinc peut à volonté être approché ou éloigné au fond de l'auge pour diminuer ou augmenter la résistance intérieure de la pile.

Dans la pile du prince Bagration, chaque couple se compose d'une lame de zinc, d'une lame de cuivre plongeant dans de la terre qu'on arrose avec une dissolution de chlorhydrate d'ammoniaque.

La pile d'Alizeau, dans laquelle chaque couple consiste en une assiette de cuivre au fond de laquelle est soudée une rondelle de zinc qu'on recouvre de chlorhydrate d'ammoniaque et de sel marin et d'eau. Ces couples se superposent comme dans la pile à colonne.

Les piles ou chaînes galvaniques de Pulvermacher offrent un grand nombre de couples, sous un volume peu considérable. Chaque chaînon se compose d'un petit billot en bois autour duquel sont enroulés paral lèlement un fil de zinc et un fil de cuivre. Les deux extrémités du fil de zinc d'un couple sont liées aux chefs correspondants du fil de cuivre du billot précédent. Les couples ou chaînons peuvent s'ajuster entre eux,

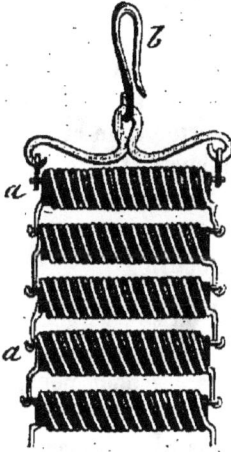 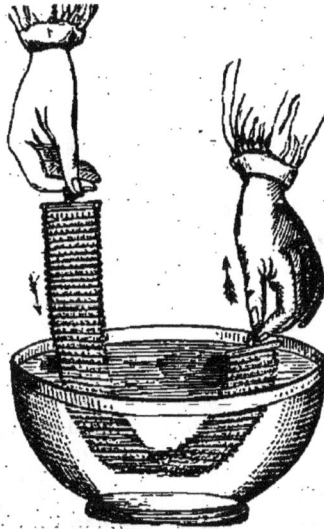

Fig. 21.   Fig. 22.

Fig. 21. — Pile de Pulvermacher. — *a*, élément de pile. La partie solide de chaque couple consiste en un petit billot de bois sur lequel sont enroulés parallèlement en hélice un fil de zinc et un fil de cuivre.

Fig. 22. — Même pile qu'on plonge dans l'eau vinaigrée pour la mettre en activité.

soit dans le sens de leur longueur, soit dans le sens transversal. La pile est chargée en la mouillant avec de l'eau vinaigrée. Son énergie augmente avec la concentration de la solution. Ces piles sont à forte tension, mais leur énergie diminue rapidement. Elles sont d'un emploi commode, car elles peuvent s'appliquer facilement sur différentes parties du corps.

La pile à gaz de Grove, les piles secondaires, les piles sèches, sont très-rarement employées.

PILES A COURANT CONSTANT OU A DEUX LIQUIDES

Dans la composition des couples formant les piles à courant constant, on a eu surtout pour but 1° d'empêcher l'altération du collecteur, soit par la condensation de l'hydrogène polarisé, soit par les dépôts que ce même gaz y produirait par son action réductrice, causes servant à produire des courants de sens contraire au courant principal.

2° D'entretenir l'uniformité de l'action chimique en conservant aussi longtemps que possible dans le même état d'une part le métal attaqué, de l'autre le liquide actif. Dans un couple de pile à deux liquides, couple de Daniel, de Grove, de Bunsen, les deux liquides sont séparés par un diaphragme poreux ordinaire en terre dégourdie auquel on donne le moins d'épaisseur possible, car il augmente notablement la résistance intérieure de la pile. Le couple le plus constant est celui de Daniell. Le collecteur en cuivre plonge dans une solution de sulfate de cuivre. L'hydrogène produit un dépôt de cuivre qui n'altère pas le collecteur.

Dans le couple de Bunsen le sulfate de cuivre est remplacé par l'acide azotique, dans lequel plonge le collecteur formé d'un cylindre plein en charbon des cornues ; c'est un des plus employés, il offre le désagrément de donner des vapeurs nitreuses incommodantes.

§ III. — APPAREILS D'INDUCTION

Les appareils d'induction sont ceux dont on se sert généralement en médecine ; des dispositions ingénieuses les ont rendus portatifs, d'un maniement commode, conditions indispensables pour pouvoir les utiliser.

Les courants d'induction ont été découverts par Faraday en 1832.

Si l'on approche rapidement un courant d'un circuit fermé, il se produit aussitôt dans ce circuit un courant appelé courant induit, de sens contraire au courant inducteur et dont la durée est insensible ; quand on éloigne le courant inducteur il se manifeste dans le circuit fermé un courant instantané de même sens que le courant inducteur.

Le premier courant d'induction se nomme courant inverse ou négatif ; le second, courant direct ou positif. Au lieu d'approcher ou d'éloigner les circuits on enroule au tour d'une bobine deux fils métalliques, ordinairement en cuivre recouverts de soie, et l'on fait passer le courant dans l'un deux.

En établissant le courant voltaïque et l'interrompant brusquement on produit dans l'autre spirale fermée des courants induits ; le premier, qui est inverse, est appelé aussi courant de fermeture ; le second, qui est direct, courant de rupture.

Ohm a rattaché l'induction aux phénomènes de tension, et Guillemin, après lui, a déduit de ses expériences la proposition suivante :

« Le courant induit est inverse quand le courant inducteur augmente d'intensité ; il est direct quand l'intensité du courant inducteur diminue. »

Le même physicien a reconnu que, dans les bobines d'induction, le courant de fermeture se développe moins rapidement et qu'il dure plus longtemps que le courant de rupture. Abria a vu de son côté que les courants directs donnaient des effets calorifiques plus intenses que les courants inverses. Les aimants sont capables de produire des courants induits. Ce fait, découvert par Faraday, est venu apporter une nouvelle confirmation de la théorie d'Ampère. Laissons un aimant s'orienter librement et plaçons-nous à l'ouest par rapport à lui. Il nous représente un solénoïde dans lequel les courants sont dirigés de l'est à l'ouest, et ils sont ascendants du côté de l'observateur. Puisque cet aimant nous représente un courant électrique, il suffira d'approcher ou d'éloigner ses pôles d'un circuit fermé pour y faire naître des courants d'induction.

L'intensité des courants d'induction croît proportionnellement au nombre des éléments agissant du courant inducteur, et en raison directe de la quantité d'électricité qui traverse l'élément. La tension augmente avec la rapidité des mouvements.

Les courants induits dont nous venons de parler sont des courants induits de premier ordre. Par des dispositions particulières on a pu produire de nouveaux courants induits, au moyen des précédents; ils sont appelés courants induits secondaires. Ces derniers peuvent, de la même manière, produire des courants induits tertiaires, etc.

Lorsqu'un courant traverse un circuit en spirale, les spires réagissent les unes sur les autres, il y a induction réfléchie, production d'un courant induit dans le circuit inducteur, courant désigné par Faraday sous le nom d'*extra-courant*. L'extra-courant a dans l'hélice le même sens que le courant de la pile. On a isolé un extra-courant de rupture et un extra-courant de fermeture qui sont égaux. L'extra-courant est soumis aux mêmes lois que les courants induits. Masson a vu que ses effets physiologiques étaient différents, il n'affecte que les points touchés; la sensation ne s'étend pas loin, l'action physiologique est ainsi localisée; il explique ce fait de la manière suivante : les courants induits se composent de deux courants successifs de sens contraire. L'extra-courant est constitué par un mouvement électrique dirigé dans un seul sens.

L'induction peut être produite par la décharge d'une bouteille de Leyde.

Lorsque l'induction est produite par un courant voltaïque, l'intensité du courant induit est toujours augmentée par la présence, dans l'intérieur de la bobine, de barreaux de fer doux : ce fait est facile à comprendre puisque les masses de fer doux sont transformées en aimants temporaires qui agissent dans le même sens que le courant inducteur.

Lorsqu'une enveloppe ou manchon métallique est interposée entre les barreaux de fer doux et la bobine induite ou entre la bobine induite et la bobine inductrice, les courants produits diminuent considérablement d'intensité.

Les appareils d'induction sont désignés sous le nom de volta électriques ou de magnéto-électriques, suivant que l'induction est produite par un courant voltaïque ou un aimant.

Duchenne (de Boulogne) désigne du nom de faradisation l'application des courants induits à l'art de guérir, et les appareils par ceux de volta-faradiques et magnéto-faradiques.

APPAREILS VOLTA-ÉLECTRIQUES

Une pièce importante commune à tous ces appareils est l'interrupteur du courant, appelé aussi *réotome* ou *commutateur*. On emploie surtout le réotome de Masson et les réotomes automatiques qui sont les plus simples. Dans le premier l'interruption est produite par une roue dentée métallique mise en communication avec le circuit par deux ressorts dont l'un est constamment appuyé contre l'arbre de la roue, et l'autre glisse sur les dents : on peut au moyen d'une manivelle faire mouvoir plus ou moins rapidement cette roue. Dans les réotomes automatiques l'interruption est produite par le courant inducteur lui-même. Lorsque le courant passe, les masses de fer doux placées dans l'intérieur de la bobine agissent comme aimants, et attirent un ressort métallique, le courant est interrompu. Le ressort revient sur lui-même, et ferme le courant. Ce réotome est appelé trembleur.

Les principaux appareils d'induction volta-faradiques sont les suivants : Appareils Bonijol, de Duchenne, (de Boulogne, fig. 23); de Siemens et Halske (fig. 24); de Legendre et Morin, de Ruhmkorff et Gaiffe. Les appareils Bonijol ne sont plus employés aujourd'hui.

L'appareil de Duchenne donne les courants induits du premier ordre et l'extra-courant à la volonté de l'opérateur. Il est composé d'une bobine cylindrique reposant sur une caisse rectangulaire portant deux tiroirs : le plus inférieur renferme le couple composé d'une caisse en zinc et d'un collecteur en charbon des cornues qui s'ajuste hermétiquement dans le tiroir : à la partie supérieure du charbon est creusée une rigole que l'on remplit d'acide azotique ; on verse dans la caisse de l'eau salée ; le courant produit par ce couple à deux liquides sans diaphragme passe dans le réomètre logé dans le tiroir supérieur, et de là dans le circuit inducteur; l'interruption est produite soit par un trembleur, soit par le réotome de Masson. On fait varier l'intensité des courants soit au moyen d'un gradua- teur consistant en deux manchons cylindriques de cuivre qui enveloppent, l'un l'hélice induite, l'autre les faisceaux de fer doux; soit au moyen du modérateur consistant en un tube de verre rempli d'eau et dans lequel on peut faire enfoncer plus ou moins l'extrémité du fil induit; l'une des modifications principales apportées à cet appareil réside dans la substi- tution au couple de zinc et charbon, d'une pile composée de trois ou quatre éléments au deuto-sulfate de mercure. L'extra-courant est recueilli au

moyen de deux fils de dérivation aboutissant à deux bornes métalliques
où s'attachent les réophores. Pour que l'extra-courant ne traverse pas la

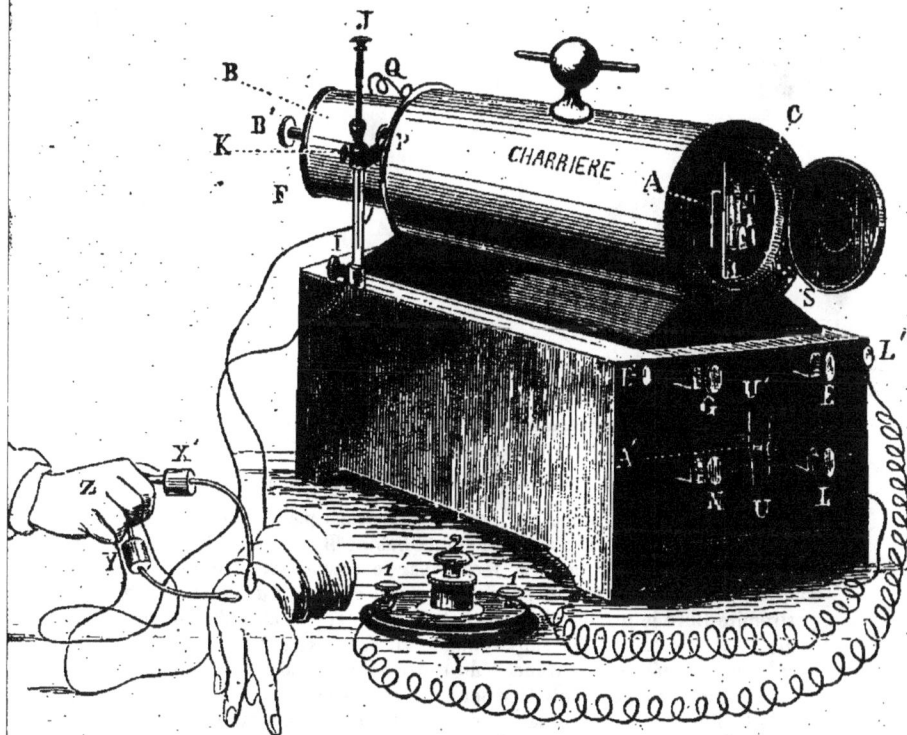

Fig. 23. — Appareil volta-faradique de Duchenne.

A, trembleur. — S, vis contre laquelle frappe le trembleur. — C, vis pour arrêter
le trembleur. — B, manchon métallique, graduateur. — U, tiroir inférieur renfermant la pile. — U', tiroir supérieur renfermant le réomètre et un commutateur. — G, E, L, N, plaques métalliques et boutons à vis auxquels peuvent être
fixés les réophores. — Q, P, boutons où aboutissent les extrémités du fil induit.
— I, J, graduateur consistant en un tube à eau, avec une tige métallique mobile.

pile il faut qu'elle ne soit pas comprise dans l'intérieur du circuit de dérivation.

L'appareil Siemens et Halske est un de ceux qui se prêtent le mieux
aux recherches physiologiques délicates (fig. 24).

Il est composé de deux bobines reposant sur une planche en bois : la
bobine induite est mobile, évidée à son intérieur de manière à pouvoir y
loger plus ou moins profondément la bobine inductrice, qui est fixe. Par
cette disposition on comprend que, l'action inductrice restant la même,
on pourra faire varier l'intensité des courants induits. Un aimant tempo-

raire distinct de tiges de fer doux placées dans la bobine fait mouvoir le trembleur.

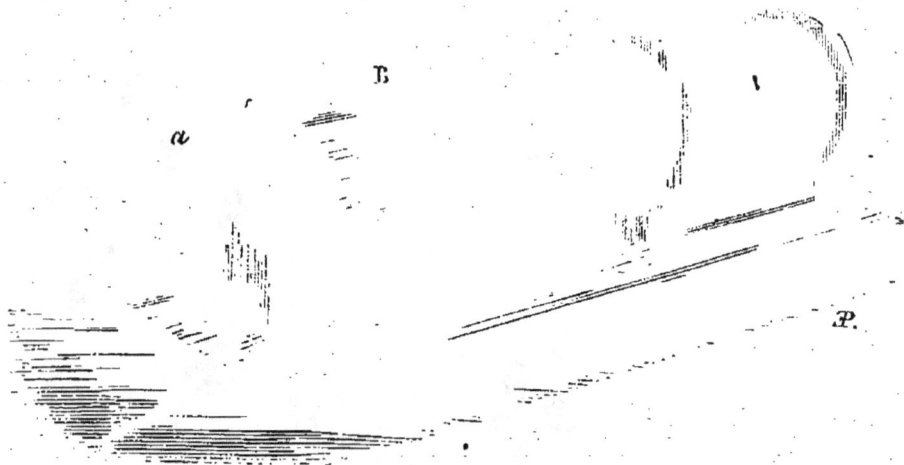

Fig. 24. — Appareil de Siemens et Halske.

A, A', extrémités du fil inducteur armées de bornes pour recevoir le courant de la pile. — Le fil inducteur s'enroule sur la bobine B et entoure les branches de l'é-lectro-aimant D. Le circuit est fermé par le contact avec la vis *v* d'un ressort horizontal fixé à la partie supérieure de la colonne A *a*. Ce ressort porte à son extrémité libre le marteau E, dont l'attraction par l'électro-aimant rompt le cir-cuit. — C faisceau de fer doux remplissant l'axe évidé de la bobine B.
Deux bornes, situées sur la tranche du cadre en bois qui porte la bobine B, servent à recueillir l'extra-courant. Une seule de ces bornes se voit, en I, sur la figure. B', la bobine dans le fil de laquelle se produisent les courants induits. Les extré-mités du fil aboutissent à deux bornes situées derrière la bobine, et qui ne peu-vent se voir ici. La bobine B' glisse entre deux règles graduées H, H.

L'appareil Legendre et Morin, plus portatif que les précédents, d'un prix relativement moins élevé, a été longtemps employé. Il donne l'extra-courant et les courants induits de premier ordre. Les fils des deux bobines sont réunis bout à bout, les interruptions sont produites par un trem-bleur caché, et comme l'appareil ne porte pas de réomètre on ne peut avoir aucune indication exacte du passage du courant. La partie inférieure de la boîte porte deux couples de Bunsen dont les vapeurs nitreuses agissent sur les autres pièces de l'appareil et les détériorent rapidement.

Ruhmkorff a construit un appareil très-commode pour l'usage médical. Il a la dimension d'un volume ordinaire de format in-8°.

L'appareil de Gaiffe est à peu près le même, il a la forme d'un petit in-12. Ils fonctionnent tous deux à l'aide de deux couples au deutosulfate de mercure, formant deux petits godets cylindriques distincts dans l'ap-pareil Ruhmkorff, réunis dans l'appareil Gaiffe, dans une petite auge en gutta-percha à fond de charbon. Le trembleur est visible, on peut régler ses mouvements au moyen d'une vis, on peut le supprimer et produire l'interruption au moyen d'une roue dentée. Dans l'appareil de Gaiffe, il

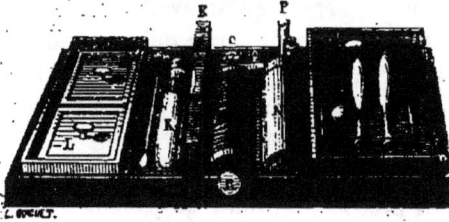

Fig. 25. — Appareil volta-faradique de Gaiffe.

I, pile de deux couples au sulfate de mercure. — M, bobine. — O, vis pour régler le trembleur. — Q, ressort du trembleur. — P, tête d'un ressort pour effectuer les interruptions à la main. — R, vis pour tirer le graduateur. — E, pièce portant de petits tubes de cuivre dans lesquels on engage les réophores. — K, tube en verre pour renfermer le sel mercuriel. — N, T, excitateurs.

existe une seule bobine portant un graduateur cylindrique recouvrant les faisceaux de fil de fer : dans l'autre, il y a deux bobines recouvertes extérieurement par les tubes graduateurs.

Les deux appareils de Ruhmkorff et Gaiffe ne sont que des imitations

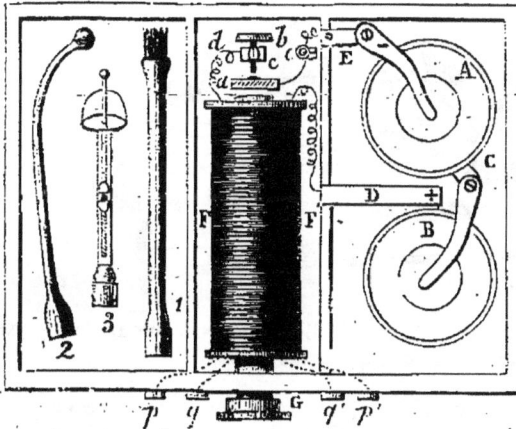

Fig. 26. — Appareil électro-médical de Benoist et Marié-Davy. Appareil dans sa boîte.

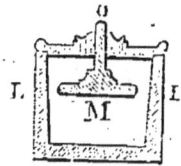

Fig. 27. — Coupe verticale d'un élément de pile.

I, L, godet en charbon des cornues. — M, zinc amalgamé. — O, tige métallique.

A, B, éléments de pile à un seul liquide au sulfate de mercure. — D, lame métallique communiquant d'un côté avec le pôle positif de l'élément B, de l'autre avec le fil inducteur. — C, lame métallique faisant communiquer les pôles de nom contraire des deux éléments. — R, R', lames métalliques mobiles servant à fermer le circuit ou à l'interrompre. — E, lame métallique faisant communiquer le pôle négatif de l'élément A avec le fil inducteur. — F, F', bobine. — C, manchon métallique, graduateur. — p, p', bornes où aboutissent les extrémités du fil induit. — q, q', bouchons communiquant avec le fil inducteur. — a, trembleur. — b, bouchon contre lequel s'appuie le trembleur. — d, e, fil inducteur. — 1, 2, 5, excitateurs divers ; (3) excitateur oculaire.

de celui de Benoist et Marié-Davy; en effet leur brevet est du 7 juin 1858;
ce n'est que le 4 août, que Ruhmkorff a présenté son appareil à
l'Académie des sciences; et une réclamation de priorité a été adressée
par Benoist et Marié-Davy à cette compagnie savante [1]; Ruhmkorff a
répondu que c'était par erreur qu'on avait présenté la pile au sulfate de
mercure comme lui appartenant, mais qu'il revendiquait les dispositions
de l'appareil. Enfin, ce n'est que le 5 janvier 1860, six mois après la
prise de brevet de Benoist et Marié-Davy, que Gaiffe a présenté son appareil au cercle de la presse scientifique.

On doit à Tripier un appareil électro-magnétique très-bien conçu, plus
compliqué que les précédents, mais qui rendra de grands services dans
l'étude comparée des effets physiologiques produits par les différents
courants.

APPAREILS MAGNÉTO-ÉLECTRIQUES

Les premiers appareils de ce genre sont ceux de Pixii, de Clarke et de
Saxton.

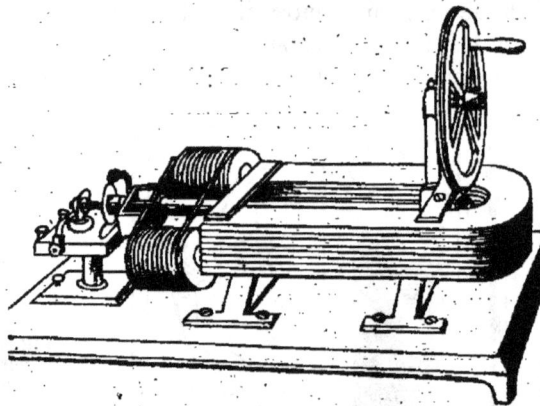

Fig. 23. — Appareil de Saxton. — La manivelle fait tourner autour de son axe
l'armature de fer doux qui porte les bobines.

On a construit, pour l'usage médical, différents modèles qui, en général,
reproduisent les dispositions de celui de Saxton; ils ont pour caractère
de donner une succession de courants alternativement opposés. Les appareils français sont construits d'après un autre type.

Pour en donner une idée succincte, nous empruntons le passage suivant au docteur Tripier [2] : « Un physicien des États-Unis, Page, a constaté
que lorsqu'une armature de fer doux et un aimant permanent tournent

[1] *Gazette des Hôpitaux.*
[2] *Manuel d'électrothérapie*, p. 130.

en face l'un de l'autre, les phénomènes d'induction qui se produisent ne sont pas bornés à la polarisation magnétique de l'armature de fer doux. Il se produit en même temps des modifications passagères de l'état magnétique de l'aimant permanent, modifications sous l'influence desquelles des courants induits de directions alternativement contraires se développent dans une hélice qui enveloppe cet aimant. Dujardin a construit sur cette donnée un instrument destiné aux usages médicaux dans lequel les bobines recouvrent les extrémités polaires d'un aimant permanent en fer à cheval, tandis que l'armature en fer doux est réduite à une plaque rectangulaire. Cette disposition est aussi celle des appareils de Breton frères et Duchenne (de Boulogne). Dans l'appareil de Breton (fig. 26), une vis de rappel rapproche ou éloigne à volonté l'aimant de l'armature de fer qui tourne devant ses pôles. Cette vis de rappel agit dans l'appareil de Duchenne sur l'armature mobile. Deux cylindres creux en cuivre

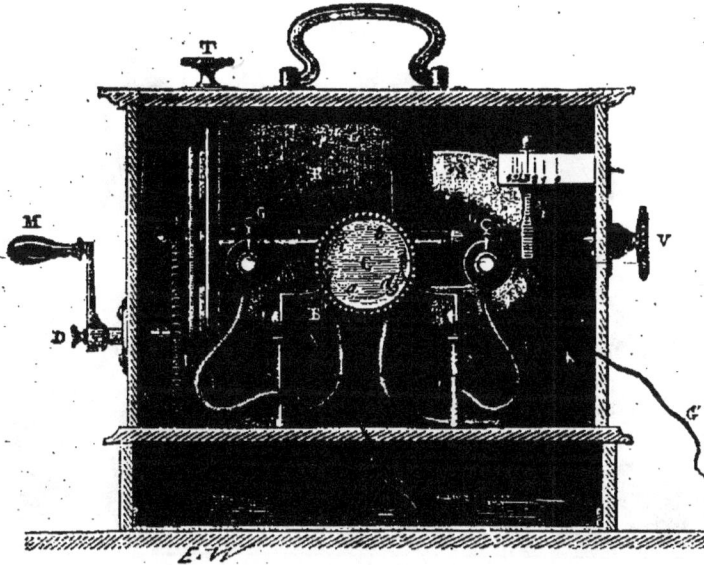

Fig. 29. — Appareil magnéto-faradique de Breton.

A, aimant en fer à cheval. — B, B, bobines recouvrant les extrémités polaires de l'aimant. — V, vis pour rapprocher ou éloigner l'aimant de barreau de fer doux P, auquel on imprime un mouvement de rotation avec la manivelle M, — E, chaîne métallique servant à transmettre le mouvement de la manivelle. — g, échelle graduée donnant les distances de l'aimant au barreau P. — C, commutateur. — H, tube à eau, graduateur. — G, G', bornes où s'attachent les réophores. — S, S' colonnes métalliques traversées par des courants. — I, I', conducteurs flexibles.

recouvrent encore, dans l'appareil de Duchenne, les bobines qui entourent l'aimant. Cette addition permet de diminuer la puissance des courants induits en recouvrant d'une enveloppe conductrice les fils dans lesquels ils se produisent. Mais ces cylindres graduateurs seraient assurément plus efficaces s'ils glissaient entre l'aimant et les bobines au lieu d'être extérieurs à celles-ci.

« Nous avons vu que, dans les appareils volta-faradiques, on utilise généralement l'extra-courant direct développé dans l'hélice inductrice par la rupture des circuits voltaïques et les courants induits développés dans un circuit extérieur à fil long et fin.

« Duchenne et Breton ont cherché à reproduire quelque chose d'analogue dans leurs appareils magnéto-faradiques. La force inductrice y agit en même temps sur deux bobines superposées, l'une à fils gros et courts, l'autre à fils longs et fins, et développe dans ces bobines des courants de tension et d'intensité différentes entre lesquelles on peut faire un choix.

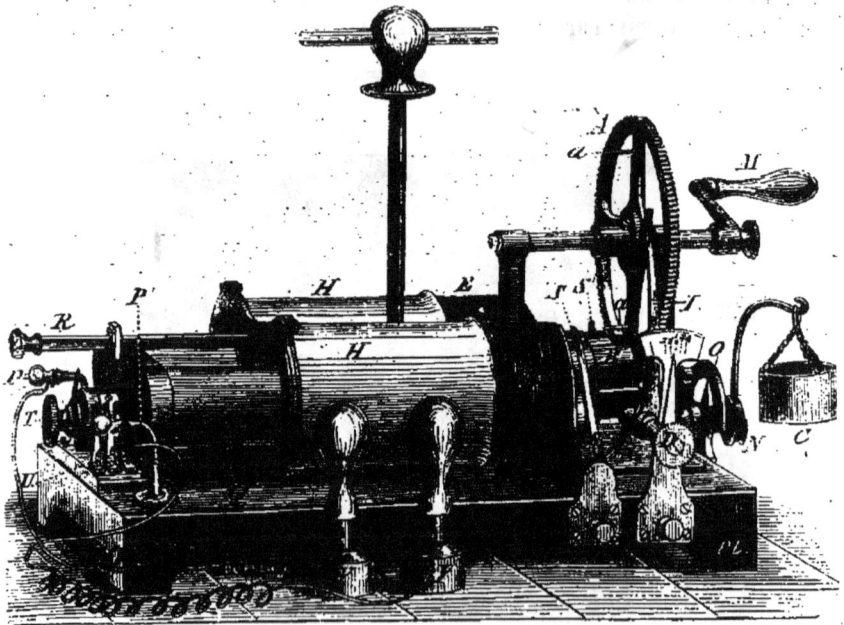

Fig. 50. — Appareil magnéto-faradique de Duchenne.

E, E, bobines recouvrant les extrémités de l'aimant permanent. — H, H, manchons graduateurs, qu'on fait mouvoir au moyen de la tige R. — M-A, manivelle et roue faisant mouvoir l'armature de fer doux. — B, commutateur. — G, plaque métallique sur laquelle est porté le commutateur et le barreau tournant et qu'on fait mouvoir avec la vis N, à une distance déterminée par le cercle gradué O. — C, petit seau qu'on charge de poids. — P, vis agissant sur le commutateur et servant à régler les interruptions. — S, S', tiges métalliques glissant sur le commutateur. — P, P, bornes où s'attachent les réophores. — V, V', manipules.

« Enfin Gaiffe a eu l'idée de combiner les dispositions des appareils de Saxton et de Page. Il a pu augmenter notablement la puissance de ces instruments sans leur donner un plus grand volume. Gaiffe a entouré d'hélices conductrices non-seulement les extrémités de l'aimant permanent qui est fixe, mais encore les extrémités de l'armature mobile en fer doux. De nouveaux courants d'induction sont ainsi produits, dont l'action s'ajoute à celle des courants développés dans les spires qui entourent l'aimant.

L'appareil magnéto-faradique de Gaiffe est en somme celui qui

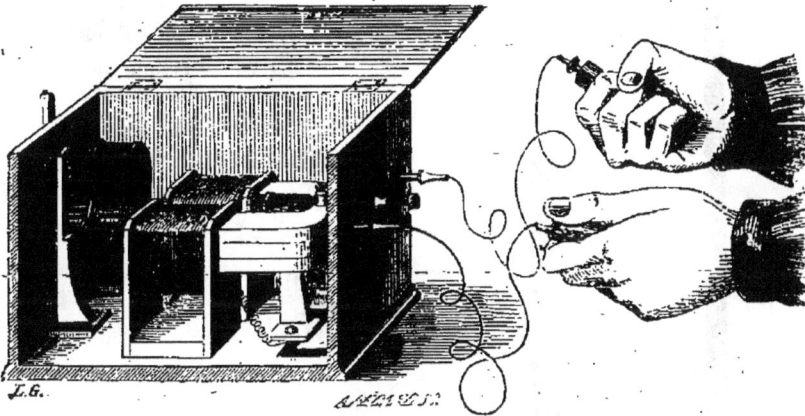

Fig. 51. — Appareil magnéto-faradique de Gaiffe.

réalise le mieux les conditions d'énergie et de commodité qui commandent aujourd'hui la préférence des praticiens.

§ IV. — PARTIES ACCESSOIRES DES APPAREILS OU EXCITATEURS

Pour faire pénétrer les courants dans l'organisme vivant, on se sert de pièces de formes variées s'attachant à l'extrémité des réophores portées sur des manches isolants.

La forme des excitateurs varie à l'infini; elle dépend de la manière dont on veut faire agir les courants, et de la forme des parties du corps sur lesquelles ils doivent être appliqués.

Les excitateurs le plus fréquemment employés sont les suivants : cylindres creux en cuivre qu'on donne à tenir au patient lorsqu'on veut faire pénétrer le courant par les mains et par une large surface ; excitateurs en forme de plaques minces de forme très-variable (fig. 32), pouvant se mouler sur les différentes parties du corps, en forme de boutons olivaires (fig. 33-34) ou coniques pour localiser le courant. Dans les excitateurs uréthral, rectal et utérin, l'olive terminale est vissée sur une tige métallique entourée d'une sonde (fig. 36 et 37).

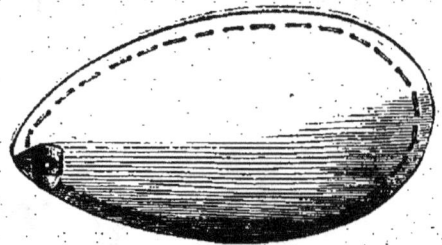

Fig. 32. — Plaque métallique
doublée de peau.

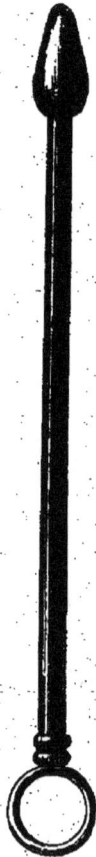

Fig. 35.

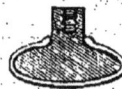

Fig. 34.

Fig. 36.   Fig. 37.   Fig. 33 et 34. — Ex-   Fig. 35. — Exci-
Excitateur   Excitateur   citateur sphérique et   tateur olivaire
uréthral.   rectal.   en forme de bouton.   monté sur sa tige

Pour exciter soit les parois de la vessie, soit les parois de l'utérus, Duchenne se sert d'un excitateur à deux branches isolées contenues dans une enveloppe isolante commune (fig. 38, 39, 40, et 41). Lorsqu'on le fait pénétrer dans l'intérieur de l'organe, les deux branches sont appliquées l'une contre l'autre; on les fait ensuite saillir plus ou moins dans l'intérieur, en agissant sur une vis extérieure.

Le balai métallique (fig. 42) est composé d'un certain nombre de fils fixés à l'extrémité commune d'un manche isolant; on s'en sert pour produire de la douleur lorsque l'électrisation est employée comme agent révulsif.

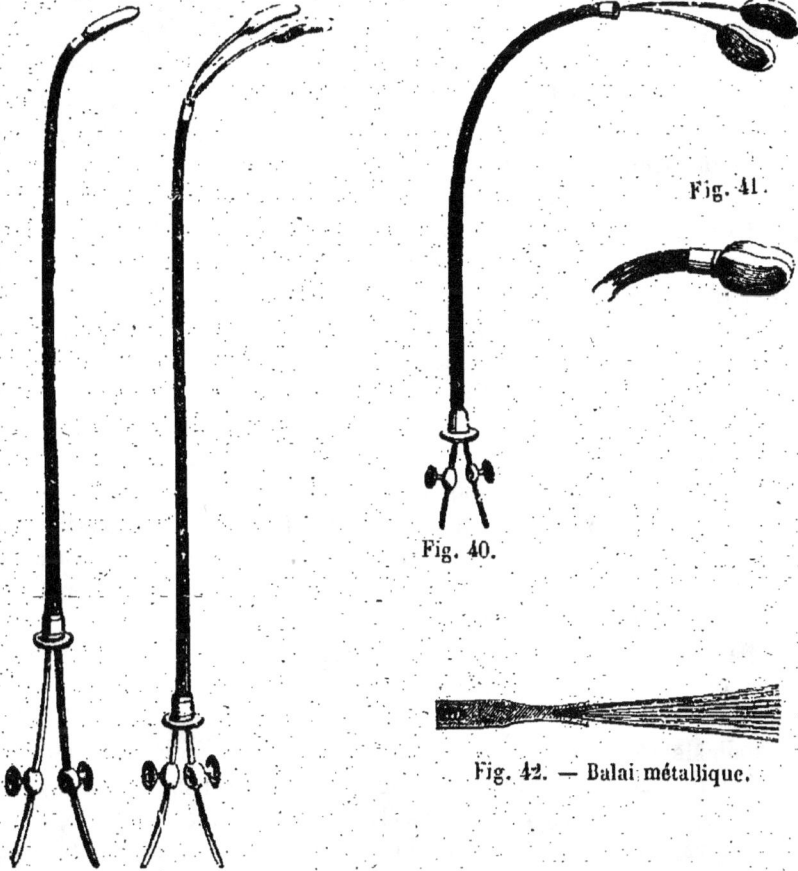

Fig. 41.

Fig. 40.

Fig. 42. — Balai métallique.

Fig. 39.   Fig. 58.

Fig. 58. — Excitateur vésical de Duchenne.
Fig. 39. — Le même, ouvert après son introduction.
Fig. 40 et 41. — Excitateur utérin de Duchenne.

On se sert souvent aussi, pour faire pénétrer les courants, de petites éponges humides qu'on enfonce dans de petits cylindres en cuivre.

En résumé, si on veut éviter de provoquer de la douleur, si on ne cherche pas à produire de révulsion, il faut faire pénétrer les courants à l'aide d'excitateurs humides et à large surface. Si on veut exciter la sensibilité, il faut employer des excitateurs métalliques grêles et secs, et dessécher la peau pour augmenter la résistance au passage.

Art. III. — ACTION PHYSIOLOGIQUE

Dubois-Reymond, après de nombreuses recherches, a formulé la loi suivante : le courant musculaire se manifeste toutes les fois qu'on fait communiquer par un réomètre un point de la surface latérale de faisceaux de fibres musculaires avec un point de la section transversale artificielle ou naturelle. La surface latérale est positive par rapport à la section transversale. Le courant musculaire est affaibli toutes les fois qu'on détermine des contractions tétaniques en irritant les nerfs par un moyen quelconque. Le courant musculaire a été attribué soit à l'action de l'air, soit aux liquides exsudés. Les expériences ont été refaites dans différents gaz. Dubois-Reymond a levé tous les doutes en opérant sur des individus vivants, et a mis hors de doute l'existence du courant musculaire de contraction ayant une origine physiologique. Matteucci a émis à ce sujet des vues intéressantes. Pour lui, la respiration musculaire ou acte chimique de désassimilation pendant la contraction engendrerait la force développée et se transformerait en partie en électricité. Dans les muscles séparés de l'animal vivant, les actions chimiques se continuant pendant un temps plus ou moins long produiraient le courant observé. Le fait suivant vient à l'appui de cette supposition : les muscles provenant d'animaux à sang froid chez lesquels la vie chimique est moins énergique, donnent des courants qui persistent pendant plus longtemps que ceux d'animaux à sang chaud.

De même que les muscles, les nerfs séparés de l'animal sont traversés par un courant propre allant du centre à la surface. Claude Bernard a découvert chez la grenouille un courant musculo-cutané, la surface longitudinale des muscles étant positive et la surface de la peau négative.

Comme exemples de l'existence des courants électriques chez les êtres vivants, on peut citer les poissons électriques : gymnote, torpille, silure, trichiure, tétrodron, qui ont été l'objet de travaux intéressants de la part de Faraday, Matteucci, Isid. Geoffroy Saint-Hilaire, Jobert de Lamballe [1]. Ajoutons encore que Becquerel, Donné, Buff ont mis hors de toute l'existence de courants électriques dans les différents organes de végétaux.

Aldini à Bologne et Andrew, médecin à Glasgow, firent sur des suppliciés des expériences restées célèbres. Les contractions et mouvements de toutes sortes qu'ils produisirent par les courants électriques frappèrent d'étonnement tous les assistants, et l'on crut avoir trouvé le moyen de prolonger la vie. Aldini opéra sur des corps morts naturellement et n'obtint aucun résultat.

---

[1] *Des appareils électriques des Poissons électriques*, Paris, 1858.

Ce dernier fait est de la plus haute importance pour l'interprétation théorique et philosophique.

SYSTÈME NERVEUX MOTEUR

Les contractions ne se produisent que lorsque le courant parcourt les nerfs dans le sens des ramifications.

Les nerfs les plus rapprochés du cerveau sont les premiers qui perdent la propriété d'exciter des contractions.

Ce fait serait anormal d'après Claude Bernard et ne s'observerait que sur les nerfs coupés [1].

Dans les expériences faites sur les animaux vivants, on a dû tenir compte de la manière dont on faisait agir les courants dans l'organisme et de la conductibilité des différentes parties traversées. La peau sèche est mauvaise conductrice de l'électricité : si on fait pénétrer les courants par des excitateurs secs à petite surface, la douleur au point du contact est très-vive : elle est à peu près nulle s'ils pénètrent par des surfaces larges et humides. Si l'on interpose dans le circuit métallique une partie d'un être organisé, le courant se dérive dans différentes directions suivant la conductibilité propre aux éléments histologiques.

Matteucci a reconnu que la substance nerveuse et la substance cérébrale ne diffèrent pas au point de vue de la conductibilité : le tissu musculaire conduit environ quatre fois mieux.

Les faits les plus positifs relatifs au système nerveux moteur ont été établis par les expériences de Dubois-Reymond et Remak. Lorsqu'un nerf moteur est parcouru par un courant faible, il y a contraction au moment de la fermeture ; si le courant a une certaine énergie il y a contraction à la fois à l'établissement et à la rupture. D'après Claude Bernard, il est possible de fatiguer un nerf moteur entre deux points sans exciter les autres portions.

SYSTÈME NERVEUX SENSITIF

L'étude de l'action de l'électricité sur le système nerveux sensitif présente des difficultés très-grandes. Il n'est en effet possible de juger des modifications apportées que par les réactions motrices. La production de mouvements réflexes, soit généraux soit inconscrits, est inévitable, et leur explication conduit immédiatement à une question que les physiologistes, comme les anatomistes, ne résoudront jamais. Une douleur plus ou moins vive se manifeste toujours dans l'électrisation des nerfs sensitifs. Elle est d'autant plus vive qu'il y a interruption et que la quantité

---

[1] *Leçons sur la physiologie et la pathologie du système nerveux.* Paris, 1858, t. I. leçon viiie et suiv.

d'électricité qui circule est plus considérable. Ces manifestations douloureuses sont surtout très-grandes lorsqu'on se sert des appareils d'induction. Althaus a été conduit par ses expériences à conclure qu'un courant continu est capable de faire disparaître les sensations de contact et de produire l'anesthésie.

Un courant continu provoque des sensations lumineuses, surtout au moment de la fermeture du circuit. L'électrisation des nerfs auditifs produit des bourdonnements particuliers; d'une manière générale, on peut dire que toutes les fois qu'un courant continu traverse une partie de la face, on observe à un degré plus ou moins considérable, suivant la direction du courant, des phosphènes ou lueurs, variant en nombre et pour la forme, des bourdonnements, une salivation plus ou moins abondante, des sensations gustatives déjà citées par Sulzer en 1734, en faisant usage de métaux superposés.

Matteucci a conclu de ses expériences que dans l'électrisation des centres nerveux les mouvements doivent être rapportés exclusivement à l'excitabilité de la substance blanche.

Certaines expériences ont été faites sur le nerf pneumogastrique et sur les organes principaux. L'excitation par la faradisation des bouts périphériques de ce nerf coupé produit l'arrêt du cœur et des vomissements ; l'excitation par le même moyen du bout central accélère, lorsqu'elle est faible, les mouvements respiratoires; elle les diminue et peut les arrêter si elle est énergique.

La faradisation des mêmes nerfs non coupés produit l'arrêt du cœur.

SYSTÈME MUSCULAIRE

La contractilité musculaire indépendante de la faculté incito-motrice des nerfs a été mise hors de doute par les expériences de Claude Bernard, sur des animaux empoisonnés par le curare, chez lesquels la sensibilité des nerfs moteurs est complétement abolie [1].

La contractilité propre des muscles ou contractilité hallérienne est cependant mise encore en doute par plusieurs physiologistes éminents, malgré les preuves apportées à son appui par Longet et Claude Bernard.

Les muscles se contractent au moment de l'installation du courant : la contraction au moment de la rupture ne se produit pas si la faculté incito-motrice des nerfs moteurs est nulle. La contractilité des muscles diminue par le passage prolongé du courant électrique.

L'électrisation transversale excite des contractions plus énergiques que l'électrisation longitudinale. Les contractions ne se produisent pas

---

[1] *Leçons sur les substances toxiques.* Paris, 1857.

de la même manière dans les muscles à fibres striées (muscles de la vie de relation et cœur) et les muscles à fibres lisses (muscles de la vie organique). Chez les premiers elles sont brusques, chez les seconds elles sont lentes et prolongées.

ORGANES DIVERS

Le cœur, l'œsophage, l'estomac, les intestins, retirés du corps et soumis à la faradisation, se contractent quelquefois très-violemment. L'étude complète de ces contractions n'a pas encore été faite. La vessie se contracte très-énergiquement sous l'influence électrique. L'utérus entre lentement en contraction. Les courants continus produisent également des modifications sur la circulation, modifications très-peu étudiées.

Art. IV. — APPLICATIONS THÉRAPEUTIQUES

Des essais nombreux, des observations intéressantes ont été publiés sur l'électricité employée comme moyen thérapeutique, surtout contre les maladies nerveuses ; et certains résultats vraiment remarquables méritent d'attirer l'attention des praticiens.

APPLICATIONS CHIRURGICALES

On a utilisé, au moyen de différents appareils, la propriété que possède un courant électrique suffisamment intense de porter au rouge des fils métalliques. On désigne ces appareils sous le nom de galvano-caustiques, et on en distingue de deux sortes : les cautères simples et les anses métalliques, servant à la fois à cautériser et à diviser les tissus à la manière des écraseurs.

Cautères simples

Les cautères électriques se composent tous d'un manche isolant en bois sec ou en ivoire traversé par deux tiges de cuivre isolées l'une de l'autre, et qu'on peut mettre en communication avec les électrodes d'une pile ; l'une de ces tiges est taillée en biseau, et on peut, au moyen d'une vis, interrompre ou fermer le circuit. Leur extrémité se termine par des pointes ou fils de platine juxtaposés, de forme plus ou moins allongée, suivant les cas. Une autre disposition consiste à enrouler, autour d'une olive en porcelaine, un fil de platine qu'on porte au rouge.

Anses métalliques

L'anse ou écraseur électrique est également porté sur un manche isolant ; l'anneau métallique est formé par un fil de platine dont les extrémités s'enroulent sur deux petits barillets en ivoire portés sur l'isoloir, disposition qui permet de faire varier facilement son amplitude ; ce fil de platine glisse contre les tiges en cuivre et ferme ainsi les circuits.

Ces instruments présentent des avantages incontestables : ils sont légers et faciles à manier et sont par suite plus commodes à introduire dans les tissus vivants. On peut si l'on veut n'échauffer le cautère qu'après son application, et on l'éteint en quelque sorte instantanément.

Dans les cas où l'on se sert de l'écraseur on peut craindre ou bien de fondre le fil, ou bien de ne pas le porter à une température suffisante. J. Regnauld a fait à ce sujet de nombreuses expériences, et le premier, il a signalé ces divers inconvénients. En France, on se sert généralement pour faire rougir les cautères, de la pile de Grenet. Six ou huit couples ordinaires de Grove ou de Bunsen peuvent être employés utilement.

Introduction de médicaments dans l'organisme

En se basant sur les phénomènes de transport remarquables auxquels donne lieu l'électricité, plusieurs médecins ont prétendu qu'il était possible de faire pénétrer différents corps dans l'organisme. Au commencement de ce siècle, des essais nullement sérieux furent tentés.

Extraction des métaux contenus dans l'organisme

On peut en dire autant touchant l'extraction des métaux contenus dans l'organisme ; Poey et Raspail ont cependant publié différents résultats obtenus. Le premier place le patient dans une baignoire métallique et le fait asseoir sur un banc en bois. L'eau du bain est acidulée très-faiblement, soit par l'acide chlorhydrique, soit par l'acide zotique. La baignoire est mise en communication avec le pôle négatif d'une pile d'une trentaine de couples Bunsen ; le patient tient à la main un excitateur humide.

D'après Poey, il y aurait dans ces conditions dépôt du métal sur les parois de la baignoire. D'autres expériences, faites sur les malades dont la peau avait été tachée de nitrate d'argent, n'ont donné aucun résultat.

Coagulation du sang dans les anévrysmes

Lorsqu'un courant suffisamment énergique passe à travers du sang extrait d'un animal, il y a formation assez rapide d'un caillot au pôle positif ; se basant sur ce fait, Pétrequin, le premier, est arrivé à coaguler le sang dans les sacs anévrysmaux. On fait pénétrer le courant au moyen d'aiguilles de platine enfoncées dans les tumeurs variqueuses.

Pour rendre la douleur moins vive et éviter une inflammation consécutive, on emploie une seule aiguille implantée au centre communiquant avec l'électrode positive : l'électrode négative est appliquée au voisinage de la tumeur au moyen d'un excitateur humide : ce perfectionnement d'origine anglaise a été appliquée en France par le Dr Tripier.

Claude Bernard a reconnu que l'augmentation de température hâtait la coagulation du sang. Pour diminuer la durée de l'opération, on enveloppe la partie malade dans un bain de sable chaud.

Dissolution des calculs

Les courants électriques, soit continus, soit interrompus, ont été appliqués à la dissolution des calculs urinaires. Dumas et Prévost, qui firent, en 1823, les premiers essais sur des chiens et puis sur l'homme, ont reconnu qu'il était possible de dissoudre certains calculs, surtout ceux qui sont composés de phosphates alcalins ou d'acide urique. La dissolution est favorisée par l'introduction préalable dans l'intérieur de la vessie d'une solution de nitrate de potasse; il est nécessaire d'employer des piles assez énergiques. Les divers essais tentés depuis par Bonnet (de Lyon) et Meliker (de Vienne), pour dissoudre des calculs d'oxalate de chaux, ont échoué complétement.

Anesthésie électrique

Nous avons dit qu'il était possible de produire l'anesthésie momentanée d'un organe sous l'influence d'un courant ou d'une succession de secousses d'induction.

Édouard Robin explique ce fait en disant que le courant voltaïque facilite la combinaison de l'oxygène du sang, qui perd alors la propriété d'entretenir la sensibilité. Quoi qu'il en soit, Francis, Morel-Lavallée, Fonssagrives, Nélaton ont utilisé ce moyen d'anesthésie souvent avec succès, dans certaines opérations chirurgicales. Le premier l'a appliqué à l'extraction des dents; la clef est mise en communication avec le pôle négatif, le patient tient à la main le réophore positif. Morel-Lavallée a pu ouvrir des abcès et extraire des tumeurs sans provoquer une douleur très-vive; il se contentait d'appliquer dans le voisinage deux excitateurs humides.

Galvano-caustique chimique

Fabré-Palaprat[1], le premier, s'est servi de la cautérisation galvanique. Dans ces derniers temps, la galvano-caustique a été vulgarisée et perfectionnée par Middeldorpff[2], Broca[3] et Tavignot.

Dans l'emploi des appareils galvano-caustiques, on utilise l'un des effets physiques d'un courant électrique intense. *La galvano-caustique chi-*

---

[1] *Archiv. gén. de médecine*, 1833.
[2] *Die galvanocaustik.* Breslau, 1853.
[3] *Bulletin de la Société de chirurgie*, 1856, tome VII, p. 205.

mique est basée sur le fait de la décomposition *chimique* opérée par le passage d'un courant d'une tension suffisante, soit à travers des corps inorganiques, soit à travers les corps organisés, décomposition qui chez les animaux se traduit par la production d'escarres au niveau du point d'insertion des électrodes.

Luigi Ciniselli le premier a essayé de tirer parti de ce procédé de cautérisation ; il a mis hors de doute la production par voie chimique de ces escarres, l'influence des électrodes, publié des observations intéressantes sur le traitement de certaines affections. L'escarre produite au niveau de l'électrode positive offre plus de consistance que celle produite au niveau de l'électrode négative qui est plus molle et moins profonde : de là la distinction de la galvano-caustique chimique en *positive* et *négative*. Le docteur Tripier qui, après Ciniselli, s'est le premier occupé des applications thérapeutiques de ce procédé, pense qu'on doit délaisser l'emploi de la galvano-caustique chimique positive, sauf dans le cas du traitement des tumeurs vasculaires, en vue surtout de produire un coagulum albumineux comme dans le traitement des anévrysmes et réserver la galvano-caustique chimique négative pour les cas où l'on veut obtenir des escarres molles et peu rétractiles, dans les parties difficilement accessibles.

Applications diverses

Les courants électriques, les applications métalliques hâtent le travail de réparation de certains ulcères (Crussel, Spencer Wells).

La faradisation de la glande mammaire peut faire réapparaître la sécrétion lactée arrêtée à la suite d'une suspension de l'allaitement (Aubert, Becquerel).

Cavallo et Wilkinson recommandent l'électrisation par souffle et par aigrettes dans les ophthalmies.

Divers médecins, entre autres Jalabert et Mauduyt, citent des guérisons nombreuses d'engelures en tirant des étincelles des parties affectées.

Herder et après lui bon nombre de médecins ont provoqué l'accouchement prématuré par l'excitation électrique, — Clevand, Hewghton, Mackensie, etc., l'ont employée pour réveiller les contractions dans l'accouchement et arrêter les hémorrhagies consécutives à l'accouchement dues au défaut de rétraction de l'utérus.

Dans la chute du rectum, Duchenne et Demarquay ont essayé la faradisation sans résultat bien marqué. Dans le traitement des hernies Clément (de Francfort) et après lui le docteur Tripier, le premier par le galvanisme, le second par la faradisation, ont obtenu de bons résultats. Ce dernier a également, par le même moyen, traité avec succès certains cas d'obstruction ou étranglement intestinal, et d'invagination instestinale non accompagnée d'accidents aigus. Dans tous ces cas, les indications thérapeutiques sont en quelque sorte formelles : car, dans les hernies l'indication est de resserrer l'anneau et d'empêcher la partie engagée de se paralyser et dans l'obstruction, comme dans l'invagination intestinale, il faut combattre l'agonie musculaire.

APPLICATIONS MÉDICALES

L'électricité sous toutes les formes a été employée surtout dans les différents cas de paralysie.

Ce serait sortir de notre cadre, que de faire connaître les nombreuses applications de ce puissant agent thérapeutique : nous nous contenterons d'indiquer les principales.

Duchenne a obtenu de bons résultats de l'électrisation localisée dans la paralysie de la sensibilité générale ou analgésie. Mauduyt, Magendie, Purkinge, Duchenne, Sprenger ont cherché à appliquer l'électricité au traitement des paralysies de sensibilité sensorielle : c'est ainsi que l'électricité sous différentes formes a été proposée contre la *cécité* ou *amaurose*, la *surdité*, la *cophose*, la *perte de l'odorat* ou *anosmie* la *perte des sensations tactiles*, la *perte du goût*, etc.; mais les résultats obtenus ont été peu satisfaisants. Nous pourrions en dire de même des paralysies de la sensibilité organique, telles que celles de la vessie et des testicules.

Il n'en est pas de même des paralysies du mouvement parmi lesquelles il faut distinguer les *paralysies par lésion encéphaliques*, celles *consécutives aux maladies fébriles*, les *paralysies rhumatismales*, les *paralysies générales spinales*, celles *déterminées par les empoisonnements*, par *des lésions spinales*, par *des lésions traumatiques des différentes espèces de nerfs*, par *atrophie musculaire graisseuse progressive*, celles *des organes génito-urinaires* pour lesquelles les résultats ont été plus satisfaisants, lorsque le traitement a été bien dirigé.

Enfin nous citerons encore les *paralysies partielles*, les *névralgies*, les *affections convulsives*, les *engorgements chroniques de la matrice*, ou *métrite chronique, hypertrophie prostatique à épanchements séreux* et *humeurs lymphatiques* dans lesquels l'électricité et surtout la faradisation ont été employées avec quelques succès. Tripier est le premier qui ait appliqué la faradisation des engorgements utériens et de l'hypertrophie prostatique au traitement.

La galvanisation et la faradisation ont été tentées contre le rhumatisme : les résultats obtenus ont été très-variables.

On a également essayé, surtout en Angleterre et en Suède, l'emploi de l'électricité contre les fièvres et surtout les fièvres intermittentes.

CHAPITRE XXIX

APPLICATIONS MÉTALLIQUES ET MAGNÉTIQUES

APPLICATIONS MÉTALLIQUES

L'emploi des métaux appliqués comme topiques sur différentes parties du corps remonte à Paracelse, qui admettait des vertus métalliques particulières à chacun d'eux.

Perkins se servait de deux fuseaux de métaux différents qu'on promenait à une petite distance de la surface de la peau. Ces procédés sont tombés pour la plupart dans le domaine des charlatans.

En 1848, Burq fit des essais d'applications métalliques contre différents cas de paralysie par formes hystériques. Il publia de nombreux cas de guérison et continua ses épreuves contre les crampes du choléra en 1849 ; les appareils dont il se servait consistent en plaques et armatures de formes très-variées, qu'on maintient contre les parties malades. Ces appareils sont le plus souvent en laiton, quelquefois en acier et cuivre rouge ; il employait également différents alliages. Des expériences faites publiquement amenèrent des résultats assez satisfaisants.

Il n'est pas aussi facile d'expliquer quel genre d'action se produit. Est-ce l'électricité développée par le contact du métal et de la peau qui agit, ou bien les métaux appliqués ne servent-ils pas à établir une répartition normale des courants physiologiques ? Dans l'état actuel de la science, on ne peut pas se prononcer.

APPLICATIONS MAGNÉTIQUES

Les données scientifiques sur les applications magnétiques sont également à peu près nulles.

Le fer magnétique oxydulé était employé par les anciens à l'extérieur et à l'intérieur. Vers 1777, la Société royale de médecine désigna une commission chargée d'examiner les résultats thérapeutiques obtenus par l'abbé Lenoble principalement ; un astronome autrichien, Hell, avait vulgarisé beaucoup cette médication par la construction d'armures d'acier aimantées de formes très-diverses, se moulant sur les différentes parties du corps.

De nos jours Trousseau et Pidoux, tout en reconnaissant que c'est un moyen curatif infidèle, ont constaté qu'il peut rendre d'utiles services dans le traitement des névralgies et des rhumatismes.

ACUPUNCTURE

On désigne sous ce nom l'introduction volontaire et méthodique d'une ou plusieurs aiguilles métalliques dans les tissus vivants; cette introduction se fait soit à l'aide d'un petit maillet et plus souvent encore en imprimant aux aiguilles, au moyen des doigts, un mouvement de rotation. Ce procédé curatif a été emprunté aux Japonais, qui se servent d'aiguilles d'or ou d'argent de 10 à 15 centimètres de long, qu'ils enfoncent de 2 ou 3 centimètres et qu'ils laissent ainsi 3 minutes environ. Depuis 1685, époque à laquelle ce moyen curatif fut introduit en Europe par Ten-Rhyne et Kœmpfer, plusieurs médecins éminents l'ont prôné outre mesure : de ce nombre nous citerons Berlioz (de Lyon), Haime et Bretonneau (de Tours), Sarlandière, Morand, Churchill, Lacroix, Meyranx Bally, de Carrero, J. Cloquet[1], Magendie. On se sert le plus souvent d'aiguilles d'acier ou de platine. L'acupuncture est surtout employée pour combattre les névralgies et les rhumatismes locaux.

Les sensations éprouvées par les malades sont très-variables : Bretonneau avait remarqué qu'on pouvait impunément implanter ces aiguilles dans le cerveau, la moelle, le cœur, les vaisseaux. Trousseau et Pidoux ont constaté le même fait, mais à la condition de se contenter d'applications peu nombreuses pour éviter la formation autour de l'aiguille d'un noyau inflammatoire.

On ne sait rien de positif sur la manière d'agir de ces aiguilles; et de même que pour les autres applications métalliques, on est réduit à des hypothèses, basées sur un très-petit nombre d'observations.

Les aiguilles à acupuncture servent encore à faire pénétrer des courants électriques et à localiser ainsi leur action.

AKIDOPEIRASTIQUE

Depuis longtemps, les instruments piquants ont été employés comme moyens d'exploration; cette méthode a été probablement empruntée à l'acupuncture pratiquée par les Chinois. A diverses époques on a pratiqué des ponctions exploratrices à l'aide de bistouris; c'est à cette idée que sont dus le trocart explorateur de Récamier pour le diagnostic des tumeurs liquides, le troquart à harpon de Küss et le kéloctome ou trocart à tire-bouchon de Buisson (de Montpellier). Enfin Th. Middeldorpff (de Breslau) a désigné sous le nom de akidopeirastique de ἄϰις pointe et πειρᾶσθαι explorer, l'application de divers corps pointus à certaines explorations.

Middeldorpff emploie 1° des *épingles* à suture, et des aiguilles en aciers, 2° des trocarts fins ou canules en acier avec mandrins mousses ou pointus,

[1] J. Cloquet et Dantu, *Traité de l'Acupuncture*. Paris, 1826.

dont l'extrémité est quelquefois terminée en harpon, 3° un *foret explorateur* en colonne torse; ces divers instruments peuvent être munis de curseurs qui les empêchent de pénétrer au delà de la profondeur voulue.

L'akidopeirastique est susceptible de nombreuses applications; elle peut servir à reconnaître les consistances, la forme, la position, la sensibilité des parties profondes saines ou morbides; on peut s'en servir pour constater le siége et la nature des corps étrangers, pour distinguer les luxations des engorgements inflammatoires, pour reconnaître les fissures des os, pour enlever la petite quantité de substance musculaire qui doit être soumise à l'examen microscopique comme dans l'infection trichinale, etc., etc. Middeldorpf et Plouviez ont employé avec succès l'acupuncture comme un excellent moyen de constater la cessation des pulsations du cœur et par conséquent la mort[1].

[1] Nous avons consulté pour la rédaction de cet exposé le substantiel article de Eug. Bœckel dans le *Nouveau dictionnaire de médecine et de chirurgie pratiques*, Paris, 1864, tome I, p. 504.

CHAPITRE XXX

KINÉSITHÉRAPIE OU CINÉSIE

Depuis quelques années, les applications des mouvements du corps humain à l'hygiène et à la thérapeutique ont reçu une grande extension et sont entrées dans une voie scientifique qui peut conduire à de beaux résultats. Grâce aux notes et au concours bienveillant de notre excellent confrère, le docteur E. Dally, nous pouvons donner ici un aperçu de la kinésithérapie ou gymnastique suédoise.

Art. Ier. — DÉFINITION

L'emploi artificiel que l'on peut faire des mouvements du corps humain, en hygiène ou en thérapeutique, a été tour à tour désigné sous les noms de *gymnastique*, *somascétique*, *kinésithérapie*, Cinésie. Quand le but de ces mouvements est déterminé en dehors de la médecine, il prend un nom particulier; *athlétique*, *callisthénie*, *agonistique*, *acrobatisme*, *funambulisme*, etc., toutes choses qui, chez les anciens, étaient exclues de la gymnastique.

Dally père a proposé d'appeler *cinésiologie* la science qui traite des mouvements du corps humain; il repoussait le terme *kinésithérapie*, comme mal formé, le ϰ se traduisant, en français, non par un *k*, mais par un *c*. Quant à l'art même d'appliquer les mouvements, il le désignait sous le nom de *cinésitechnie*, de ϰινησις, *mouvement*, et il appelait *cinèses* les groupes ou formules de mouvements applicables à un cas donné.

Cette terminologie synthétique a l'avantage de comprendre sous une dénomination fort simple et correcte une foule de procédés médicaux, que, de nos jours, aucun lien ne réunit et qui, cependant, ont entre eux d'étroites analogies : tels sont les *frictions*, le *massage*, les *percussions*, les *mouvements artificiels* (la respiration artificielle, par exemple), les *pressions* et *compressions*, les divers modes de *taxis*, les *vibrations* dues aux véhicules (*vectation*), etc. Il est certain que le terme de gymnastique médicale ne convient plus à la série des procédés aujourd'hui mis en œuvre dans le traitement des maladies par les mouvements. Il prête trop à une confusion qui n'est pas sans inconvénients : certains malades, à qui ce que nous entendons d'ordinaire par gymnastique serait fatal, peuvent retirer un avantage considérable de l'usage des mouvements méthodiques, spontanés ou communiqués; prescrire en pareil cas la *gymnastique*, c'est tout aussi vague que de prescrire un *médicament pharmaceutique* sans autre désignation. Or, tandis que la gymnastique, proprement dite, doit être enseignée par des hommes agiles et forts, qui peuvent payer d'exemple et dont l'instruction médicale est indifférente,—il n'en est pas ainsi des mouvements appliqués à la cure des maladies;—ceux-ci devraient être exclusivement appliqués ou commandés par le médecin. C'est pourquoi ils réclament une dénomination spéciale. Toutefois, la valeur et l'utilité d'un néologisme sont subordonnées à son succès et l'on ne peut dire ce qu'il adviendra des termes *cinésiologie*, *cinésitechnie*.

Neumann (de Berlin), le représentant le plus distingué de l'école dite suédoise, fondée par Ling, fait usage du terme *Heil-Gymnastik* (gymnastique de santé), et les Anglais ont adopté l'expression plus significative que grammaticale de *mouvement-cure*.

Art. II. — HISTORIQUE

On trouve les éléments de l'art de la gymnastique dans l'Inde ancienne et chez les Chinois, chez les Grecs qui lui accordaient avant Hippocrate[1] une grande place, et chez les Romains.

Les écrits de Charles Londe, de Foissac, de Clias, d'Amoros, en France et ceux de Basedow, de Guths-Muth, de Jahn, en Angleterre et en Allemagne, forment le lien de l'ancienne gymnastique à la gymnastique médicale de l'école suédoise, qui ouvre une ère nouvelle.

Ling naquit à Lunga (Suède) en 1776 et mourut en 1859. Après des luttes sans nombre il obtint, vers 1814, la fondation à Stockholm d'un institut royal de gymnastique, qui a eu depuis une grande influence sur le peuple et sur l'armée suédoise, et qui n'est qu'accessoirement consacré à la thérapeutique. Il est surtout destiné à former des professeurs pour l'armée et les écoles publiques, et tel était primitivement le but du célèbre gymnaste suédois. Ce ne fut que peu à peu que les études de Ling le conduisirent à la médecine, et nous avons peu de renseignements sur les premiers pas qu'il fit dans cette voie ; car, entièrement livré à la pratique de son art, nous ne possédons guère de Ling que des écrits relatifs à la gymnastique militaire. Les élèves directs de Ling, qui pour la plupart étaient des hommes de mérite, ont heureusement comblé cette lacune.

La méthode de Ling, appliquée à la médecine, comprenait une exclusion presque complète de ce que nous entendons en France sous le nom

---

[1] Hippocrate, *Œuvres complètes*, trad. Littré, introduction, t. I.

de gymnastique. Trois éléments principaux la constituent : 1° les positions; 2° les contractions musculaires ou mouvements simples; 3° les
mouvements passifs ou manipulations.

Positions.—Les positions précèdent et suivent tout mouvement, car
l'on distingue la position *initiale* de la *terminale*; on comprend l'infinie
variété des positions. Mais à cet égard, les Suédois et les Allemands nous
ont peu appris. On consultera encore avec fruit l'article *Attitude* de
Bouvier [1] et les écrits de Bourdon, Gerdy, Piorry, Maissiat et Nélaton.

Contractions musculaires ou *Mouvements simples.* — La position
initiale d'un mouvement étant déterminée, le chemin qui aboutit à la
position terminale peut être franchi, 1° ou par la contraction simple des
muscles qui effectuent ce mouvement; 2° ou par cette contraction,
malgré une résistance qui lui est opposée; 3° ou sans contraction par
l'intermédiaire d'une force extérieure au sujet.

1° *Contraction simple.*—Dans le premier cas nous avons un mouvement musculaire *déterminé*, mais *simple*. Et les mouvements sans résistance extérieure constituent une autre part importante de la cinésie.
Ils diffèrent de ceux de la gymnastique : 1° en ce que leur forme est
mieux déterminée; 2° en ce qu'ils sont exécutés lentement avec tension
musculaire et action cérébro-motrice plus régulière que cela n'est possible
dans les mouvements rapides ou désordonnés des gymnases.

2° *Contraction double.*—Si, au lieu de laisser le mouvement s'effectuer librement dans la direction déterminée, on lui oppose une résistance dans une direction diamétralement contraire, on a ainsi ce que le
disciple le plus ingénieux de Ling, Neumann, a appelé un mouvement
double (duplicirte Bewegung), par opposition aux mouvements simples.
Mais dans le mouvement ainsi pratiqué, il peut arriver de deux choses
l'une : ou le mouvement sera accompli malgré la résistance, et la position terminale sera atteinte; ou la résistance vaincra le sujet qui rétro-
gradera à la position initiale.

Dans le premier cas on a le *mouvement double-concentrique* de Neumann, dans le second on a le *mouvement double-excentrique*. Le premier est caractérisé par le fait physiologique du rapprochement des
insertions musculaires pendant la contraction; le second, par l'éloigne-
ment de ces mêmes insertions pendant la durée de la contraction. On a
donc ainsi une *contraction concentrique* et une *contraction excentrique*.

Aux *mouvements double-concentriques* est rattachée la propriété
d'augmenter l'absorption locale, et, par suite, la rapidité des transformations regressives; d'où leur emploi dans tous les cas où il y a

[1] *Dictionnaire de Médecine et de Chirurgie pratiques* en 15 vol. Paris,
1829, tome III.

indication d'activer la résorption, indication qui se trouve dans le plus grand nombre des maladies chroniques.

Aux *mouvements double-excentriques* est rattachée la propriété d'augmenter la plasticité, ou, si l'on veut, les phénomènes de nutrition locale. De telle sorte que tout mouvement simple se composant d'une succession de contractions concentriques et excentriques (par exemple si l'on fléchit l'avant-bras sur le bras, le biceps est en contraction concentrique tandis que le triceps est en contraction excentrique), l'effet général n'est qu'un résultat de l'*exercice*, tandis qu'à l'aide des mouvements doubles les disciples de Ling prétendent isoler sur un groupe musculaire, sur une région et sur les viscères de cette région, un effet déterminé à l'avance par la thérapeutique, de *nutrition* ou de *dénutrition*.

Voilà pour l'effet local, indépendant mais conciliable avec certains effets généraux qui tiennent à l'activité empruntée aux fonctions organiques, et à ces organes eux-mêmes, à l'aide des mouvements passifs ou manipulations.

Mouvements passifs et manipulations. — Ce que l'École de Ling a introduit dans la médecine, ce ne sont pas des moyens nouveaux de traitement; on l'a vu, c'est une méthode nouvelle, c'est la précision dans l'emploi des mouvements et surtout une heureuse combinaison de leurs trois formes principales : les *positions*, les *contractions*, les *manipulations*. Un malade étant assis, les deux bras tendus en avant (position), si un aide placé derrière lui saisit les deux poignets et écarte doucement les bras malgré la résistance du malade (mouvement double excentrique), on peut, durant ce mouvement, exécuter, par exemple, une percussion élastique sur la face antérieure du thorax; et le mouvement nécessite un second aide. On aura, de la sorte, réuni les trois formes de mouvements.

On voit que les mouvements improprement appelés passifs peuvent être exécutés isolément ou associés, ce qui est le cas le plus ordinaire, aux deux autres formes de la kinésithérapie. Or, ces mouvements sont à peu près innombrables, et la minutieuse description de leurs formes, dans laquelle sont entrés certains auteurs allemands, est complétement inutile, car on ne comprend bien la pratique de ces mouvements qu'après une longue expérience personnelle, et cette expérience permet de modifier presque constamment le manuel opératoire de façon à s'adapter à chaque individu.

La forme la plus élémentaire des manipulations est la *pression*. Cette pression peut être exercée sur une surface plus ou moins étendue. Elle peut être faite avec un ou avec plusieurs doigts, avec la main entière, avec les poings fermés, avec des bandages (compressions, etc.) : elle peut être continue ou intermittente; une succession très-rapide de pressions s'appelle *vibration*. C'est l'une des manipulations les plus efficaces et les plus riches en effets variés.

La friction est évidemment une *pression mobile* et ainsi de toutes les manipulations qui sont des dérivés de la pression. On connaît les innombrables variétés des frictions; ce que l'on connaît moins, ce sont les innombrables effets de cette cinèse. Nous aurons à cet égard beaucoup à emprunter aux anciens.

La *percussion* [1] est une pression brusque et réitérée. On la pratique avec le tranchant de la main, avec le bout des doigts ou avec des corps étrangers que les gymnastes suédois proscrivent absolument. La percussion a, en cinésie, un grand nombre d'applications, depuis les délicates percussions sur le crâne, jusqu'aux percussions fortes sur l'épine dorsale et sur les reins, exécutées dans certaines attitudes et durant certains mouvements doubles.

D'autres formes de manipulations plus générales sont confondues en France sous le nom de *massage* (de l'arabe *mass* qui signifie pétrir). On trouvera dans une thèse intéressante de Estradère[2] des renseignements sur les brosses, strigils, roulettes, palettes et verges des masseurs. Mais les pratiques sont tout à fait étrangères à l'art du mouvement. Estradère nous paraît soutenir une mauvaise cause en persistant à défendre l'usage de cette dénomination, sous le couvert de laquelle, il le reconnaît, sont confondus la friction, la pression, la percussion et le mouvement. Les malaxations, les *pétrissages*, les *foulages* sont, à vrai dire, fort analogues; mais on n'obtient, à l'aide de ces manœuvres empiriques, rien qui approche des effets de la véritable gymnastique médicale.

Le massage par pression consiste à froisser, malaxer, pétrir les muscles, à faire jouer dans tous les sens les articulations, à exercer des frictions manuelles et des pincements; on l'exerce toujours à une température élevée : 20° à 30° C., dans des étuves sèches ou humides, et même dans le bain.

Le massage est un excellent moyen hygiénique et thérapeutique; il combat parfaitement l'atonie de la peau, à laquelle se lient souvent tant de maladies internes.

Pour pratiquer le massage par pression il faut un bon masseur, ce qui n'est pas chose commune. Sarlandière a imaginé le massage par percussion qui se pratique à l'aide de deux battoirs que l'on tient à chaque main, de manière à frapper alternativement de la gauche et de la droite, et non des deux à la fois; souvent on emploie le *massage*

---

[1] Voy. *Dictionnaire* en 60 vol.,article fort remarquable de Percy et Laurent.
[2] *Du massage, son historique, ses manipulations*. Paris, 1863.

mixte, c'est-à-dire successivement par malaxation ou pression et par percussion.

La *flagellation* est une médication qui consiste à fouetter les différentes parties de la peau avec un fouet, ou tout autre instrument capable d'éveiller une douleur assez vive ; on se sert des verges, des lanières de cuir et quelquefois des brosses dures ; on emploie quelquefois cette méthode contre l'incontinence d'urine, la paralysie de la vessie, les paraplégies anciennes et incomplètes, etc., etc.

Quant aux *mouvements communiqués* aux sujets passifs, leur étude est très-complète, grâce à Bonnet (de Lyon). On comprend qu'ils consistent en flexions, extensions, abductions, adductions, rotations, etc. Leur usage est entré dans la pratique régulière de la chirurgie, bien que la méthode laisse encore beaucoup à désirer.

Bornons-nous à mentionner l'équitation, la vectation, la trépidation parmi les mouvements imprimés à tout l'organisme par des corps en mouvement.

Art. III — EFFETS THÉRAPEUTIQUES DES MOUVEMENTS ARTIFICIELS

E. Dally [1] a cherché à faire entrer dans le cadre de la thérapeutique générale les effets réalisés par les mouvements. Il passe successivement en revue les fonctions organiques et les fonctions animales, et rattache à l'*exercice artificiel* des fonctions les résultats thérapeutiques à obtenir. L'idée n'est certes pas neuve ; mais dans ce cas particulier elle a l'avantage de faire cesser l'isolement dangereux pour la gymnastique médicale elle-même, dans lequel les disciples de Ling semblent vouloir se développer.

C'est ainsi que E. Dally étudie d'abord l'*exercice artificiel des fonctions respiratoires,* et il montre l'usage étendu que l'on peut faire de l'exercice de cette fonction, dans certains cas que la physiologie prévoit et que la médecine détermine.

En sorte que, pour cet auteur, tout problème de thérapeutique doit être posé dans les termes suivants : 1° Un état morbide étant donné, quels sont les mouvements naturels qu'il faut provoquer, pour modifier cet état, ou pour accélérer, s'il y a lieu, cette modification ? 2° parmi les agents capables de provoquer les mouvements naturels (et par mouvements naturels nous entendons ici l'ensemble des actes physiologiques), les mouvements artificiels sont-ils applicables ? 3° dans quelles formes convient-il de les appliquer ?

Il est presque impossible de résumer les applications d'une méthode

---

[1] *Plan d'une thérapeutique par le mouvement fonctionnel.* Thèse, 1859.

qui a envahi presque toutes les classes de la pathologie. Mais il y a certainement beaucoup à rabattre de l'enthousiasme des disciples de Ling.

Toutefois il ne paraît pas douteux que les difformités du rachis guérissent presque sûrement par les procédés de la gymnastique suédoise quand elles ne datent pas de trop loin et que les désordres ne sont pas trop étendus ; les difformités acquises par des exercices mal répartis ou professionnels cèdent pareillement à l'emploi des mouvements bien déterminés. Le problème consiste, en général, à mettre en état de contraction excentrique les muscles antagonistes de ceux qui déterminent et maintiennent les difformités. Les attitudes prolongées, *sans appareil de contention*, jouent ici un rôle capital. E. Dally nous a dit avoir obtenu, en un mois de traitement, chez une jeune fille de seize ans, la guérison d'une scoliose pour laquelle il avait jugé qu'un traitement de six mois serait nécessaire.

Dans d'autres cas, au contraire, qui lui paraissaient moins graves, le traitement a dû être prolongé au delà du terme prévu ; dans d'autres cas enfin les résultats étaient incomplets ou nuls sans qu'il pût attribuer les différences à autre chose qu'à une disposition individuelle en vertu de laquelle certains sujets se montrent fort sensibles aux mouvements, tandis que d'autres y sont réfractaires. Ceci, du reste, est commun à tous les procédés de la thérapeutique.

Les affections articulaires chroniques, en l'absence de toute cause active d'irritation, doivent aux manipulations de nombreux succès. Ces succès seraient plus nombreux encore si l'on procédait avec méthode et patience ; mais les guérisons un peu bruyantes obtenues par le massage dans le traitement des entorses ont aveuglé quelques praticiens sur l'innocuité absolue des manœuvres opératoires dans les cas aigus.

Les altérations dues à la goutte articulaire seront avantageusement traitées par les mouvements locaux, associés aux mouvements généraux et au régime. Ces deux conditions sont rigoureusement nécessaires si l'on ne veut s'exposer à provoquer les accès.

Les paralysies ou les atrophies musculaires partielles, quelle qu'en soit la cause, sont évidemment du ressort de la gymnastique médicale. Il en est de même des altérations tendineuses aponévrotiques et musculaires qui sont consécutives aux traumatismes.

Il est possible de modifier les actes physiologiques de l'estomac, du foie, de la rate, des poumons et du cœur, par l'intermédiaire, soit des manipulations directes, soit des grandes fonctions organiques. Utiliser les résultats de l'observation individuelle, faire entrer avec une précision de plus en plus marquée la pratique de la gymnastique médicale dans la pratique générale des médecines, tel est, croyons-nous, le résultat qu'il faut tout d'abord chercher à réaliser.

CHAPITRE XXXI

HYDROLOGIE MÉDICALE

Depuis quelques années les études d'hydrologie médicale ont pris une extension due, en grande partie, à la création de sociétés et de journaux traitant presque uniquement de questions qui se rapportent à cette branche importante de la thérapeutique. Il en est résulté une tendance scientifique des plus heureuses, et un progrès réel accompli et qui est encore aujourd'hui en voie d'accroissement.

Des ouvrages spéciaux, dus à des médecins et à des chimistes éminents, ont jeté une vive clarté sur les questions de physiologie, de clinique, de thérapeutique et de chimie, relatives à l'étude des eaux minérales ; nous citerons les travaux de Filhol, Rotureau, Pétrequin et Socquet, J. Lefort, Sales-Girons, O. Henry père et fils, surtout l'œuvre considérable de Durand-Fardel, Lebret et J. Lefort [1], qui forme l'encyclopédie la plus pratique à l'usage du médecin et du chimiste qui s'occupent de l'hydrologie médicale, etc., etc.

Art. Ier. — PULVÉRISATION DES LIQUIDES MÉDICAMENTEUX

Dès sa création, en 1853, la Société d'hydrologie médicale de Paris se préoccupa des divers modes d'administration des eaux minérales ; elle chercha les moyens de faire pénétrer dans les voies aériennes les eaux minérales elles-mêmes ; de là est née la méthode d'inhalation des liquides *pulvérisés* ou *poudroyés*.

La pulvérisation date de 1856. Le docteur Sales-Girons, médecin inspecteur des eaux de Pierrefonds, près Compiègne, la fit instituer, en 1857, dans une chambre de cet établissement thermal qu'il appela *Salle de respiration*.

---

[1] *Dictionnaire générale des eaux minérales et d'hydrologie médicale,* comprenant la géographie et les stations thermales, la pathologie, la thérapeutique, la chimie analytique, l'histoire naturelle, l'aménagement des sources, l'administration thermale, etc., par Durand-Fardel, E. Le Bret, J. Lefort ; avec collaboration de Jules François pour les applications de la science de l'ingénieur à l'hydrologie médicale. Paris, 1860, 2 forts volumes in-8, de chacun 800 pages avec fig.

Dès l'année suivante, sur le conseil de O. Henry [1], la plupart des stations d'eaux sulfureuses, propres à des affections pulmonaires, l'adoptèrent à l'instar de Pierrefonds.

Le principe sur lequel Sales-Girons fondait ce procédé est des plus rationnels. Jusque-là, en effet, les eaux minérales n'avaient été employées pour les inhalations respiratoires que sous la forme de vapeurs. Or, la vapeur ne pouvait contenir que les éléments gazeux; et la plus grande partie des éléments fixes devaient rester dans les vases qui servaient à la vaporisation. La pulvérisation, ne faisant que fragmenter le liquide à la température froide ou tiède, devait donc fournir une poussière humide qui contiendrait les éléments en défaut dans les vapeurs; la pratique, pour répondre à cette théorie, n'avait plus qu'à trouver un instrument qui divisât l'eau assez finement pour la répandre en particules dans l'espace de la salle, où les malades les respireraient avec l'air dans lequel elles seraient comme en suspension.

C'est sur les indications de l'inspecteur, que de Fublé, propriétaire des eaux de Pierrefonds, en cherchant à reproduire le phénomène de l'eau soufflée qu'on pratique dans certaines industries, trouva le premier appareil qui servit dans les salles de respiration. Cet appareil opère la division voulue en projetant un filet capillaire de liquide, avec la force de trois ou quatre atmosphères, sur un petit disque de la grandeur d'un centime. D'ailleurs, tout corps que l'on opposerait à ce jet servirait à réduire le liquide en poussière. C'est, si on peut le dire, l'éclaboussement perfectionné jusqu'au poudroiement; car la poussière d'eau, ainsi produite, se répand dans l'atmosphère et s'y soutient comme font les poussières les plus ténues, celle de charbon, par exemple. C'est même en cet état de division et de diffusion dans l'espace que l'on respirait l'eau minérale dans les premières salles de respiration. Aujourd'hui les perfectionnements apportés aux appareils de Sales-Girons ont modifié notablement cette installation.

La méthode établie dans les stations thermales ne devait pas s'arrêter là. Les eaux minérales n'étant ouvertes que trois mois, et en été, il restait à chercher les moyens de l'appliquer à domicile en tout temps et avec tous les liquides qu'il conviendrait au médecin de formuler; il fallait faire un instrument pulvérisateur portatif. C'est ce que fit bientôt Sales-Girons, et le premier appareil de ce genre fut bientôt simplifié, jusqu'à rendre facile au malade lui-même les inhalations de toutes les solutions médicamenteuses propres au traitement des diverses lésions de l'organe respiratoire.

[1] *Bulletin de l'Académie impériale de médecine.* Paris, 1857. t. XXII, p. 422.

La figure 43 montre le jeu et la manière d'en faire usage : il y a des appareils pulvérisateurs de plusieurs formes. Dans celui dont nous donnons la représentation, la pompe foulante de l'air est au dehors et le récipient est en verre. Le vase de verre a eu pour intention l'emploi des substances chimiques, qui, par un séjour plus ou moins prolongé, pourraient détériorer l'instrument ou s'altérer elles-mêmes à son contact.

Il importe de conserver aux liquides employés leur plus grande intégrité de composition; la poussière liquide doit être le moins possible en contact avec l'air. Le meilleur instrument pulvérisant est celui qui opère le plus près de la bouche, et avec le moins de ventilation possible.

La moindre chose altère les eaux sulfureuses dans leur synthèse naturelle; pour les autres liquides, tels que l'eau de goudron, les solutions

Fig. 43. — Pulvérisateur Sales-Girons.

A, carafe de verre contenant le liquide, qui se visse fortement à la pompe en cuivre A B.

B, piston de la pompe produisant la compression de l'air.

C, manomètre indiquant le degré de pression, qui ne doit pas dépasser le chiffre 5.

D, clef du robinet ouvert dans la direction verticale, l'étoile blanche toujours en haut.

E, clef du filet d'eau capillaire.

F, disque en zinc sur lequel se brise le liquide.

G, tiroir à coulisse du tambour servant à voir la disposition du disque F.

H, tube évacuateur.

I, clef du filet d'eau vue isolément et qu'il faut sortir de l'appareil lorsque la fente J est obstruée; on la nettoie avec la pointe d'une épingle. Il faut, dans ce cas, toujours fermer le robinet D avant de retirer la clef I. Ouvrir le robinet D avant de donner le premier coup de piston B pour chasser l'air.

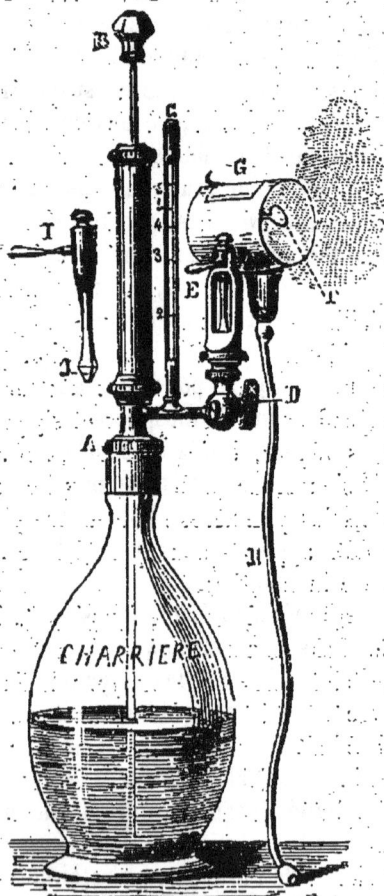

iodées, tanniques, etc., l'observation serait moins urgente, mais il est difficile de n'en pas reconnaître l'opportunité générale. Il est certain qu'un liquide en poussière fine doit être préservé d'un long contact avec l'atmosphère si on veut en conserver la composition médicamenteuse. La pulvérisation a été instituée pour faire mieux que la vaporisation,

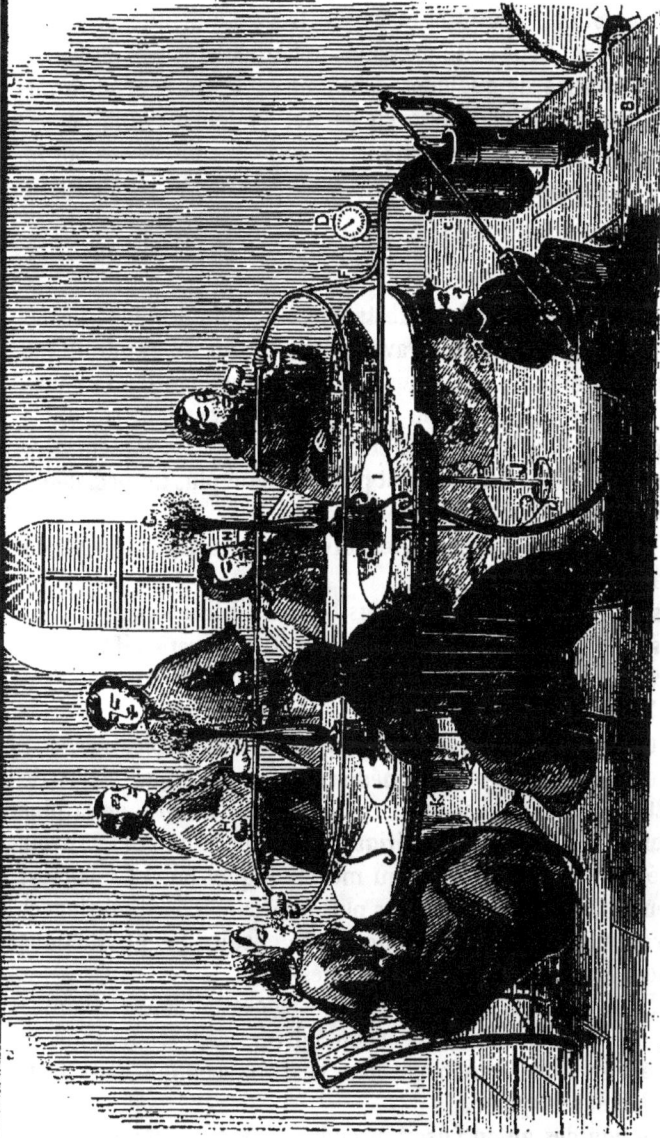

Fig. 44. — Salle de respiration, à l'eau minérale pulvérisée, en activité.

Cette salle peut contenir de 20 à 50 personnes à la fois et rangées, assises ou debout, autour d'une table qui supporte deux sortes de pulvérisateurs : les *pulvérisateurs généraux* C, C, au nombre de 5 ou 6, remplissent d'eau en poussière tout l'espace de la chambre ; les *pulvérisateurs individuels* B B poudroient l'eau sur les lèvres et dans la bouche du malade. — Ces derniers pulvérisateurs sont l'objet du dernier perfectionnement apporté par Sales-Girons à son procédé. — Il est des salles où sont adaptés sur la même ligne que les pulvérisateurs individuels, des pulvérisateurs à toile métallique pour les douches pharyngiennes, lesquels projettent la poussière dans l'arrière-bouche. (Voir Sales-Girons, *Des salles de respiration*, 1 vol. in-8.)

c'est-à-dire pour faire respirer les médicaments avec le moins d'altération possible. Or, la pulvérisation étant déjà une cause d'altération, il faut que cette cause ne soit pas multipliée par d'autres.

RÉVEIL.   36

Avec l'appareil de Sales-Girons, le médicament est pris dans un vase extérieur et introduit dans le corps de l'instrument par une petite pompe aspirante-foulante. A mesure qu'il y est accumulé, l'air intérieur, qui ne change pas, se trouve réuni au volume d'une demie, d'un tiers, d'un quart de son volume primitif, et par le fait produit une pression de 2, 3, 4 atmosphères. Sous cette pression, le liquide sort par un canal capillaire, et à la distance de quelques centimètres le jet rencontre un petit disque sur lequel il s'éclabousse en partie, et fournit une poussière de la plus grande ténuité dans une sorte de boisseau sur les bords duquel le malade applique les lèvres et la respire avec la plus grande facilité.

Sales-Girons divisa les affections respiratoires en chroniques et aiguës.

Pour les premières il indiqua les substances qui, solubles dans l'eau, avaient été jusque-là recommandées avec profit. L'eau de goudron fut par lui placée en première ligne, à raison des facilités qu'offre sa composition vulgaire; la propriété qu'a le goudron de désoxygéner sensiblement l'air respiré fut une des premières raisons, car, selon lui, les lésions bronchiques ou pulmonaires n'ont pas d'ennemi plus immédiat que l'oxygène de l'air.

Après l'eau de goudron viennent les diverses solutions d'iode, de chlore, de tannin et autres,

Les solutions de perchlorure de fer dans les cas d'hémoptysie,

Les infusions émollientes et sédatives; ainsi Sales-Girons cite un cas dans lequel Blache ordonnait à propos, contre la toux persistante, l'infusion de belladone.

Relativement aux affections aiguës des organes de la respiration, une pratique qui permet d'employer les médicaments que nous venons de désigner doit être d'un grand secours; et pour ne parler que de la plus grave d'entre elles, l'angine diphthéritique et le croup, on peut prévoir de quelle utilité doit être un procédé au moyen duquel on peut porter, quasi naturellement, sur les surfaces les plus intéressées, les substances propres à y prévenir d'abord et à y combattre ensuite les productions morbides qui font le principal danger de la lésion.

Le docteur Barthez a fait une série d'expériences à l'hôpital Sainte-Eugénie [1], sur des enfants atteints de croup à divers degrés. La solution de tannin pulvérisée a été employée dans ces cas, comme dans ceux publiés par le docteur Moynier.

Enfin tous les liquides qu'on faisait prendre avantageusement autrefois par l'estomac en vue du traitement des maladies de poitrine, peuvent

---

[1] *Revue médicale.*

être désormais, concurremment ou sans préjudice de cette voie, administrés par les organes bronchiques.

L'*hydrofère* est l'appareil au moyen duquel l'eau pulvérisée sert à faire des bains généraux, et dans ce mode nouveau de balnéation l'avantage n'est pas seulement dans l'énorme économie du liquide (trois ou quatre litres suffisent pour donner un bain de 45 minutes), il est bien plus encore dans le fait de l'absorption cutanée, que ce mode d'administration nouvelle favorise d'une manière notable, tandis que ce fait est et reste douteux dans les bains ordinaires. C'est pourtant un des points les plus intéressants de l'hydrologie médicale que celui de l'absorption cutanée.

Les lésions spécifiques de l'arrière-gorge, du voile du palais et des osses nasales ont aussi été l'objet des observations cliniques de Demarquay. Dans ces cas il a employé les solutions contenant le sublimé et la liqueur de Van Swieten.

Les appareils appelés les douches pharyngiennes ont pour objet de modifier par un jet continu d'eau minérale pulvérisée les muqueuses plus ou moins affectées d'angine granuleuse, et le grand nombre de ces douches données à Luchon, au mont Dore et à Pierrefonds indique l'importance de cette innovation.

Le dernier perfectionnement de la méthode, selon Sales-Girons, consisterait dans la douche hydrothérapique qui administre l'eau froide et a pour but de remplacer avec profit ce que l'on désigne sous le nom de bain de cercle. L'auteur prétend que l'impression de l'eau froide pulvérisée a quelque chose de physiologique qu'on ne peut obtenir des autres modes hydrothérapiques. Du reste l'économie de cette douche nouvelle sera utilisée pour faire plus facilement que jamais cette médication à domicile. Avec quatre litres d'eau on peut s'administrer soi-même une douche générale de une à deux minutes par ce moyen.

Selon Sales-Girons il serait assez rationnel d'appliquer la pulvérisation au traitement des fièvres marémateuses et de les attaquer par la respiration. La cause morbide s'introduisant dans l'organisme par les poumons, ce serait par la même voie qu'il faudrait la prévenir et la combattre. Déjà le docteur Ancelon, médecin en chef de l'hôpital de Dieuze, a administré avec succès la solution pulvérisée de quinquina et de sulfate de quinine qu'il a fait respirer à ses malades. Nous attendons des essais confirmatifs.

On pense généralement que l'eau de mer pulvérisée et respirée par des sujets lymphatiques ou scrofuleux pourrait être d'un bon effet; c'est en cette vue que Royan, Arcachon, Fécamp, etc., se sont approprié la pulvérisation.

A coté de l'appareil pulvérisateur des liquides construit par Charrière nous citerons celui de Lambron, qui n'est que l'appareil de Charrière, modifié de manière à faciliter les douches pharyngiennes ; celui de Lüer (fig. 45) et celui de Mathieu et Thilman (fig. 47), qui rendent cette modification inutile.

L'appareil de Lüer présente les avantages suivants : 1° le liquide à pulvériser est tout à fait à l'abri du contact de l'air ; 2° la poussière est

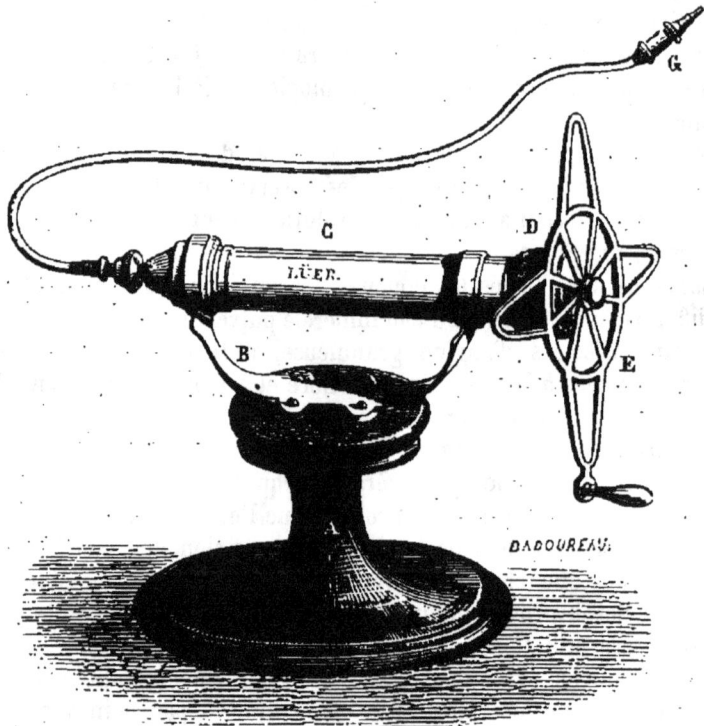

Fig. 45. — Pulvérisateur Lüer. — L'appareil vient de fonctionner ; le piston
a chassé tout le liquide.

Cet appareil est établi sur un pied de bois A ; et, au moyen d'une armature B, on maintient horizontalement un corps de seringue C.

Dans ce corps de seringue, on fait jouer un piston. Ce piston est tiré et poussé par une vis, qui marche dans une contre-vis pratiquée dans la pièce D, qui ferme la seringue par le côté opposé à son tube injecteur. Cette vis est terminée par une manivelle E qui la fait tourner. Cette manivelle présente quatre projections pour donner des points d'appui à la main ; suivant que l'on tourne ou détourne cette manivelle, le piston est poussé ou tiré. La seringue est terminée par un tube, finissant par un embout G percé d'un très-petit trou, par lequel le liquide est forcé de passer par suite de la pression exercée par le piston poussé par la vis, de la pulvérisation du liquide.

animée d'une grande force de projection ce qui le rend très-précieux dans les affections de la gorge ; 5° l'appareil consomme peu de liquide ;

avec 50 grammes de liquide, il marche six minutes, soit une demi-heure avec 250 grammes ; 4° il coûte moins cher que les autres.

Nous avons nous-même utilisé avec succès le petit appareil de Lüer pour le traitement des maladies des yeux, d'après la méthode de Chassaignac, Demarquay et Bricheteau, et dans le lavage des plaies scrofuleuses, des brûlures, des ulcères, etc.; nous avons obtenu d'excellents résultats en employant l'eau sulfurée, iodo-bromurée de Nabias (Gazost).

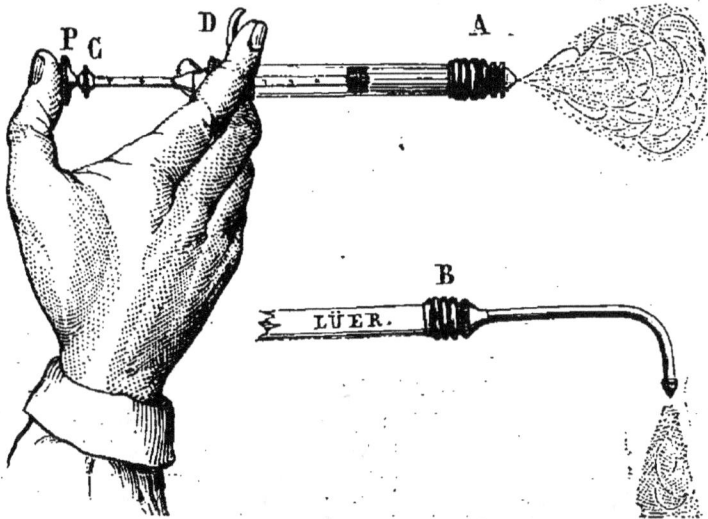

Fig. 46. — Seringue à pulvérisation Lüer. — P, piston. — C, curseur. — D. soutien. — A, orifice capillaire.

Lüer a imaginé un petit pulvérisateur très-portatif qui peut être manœuvré d'une seule main (fig. 46) et qui est très-précieux pour projeter les liquides pulvérisés dans les cavités, telles que la gorge, les oreilles, et le vagin. Cet instrument ressemble à la seringue d'Anel et la pulvérisation s'opère par simple pression du liquide poussé par le piston P. Celui-ci, qui est gradué et muni d'un curseur C, permet de doser exactement le liquide que l'on veut poudroyer, ce qui est quelquefois utile pour les liquides très-actifs ou caustiques ; et en ajoutant à la seringue une canule courbée B, on peut pénétrer plus ou moins profondément dans les cavités (fig. 46).

Pour charger le petit pulvérisateur (fig. 46), on dévisse la petite pièce à orifice capillaire qui se trouve à l'extrémité de la seringue; on plonge cette extrémité dans le liquide et on lève le piston ; on tourne la manivelle à gauche de manière à faire monter ce piston vers le haut de la seringue; on remet alors la petite pièce et on tourne en sens inverse.

La méthode qui dans le principe n'avait en vue que la cure des affec-

36.

tions respiratoires s'appliquera donc avantageusement au traitement topique de la surface du corps.

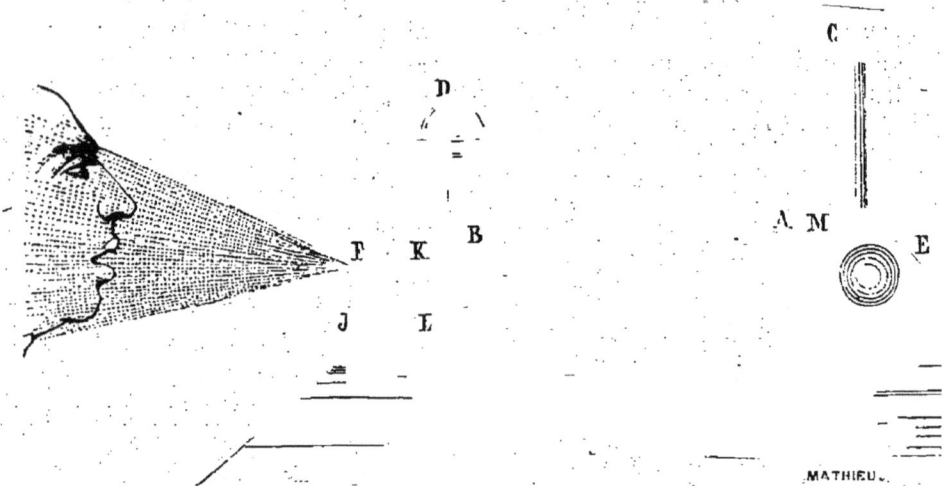

Fig. 47. — Pulvérisateur de Mathieu.

E, récipient. — C, Pompe. — D, ballon contenant l'eau à pulvériser. — A, robinet du récipient laissant échapper l'eau comprimée. — B, robinet du ballon laissant couler lentement le liquide. — F, orifice par où s'échappe le liquide pulvérisé. — K, tube à dégagement de l'air et de l'eau. — J, lampe à alcool pour chauffer le liquide. — L, vis pour poser la tige du ballon que l'on peut abaisser ou élever à volonté. — H, liquide à pulvériser.

Dès que la méthode d'administration des liquides pulvérisés fut connue, deux objections furent faites ; on disait que les eaux sulfurées présentant une grande surface à l'air par leur extrême division, devaient être très-altérées ; on ajoutait que les poudres solides ne pénétrant dans les voies aériennes, les liquides poudroyés ne devaient pas y pénétrer davantage : on peut voir dans le rapport présenté par Poggiale à l'Académie de médecine[1] et dans celui que nous avons lu à la Société d'hydrologie, que ces craintes étaient exagérées : la pénétration des liquides poudroyés dans les bronches a lieu, et la désulfuration des eaux sulfurées est presque nulle pour les sodiques, et faible pour les calciques.

La question de désulfuration des eaux par la pulvérisation a été étudiée expérimentalement pour la première fois par de Pietra-Santa. De Pietra-Santa a également établi le premier, par expérience, l'abaissement du degré sulfurométrique des eaux pulvérisées. On lui

[1] *Bulletin de l'Académie impériale de médecine.* Paris, 1862, t. XXVII, p. 267.

devra aussi d'avoir appelé l'attention sur la déperdition de chaleur au moment de la pulvérisation.

Voici les conclusions proposées à la Société d'hydrologie :

1° Les liquides pulvérisés respirés dans des conditions déterminées pénètrent dans les voies aériennes en petite quantité;

2° Les eaux sulfurées sodiques, telles que les Eaux Bonnes, perdent une grande partie de leur principe sulfuré, comme l'avait annoncé de Pietra-Santa;

3° Il y a un abaissement de température au jet de l'eau pulvérisée, mais la poussière d'eau se met en équilibre avec le milieu ambiant.

Mathieu a imaginé un petit appareil, dont nous donnons ici la figure,

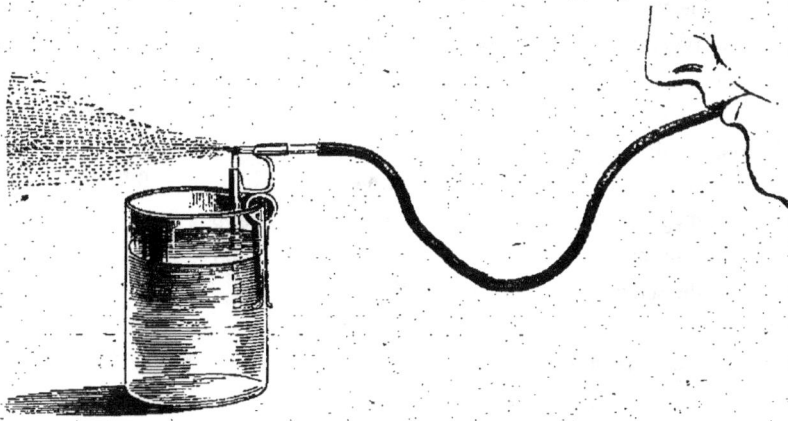

Fig. 48. — Pulvérisateur simplifié de Mathieu.

qui, à cause de la modicité de son prix, pourra rendre des services. Il est surtout applicable au traitement des yeux; mais il peut servir dans les autres cas.

Art. II. — EAUX MÈRES

Les eaux mères, ou *Mutterlauge* des Allemands, sont les résidus de la cristallisation des salines où l'on exploite le chlorure de sodium ; très-employée en Allemagne, elles sont aujourd'hui assez répandues en France, depuis surtout qu'à Salins (Jura), on a fait évaporer ces eaux de manière à obtenir des sels solides d'un transport plus facile : la dose des eaux mères pour un bain est de 1 à 50 litres, et celle des sels de 500 grammes à 2 kilogrammes.

Nous voudrions voir nos confrères, autant par raison et par économie que par patriotisme, préférer nos eaux mères et nos sels à ceux des salines étrangères, et ne pas aller chercher très-loin, pour le payer très-cher, ce que l'on a auprès de soi à meilleur marché : d'autant plus que l'analyse démontre que les éléments constituants de ces eaux et de ces sels sont les mêmes, et que leur proportion varie très-peu.

Analyse des principales eaux mères des salines MONT MOROT (LONS-LE SAULNIER).

	SALINS.		KREUZNACH.	NAUHEIM.	SAULNIER).
	(Dumas, Favre, Pelouze).	(Reveil, 1862).	(Ozann).	Pour 7680 d'eaux mères (Bromeis).	Connot. (Bra-)
Chlorure de sodium.	157.980 —	168.0400	7.8567	72.1151	183.50
— de magnésium. .	31 750 —	60.9084	5.0025	269.03036	4.50
— de potassium. .	51.090 —	»	2.2525	»	21.10
Sulfate de magnésie.	19.890 —	»	»	»	40.60
— de potasse. . .	10.140 —	65.5856	»	»	7.80
— de soude. . . .	4.120 —	22.0600	»	»	48.00
— de chaux. . . .	»	»	»	5.7600	5.50
Bromure de potassium.	2.700 —	2.8420	»	6.7584	»
— de magnésium. .	»	»	2.6000	»	»
— de sodium. . . .	»	»	8.7000	»	»
Iodure de sodium. .	»	Traces.	»	»	»
Peroxyde de fer.. .	»	Traces.	»	»	»
Chlorure de calcium.	»	»	205.4300	2434.8596	»
— de fer.	»	»	»	traces	»
— de manganèse. .	»	»	»	»	»
— d'alumine. . . .	»	»	»	»	»

Les eaux mères de Salies (Basses-Pyrénées) ont, d'après O. Henry fils et Reveil, la composition suivante :

Sulfates { de magnésie, de soude, de chaux, } Traces.

Chlorures { de magnésium, de sodium, de calcium. }

Iodure de sodium. 0.038
Bromure de magnésium. 0,037
Sesquioxyde de fer. . . . . Traces.
Matières organiques, silice. . . . . *Id.*

Analyse comparée des sels d'eaux mères

	SALINS. (REVEIL, 1862).	NAUHEIM.* Pour 7680 de sels d'ea x mères (BROMEIS)
Chlorure de sodium.	453.5286	140.8509
— de magnésium.. . .	142,5268	518.8000
— de calcium.	»	315.13029
Sulfate de potasse.	19.7020	»
— de soude.	224.1605	»
— de chaux.	»	8.9856
Bromure de potassium.. . .	6.6752	»
— de magnésium. . .	»	0.9984
Iodure de sodium.	Traces.	»
Matières organiques.	0.0800	»
— minérales insolubles. ⌉		
Oxyde de fer, silice. . . . ⟩	0.2000	18.6624
Carbonate de chaux. . . . . ⟩		
— de magnésie . . . ⌋		
Eau par différence.	173.5269	»
Chlorures de fer, de manga- nèse, d'aluminium. . . .	»	Traces.

Art. III. — SOLUTIONS SALINES

Il y a dans le commerce des eaux minérales une tendance fâcheuse, que nous voulons signaler : les propriétaires d'eaux minérales cherchent aujourd'hui à donner à leurs produits des formes pharmaceutiques, telles que sirops, pastilles, pilules, pommades, tablettes. A notre avis, ces produits ne ressemblent en rien aux eaux minérales et n'en possèdent pas les propriétés, pas plus que les eaux artificielles ne représentent les eaux naturelles; aussi les repousserons-nous d'une manière absolue, lorsqu'on aura la prétention de vouloir imiter les eaux naturelles, mais nous les admettrons volontiers sous la dénomination de *solutions salines.*

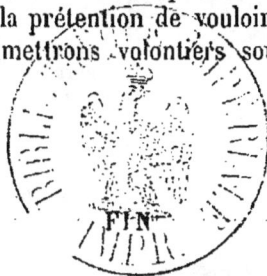

FIN

TABLE ALPHABÉTIQUE DES AUTEURS

FIN DE LA TABLE ALPHABÉTIQUE DES AUTEURS.

TABLE ALPHABÉTIQUE DES MATIÈRES

FIN DE LA TABLE ALPHABÉTIQUE DES MATIÈRES

ERRATA

Page 31, ligne 11, *ajouter en tête de l'alinéa* : Fer réduit par l'hydrogène.

Page 143, ligne 23, *au lieu de* : solution d'hydrosulfate; *lisez* : solution d'hyposulfite.

Page 162, ligne 34, *au lieu de* : Koniak; *lisez* : Konink.

Page 192, ligne 17, *au lieu de* : Malpighlacoées; *lisez* : Malpighiacées.

Page 213, ligne 26, *au lieu de* : Mandt; *lisez* : Mandl.

Page 229, ligne 4, *au lieu de* : Guévard; *lisez* : Guérard.

Page 406, ligne 27, *au lieu de* : Rillet; *lisez* : Rilliet.

Page 408, ligne 22, *au lieu de* : Martins ; *lisez* : Martius.

Page 259, ligne 30, *au lieu de* : H. Royer; *lisez* : H. Roger.

Page 499, ligne 4, *au lieu de* : Punier; *lisez* : Cunier.

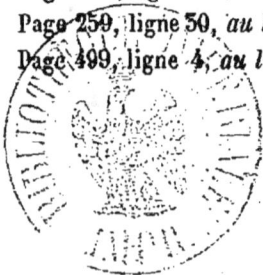

www.ingramcontent.com/pod-product-compliance
Lightning Source LLC
Chambersburg PA
CBHW061956220326
41599CB00015BA/2026